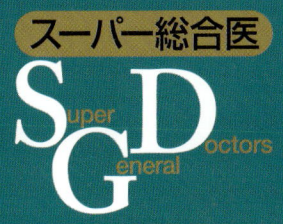

スーパー総合医

コモンディジーズ
診療指針

専門編集●草場鉄周
編集協力●中村琢弥

中山書店

＜スーパー総合医＞

監　　修　垂井清一郎　大阪大学名誉教授
総 編 集　長尾和宏　長尾クリニック
編集委員　太田秀樹　おやま城北クリニック
　　　　　名郷直樹　武蔵国分寺公園クリニック
　　　　　和田忠志　いらはら診療所

シリーズ〈スーパー総合医〉
刊行に寄せて

　日本医師会では，地域医療の提供に最大の責任を持つ団体として，「かかりつけ医」を充実させる施策を実行してきており，今後も「かかりつけ医」を中心とした切れ目のない医療・介護を安定的に提供することが，社会保障の基盤を充実させ，国民の幸福を守ることに繋がると考え，会務を運営しているところです．

　日本が超高齢社会を迎えたことに伴い，国民の健康を守るため，医療がその人口構造・社会構造の変化に柔軟に対応する必要があることは言うまでもありません．

　社会情勢の変化に対応するために，医療界では，いわゆる患者さんを総合的に診察することができる医師の必要性が高まってきており，さまざまな場面で「総合的に診られる医師」を育成すべきとする意見が出され，それに対する対応が急務となっています．

　この「総合的に診られる医師」は，日常診療のほかに，疾病の早期発見，重症化予防，病診連携・診診連携，専門医への紹介，健康相談，健診・がん検診，母子保健，学校保健，産業保健，地域保健に至るまで，医療的な機能と社会的な機能を担っており，幅広い知識を持ち，また，それを実践できる力量を備えなければなりません．

　本シリーズ〈スーパー総合医〉は，従来の診療科目ごとの編集ではなく，医療活動を行う上で直面する場面から解説が加えられるということで，これから地域医療を実践されていく医師，また，すでに地域医療の現場で日々の診療に従事されている医師にも有用な書となると考えております．

　地域医療の再興と質の向上は，現在の日本医師会が取り組んでいる大きな課題でもありますので，本シリーズが，「かかりつけ医」が現場で必要とする実践的知識や技術を新たな視点から解説する診療ガイドとして，地域医療の最前線で活躍される先生方の一助となり，地域医療の充実に繋がることを期待いたします．

2014 年 2 月

日本医師会会長
横倉義武

シリーズ＜スーパー総合医＞刊行にあたって
「人」を診て生活に寄り添う総合医を目指して

　プライマリ・ケアや総合医の必要性が叫ばれて久しいにもかかわらず，科学技術の進歩に伴う臓器別縦割り，専門分化の勢いに押されて，議論も実践もあまり進んでいません．その結果，たいへん残念ながら，ともすれば木を見て森を見ず，あるいは病気を診て人を診ず，となりがちなのが臨床現場の実状です．今，超高齢社会の日本に求められているのは，人間も診てくれる，さらにその人の生活にも寄り添ってくれる「総合医」であることは，間違いありません．

　「プライマリ・ケア」「総合医」という言葉は決して新しいものではなく，本来あるべき医療の姿のはずです．初診医の専門科によって患者さんの運命が大きく変わってしまう現状は，すべての医療の土台を総合医マインドとすることで変えることができます．日常ありふれた病気を，その背景をも十分に探索したうえで，薬物療法だけでなく，根本的な解決策をアドバイスできるのが総合医であると考えます．臓器別縦割りの専門医を縦糸とするならば，総合医は横糸に相当します．縦糸と横糸が上手く織り合ってこそ，患者さんが満足する，納得する医療を提供できるはずです．

　本シリーズは，超高齢社会を迎えた日本の医療ニーズに応えるべく，こうした横糸を通すことを目的に企画されました．現代版赤ひげ医学書シリーズともいえる，本邦初の大胆な企画です．執筆者は第一線の臨床現場でご活躍中の先生方ばかりで，「現場の目線」からご執筆いただきました．開業医のみならず，勤務医，そして医学生にも読んでいただけるよう，今日からすぐに役立つ情報を満載しさまざまな工夫を施して編集されています．

　本来，「総合医という思想」は，開業医であるとか勤務医であるとかにかかわらず，すべての臨床現場に必須であると考えます．また内科系，外科系を問いません．このシリーズ＜スーパー総合医＞が，手に取っていただいた先生方の日常診療のお役に立ち，そしてなによりも目の前におられる患者さんのお役に立てることを期待しています．

2014年2月

総編集　長尾和宏
長尾クリニック院長

『コモンディジーズ診療指針』
序

　本書を監修するに当たり一言添えたい．
　臨床医学の書籍はいわゆる百科事典のようにすべての知識を網羅するタイプ，重要な知識を要領よくまとめているタイプ，臨床推論の道筋をわかりやすく示すタイプの大きく3つに別れる．スーパー総合医シリーズの中でも"common disease"を扱う本巻は，その第2番目と第3番目のタイプをミックスしたものであり，総合医が日々の診療のちょっとした疑問を確認し，自信を持って患者ケアに取り組むためのサポート役を目指した．
　本書の持つ特徴は以下の3つに集約される．第1はアルゴリズムを中核に据えたこと，第2は日々の臨床判断に直接役立つ情報に絞ったこと，第3は執筆者として総合診療・家庭医療を体系的に学んだ後にcommon diseaseをふんだんに扱う臨床環境にある勉強熱心な若手医師を抜擢したことである．
　第1のアルゴリズムは，後にある「本書の使い方」をご覧になれば一目瞭然であるが，症候の章は初期症状からどのように鑑別診断を立てて最終診断に進めていくかの思考プロセスを中核にして，それに関連する情報を周辺に配置し，疾患の章は診断はもちろんだがプライマリ・ケアの現場では欠かせない治療のプロセスを図解している．いずれも，どのくらい"Common"なのかを示すことで学習の意義を再確認させてくれる．
　第2の日々の臨床判断に役立つ情報については，周辺の関連情報の取捨選択に反映させている．若手医師が使いこなす最新の医療情報はevidence-based medicineの影響もあって実に幅広くしかも最新である．情報の新鮮さは発刊から時が経つほど落ちるわけだが，まず現時点の珠玉の情報を提示した．
　第3の執筆者の選択については，第1と第2の要素を本書のコンセプトに組み込むために必須であった．ベテラン医師の経験知の偉大さはもちろん言うまでもないが，その経験知にプライマリ・ケアの学問体系や最新の情報が加わることで，知はより普遍的で強力なものになるであろう．
　本書は本棚を飾る一冊ではなく，診察室に置いていただき，診療の合間にちらりと読んで使い込んで欲しい本である．一人でも多くの患者さんのケアに本書がお役に立つことができれば，執筆者一同，これに勝る喜びはない．

2016年1月

専門編集 草場鉄周
北海道家庭医療学センター理事長

〈スーパー総合医〉コモンディジーズ診療指針

CONTENTS

本書の使い方 xii

1章　common disease 診療の基盤

common disease を診療すること .... 草場鉄周　2
包括的なケア .... 中川貴史　8

2章　様々な症候への診断アプローチ

発熱 .... 宮地純一郎　20
失神 .... 長　哲太郎　26
発疹 .... 佐藤弘太郎　30
頭痛 .... 八藤英典　34
視力障害・視野障害 .... 江口幸士郎　38
耳痛・聴覚障害 .... 安藤高志　42
めまい .... 一瀬直日　46
咽頭痛 .... 中村琢弥　50
咳・くしゃみ・鼻水 .... 坂戸慶一郎　54
慢性咳嗽 .... 菅家智史　58
息切れ・喘鳴 .... 平山陽子　62
胸痛 .... 本村和久　66
心窩部痛・胸焼け .... 小西徹夫　70
腹痛 .... 千葉　大　74
嘔気・嘔吐 .... 田中久也　78

下痢		木田盛夫	82
便秘		木田盛夫	84
下部尿路障害		泉　京子	86
睡眠障害		浜野　淳	90
抑うつ		細田俊樹	92
不安		細田俊樹	96
腰背部痛		山田康介	100
膝痛		成島仁人	102

3章　一般的な疾患へのケア

肺炎		平野嘉信	108
気管支喘息		中村琢弥	112
アレルギー性鼻炎・結膜炎		森　洋平	116
副鼻腔炎		上野暢一	120
心房細動		三浦太郎	124
心不全		中島　徹	128
高血圧症		堀　みき	130
ウイルス性肝炎/肝硬変		福井慶太郎	134
糖尿病	永藤瑞穂,	阪本直人	138
脂質異常症		森下真理子	144
痛風		北山　周	150
骨粗鬆症	松田真和,	井上真智子	154
甲状腺機能亢進症・低下症		玉木千里	158
更年期障害		小倉和也	164
貧血		和田幹生	168
慢性腎臓病		榎原　剛	174
尿路感染症		渡邉力也	178
真菌感染症（白癬，カンジダ）		堀　哲也	182

〈スーパー総合医〉に関する最新情報は，中山書店HP「スーパー総合医特設サイト」をご覧下さい
https://www.nakayamashoten.co.jp/bookss/define/sogo/index.html

認知症	吉田　伸	184
不安障害（パニック障害含む）	村井紀太郎	188
パーキンソン病	井階友貴	192
関節リウマチ	向坊賢二，佐藤健太	196
肩関節疾患	加藤光樹	200
変形性膝関節症	成島仁人	204
捻挫・筋肉痛・骨折	小嶋秀治	208
付録　日常診療で利用できるアセスメントシート		214
文献		237
URL一覧		254
索引		257

■本文中に紹介されたWebサイト等（____部）のURLは巻末の「URL一覧表」および中山書店HP「スーパー総合医特設サイト」（上記QRコード）にリストを掲載，本リストより直接ジャンプが可能．

【読者の方々へ】

本書に記載されている診断法・治療法については，出版時の最新の情報に基づいて正確を期するよう最善の努力が払われていますが，医学・医療の進歩からみて，その内容が全て正確かつ完全であることを保証するものではありません．したがって読者ご自身の診療にそれらを応用される場合には，医薬品添付文書や機器の説明書など，常に最新の情報に当たり，十分な注意を払われることを要望いたします．

中山書店

執筆者一覧 (執筆順)

草場 鉄周	北海道家庭医療学センター（北海道）
中川 貴史	寿都町立寿都診療所（北海道）
宮地 純一郎	浅井東診療所（滋賀県）
長 哲太郎	栄町ファミリークリニック（北海道）
佐藤 弘太郎	若草ファミリークリニック（北海道）
八藤 英典	北星ファミリークリニック（北海道）
江口 幸士郎	今立内科クリニック（福岡県）
安藤 高志	国民健康保険上川医療センター（北海道）
一瀬 直日	赤穂市民病院内科（兵庫県）
中村 琢弥	弓削メディカルクリニック／滋賀家庭医療学センター（滋賀県）
坂戸 慶一郎	健生黒石診療所（青森県）
菅家 智史	福島県立医科大学医学部地域・家庭医療学講座（福島県）
平山 陽子	東京ほくと医療生活協同組合王子生協病院（東京都）
本村 和久	沖縄県立中部病院総合内科（沖縄県）
小西 徹夫	時計台記念病院総合診療センター（北海道）
千葉 大	八戸市立市民病院総合診療科（青森県）
田中 久也	田中医院（愛知県）
木田 盛夫	東海中央病院緩和ケア内科（岐阜県）
泉 京子	勤医協月寒ファミリークリニック（北海道）
浜野 淳	筑波大学医学医療系／筑波大学附属病院総合診療グループ（茨城県）
細田 俊樹	ホームケアクリニック銀座（東京都）
山田 康介	更別村国民健康保険診療所（北海道）
成島 仁人	津ファミリークリニック（三重県）
平野 嘉信	寿都町立寿都診療所（北海道）
森 洋平	三重大学大学院医学系研究科家庭医療学分野（三重県）
上野 暢一	本輪西ファミリークリニック（北海道）
三浦 太郎	富山大学医学部富山プライマリ・ケア講座（富山県）
中島 徹	北星ファミリークリニック（北海道）
堀 みき	国民健康保険上川医療センター（北海道）
福井 慶太郎	まどかファミリークリニック（福岡県）
永藤 瑞穂	筑波大学附属病院総合診療グループ（茨城県）
阪本 直人	筑波大学附属病院総合診療グループ（茨城県）
森下 真理子	京都大学大学院医学研究科医学教育推進センター（平成28年4月より）（京都府）
北山 周	北山医院（愛知県）
松田 真和	静岡家庭医養成プログラム（静岡県）
井上 真智子	浜松医科大学地域家庭医療学講座／静岡家庭医養成プログラム（静岡県）
玉木 千里	京都協立病院内科（京都府）
小倉 和也	はちのへファミリークリニック（青森県）
和田 幹生	市立福知山市民病院大江分院地域医療研修センター（京都府）
榎原 剛	本輪西ファミリークリニック（北海道）
渡邉 力也	市立福知山市民病院総合内科（京都府）
堀 哲也	国民健康保険上川医療センター（北海道）
吉田 伸	飯塚病院総合診療科（福岡県）
村井 紀太郎	若草ファミリークリニック（北海道）
井階 友貴	福井大学医学部地域プライマリケア講座／高浜町国民健康保険和田診療所（福井県）
向坊 賢二	道東勤医協釧路協立病院総合内科（北海道）
佐藤 健太	勤医協札幌病院内科（北海道）
加藤 光樹	まどかファミリークリニック（福岡県）
小嶋 秀治	三重大学大学院医学系研究科亀山地域医療学講座（三重県）

本書の使い方

本書はフローチャートを中心に構成されています．

「2章 様々な症候への診断アプローチ」の例

咽頭痛
sore throat

中村 琢弥
弓削メディカルクリニック
滋賀家庭医療学センター

> **どんな症候・疾患なの？**
> 各症候・疾患がどのようなものかを端的に解説しています．

どんな症候・疾患なの？

- 「のど」やその周囲から来る痛みをいう．小児から大人まで幅広く，日常にてよく遭遇する症候のひとつである．
- 原因臓器も多岐にわたり，咽頭や扁桃などの想起しやすい部分から，甲状腺や心臓（ACS からの放散痛など）に至るまで，多彩な鑑別疾患があることも特徴である．
- "killer sore throat" という用語にあるように一部は致死的な症候のこともあるため油断しない．

> **サイドノート**
> 本書では本文という体裁はとらず，チャートをメインに，重要事項をサイドノートで解説しています．

❶ 急性喉頭蓋炎の頸部 X 線撮影
　致死性疾患として名高い急性喉頭蓋炎を鑑別するのに有効（ただし時間に注意！）．所見としては thumb sign（肥大した喉頭蓋）と vallecula sign（喉頭蓋谷の消失）が代表的．

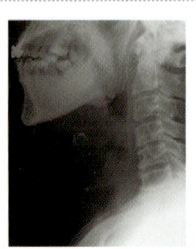

（梅野博仁ほか，MB ENTONI 2004；40：14 より）

❷ Lemierre 症候群
　咽頭部からの感染性血栓性頸静脈炎の疾患群．比較的若年健常者に多く，発症初期は感冒との鑑別困難．
　咽頭感染部病巣からの血栓により肺塞栓や多発膿瘍，敗血症などを引き起こし，死亡率も10％前後と高い．咽頭痛に加えて，開口障害や内頸静脈に沿った圧痛がある際には疑う．確定診断には造影 CT による血管肥厚像を確認する必要があり紹介適応．

> **Point**
> 診断の過程で特に重要と思われる点は Point として強調表記しています．フローチャート上のどの段階で Point が生じるかをビジュアルに記憶できます．

Point
心因性の症候として訴えられる咽頭痛（違和感）もよく遭遇するはず．基礎疾患は生活背景にも着目したい

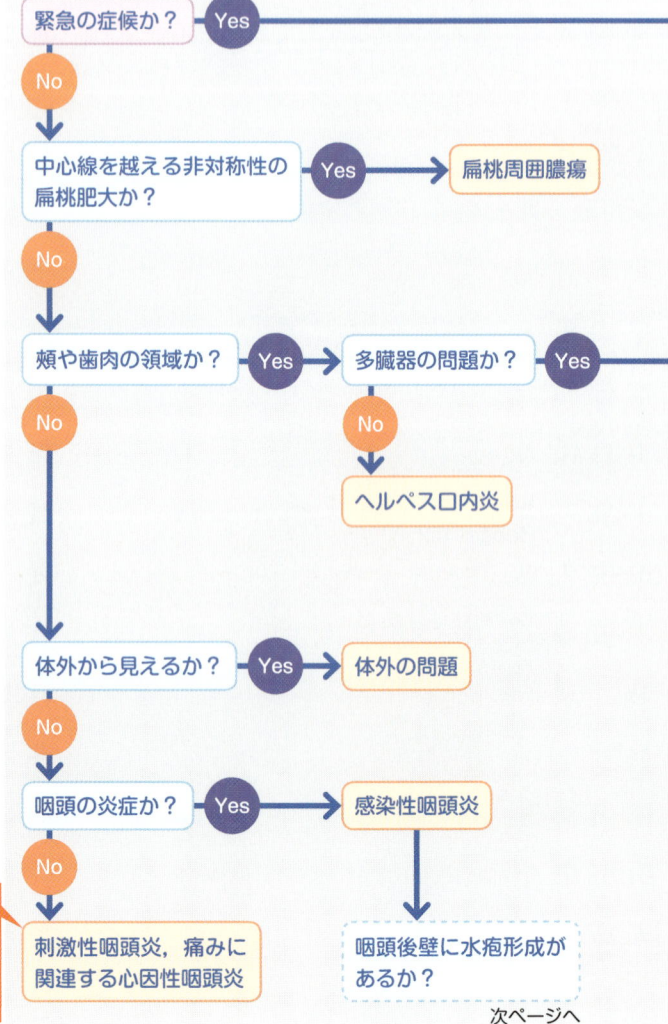

次ページへ

咽頭痛

どのくらい Common なの？
疫学的に，または現場の立場からどれくらい Common な問題なのかを記載しています．

Turning Point
専門医への紹介のタイミングや，検査や治療の姿勢を大きくギアチェンジすることが必要なシーンを「Turning Point」で明示．ここで思考の切り替えが必要なことを示しています．

文献は巻末にまとめています

どのくらい Common なの？

- 日本の愁訴としてはプライマリ・ケア受診患者の3.2〜7.2％に咽喉の症候がランクインするほど高頻度で遭遇するものである[6]．
- 疾患カテゴリとしては最も高頻度に受診する「急性上気道炎関連」（19.6％）でも非常によく認める症候であることから，Common 中の Common の症候であることがうかがわれる[6]．

●数字はサイドノートをガイド

→ 喉頭蓋炎❶，咽頭後壁膿瘍，咽頭側壁膿瘍，EB ウイルスによる 2 次性扁桃肥大，ジフテリア，Lemierre 症候群❷

Turning Point !
致死的経過をたどることも多い killer sore throat とも表現される一群．疑えば迅速な紹介が望まれる

❸ PFAPA 症候群
(periodic fever with aphthous stomatitis, pharyngitis and ade...

2〜5歳の小...る周期性発熱，...の発熱発作を数...咽頭痛の他，扁...口内炎，頚部リ...認める．
　診断は症状が...った上で，他疾患の除外を慎重に進めながら行う必要がある．
　治療としてはステロイドが著効することが特徴で他疾患との区別の指標にもなる[7]．

フローチャート
本書はフローチャートを中心に展開しています．臨床家の思考の流れをビジュアル化し，その中で必要な知識を整理することで，読者の総合医としての臨床力向上に寄与することを目指しています．周囲の記載はこれを補足するように構成しています．

周期性の発熱か？ → Yes → PFAPA 症候群❸
↓ No
Stevens-Johnson 症候群，Behçet 症候群，川崎病❹

●数字は図表をガイド

❹ 川崎病への留意
　小児のプライマリ・ケア診療では適切な紹介タイミングを逃さないために，川崎病の診断基準は常に頭の片隅には入れて診療に臨むこと❶．

図表
診断・治療に不可欠な情報・資料を厳選し，フローチャートの周囲に配置しています．

❶ 川崎病診断の手引き（改訂5版）

本症は，主として4歳以下の乳幼児に好発する原因不明の疾患で，その症候は以下の主要症状と参考条項とに分けられる．

A 主要症状
1. 5日以上続く発熱（ただし，治療により5日未満で解熱した場合も含む）
2. 両側眼球結膜の充血
3. 口唇，口腔所見：口唇の紅潮，いちご舌，口腔咽頭粘膜のびまん性発赤
4. 不定形発疹
5. 四肢末端の変化：（急性期）手足の硬性浮腫，掌蹠ないしは指趾先端の紅斑
   （回復期）指先からの膜様落屑
6. 急性期における非化膿性頸部リンパ節腫脹

6つの主要症状のうち5つ以上の症状を伴うものを本症とする．ただし，上記6主要症状のうち，4つの症状しか認められなくても，経過中に断層心エコー法もしくは，心血管造影法で，冠動脈瘤（いわゆる拡大を含む）が確認され，他の疾患が除外されれば本症とする．

B 参考条項
以下の症候および所見は，本症の臨床上，留意すべきものである．
1. 心血管：聴診所見（心雑音，奔馬調律，微弱心音），心電図の変化（PR・QT の延長，異常 Q 波，低電位差，ST-T の変化，不整脈），胸部X線所見（心陰影拡大），断層心エコー図所見（心膜液貯留，冠動脈瘤），狭心症状，末梢動脈瘤（腋窩など）
2. 消化器：下痢，嘔吐，腹痛，胆嚢腫大，麻痺性イレウス，軽度の黄疸，血清トランスアミナーゼ値上昇
3. 血液：核左方移動を伴う白血球増多，血小板増多，赤沈値の促進，CRP 陽性，低アルブミン血症，α2グロブリンの増加，軽度の貧血
4. 尿：蛋白尿，沈渣の白血球増多
5. 皮膚：BCG 接種部位の発赤・痂皮形成，小膿疱，爪の横溝
6. 呼吸器：咳嗽，鼻汁，肺野の異常陰影
7. 関節：疼痛，腫脹
8. 神経：髄液の単核球増多，けいれん，意識障害，顔面神経麻痺，四肢麻痺

（厚生労働省川崎病研究班作成改訂5版．2002[2]より）

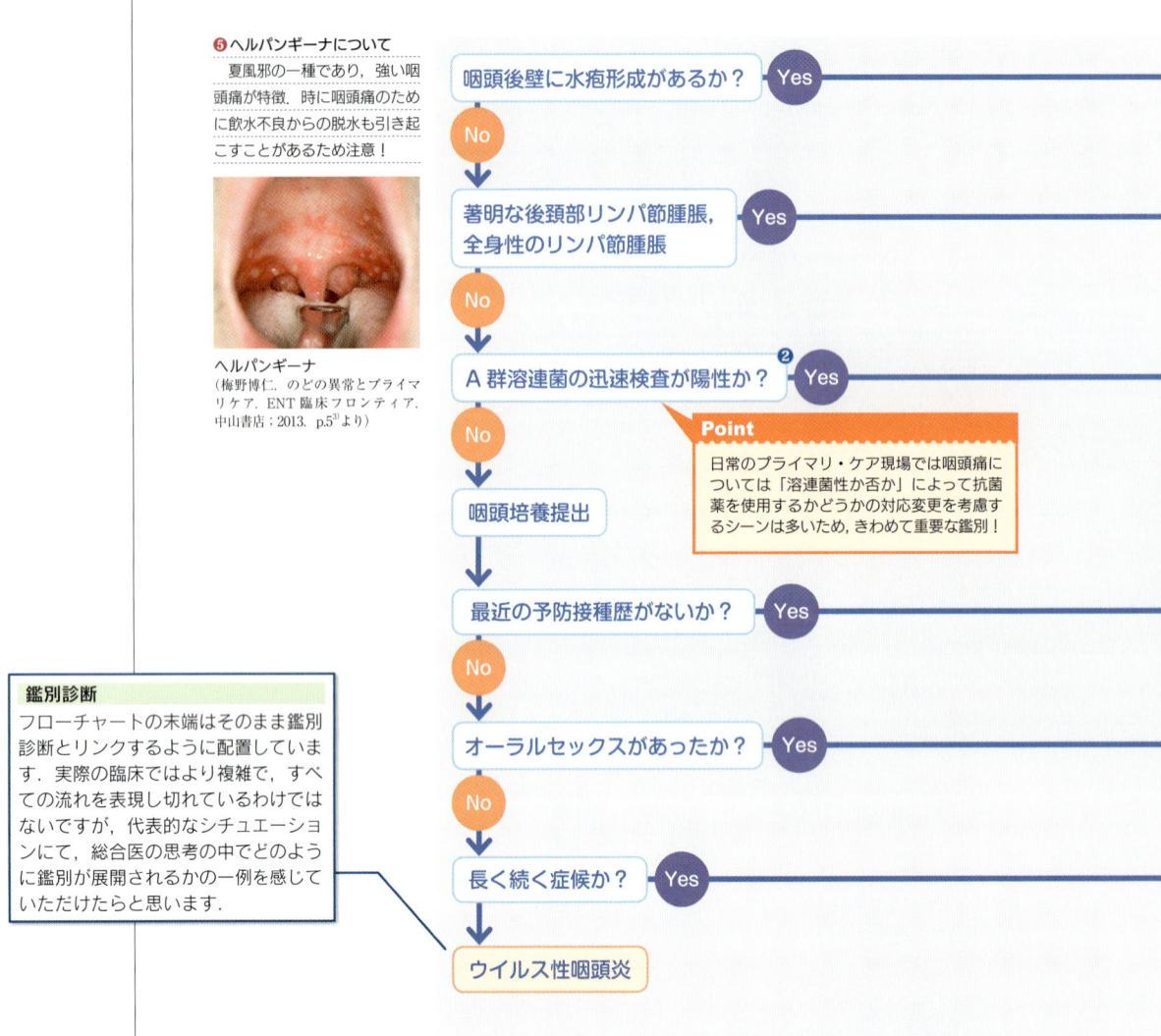

2章 様々な症候へのケア

❺ ヘルパンギーナについて
夏風邪の一種であり，強い咽頭痛が特徴．時に咽頭痛のために飲水不良からの脱水も引き起こすことがあるため注意！

ヘルパンギーナ
（梅野博仁．のどの異常とプライマリケア．ENT臨床フロンティア．中山書店；2013．p.5[3]より）

Point
日常のプライマリ・ケア現場では咽頭痛については「溶連菌性か否か」によって抗菌薬を使用するかどうかの対応変更を考慮するシーンは多いため，きわめて重要な鑑別！

鑑別診断
フローチャートの末端はそのまま鑑別診断とリンクするように配置しています．実際の臨床ではより複雑で，すべての流れを表現し切れているわけではないですが，代表的なシチュエーションにて，総合医の思考の中でどのように鑑別が展開されるかの一例を感じていただけたらと思います．

本書の使い方の例

本書はフローチャートを中心に構成し，他の文書をほぼすべてサイドノートとする構成となっております．
従来の書籍同様に精読していただくこともももちろん可能ですが，それだけではなく，忙しい臨床家の皆様が，短時間でビジュアル的に記憶したり，項目全体を俯瞰する形でさらっとお読みいただくなど，知識の習得や確認にお役立ていただけたら幸いです．

（編者より）

咽頭痛

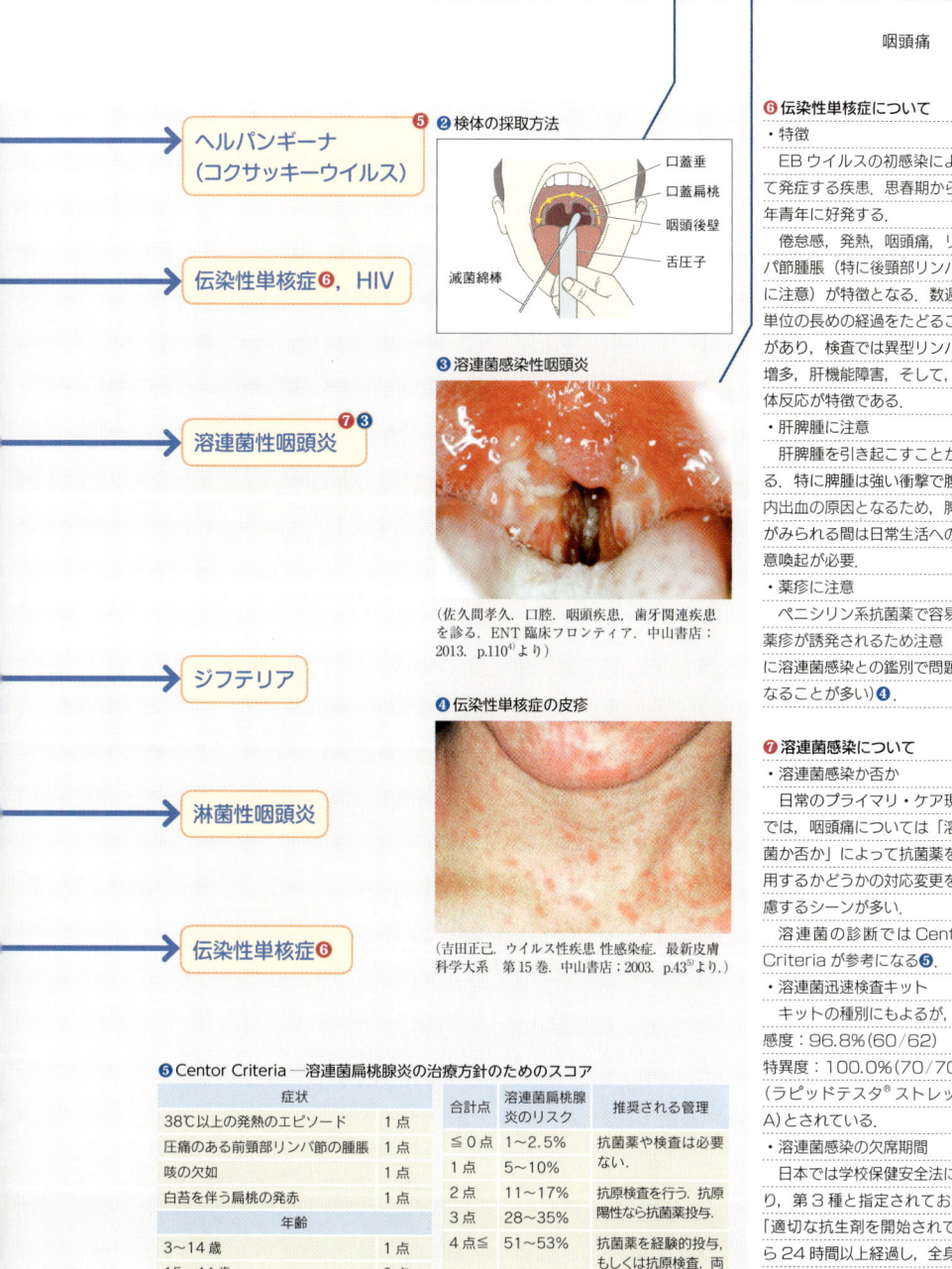

写真・イラスト
写真で視診からの診断や検査の読み方などを示し，写真でわかりづらい内容にはイラストも使用．特に解剖学的な要素やスキル的なポイントはイラストによる表現を多用しています．

- ヘルパンギーナ（コクサッキーウイルス）
- 伝染性単核症❻，HIV
- 溶連菌性咽頭炎 ❼❸
- ジフテリア
- 淋菌性咽頭炎
- 伝染性単核症❻

❷ 検体の採取方法
　口蓋垂／口蓋扁桃／咽頭後壁／舌圧子／滅菌綿棒

❸ 溶連菌感染性咽頭炎
（佐久間孝久．口腔，咽頭疾患，歯牙関連疾患を診る．ENT臨床フロンティア．中山書店；2013．p.110[4]より）

❹ 伝染性単核症の皮疹
（吉田正己．ウイルス性疾患 性感染症．最新皮膚科学大系 第15巻．中山書店；2003．p.43[5]より．）

❺ Centor Criteria ─溶連菌扁桃腺炎の治療方針のためのスコア

症状	
38℃以上の発熱のエピソード	1点
圧痛のある前頸部リンパ節の腫脹	1点
咳の欠如	1点
白苔を伴う扁桃の発赤	1点
年齢	
3～14歳	1点
15～44歳	0点
45歳以上	−1点

合計点	溶連菌扁桃腺炎のリスク	推奨される管理
≦0点	1～2.5%	抗菌薬や検査は必要ない．
1点	5～10%	
2点	11～17%	抗原検査を行う．抗原陽性なら抗菌薬投与．
3点	28～35%	
4点≦	51～53%	抗菌薬を経験的投与，もしくは抗原検査．両方行ってもよい．

❻ 伝染性単核症について
・特徴
　EBウイルスの初感染によって発症する疾患．思春期から若年青年に好発する．
　倦怠感，発熱，咽頭痛，リンパ節腫脹（特に後頸部リンパ節に注意）が特徴となる．数週間単位の長めの経過をたどることがあり，検査では異型リンパ球増多，肝機能障害，そして，抗体反応が特徴である．
・肝脾腫に注意
　肝脾腫を引き起こすことがある．特に脾腫は強い衝撃で腹腔内出血の原因となるため，脾腫がみられる間は日常生活への注意喚起が必要．
・薬疹に注意
　ペニシリン系抗菌薬で容易に薬疹が誘発されるため注意（特に溶連菌感染との鑑別で問題になることが多い）❹．

❼ 溶連菌感染について
・溶連菌感染か否か
　日常のプライマリ・ケア現場では，咽頭痛については「溶連菌か否か」によって抗菌薬を使用するかどうかの対応変更を考慮するシーンが多い．
　溶連菌の診断ではCentor Criteriaが参考になる❺．
・溶連菌迅速検査キット
　キットの種別にもよるが，感度：96.8%（60/62）特異度：100.0%（70/70）（ラピッドテスタ®ストレップA）とされている．
・溶連菌感染の欠席期間
　日本では学校保健安全法により，第3種と指定されており，「適切な抗生剤を開始されてから24時間以上経過し，全身状態がよい」状態になれば，社会生活可能と判断される．適切な指導が行えるようにしたい．

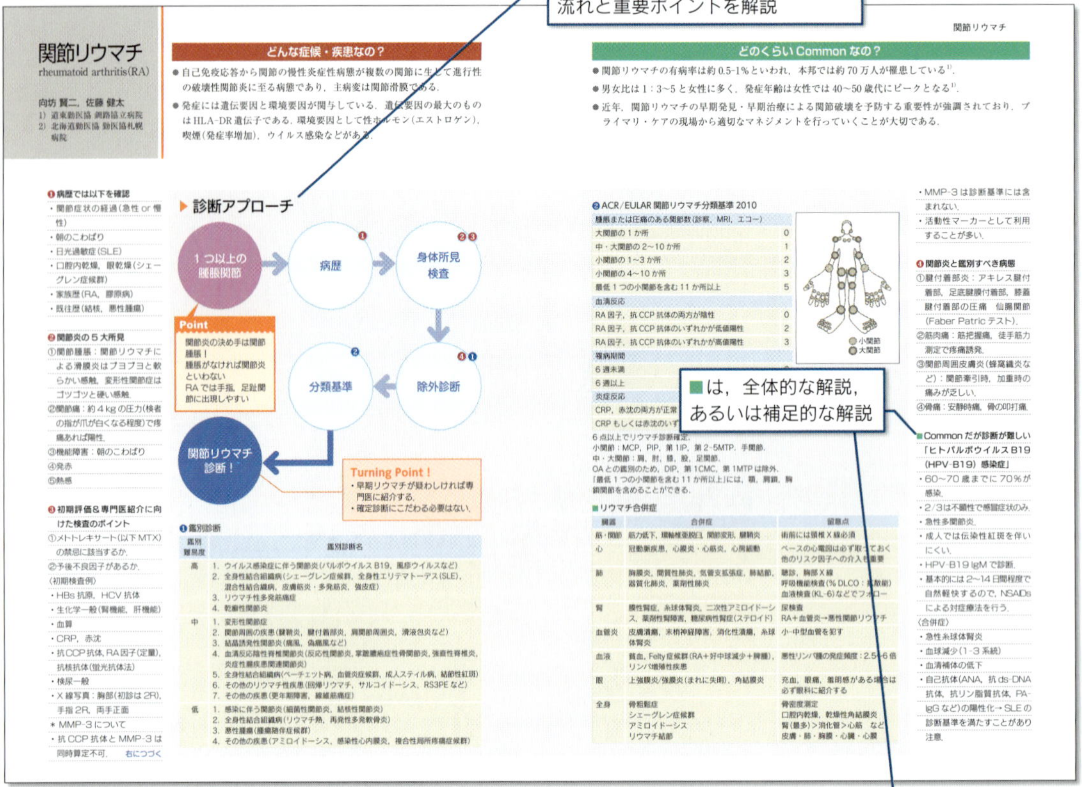

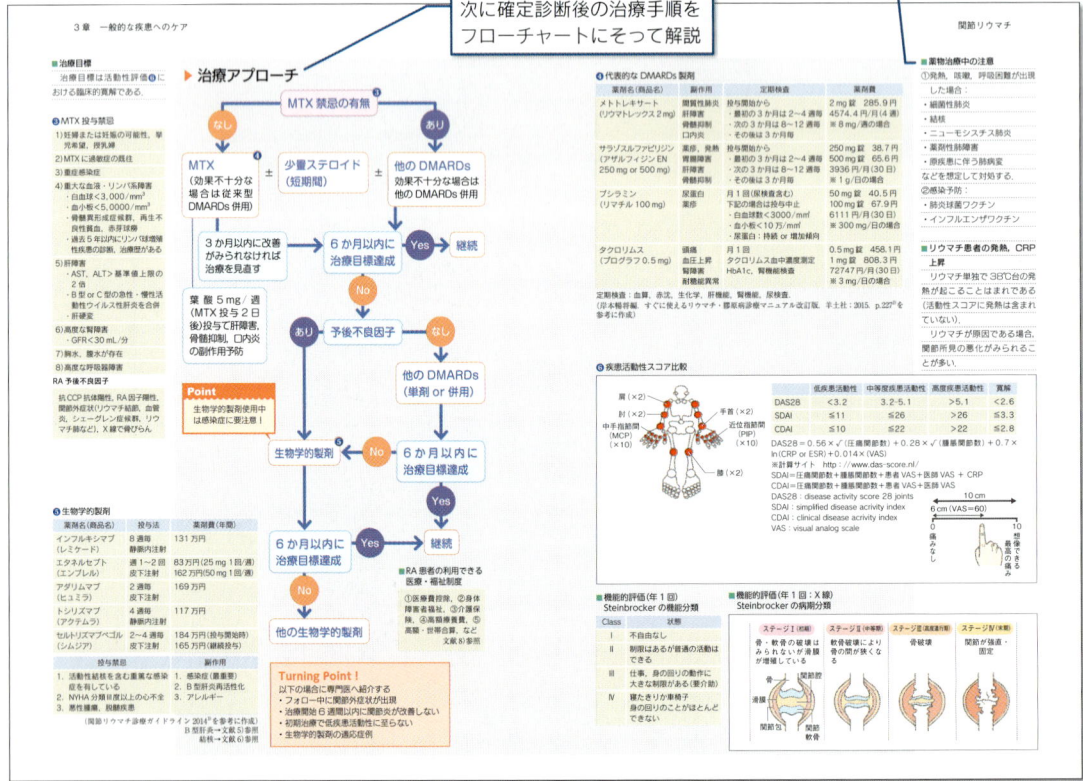

common disease 診療の基盤

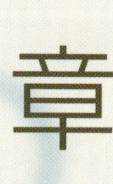
1章

common disease 診療の基盤

common disease を診療すること

草場鉄周
北海道家庭医療学センター

はじめに

- 総合医が診療所外来にて遭遇する common disease は実に多様であり，その多様さ自体が包括的な診療を実施するという総合医のコア能力の裏づけにあるともいえる．ただ，"common" とは何か，という点について様々な文献はあるものの，日本における統一的な見解はなく，各医療施設あるいは研修施設などで曖昧に認識されているのが現実である．
- こうした背景を踏まえ，本巻の総論ともいえる本章では特に診療所というセッティングの中で遭遇する common disease を概観すると同時に，その診療の特徴をいくつかの重要な疾患・症候を通じて説明する．その後に，common disease を考える上で欠かせない不確実性について触れ，こうした診療を日常的に実施するためにはどのようにして生涯学び続けるべきかを最後に説明する．

診療所外来における common disease の広がりと診療の特徴

common disease の広がり

- 総合医が日常的に遭遇する症候や疾患にはどのようなものがあるのだろうか．非常に素朴な問いかけにもかかわらず，これに答える研究やデータは驚くほど少ない．それには2つの理由がある．
- 一つは日常診療の中で何らかの症候や疾患を明確に記録に残す動機づけがないこと．つまり，総合医が働く一般診療所では診療報酬制度において出来高払い制度がとられており，診断名と無関係に一律の初診料あるいは再診料が支払われ，検査や処置，投薬に関してのみ，その原因である疾患名をいわゆるレセプト病名として記載されることが求められる．実際に患者がもつ健康問題とレセプト病名が正確に一致する保証はない．
- もう一つの理由はプライマリ・ケアにおいて，すべての診療行為を疾患名で整理することができない点である．症候のみを経過観察する中で自然と改善するケース，ある疾患（がんなど）の罹患に対する不安のみで受診するケースなど，レセプト病名はもとより，通常の疾患分類でも分類不能となる．

- こうした問題を解決するために，世界家庭医機構（WONCA）では，ICPC（International Classification of Primary Care）が開発され，日本では旧日本プライマリ・ケア学会が日本語版を開発し提供してきた．
- このICPCを用いて山田らが日本で実施した研究[1]において，慢性疾患を含む継続的な健康問題，急性疾患を含む新しい健康問題，初診時の受診理由が明らかとなった．詳細は次項「包括的なケア」にある表（6 p.15）をご覧いただきたい．プライマリ・ケアのトレーニングを受けた医師による判断に基づき，郡部であらゆる健康問題が持ち込まれる環境での1年間の継続記録ということでその有用性は非常に大きい．
- この研究においては総合医が遭遇する健康問題の量的な分析もあり，1受診あたりの平均健康問題数は1.6件，新規の健康問題と継続的な健康問題の比率は16％，84％であった．つまり，総合医が遭遇する健康問題の大多数は慢性的な健康問題であった．
- ICPCを利用して国際比較をした重要な研究[2]があり，上気道炎や発熱，頭痛などが多い点は変わらない一方，海外と比べて日本では非内科的な症状（精神障害や皮膚科・眼科・泌尿器科領域）がやや少ない傾向が見られている．精神科や皮膚科，眼科などの単科開業も多く，いわゆる内科がプライマリ・ケアを担ってきた日本の現状を示すデータであり，医療制度の背景の相違がcommon diseaseの在り方に影響を与えることを示しているよい例といえる．
- つまり，日本においても，医療制度のもたらす分布の変化はあるものの，総合医が遭遇するcommon diseaseは広く多臓器にまたがっていることは明らかである．この包括性については次項でさらに様々な観点から分析・考察していく．

common diseaseに対する診療の特徴

- では，このように多彩で広範囲なcommon diseaseに対して，総合医はどのように対応していくのだろうか．
- 多様性に目を奪われるかもしれないが，実は受診理由（主訴）のうちたった12種類で50％を占め，新規健康問題では22種類で50％，継続健康問題では12種類で50％を占めている．まずは，こうした頻度の多い健康問題を中心に診断からマネジメントまで習熟することが重要である．そこからさらに頻度の少ない主訴や健康問題の経験を積んで学びを深めていくことになる．
- ただ，主訴に対して鑑別すべき疾患が比較的少ない臓器別の専門領域と異なり，プライマリ・ケアでは広い鑑別の中で診断を進めることが求められる．例えば，ICPCを用いたある研究[3]では頭痛の診断に対して52種類の最終診断が得られ，いわゆる感冒や頭痛症では74％の頭痛しかカバーできなかった．急性副鼻腔炎，うつ病，脳卒中，帯状疱疹なども含まれる残りの26％を判断するためには性急な他科対診を実施するのではなく，仮の診断でのマネジメントで慎重に経過を観察し，通常の経過をたどらない場合には速やか

- に鑑別を広げて検索を進めるという対応が重要となる．つまり，診断の不確実性に対して耐えていく力が求められる．この点は次で詳細に触れる．
- 診断・マネジメントにおいて正確さと適切さを高めるもう一つの要因が継続的な診療である．継続診療において患者の既往歴・家族歴・職業歴などを事前に把握しておくことによって，広い鑑別からの絞り込みが容易になり，診断における事前確率はより正確となっていく．診断と治療のエピソードが重なれば重なるほど，患者のもつ個別的な疾患歴は医師の中に刻み込まれ，初めて診察した医師では複雑なプロセスをたどる診断が一瞬にしてついてしまうことなども珍しくない．この点は，救急診療などと対比する上でユニークな点といえよう．

common disease 診療における不確実性

- よくある誤解として，総合医はよくある疾患を診察するのだから，臨床推論の能力は低くても大丈夫であるという見方がある．専門医はまれな疾患に高度医療を提供するために高い能力が求められるという考え方の裏返しともいえる．
- しかし，これは真実ではなく，総合医が直面する健康問題にはよくある疾患とまれな疾患が混在していると同時に，よくある疾患についても単一の臓器でなく幅広い臓器に分布し，しかもそうした疾患に心理・社会的側面が色濃く影響している状況も一般的である．それゆえ，ある程度自らの専門である臓器に限定された診療に集中する各科の専門医とはまた異なる臨床推論の能力が求められるといってよいだろう．
- その際に，総合医の診療の背景にある不確実性という概念をしっかりと理解することが大切になる．
- William Osler が "Medicine is a science of uncertainty and an art of probability" と述べたように医療には不確実性がつきものである．この不確実性には主に二つの背景がある．

一つ目の不確実性の背景

- 一つ目の背景は問題の分化の有無である．分化とは，ある問題に関連する様々な要因が系統的に分析され，その要因に対するアプローチが容易な状況になっていることを意味する．例えば，分化した問題は，解決のための十分な情報があり，解決方法が知られていて比較的明確であり，一定のプロセスで解決することが可能である．いわゆる知識で答えられる問題に該当する．
- 一方，未分化な問題とは，関連する情報も乏しく，解決方法は状況に依存するため明確でなく，また十分なデータがなく，いくつかの情報は曖昧であり，予想して状況に対応する問題であるため，前進や後退を繰り返しながら解決を模索していくことが求められる．総合医がよく遭遇する問題は，病気の初期であったり，心理・社会的背景が疾患と絡み合っていることも多いため，

1	医学における不確実性
1	生物学的多様性
2	医師/患者のバイアス
3	解釈のエラー
4	意思決定の状況の不確かさ
5	動機
6	医師/患者の意見
7	医師/患者の価値観

見えない関連性の存在から未分化であることが多く，それが不確実性をもたらす要因となっている．例えば，漠然としためまいの訴えは未分化な状態であるが，診察を通じて良性発作性頭位めまい症という診断へと分化が進めば，治療が容易になる．

 ## 二つ目の不確実性の背景

- 二つ目の背景は，"The chain and links of medical uncertainty" と呼ばれている折り重なる多様な因子である．医師患者の相互作用が繋がりながら展開される診断と治療のプロセスでは，1 にある 7 つの Step を踏むこととなり，そのいずれにも不確実性が存在する．
- こちらは未分化による不確実性とは異なり，患者の健康観や心理状態，周囲の家族との関係性にまで配慮しながら診療を展開する総合医が，一人一人の状況に合わせて個別的なケアを提供しようとする限り，永遠に避けて通ることはできない不確実性といえる．これについては，本書で詳細を論じることはしない．

 ## 不確実性への対応

- 前者の未分化による不確実性に対処するためには，症候学に対する深い理解を前提に，鑑別診断を常に複数想起しながら丁寧に診断プロセスを進めることが必須である．ただ，鑑別診断に挙げられる疾患をすべて平等に扱うことはナンセンスであり，現実的な診療を展開することは不可能になる．そのため，各疾患の発症率を地域性，性別，年代，生活歴によって濃淡をつけて想起しながら，患者の症候に対する詳細な情報を収集する中で，診断を効率よく絞り込んでいくプロセスが重要となる．
- 体重減少の訴えがある 20 代女性患者に，発汗や食欲亢進に加えて，診察での甲状腺腫大と眼球突出が認められれば，幅広い鑑別診断を考えるまでもなく，Basedow 病患者の可能性が高いと考えて精密検査に進むことは問題ないだろう．その一方，胸痛の訴えがある 60 代男性患者であれば，狭心症，心筋梗塞，大動脈解離，帯状疱疹，気胸，肺炎など幅広い疾患を想定しながら診察や検査に臨むこととなる．

- 2章「様々な症候への診断アプローチ」では代表的な症候をほぼ網羅している．是非，これらを通読していただき，総合医の取り組む日常診療における未分化な問題に対応する不確実性を乗り越えていただきたい．

common disease 診療に対する生涯学習

- それでは，こうした広がりをもつ common disease に適切な診療を提供するために，診療所においていったいどのような効率のよい学習を続ければよいのだろうか？
- 診療所における教育方略の特徴は，大学医学部での教育と異なり，work-based learning，つまり現場での学びという点がある．その際に重要なのは，成人学習理論の視点である．この学習では，実際の症例から学ぶためのきっかけを自ら見出し，文献などで学び，実際に適応していくことで学びのサイクルを展開していくこととなる．
- また，学習チームで学ぶことにより，指導医や同僚の実践と自分を比較して学ぶ視点も得ることができ，効率的に能力の向上を図ることができる．
- この理論に基づいて展開される教育方略の代表として，外来診療＋自己学習，症例カンファレンスの2つを取り上げて概説する．

外来診療＋自己学習

- common disease の知識を得ようとするとき，主要な症候・疾患について系統的にテキスト自己学習などを行うとすれば，分野は様々な領域におよび分量は膨大である．しかも，日常の臨床において診断や治療の判断に重要なポイントはその知識の中に埋もれており，把握するのには相当な時間がかかる．
- この困難を克服し現場に即した効率のよい実践的な学習となるのが，外来診療における臨床上の疑問を丁寧に拾い，その疑問を基点に自己学習を展開していくスタイルである．つまり，膨大な common disease の知識の中でも実際の症例に求められる分野で，自分自身の到達段階に適した内容が学習テーマとして自然と浮き彫りになる．
- 自己学習の際には，いわゆるテキストでも関連する箇所を中心に理解を進め，必要に応じて様々な文献の検索などにも取り組み，決して浅い知識ではなく，重要なポイントに関して深い知識を獲得することが可能である．よく「広く浅く」といわれるが，「広く，またポイントを絞って深く」が学びのスタイルとなる．
- この学習法のもう一つの利点は「地域のニーズに応える診療」という総合医の診療姿勢の基本理念に忠実な学習ができる点である．国別の common disease の頻度の相違に加えて国内の地域間でも幾分相違点があるが，自らが診療する地域の健康問題から学ぶことで自然と地域ニーズに合わせた知識や技能が身についていくのである．

症例カンファレンス

- こうした自己学習に加えて，グループでの学びを活かす学習が症例カンファレンスである．症例カンファレンスは診療時間と別枠に設定され，時間的な制約が比較的少ない状況で一つの症例を丁寧に分析することが可能である．通常，診察をした医師が症例を呈示し，その症例で焦点となった健康問題について指導医や同僚がファシリテーションをしながらグループで議論を展開していく．
- 病歴・身体診察から想起する鑑別診断，また継続的な診療から見える患者独自の背景，さらに診断に基づくマネジメントオプションについて，比較的学習レベルの近い同僚の思考プロセスを確認することで，自分との違いを発見し，思考プロセスに関する多様性を広げることが可能である．
- また，グループで学ぶことは共に学び高め合う楽しみもあり，1対1では浮き彫りになりにくい自分の改善点を相対化することによって，自分の成長過程を安心して客観的に認めやすくもなる．特に，知識が満たされた感覚を抱きづらいcommon diseaseの学習では，知識不足に対する漠然とした不安が払拭されにくいこともあり，こうした効果は無視できないものがある．

おわりに

- 以上，本項ではcommon diseaseを概説しつつ，不確実性の重要性を説明し，その生涯学習の方略について説明してきた．総合医は時代や地域のニーズに応えながら，common disease診療の専門家として最前線で活躍することが強く期待される．

common disease 診療の基盤

包括的なケア

中川貴史
寿都町立寿都診療所

 なぜ，今包括性なのか

- 包括的なケアとは患者が求めるニーズ，また意識して求めずとも潜在的に有していているニーズに対して保健，医療，福祉の従事者が幅広く対応することをいう．ヒトは日々様々な健康問題に直面する．我々はその多様な症状を有した患者となった彼らを診察するわけだが，その健康問題は臓器別に整然と並んでいるとは限らず，むしろ多領域にまたがっている場合が少なくない．特に高齢者などでは顕著であり，複数の健康問題を有していることが当然と言っても過言ではない．
- 例えば，発熱を訴える患者がまずは風邪であろうと受診した先で，X線検査上の陰影はさほどでもないが気管支炎であろうと抗菌薬を処方された後，呼吸器科，耳鼻咽喉科などの他診療科を転々とした末に総合診療科を受診し感染性心内膜炎であったというケースは典型例であろう．自院で検査を完了できるかどうかの問題ではなく，その疾患を想起できなければ診断に至るまでのプロセスを組み立てることはできず，問診が不十分であったり，検査をオーダーできなかったり，紹介のタイミングを逃してしまい，最終的には患者の不利益につながることになる．
- このように断片化された医療はしばしば非生産的であり，非効率であり，むしろ有害でさえある．よって，症候学的アプローチを行っていく中で有用となるのはあらゆる臓器を包括的に取り扱う診療，すなわち疾患包括的なケアである．家庭医，総合診療医が包括的なケアを提供することは患者，家族にとって，さらには医療者，医療システム全体にとって有益と考えられる．

 包括的なケアとは

- ケアが包括的に提供されている状態は総合診療医にとって最も重要な要件ともいえる．総合診療医が果たすべき役割は，医療システムの観点で考えると，よくある健康問題（common problems）をしっかりと診療し，臓器別専門医へは検査や治療でその分野の専門性が必要になったときのみ紹介するといった連携をとることで患者，家族のみならず，医療システム全体がより効率的で，かつ効果的に機能することにあるからだ．よって，総合診療医によって

- 不要な紹介が減り，余分な労力やコストが発生しないシステムを整備していくことは，現在の医師の偏在や不足といった諸問題を解決する観点からも重要性が高い．
- また，高齢社会を迎えた今，急性疾患のみならず慢性疾患の管理の重要性が増し，複雑化する社会構造の中で生物医学的な側面のみならず心理社会的側面への配慮が不可欠となり，地域やコミュニティにも目を配る必要性が出てきていることからも，それらに対して包括的ケアが実践できる総合診療医の充実への期待は少なくない．
- 現在，地域包括ケアの推進が求められているが，これは前述の医療システムの枠を越えて地域社会で生活する住民に焦点を当てた考え方である点に留意する必要がある．地域包括ケアシステムの定義は「ニーズに応じた住宅が提供されることを基本とした上で，生活上の安全・安心・健康を確保するために医療や介護のみならず，福祉サービスも含めたさまざまな生活支援サービスが日常生活の場（日常生活圏域）で適切に提供できるような地域での体制」とされる．住民，患者にとって最も身近な存在である我々総合診療医が，彼らの様々な状況について理解しようと試み，「必要な時」に「現実的」に最良なケアを提供できることは，高齢化を主軸とした社会構造の変化を迎える中で必要不可欠である．
- しかし，地域包括ケアには地域ごとの特性の相違が存在する．これまでの歴史を背景とした文化の違い，提供しうるサービスの種類や質の違い，住民の考え方の違いなどにより，地域包括ケアシステムのあるべき姿は地域によって異なる．このような現状を踏まえ，地域包括ケアシステムの基本概念を学び，地域の実情に合わせた最適なケアシステムを構築していくことは相互関係が一層希薄化している日本において重要な課題であるといえる．

日常生活圏域
おおむね30分以内にかけつけられる範囲（中学校区等）．

プライマリ・ケアのACCCA，ACCCC

- 包括的なケアを考えていく中でプライマリ・ケアそのものを概観することは有用である．
- プライマリ・ケア医（総合診療医と読み替えることができる）は伝統的な生物医学的ケアモデルのみならず，全般的な健康に関する事柄や予防的な観点まで視野に入れた医療を心がける必要がある．患者，家族にプライマリ・ケア医は医療者として初めての接点となる役割を担い，必要なケアを包括的に，そして継続的に提供する．さらに健康増進や疾病予防，健康維持，カウンセリング，患者教育などを行い，他の医療分野の専門家と協働し，場合によっては適切に紹介を行う．ヘルスケアサービスとの調整役としても機能し，費用対効果も考慮に入れつつ患者の支援を行い，効果的なコミュニケーションによって患者とのより強固なパートナーシップを築いていく．網羅的な表現であり，実際に臨床でこの業務に従事していない方にとっては理解が難しいこともあろう．しかし，日々プライマリ・ケアを実践していくにつれてこれ

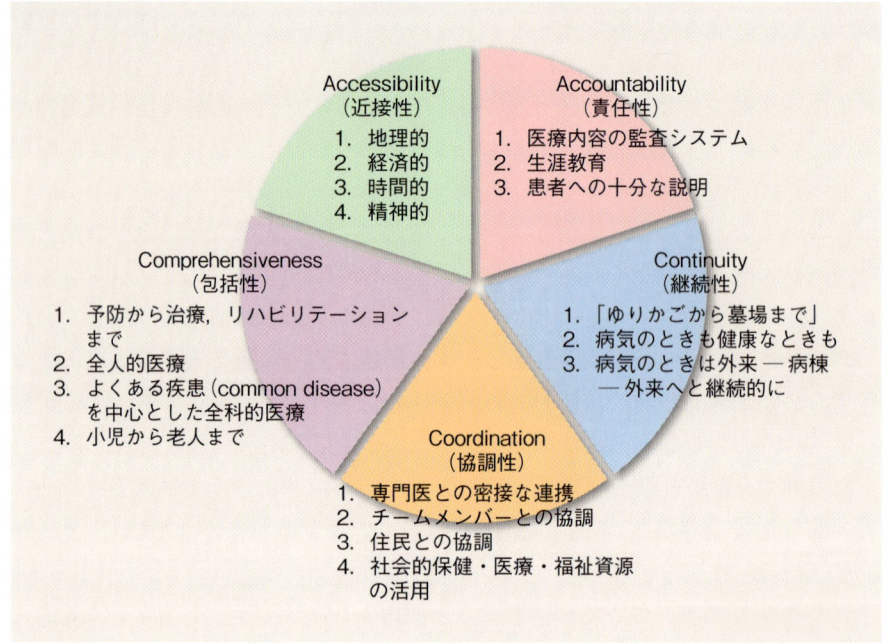

1 米国国立科学アカデミーによるプライマリ・ケアの定義（ACCCA）

（「プライマリ・ケア医だから，できる!!」より）

らは当然の内容となっていく．

- 現在，プライマリ・ケアの特徴を最も端的に，かつ適切に表現しているものとして1996年に米国国立科学アカデミー（NAS）が定義したものを紹介する．**1**に示すようにAccessibility（近接性），Comprehensiveness（包括性），Coordination（協調性），Continuity（継続性），Accountability（責任性）である．これらをそれぞれの頭文字をとってプライマリ・ケアのACCCAと略して表現することも多い．なお，患者の背景に配慮することで診療をより質の高いものにしていくという意味でContexual careをAccountabilityの代わりに用い，家庭医を特徴づける5つの特徴をACCCCと定義する場合もある．

NAS
National Academy of Sciences

Accessibility（近接性）

- 「かかりやすさ」がいかに担保されているかがまずは重要となる．距離が近いのか，通院手段は確保できているのかといった地理的なかかりやすさや，経済的な負担が許容されうるのか，さらには受診の際に要する時間や医療機関の診療時間，夜間休日対応がそれぞれの患者自身のライフスタイルに適しているのかを検討する必要がある．
- さらに重要なこととして心理的に身近な医師や医療機関であるのかがあげられる．医療機関スタッフのコミュニケーション能力，人間的な親しみ，共感的態度などが影響を及ぼす．困ったときにまずかかりたい，かかろうと想起される存在であるかどうかが近接性の担保を考える上で一つの評価基準とな

りうる．

Comprehensiveness（包括性）
- 本項全体にて詳述．

Coordination（協調性）
- 協調性をここではあえて「ケアの調整」と言い換えて考えてみる．患者，家族の様々な訴えや症状のすべてに対して医師だけで対応することは困難であることは言うまでもない．そこで必要な検査や侵襲的治療を要する場合は臓器別専門医に紹介することになる．一方，地域での慢性期管理やリハビリテーション，終末期医療などを目的に総合診療医が紹介を受けることもある．また，看護師，介護士，リハビリ療法士，ソーシャルワーカー，ケアマネジャー，保健師，行政職員，さらには民生委員，ご近所の住民などを含めた多くの方々とその時々で連携し，患者が地域で安心して生活していけるよう調整していく．
- このような調整，協力体制が強固になればなるほど，さらに幅広い診療を提供することが可能となる．

Continuity（継続性）
- 患者は人生の歩みの中で様々な課題や健康問題を乗り越えていく．その時々で我々は適切な情報の共有を行いながら，適切な方々と連携を取りつつ関係性を深めていく．時間軸という最大の強みを生かしながら診療の幅をより包括的なものとし，最終的にいわば戦友関係とでもいえる人と人との信頼関係を醸成していく．
- このように継続的に関わりを持ち続けることで，様々な健康問題を包括的に対応することが求められ，逆にそれらに幅広く対応していくことで継続性も担保される．

Accountability（責任性）
- プロフェッショナルとしての医師である以上，どの分野の医師でも必要な要件である．しかし，特にプライマリ・ケア医は幅広い分野を包括的に診療することが求められるため，生涯を通して自己学習を行いながら，また診療システムの見直しを行いながら質改善に努める責任がある．
- また，患者と診療方針に対して十分に議論し，意思決定を支援する責任がある．より身近にいる我々であるがゆえに求められるきめ細やかな医療の形を追求していきたい．

- 以上のように ACCCA を実践していくことということは，それぞれの要素を単独で実践していくわけではなく，相互に影響を及ぼしながら各要素を高

めていくことになり，最終的にはより質の高いプライマリ・ケアを実践することへとつながっていく．

包括性を多面的に捉える

疾患の包括性
地域住民の健康問題はどのような場所で解決されているか？

- よくある健康問題の定義は色々とあるが，プライマリ・ケアにおいては1,000人の患者がいたら少なくとも年間1回は遭遇する状態のことを指すと表現されることもある．
- Whiteが1961年，1,000人の16歳以上の成人を対象とした1か月間の健康状態と受診状況を評価した研究[1]では，有症状住民のうち高次医療機関を利用する患者は全体のうちごく一部であった（**2**）．
- 医療情勢の変化と受療行動の変遷などを考慮し，2001年にはGreenらが同様の研究[2]を行っているが，1,000人のうち何らかの有症状者は800人であり，その中で外来受診は217人（そのうちプライマリ・ケア医への受診は113人），大学病院などのセンター病院受診は1％未満という結果であった（**3**）．
- さらに日本でも福井らによって同様の研究[3]がなされている．こちらは成人だけではなく小児も対象となっているが，1,000人あたり862人が有症状であり，うち307人（そのうちプライマリ・ケア医への受診は232人）が診療所の外来受診をしている．大学病院の外来を利用したのは6人であった（**4**）．

愁訴，疾患の疫学

- どのような愁訴，疾患を診療する能力が必要となるかに関しては，日本の家庭医が日常診療の中でどのような患者を診ているかを客観的データで示した

2 受診状況の研究1

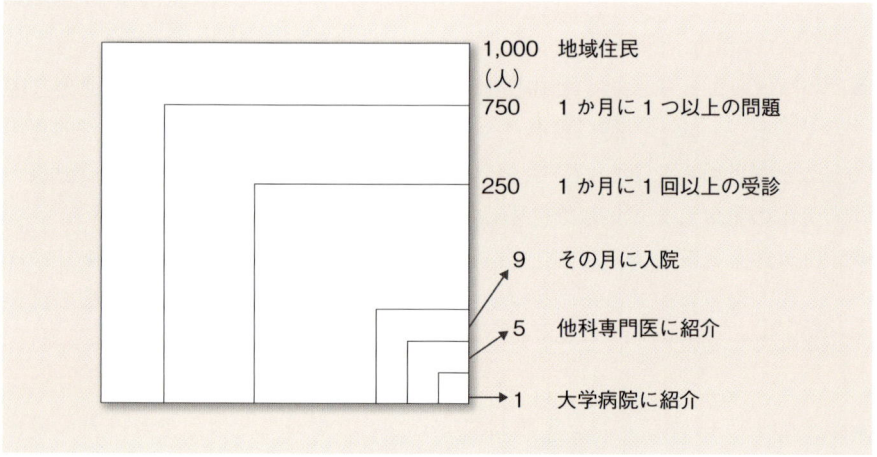

(White KL. N Engl J Med 1961 ; 265 : 885-892[1] より)

研究を概観することでわかってくる．これらはICPCなどの分類を用いて検討されたものが多いが，いくつかの研究[4]を紹介する（5，6）．

- これらの結果を見ると日本の総合診療医が学んでおくべき知識や技術がどのようなものであるかをうかがい知ることが可能となる．日本の臨床現場でどのようなニーズがあり，総合診療医がどのようにそれらを診断し，介入しているかをさらに一般化し，具体化した研究が今後求められる．

ICPC
プライマリ・ケア国際分類（International Classification of Primary Care)のこと．世界家庭医機構(WONCA)が開発した，患者の愁訴(受診理由)，検査，診断から始まり最終の転帰に至るまでを包括する分類法．

診断，治療を越えた予防

- 予防医療の重要性は誰もが理解しているにもかかわらず，日本の診療報酬制度ではカバーされていない医療行為であり，日々臨床医が実践することに若干の障壁があるのは事実であろう．しかし，総合診療医としての包括性を発揮する際には予防を積極的に行っていくことは不可欠であり，実際に効率

3 受診状況の研究2

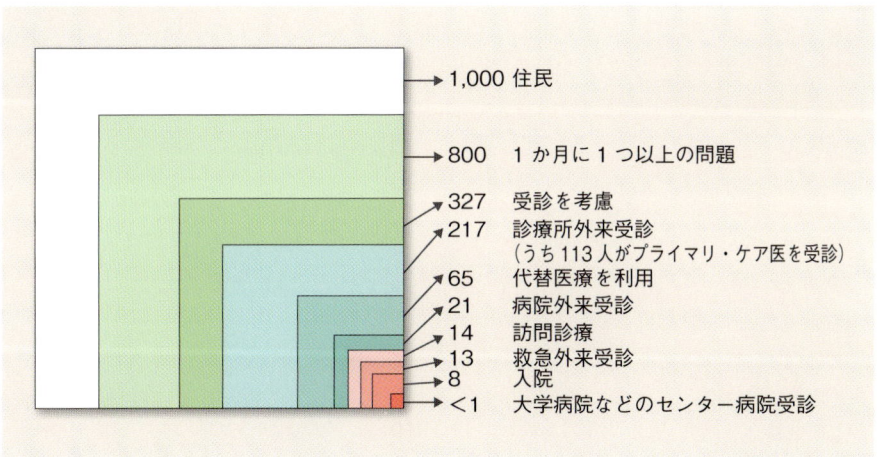

- 1,000 住民
- 800 1か月に1つ以上の問題
- 327 受診を考慮
- 217 診療所外来受診（うち113人がプライマリ・ケア医を受診）
- 65 代替医療を利用
- 21 病院外来受診
- 14 訪問診療
- 13 救急外来受診
- 8 入院
- <1 大学病院などのセンター病院受診

(Green LA, et al. N Engl J Med 2001；344：2021-2025[2] より)

4 受診状況の研究3

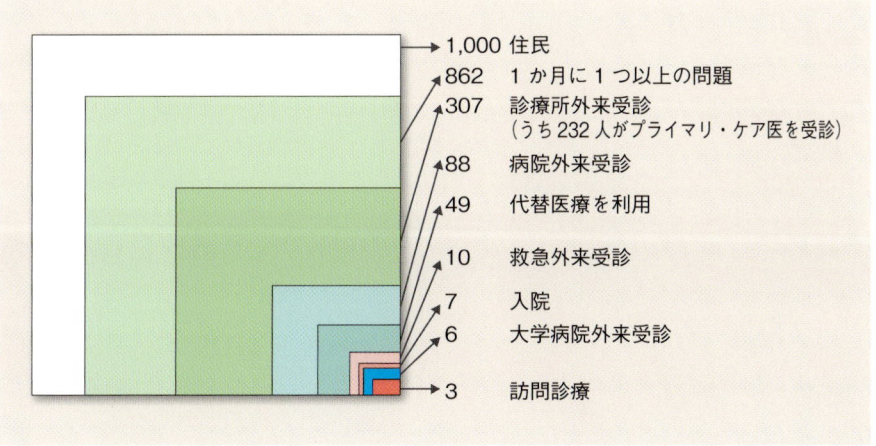

- 1,000 住民
- 862 1か月に1つ以上の問題
- 307 診療所外来受診（うち232人がプライマリ・ケア医を受診）
- 88 病院外来受診
- 49 代替医療を利用
- 10 救急外来受診
- 7 入院
- 6 大学病院外来受診
- 3 訪問診療

(Fukui T, et al. JMAJ 2005；48：163-167[3] より)

5 日本，米国，オランダ，ポーランドの患者 1,000 人あたり 1 年間に生じる症状や愁訴

症状/愁訴	日本	米国	ポーランド	オランダ
咳，くしゃみ，鼻水	292	295	684	163
のど，声，扁桃の症状	81	102	250	66
発熱，悪寒	158	99	155	71
腰背部，側背部の症状	28	135	64	88
腹痛	34	42	76	77
疲れ	21	60	35	76
息切れ，喘鳴	9	59	14	73
皮膚の発赤	52	64	42	72
頭痛	49	68	39	48
耳痛	12	59	24	47
膝の症状	20	55	28	45
抑うつ	—	53	8	16
皮膚の部分的な腫れ	14	28	19	53
下肢の症状	11	51	14	38
胸部の痛み，圧迫感	15	42	49	48
嘔気，嘔吐	49	42	24	34
視野の問題	2	48	38	8
不安，神経質，緊張などの諸症状	1	47	14	26
排尿症状	3	37	47	22
頸部の症状	16	44	18	36
肩の症状	12	40	16	42
いぼ	1	12	4	40
下痢	38	28	21	20
搔痒	19	25	25	37
手指の症状	12	36	14	27
胃の痛み，胸やけ	25	34	33	28
足部の症状	10	22	19	34
めまい	4	32	17	29
聴覚異常	2	12	15	29
副鼻腔の症状	2	29	14	24
耳閉塞感	1	12	10	22
睡眠障害	6	20	9	18
裂傷	17	10	14	18
口，舌，歯の症状	15	2	12	15
虫刺され	11	3	2	3
以上の合計	1,042	1,747	1,867	1,493
全ての症状や訴え/1,000 人/年	1,923	2,598	3,375	3,362

(McWhinney IR. Textbook of Family Medicine, 3rd ed. Oxford Univ Press ; 2009. pp.44-45[4]) より）

6 新規と慢性の健康問題の頻度

新規健康問題		慢性健康問題	
急性上気道炎（かぜ）	22.5	合併症のない高血圧症	15.0
疾患なし	2.9	骨粗鬆症	7.1
摂食性皮膚炎/その他の湿疹	2.7	糖尿病	3.7
胃の機能障害/胃炎	2.1	白内障	3.6
その他の消化器感染	1.9	変形性膝関節症	3.6
放散痛のない腰背部の症状	1.6	睡眠障害/不眠	3.3
裂創/切創	1.6	便秘	2.9
急性気管支炎/細気管支炎	1.3	その他の消化性潰瘍	2.9
めまい	1.3	胃の機能障害/胃炎	2.7
頸部の症状/愁訴	1.2	脂質代謝異常	2.3
アレルギー性結膜炎	1.1	喘息	2.2
急性扁桃炎	1.1	脳卒中	2.1
花粉症, アレルギー性鼻炎, 枯草熱	1.1	放散痛のない腰背部の症状	2.1
変形性膝関節症	1.0	食道の疾患	1.6
虫刺症	1.0	脊椎の変形性関節症	1.6
頭痛	0.9	腰部椎間板障害	1.5
高血圧症以外の血圧の上昇	0.9	心不全	1.3
肺炎を伴わないインフルエンザ	0.9	十二指腸潰瘍	1.2
下痢	0.9	狭心症	1.2
便秘	0.9	頸椎症候群	1.2

（山田隆司ほか．日本プライマリ・ケア学会誌 2000；23：80-89[5]）より）

ePSS
Electronic Preventive Services Selector

青少年の危険行動
CDC（米国疾病管理・予防センター）が提唱している6つの危険行動
①故意または不慮の事故に関する行動
②喫煙
③飲酒および薬物乱用
④望まない妊娠，HIV を含む性感染症に関する性行動
⑤不健康な食生活
⑥運動不足
これらは相互に関連している．青少年期に形成され，次第に訂正不能なものになっていく．ライフスキルの育成をもってこれらを未然に防いでいくことが求められている．筆者はライフスキルの習得への総合診療医としての関わりは究極の予防医療と言い換えられると考えている．

- かつ効果的に実践する方法を検討することは課題といえる．
- 現在米国予防医学専門委員会（U. S. Preventive Task Force）が対象疾患別に，年齢，性別，リスクに応じてスクリーニング，予防的薬剤治療，カウンセリングにおけるエビデンスを推奨レベルに分けて掲載しているので活用したい．
- パソコンやスマートフォン，タブレットなどにePSSというツールをインストールするなどして個別の患者の背景に合わせた推奨を簡単に確認することもできる．

年齢，性別，ライフサイクルの包括性

- ゆりかごから墓場まで老若男女問わず診療することが必要となる．
- 出生前に妊婦に関わり今後起こりうる健康問題，発達課題などに関して保健師，助産師らと協力し介入が始まる．
- 出生後の新生児期，乳幼児期，さらには小児期に急性疾患などを中心に診療の枠で対応することもあるが，乳幼児健診や予防接種などでの関わりも重要である．
- 思春期では青少年の危険行動を回避するためのライフスキル教育をはじめと

ライフスキル
WHO が提唱している概念で，日常生活で生じる様々な問題や要求に対して適切に対処するための心理社会能力のこと．言い換えると，世の中を一人ひとりが自分らしくよりよく生きていく上での基盤となる能力．健全な自尊心（セルフエスティーム）を基盤として，さらに目標設定スキル，意思決定スキル，対人関係スキル，ストレス対処スキルなどから構成されていて，これらを身に付けることにより，最終的に日常の問題を解決していく中で成功体験を積み重ね自己実現へとつなげていくことができると考えられている．

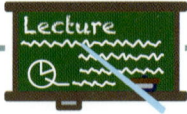

　5歳時健診での一コマ．男児の健診を行った際に齲歯が多いことが歯科衛生士の所見から判明していた．集団遊びをしている際に，友達に大声を出して威嚇したり，ルールを無視した形で他児を抱えて転ばせるなどの行為があり保健師から相談があった．総合診療医の診察の際に全身観察で背部と前腕に紫斑となっているあざを発見．母親は転んだのではと無関心に答えていた．近所在住の看護師らは，その父親が最近退職をして昼から飲酒し子供を怒鳴りつけている様子を感じていた．その後のカンファレンスで幼稚園教諭から周囲へのなじめなさ，言葉の遅れなどがあり本人の発達への影響も危惧していた．最終的に元々の児の発達障害，ならびに両親のネグレクトや身体的な虐待が疑われ，児童相談所，小児総合病院発達専門医らと共に対応していくこととなった．その後，入学が予定されている小学校や教育委員会と特別支援学級への適応があるかどうかを医師の立場として意見交換を行った．また，発達支援員らの支援で児童デイへ通所し始め，保健師らの定期的な母親への支援が開始された．

　この児の人生を時間軸で表現し，その時々でどのようなチームが編成され，対応していくことになるかを **7** に示した．ライフステージごとに様々な職種の方々と協働し，困難を乗り越えていくサポートをしていくこと，すなわち人生に寄り添うことが専門性の一つである総合診療医の包括性といえよう．

7 包括的なケアの提供を強固にする連携

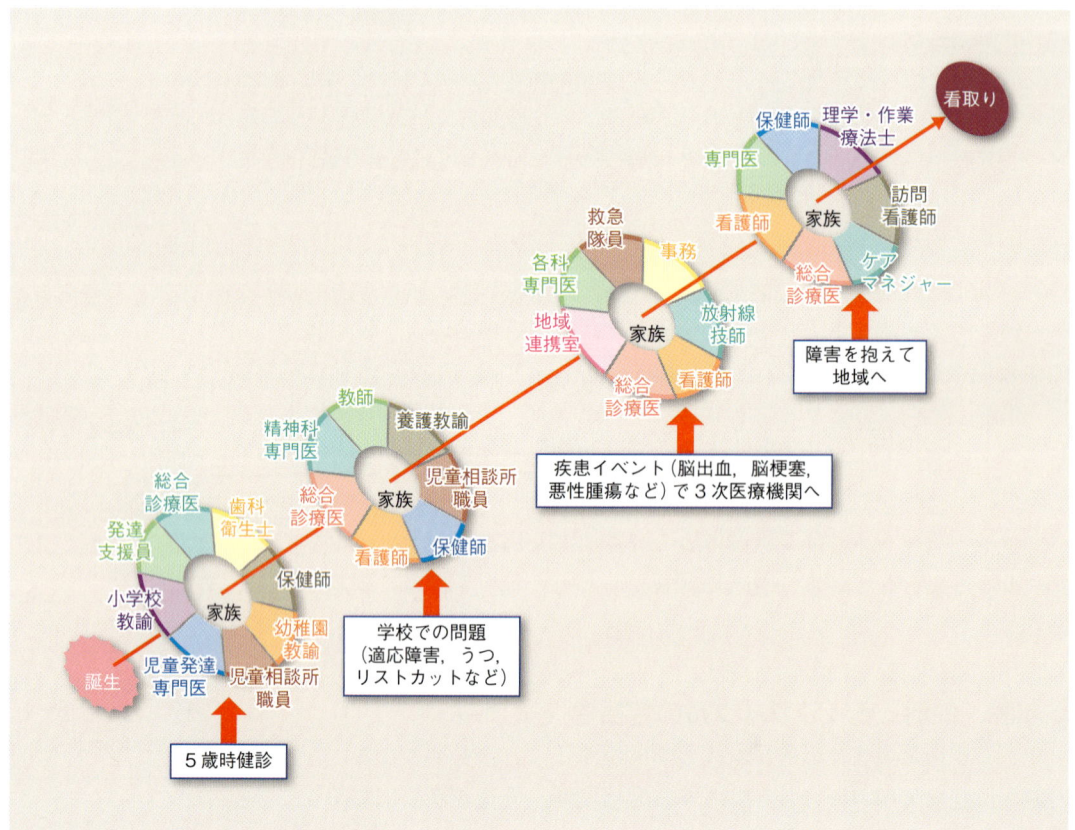

様々な問題を人生のステージの時々で必要とされるチームメンバーと共に乗り越えながら，結果として強固な信頼関係を築いていくことが継続性をもった統合ケアである．

- した学校現場との密接な協働が有効となる.
- 成年期には家庭，職場での健康維持増進や慢性疾患の導入期，維持期などを診ていくことが多い.
- 老年期になり，様々な合併症の診療や障害を抱えた方へのケアなど，多職種で介入するケースも少なくない.
- 終末期をいかに地域で受け入れていけるかを考えつつ，外来，訪問診療，入院診療，施設診療などというセッティングを越えた関わりが必要となってくる.

⚓ 保健・福祉分野の包括性
- 地域で抱えている健康問題を扱うためには医療分野のみで完結することは不可能といえる．人々が生活していく中で様々な状況に遭遇し，それを乗り越えていく際には多職種で協働することは効率性を考えた上で当然重要となる．これには前述の Coordination への深い理解が求められる.
- 例をあげて **Lecture** で説明したい.

⚓ BPS（生物心理社会）モデル
- 1977 年にロチェスター大学の精神科医 Engel が提唱したモデル．患者がある疾患に罹患した際には生物学的要因（biological factor），心理学的要因（psychological factor），社会学的要因（social factor）のすべてが影響を与えている.
- 個人を考えると生物学的には臓器，組織，細胞，分子，原子へと細分化されていくのに対して，社会的には家族，周囲のコミュニティ，文化，国家や社会，さらには地球や宇宙と拡がりを見せていく．その両面から人間は大きな影響を受けている（8）.

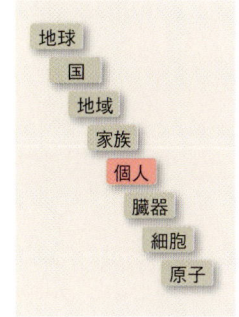

8 BPS モデル

(Engel, 1980)

🎡 複数の健康問題を扱う
- 現在の高齢化を考えると，総合診療医が診療する患者は必然的に高齢者が多くなる．高齢者でなくとも心理社会的な問題も扱う総合診療医においては複数の健康問題を扱うことは当然の診療行為であり，それが専門性の一つともいえる.
- 生物医学的な主訴を把握するだけではなく，その背景にある真の受診理由の把握に十分に努めたい．そのためには患者自身からの情報だけでなく，家族や他の職種などの情報も活用する.
- 複数の問題を扱うといっても，それぞれの問題が独立して存在しているわけではなく，相互に影響を及ぼしているシステム構造を把握，分析し，心理社会的背景なども配慮した上で最良のアプローチを探っていく.
- 慢性疾患を管理していく上では，疾患それぞれの病期を考え，合併症を意識した検査，治療，さらには予防的介入も行う.

様々な症候への診断アプローチ

2章

発熱
fever

宮地 純一郎
浅井東診療所

どんな症候・疾患なの？

- 発熱とは視床下部における体温のセットポイントが上昇することで，体温が日内変動の範囲を超えて上昇することである．
- 古典的な類型（稽留熱，弛張熱，間欠熱）は日常診療への寄与は少なく，むしろ発熱以外の局所症状・徴候の探索，および社会状況・患者の背景因子の把握が重要であろう❶．

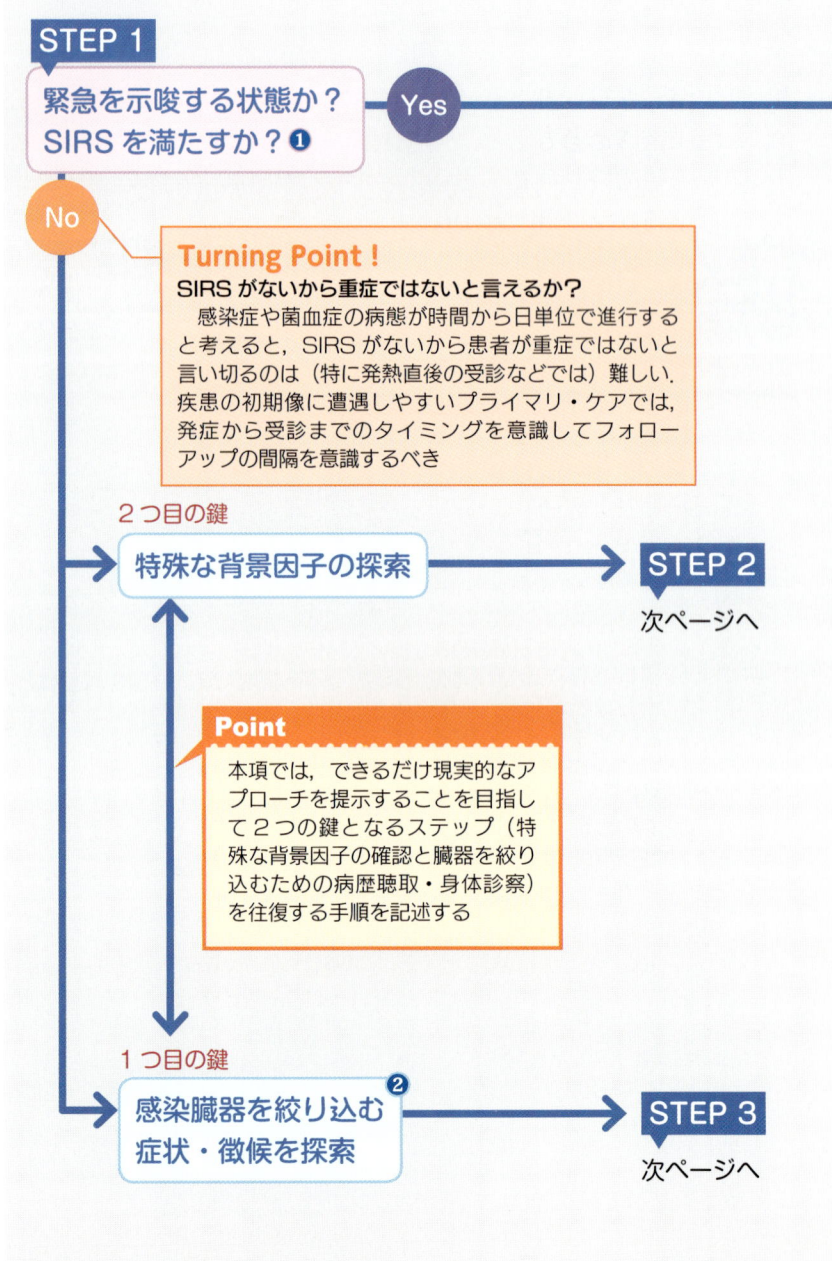

❶ 発熱のアプローチ―診断のための2つの鍵

プライマリ・ケアの発熱診療では，Commonな細菌感染症を見逃さないことがまず重要である．そのためには感染臓器を絞り込む必要がある．よって，局所症状を同時に訴える患者の場合は，そちらに焦点を当てたアプローチが役に立つ．発熱患者では局所症状を探し出す，これが1つ目の診断の鍵となる．

しかし，このアプローチの前提には，わが国の日常診療で遭遇する重大な疾患は「常在菌性（＝元々持っている）」の細菌感染症であるという前提がある（例えば，副鼻腔炎，虫垂炎などは常在菌の異常増殖，中耳炎や肺炎，尿路感染症は常在菌の異所性侵入と捉えることができる）．この前提が崩れるような状況では疾患の事前確率が大きく異なり，アプローチを変更する必要が出てくる．具体的には，外因性を示唆する患者背景（例：渡航歴，性交渉歴や社会状況（季節性の流行や世界での新興感染症の発生など）および常在菌を変えうる因子（抗菌薬投与や入院歴・入所歴）があげられる．こういった状況に気づき，想定する鑑別診断やアプローチが「いつも通り」でよいのか，それとも変える必要があるのかを判断すること，これが2つ目の診断の鍵となる．

とは言え，膨大なウイルス・

右ページへ

STEP 1
緊急を示唆する状態か？
SIRSを満たすか？❶ → Yes

No

Turning Point !
SIRSがないから重症ではないと言えるか？
感染症や菌血症の病態が時間から日単位で進行すると考えると，SIRSがないから患者が重症ではないと言い切るのは（特に発熱直後の受診などでは）難しい．疾患の初期像に遭遇しやすいプライマリ・ケアでは，発症から受診までのタイミングを意識してフォローアップの間隔を意識するべき

2つ目の鍵
特殊な背景因子の探索 → **STEP 2** 次ページへ

Point
本項では，できるだけ現実的なアプローチを提示することを目指して2つの鍵となるステップ（特殊な背景因子の確認と臓器を絞り込むための病歴聴取・身体診察）を往復する手順を記述する

1つ目の鍵
感染臓器を絞り込む症状・徴候を探索❷ → **STEP 3** 次ページへ

どのくらい Common なの？

- プライマリ・ケア領域では最もよく出会う主訴の一つであり，プライマリ・ケアの診療所を受診した患者の分析を行った報告では咳・咽頭症状などと並び，頻度は 6.58～7.6％を占めており，第 2-3 位であった[1]．

```
→ 高体温ではないか？         ❷
  意識障害はあるか？      ─Yes→  高体温または敗血症
  臓器障害の症状・徴               として対応
  候はあるか？                    ・感染臓器の特定
  shaking chill はあ               ・ショックへの対応
  るか？                          ・二次医療機関への紹介
       │                          を検討
       No
       ↓
  状態の変化に注意し
  つつ原因検索を継続
```

❶ 全身性炎症反応症候群（SIRS）

以下の 4 項目のうち，2 項目以上を満たす状態．
① 体温 <36℃ または >38℃
② 脈拍 >90 回/分
③ 呼吸数 >20 回/分，あるいは $PaCO_2$ <32 Torr
④ 白血球数 >12,000/mm³，あるいは <4,000/mm³，または 10％を超える幼若球出現[2]

④ は採血が必要なので，採血に頼れないセッティングではまずは ①②③ のみで一旦判断することになる．

❷ 臓器を絞り込むための病歴聴取と身体診察；Heat to toe approach

・特定臓器の感染症の手がかりを見つけるための包括的アプローチ．以下の 13 のポイントに沿って頭から足まで網羅的に症状や徴候を評価．

標的臓器	症状・徴候
1. 中枢神経感染症（髄膜炎・脳炎・脳膿瘍）	頭痛，光過敏，意識障害，痙攣，神経学的徴候，後部硬直，筋力低下，感覚低下
2. 外耳炎・中耳炎	耳痛，聴力低下，耳漏，外耳発赤，鼓膜発赤・腫脹，鼓膜内浸出液
3. 副鼻腔炎	7 日間以上持続する感冒，下を向くと増悪する頭痛，上顎歯痛，副鼻腔上の顔面・前頭部の圧痛
4. 咽頭炎・扁桃炎	咽頭痛・嚥下痛，扁桃腫脹・浸出，頸部リンパ節腫脹
5. 肺炎	咳，痰，呼吸困難感，聴診におけるラ音
6. 感染性心内膜炎	❸（次ページ）参照
7. 腸管内感染症	嘔気・嘔吐・下痢，腹部圧痛
8. 腹腔内感染症（胆嚢炎・胆管炎・虫垂炎・憩室炎）	腹痛，便秘・下痢，嘔気・嘔吐，腹膜刺激症状，黄疸，右季肋部痛，Murphy 徴候，McBurney 点圧痛，反跳痛
9. 尿路感染症・腎盂腎炎	尿意切迫，頻尿，排尿時痛，恥骨上部圧痛，肋骨脊椎角叩打痛
10. 骨盤炎症性疾患・前立腺炎	異常・異臭帯下，排尿障害，下腹部痛，直腸診にて前立腺圧痛，内診による付属器圧痛
11. 肛門周囲膿瘍	排便時疼痛，肛門部の圧痛・腫脹
12. 皮膚・軟部組織感染症・関節炎	患部の発赤・疼痛・腫脹，関節可動域制限
13. 末梢・中心静脈ライン感染	発熱，ライン刺入部の発赤，ラインがある患者における他のフォーカスがない発熱

（Saint S, et al. Saint-Frances Guide to Inpatient Medicine, 2nd ed. 2004[5] より）

寄生虫感染症のすべてを把握し，社会状況を追い続けて対応することは時には難しい．診断に疑念が残る時は安易にゴミ箱的診断に入らないこと，その疑念について患者と率直にコミュニケーションを取れるような信頼関係を構築することが重要で，この診断への疑念と患者との関係の両方を生かして継続的なフォローの場を失わないようにし，専門家の相談を躊躇しないことが適切なマネジメントに繋がると思われる．

SIRS
systemic inflammatory response syndrome

❷ 重症・緊急を要する発熱

頻度が高いのは菌血症や敗血症性ショックだが，高体温（熱中症，脳卒中，悪性症候群），意識障害，重症薬疹にも注意．

SIRS および悪寒の程度は菌血症を予測する上で重要である．例えば，shaking chill（毛布をかぶっても全身性の震えがある悪寒と定義）は陽性尤度比 4.7 で菌血症を予測したという報告がある[3]．その一方で，発熱の程度は菌血症の予測には役に立たない[4]．

❸ 特殊な背景因子１：コミュニティの「境界線」に着目する

❷で原因がはっきりしない場合に特に注意．また，同じ地域で長く診療をすると，季節性の疾患（インフルエンザ）や地域性のある疾患（ライム病，ツツガムシ病）は疑いやすくなり，むしろ自分が見慣れていない層の患者が問題となる．よって，患者が自分の診療しているコミュニティの「境界線」を超えているか？ に着目することが重要．

例；地理的なコミュニティ（渡航歴，節足動物・水・動物への曝露），社会的コミュニティ（職業歴，性交渉歴），医療的コミュニティ（入院歴，高次医療機関通院）．

❹ 特殊な背景因子２：

背景因子によっては，通常は起こらない感染症を鑑別に挙げる（耐性菌を考慮する必要あり）．

免疫抑制状態がその筆頭だが，その他にCommonなもので例えば以下のような例がある．

- 糖尿病→気腫性胆嚢炎・気腫性腎盂腎炎，壊死性外耳道炎
- 肝疾患＋海水・淡水接触→ *Vibrio vulnificus* による軟部組織感染
- 抗菌薬投与歴→耐性菌による感染症や *Clostridium difficile* 感染症

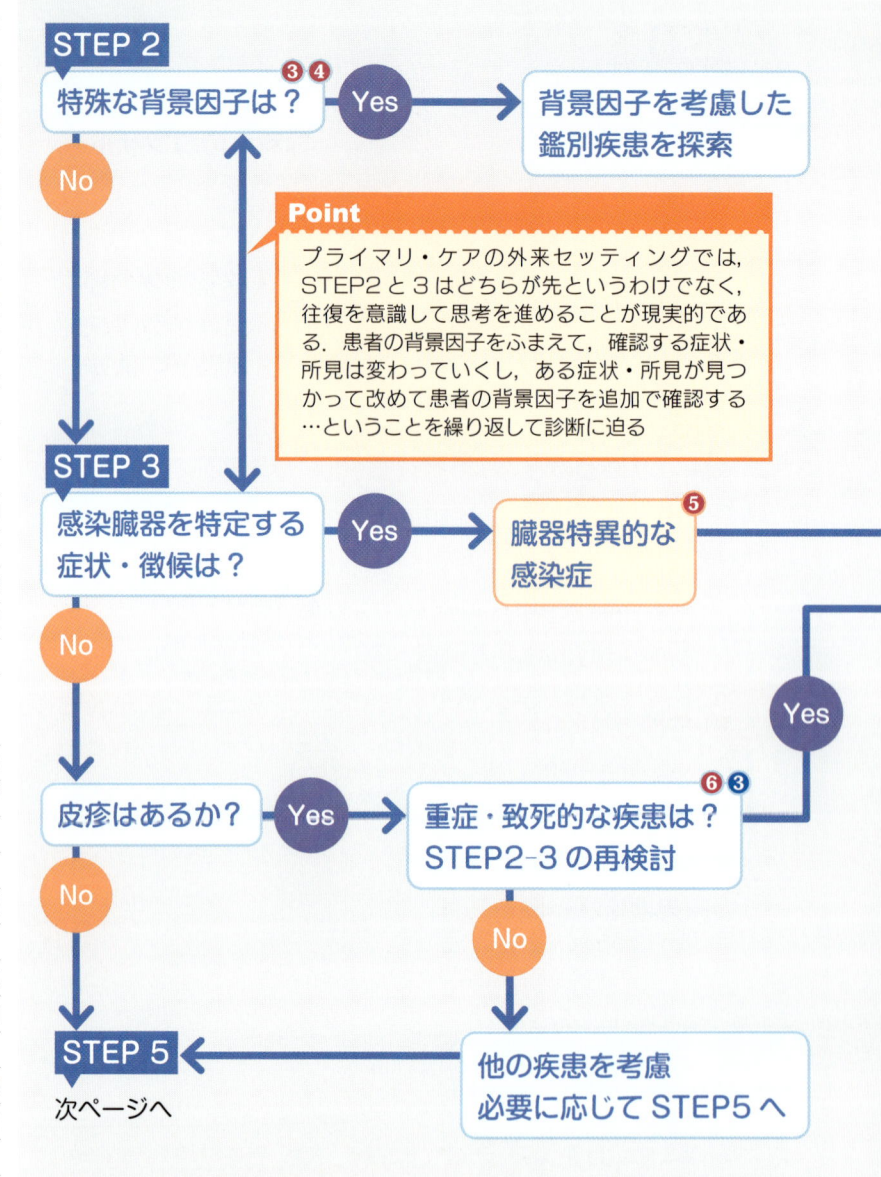

STEP 2　特殊な背景因子は？ — Yes → 背景因子を考慮した鑑別疾患を探索

Point
プライマリ・ケアの外来セッティングでは，STEP2と3はどちらが先というわけでなく，往復を意識して思考を進めることが現実的である．患者の背景因子をふまえて，確認する症状・所見は変わっていくし，ある症状・所見が見つかって改めて患者の背景因子を追加で確認する…ということを繰り返して診断に迫る

STEP 3　感染臓器を特定する症状・徴候は？ — Yes → 臓器特異的な感染症 ❺

No → 皮疹はあるか？ — Yes → 重症・致死的な疾患は？ STEP2-3の再検討 ❻❸
Yes → （臓器特異的な感染症へ）
No → 他の疾患を考慮 必要に応じてSTEP5へ

STEP 5 次ページへ

---

❺ 本当にそれは臓器特異的な徴候・症状なのか？

一見臓器特異的な症状に見えても実際はそうではないために，フォーカスを誤ることが起こりうる．例えば，嘔吐は消化器疾患でなくとも内臓痛や諸臓器の管腔拡張によっても生じるので高齢者の発熱＋嘔吐の原因が腎盂腎炎や化膿性胆管炎であることも多い．sick contactも食事も心当たりがない（あってもだが）発熱＋嘔吐は容易に胃腸炎とは言えず，疑って尿の色調変化や胆石症の既往を聴取して初めて診断の手がかりが得られることもある．このあたりに臓器特異的な所見を探すステップと，患者の背景因子を確認するステップを往復することの重要性が見えてくる．他にもビリルビン上昇は肝・胆道系の感染症でなくとも菌血症に合併することがあるし[6]，敗血症では酸素飽和度の低下が肺炎でなくとも起こる．単独の症状や徴候を診断の足がかりにせず，患者の全体像の中で個々の所見を捉えることが重要．

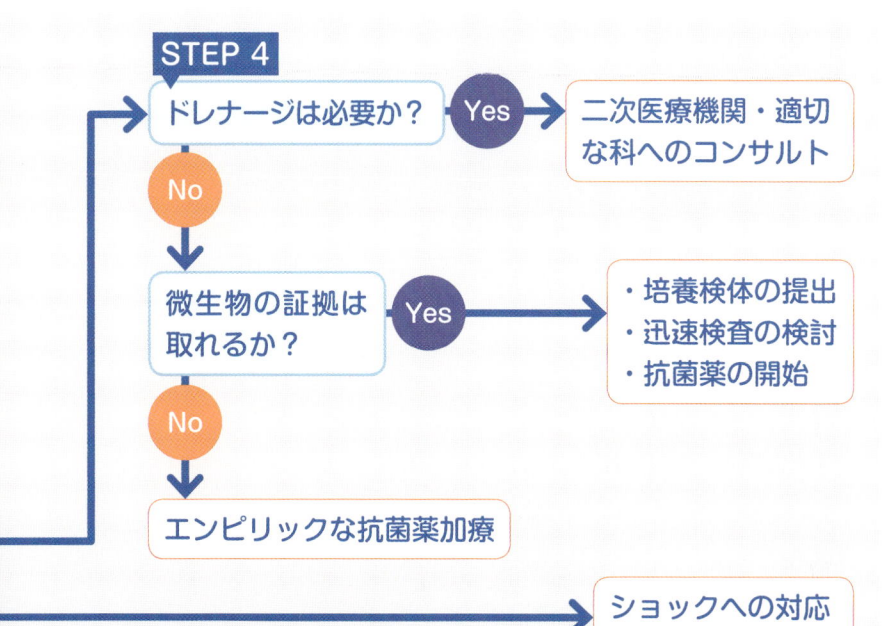

STEP 4

```
ドレナージは必要か？ ──Yes──→ 二次医療機関・適切な科へのコンサルト
     │No
     ↓
微生物の証拠は取れるか？ ──Yes──→ ・培養検体の提出
     │No                          ・迅速検査の検討
     ↓                            ・抗菌薬の開始
エンピリックな抗菌薬加療
```

→ ショックへの対応 専門家への紹介

❻ 致死的な「発熱＋皮疹」を来す疾患「SMARTTT」[5]

最も注意すべきなのは紫斑（皮膚圧迫で消退しない）を伴う発熱.

S：Sepsis；敗血症（肺炎球菌・黄色ブドウ球菌・緑膿菌），壊死性筋膜炎

M：Meningococcemia；播種性髄膜炎菌感染症（日本では年間20例程度）

A：Acute endocarditis；急性心内膜炎

R：Rocky mountain spotted fever；ロッキー山紅斑熱・他のリケッチア感染症も注意

T：Toxic erythema；Toxic shock syndrome, SSSS（staphylococcal scalded skin syndrome：ブドウ球菌性熱傷様皮膚症候群），猩紅熱，猩紅熱様皮疹

T：Toxic epidermal necrosis；中毒性表皮壊死症（薬疹の最重症型），Stevens-Johnson症候群

T：Travel related infections；海外渡航に関連した感染症

IE
infections endocarditis

❸ 感染性心内膜炎（IE）の診断基準

確定診断例：（病理的基準は割愛）
臨床的基準；
　大基準2項目，または大基準1項目＋小基準3項目，または小基準5項目を満たす場合
可能性例；
　大基準1項目＋小基準1項目，または小基準3項目
否定例；
　心内膜炎症状に対する別の確実な診断，または
　心内膜炎症状が4日以内の抗菌薬により消退，または
　4日以内の抗菌薬投与後の手術時または剖検時にIEの病理学所見なし，または
　上述の可能性例の基準を満たさない

＜大基準＞
1. 血液培養による陽性
　── 典型的な心内膜炎の起因菌が2つの別々な血液培養から検出される
　・viridans streptococci, *Streptococcus gallolyticus* (formerly *S. bovis*), HACEK group (*Haemophilus spp*, *Aggregatibacter* (formerly *Actinobacillus actinomycetecomitans*), *Cardiobacterium hominis*, *Eikenella spp*, and *Kingella kingae*), *S. aureus*
　・市中感染の enterococci が検出され，他に感染巣がない場合
　── 検出菌にかかわらず，持続的に血液培養が陽性
　・12時間以上の間隔をあけて採取された血液培養が2回以上陽性
　・3回の血液培養がすべて，あるいは4回以上の血液培養のほとんどが陽性（最初と最後の採血間隔は1時間以上）
　── 1つの血液培養から *Coxiella burnetii* が陽性か，抗IgG抗体 titer が＞1：800
2. 心内膜病変の存在
　── 心エコーにより以下のいずれかが認められる場合（経食道心臓超音波を推奨）
　・弁またはその支持組織などに可動性の心臓内腫瘤が存在
　・膿瘍
　・人工弁の新たな部分的裂開
　── 新たな弁閉鎖不全（既存する心雑音の悪化や変化のみでは十分でない）

＜小基準＞
　── 素因：素因となる心疾患または静注薬物常用
　── 発熱：38.0℃以上
　── 血管現象：主要動脈塞栓，敗血症性肺梗塞，感染性動脈瘤，頭蓋内出血，結膜出血，Janeway発疹
　── 免疫学的現象：糸球体腎炎，Osler結節，Roth斑，リウマチ因子陽性
　── 微生物学的所見：血液培養陽性であるが大基準を満たさない場合，あるいは感染性心内膜炎として納得できる活動性炎症の血清学的所見

(Li JS, et al. Clin Infect Dis 2000；30：633-638[7]を参考に作成)

❼ **繰り返し病歴を取ることの重要性：思い出せない or 話したくない**

生活歴や社会的背景は，患者が忘れていたり（数日前の食事やレジャーをすぐには思い出すことは難しい），患者が話しにくいために（性交渉・麻薬使用など）初回の問診ではわからないこともある．的確なclosed questionを通じて思い出してもらったり，関係性ができてから改めて確認するなどの工夫が求められる．

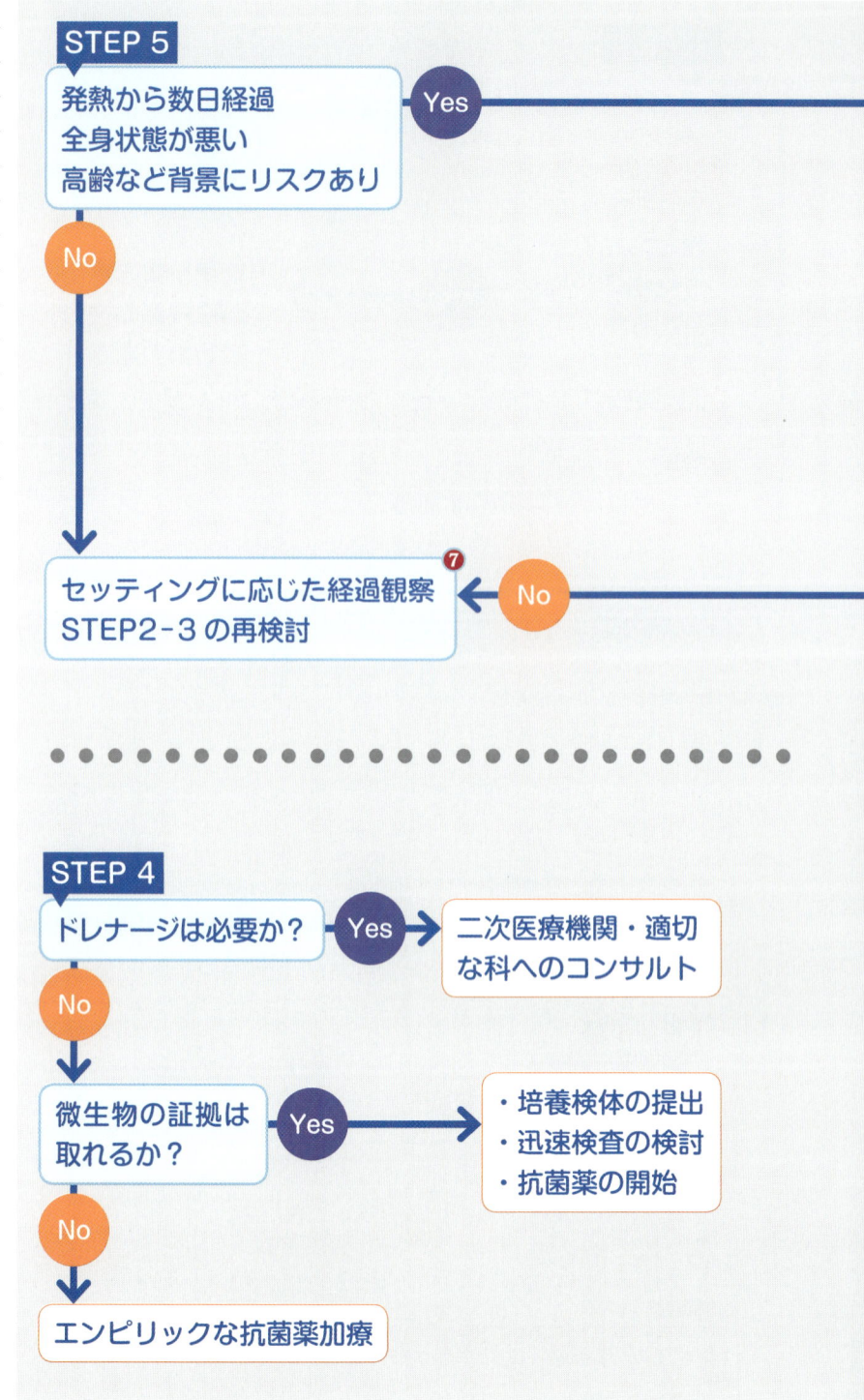

STEP 5
発熱から数日経過
全身状態が悪い
高齢など背景にリスクあり
→ Yes
↓ No
セッティングに応じた経過観察
STEP2-3の再検討 ← No ❼

STEP 4
ドレナージは必要か？ → Yes → 二次医療機関・適切な科へのコンサルト
↓ No
微生物の証拠は取れるか？ → Yes → ・培養検体の提出
・迅速検査の検討
・抗菌薬の開始
↓ No
エンピリックな抗菌薬加療

ワークアップの実施
- 「発熱のみの（ように見える）時の評価」チェック❽
- X線撮影
- 尿検査
- 血液検査
- （必要なら）血液培養2セット

↓

原因は特定できたか？ — Yes → **STEP 4** 左下へ

No ↓

STEP2-3の再検討
不明熱の基準を満たすか？ ❾ — Yes → 不明熱としての精査・紹介を考慮 ❿

---

❿ 不明熱について

定義：
- 発熱が3週間の間に3回以上見られ，1週間の入院で原因不明の発熱とされていたが，外来精査の進歩を受けて，定義に変遷あり．
- 上記から入院精査は無くてよいとしたものや，3日間の入院精査，3回のあるいは1週間の妥当かつ集約的な外来精査で原因不明の発熱とするものもある[8]．

集約的な外来精査の例[9]：
- 病歴，身体診察
- 血算，分画，血小板数
- 血液培養3セット，数時間あけて
- 肝逸脱酵素・ビリルビンを含む生化学検査，肝逸脱酵素異常時はA，B，C型肝炎
- 尿検査，沈渣，尿培養
- 胸部X線

原因：
- 入院中・HIV感染・免疫不全者の不明熱はそうでない不明熱（古典的不明熱）と原因が大きく異なる．
- 古典的不明熱の原因疾患[9]
  1. 感染症；結核（部位は様々），膿瘍（肝・腹腔内・歯髄・骨盤内），心内膜炎，骨髄炎，前立腺炎，ライム病（国内なら北海道で注意）
  2. ウイルス感染症；CMV，EBV
  3. 悪性疾患；慢性白血病，悪性リンパ腫，転移がん，腎細胞がん，大腸がん，肝細胞がん，骨髄異形成症候群，膵臓がん，Sarcoma
  4. 自己免疫疾患；成人Still病，リウマチ性多発筋痛症/巨細胞動脈炎，関節リウマチ，リウマチ熱，炎症性腸疾患，Reiter症候群，SLE，血管炎
  5. その他；薬剤熱，深部静脈血栓，サルコイドーシス，詐熱，周期性発熱症候群，副腎不全・褐色細胞腫，など
  6. 20%の患者では診断がつかないが，その場合の経過は良好であることが多い．

---

❽ 発熱のみの（ように見える）時の評価

- 「不明熱」と安易に片付けることは避ける．
- 微細な所見の見落としは？：心内膜炎の所見（❸参照），結膜黄染（胆管炎），椎体・腹部の叩打痛（骨髄炎，腹腔内膿瘍）
- あまり見ない所見の確認は？：齲歯からの感染症，蜂窩織炎，肛門周囲膿瘍，前立腺炎，骨盤炎症性疾患（すべての「穴」をチェックすべし）
- Commonな感染症の初期像なのでは？：肺炎（胸部X線），尿路感染（尿グラム染色），蜂窩織炎（初日は皮膚所見が出ないことあり）

❾ 感染症ではない原因による発熱

悪性疾患および膠原病が2大要因．その鑑別は成書に譲る．他には，
- 結晶性関節炎：高齢者では特に多い．
- 薬剤関連：薬疹だけでなく，薬剤熱，偽膜性腸炎，悪性症候群も考慮．
- 臓器壊死：心筋梗塞や脳梗塞の急性期，骨折，血腫などが原因となることがある．
- 不顕性誤嚥による化学性肺臓炎：施設入居者で見られる．窒息エピソードの直後の一過性の発熱として見られることもある．

失神
syncope

長 哲太郎
栄町ファミリークリニック

どんな症候・疾患なの？

- 失神とは脳血流の低下によって起こる数分以内の意識消失発作のことである．
- 予後から，心原性，脳血管疾患，起立性低血圧，薬剤性，神経調節性の順に鑑別を行うが，約4割は検査にかかわらず原因不明である[1]．
- 病歴と身体所見を重視して鑑別する．

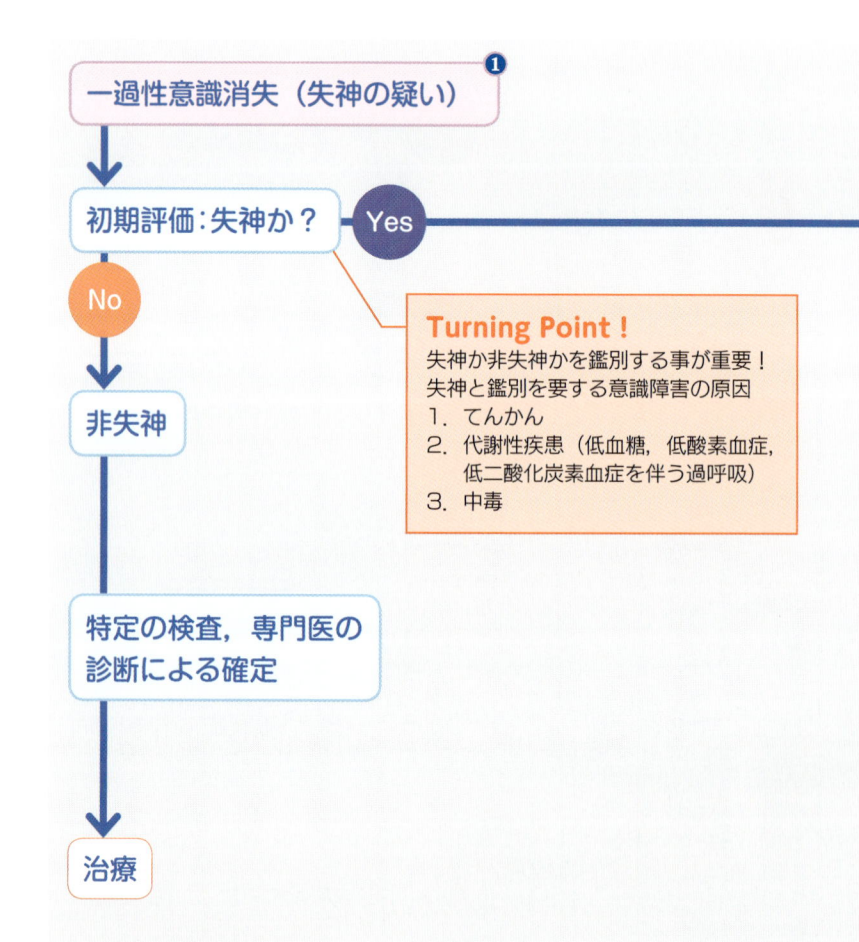

```
一過性意識消失（失神の疑い） ❶
        ↓
    初期評価：失神か？ ── Yes →
        │No
        ↓
       非失神
        ↓
  特定の検査，専門医の
  診断による確定
        ↓
       治療
```

Turning Point !
失神か非失神かを鑑別する事が重要！
失神と鑑別を要する意識障害の原因
1. てんかん
2. 代謝性疾患（低血糖，低酸素血症，低二酸化炭素血症を伴う過呼吸）
3. 中毒

❶ 一過性意識消失発作の原因(%) (n=822)

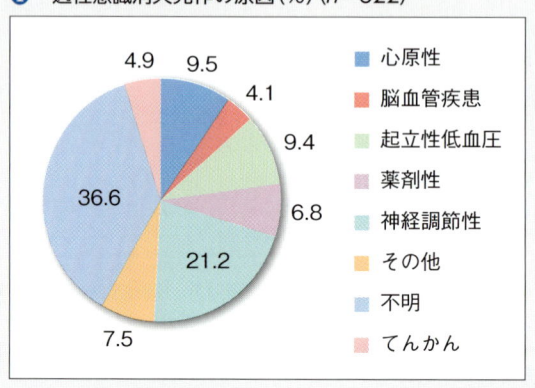

原因	%
心原性	9.5
脳血管疾患	4.1
起立性低血圧	9.4
薬剤性	6.8
神経調節性	21.2
その他	7.5
不明	36.6
てんかん	4.9

(Soteriades ES, et al. N Engl J Med 2002；347：878-885[1] より)

どのくらい Common なの？

- 失神は年間 0.6％で見られる病態で，特に高齢者に多い[2]．
- 救急外来受診の 1〜5％，緊急入院患者の 1〜6％は失神患者である[2]．
- 失神患者の約 1/4 で外傷が合併し，また約 1/4 は再発する[1]．

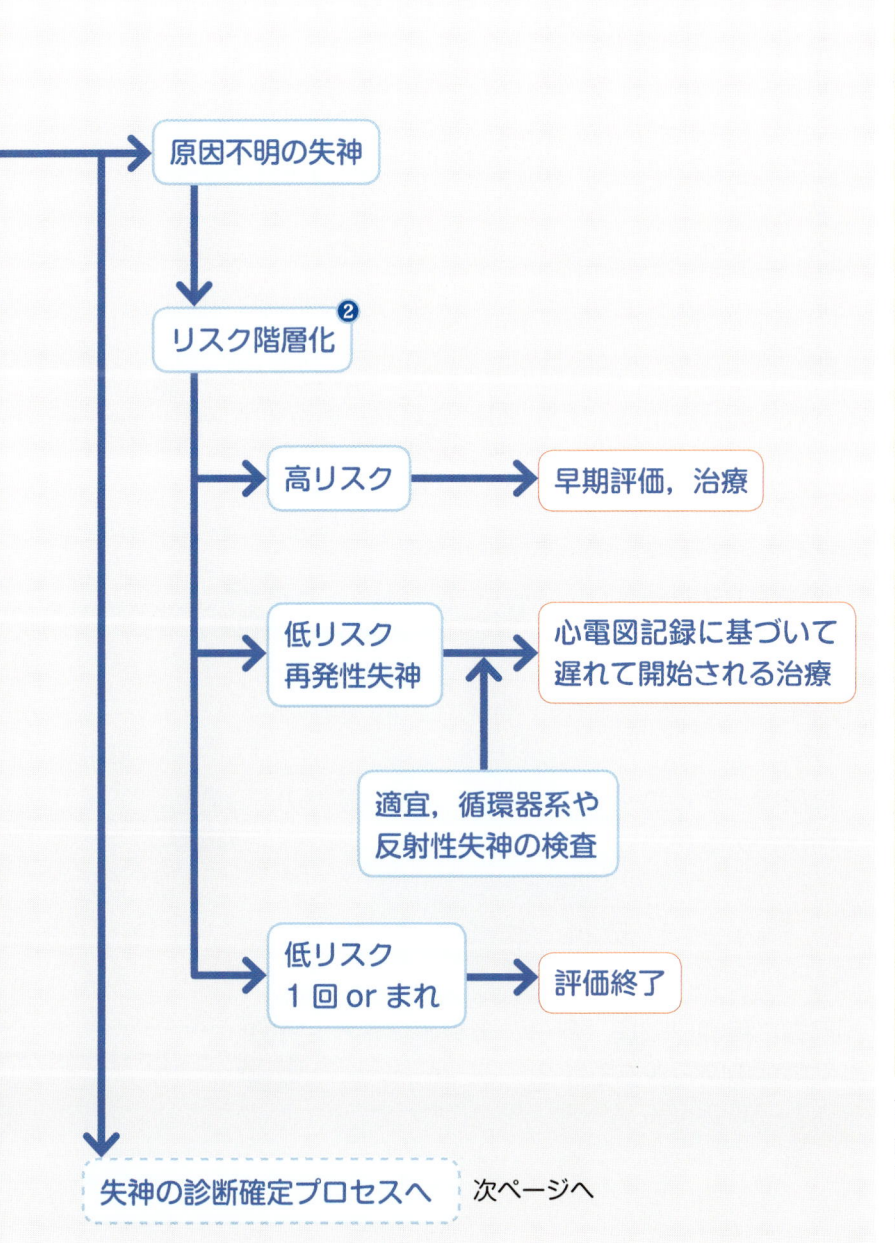

```
原因不明の失神
    ↓
リスク階層化 ❷
    ├→ 高リスク → 早期評価，治療
    ├→ 低リスク
    │  再発性失神 → 心電図記録に基づいて遅れて開始される治療
    │       ↑
    │  適宜，循環器系や反射性失神の検査
    └→ 低リスク
       1 回 or まれ → 評価終了

失神の診断確定プロセスへ  次ページへ
```

❷ リスクの階層化について

① 年齢
　65 歳以上
② 既往歴
　心疾患
　　うっ血性心不全
　　心室性不整脈
　　虚血性心疾患
　　中等症以上の弁膜疾患
③ 家族歴
　心臓突然死または遺伝性不整脈疾患
④ 症状
　胸痛・背部痛
　突発する頭痛
　呼吸困難
　失神の前駆症状なし
⑤ バイタルサインと身体診察
　15 分以上持続するバイタルサインの異常
　　呼吸数＞24/分
　　心拍数＞100/分，または＜50/分
　　収縮期血圧＜90 mmHg，または＞160 mmHg
　　SpO_2＜90％
　異常心音や肺野のラ音
　神経学的異常
　治療を要する外傷
⑥ 12 誘導心電図
　異常
⑦ その他の検査（検査の必要性を判断して施行する）
　血液検査
　ヘマトクリット＜30％
　BNP＞300 pg/mL
　心筋特異的トロポニン陽性
　D-ダイマー陽性
　便潜血陽性
⑧ 臨床医の印象
　重症感

上に示すリスク因子の数が多ければ多いほど，高リスクになる．
高リスクを示唆するような因子のない場合は低リスクとする．
（日本循環器学会ほか．失神の診断・治療ガイドライン．2012[3]より）

■プライマリ・ケア医としてのマネジメント

それぞれの疾患については，画像評価や入院の適応を含めて専門医への対診が望ましい．

専門医につなぐまでに失神が再発する可能性が高い場合は，自動車運転を禁止する，駅のホームの線路際を避ける，42℃以上の高温入浴を避けるといった，患者の生活背景を勘案した生活指導が求められる．

❶ 心因性失神

精神的ストレスに一致して，めまい感（時には過換気発作）が先行することが多く，外傷を負うことは少ない．また，発汗など自律神経症状は通常伴わない．

> **Point**
> **Schellongテスト（能動的起立試験）**
> 一般的には，10分間の安静臥位の後に10分間起立させる．起立前に3回程度心拍・血圧測定を行い，起立後は立位のまま1分ごとに血圧，心拍を測定し，検査後に起立中の自覚症状について問診する．判定基準としては，臥位に比較し，立位にて，脈圧狭小化16 mmHg以上，収縮期圧低下21 mmHg以上，脈拍増加21回/分以上のいずれかがあれば陽性と評価する

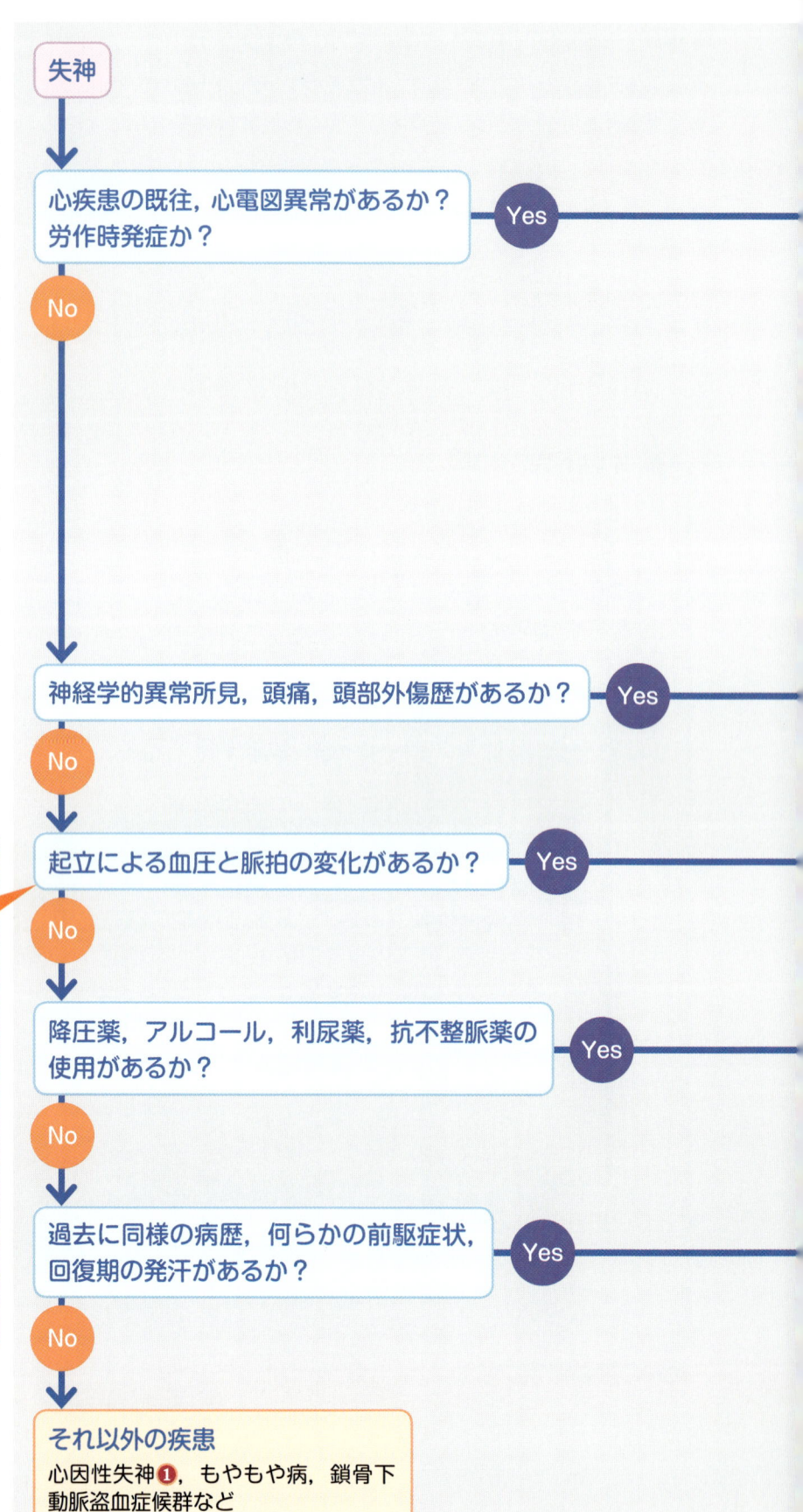

失神
↓
心疾患の既往，心電図異常があるか？労作時発症か？ → **Yes**
↓ No
神経学的異常所見，頭痛，頭部外傷歴があるか？ → **Yes**
↓ No
起立による血圧と脈拍の変化があるか？ → **Yes**
↓ No
降圧薬，アルコール，利尿薬，抗不整脈薬の使用があるか？ → **Yes**
↓ No
過去に同様の病歴，何らかの前駆症状，回復期の発汗があるか？ → **Yes**
↓ No
それ以外の疾患
心因性失神❶，もやもや病，鎖骨下動脈盗血症候群など

→ **心原性失神** ❸

❸心原性失神を疑った際のマネジメント

	基準
入院適応	心原性の既往 心室性期外収縮（＞10回/時，2連続以上，multifocal）の既往 胸痛など急性冠動脈症候群に合致する症状 心不全，弁膜症を示唆する身体所見 虚血，不整脈，QT延長，脚ブロックといった心電図異常
入院考慮	60歳以上 冠動脈疾患や先天性心疾患の既往 突然死の家族歴 若年で明らかな良性の原因がない場合の運動時失神

（American College of Emergency Physicians Recommendation を参考に作成）

→ **脳血管疾患**

❹起立性低血圧の治療

1. 原因，誘因の除去
   ①活動時の降圧薬中止
   ②利尿薬中止
   ③α遮断薬（前立腺肥大治療）中止
   ④過食予防
2. 非薬物療法
   ①水分補給，塩分摂取増加
   ②腹帯・弾性ストッキング装着
   ③上半身を高くしたセミファウラー位での睡眠
   ④前駆症状出現時の回避法（足くみ，蹲踞姿勢等）
   ⑤急な起立の回避
   ⑥昼間の臥位を避ける
3. 体液量の増加
   ①貧血の治療（エリスロポエチン）
   ②フルドロコルチゾン
4. 短時間作用型昇圧薬
   ミドドリン，エチレフリン
5. その他
   オクトレオチド

→ **起立性低血圧** ❹

（日本循環器学会ほか．失神の診断・治療ガイドライン．2012[3]より）

→ **薬剤性失神** ❺

❺失神を起こしやすい薬剤リスト

1. 血管拡張作用

   降圧薬・α遮断薬，抗精神病薬・三環系抗うつ薬・MAO阻害薬，アルコール

2. 循環血漿量低下

   利尿薬

3. QT延長，電解質異常による不整脈

   マクロライド系・ニューキノロン系抗菌薬（QT延長），漢方薬（低K）

→ **神経調節性失神** ❻

❻神経調節性失神

1. 血管迷走神経性失神

   長時間の立位あるいは坐位姿勢，痛み刺激，不眠・疲労・恐怖などの精神的・肉体的ストレス，さらには人混みの中や閉鎖空間などの環境要因が誘因となって発症する．

2. 状況失神

   発症状況（情動失神，咳嗽失神，嚥下失神，嘔吐失神，排便失神，排尿失神）が大きく関与する．

3. 頸動脈洞症候群

   首を回した時，ネクタイをキツく締めた時に発症することがある．

発疹
eruption

佐藤 弘太郎
若草ファミリークリニック

どんな症候・疾患なの？

- 比較的隆起が乏しい赤みがかる皮膚の病的変化についての訴えである．
- 外見からわかるため，患者が自ら気づいたり，家族に指摘されて受診することが多い．
- 治療効果も外見から判断しやすく，フォローの方針に悩みにくい．

❶ **救急搬送時（アナフィラキシーを疑った場合）**[2]
酸素投与，エピネフリン（ボスミン）投与 0.3〜0.5 mg 筋注，ルート確保を行う．

❷ **重症薬疹**[3]
発熱，急速に拡大する紅斑，多臓器障害などの全身症状を伴う薬疹をいう．Stevens-Johnson 症候群と中毒性表皮壊死症（SJS 進展型 TEN ❶），薬剤過敏症症候群が含まれる．なお小児の場合はブドウ球菌性熱傷様皮膚症候群も鑑別診断に考慮する．

❶ SJS 進展型 TEN

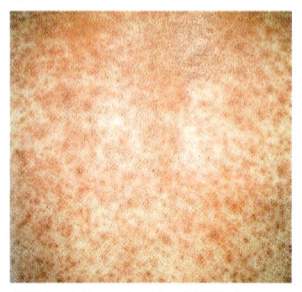

（飯島正文．最新皮膚科学大系（玉置邦彦総編集），第 5 巻 薬疹・中毒疹．中山書店；2004. p.51 より）

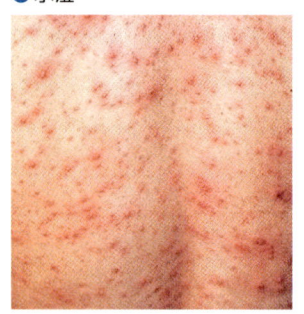

❷ 水痘

（漆畑 修．最新皮膚科学大系（玉置邦彦総編集），第 15 巻 ウイルス性疾患 性感染症．中山書店；2003. p.27 より）

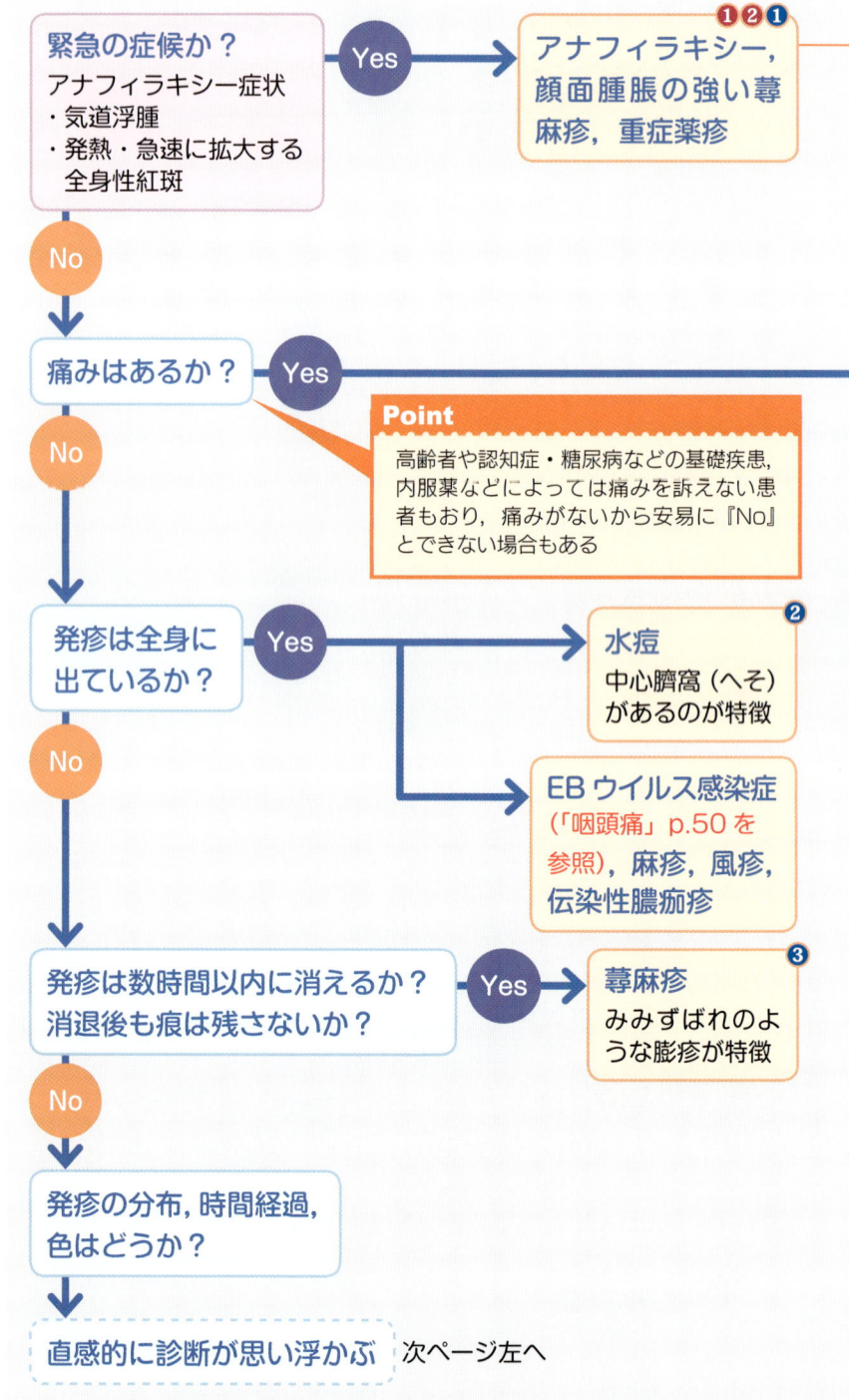

緊急の症候か？
アナフィラキシー症状
・気道浮腫
・発熱・急速に拡大する全身性紅斑

→ **Yes** → **アナフィラキシー，顔面腫脹の強い蕁麻疹，重症薬疹** ❶❷❶

↓ No

痛みはあるか？ → **Yes** →

Point
高齢者や認知症・糖尿病などの基礎疾患，内服薬などによっては痛みを訴えない患者もおり，痛みがないから安易に『No』とできない場合もある

↓ No

発疹は全身に出ているか？ → **Yes** → **水痘** ❷
中心臍窩（へそ）があるのが特徴

↓ No

→ **EB ウイルス感染症**（「咽頭痛」p.50 を参照），麻疹，風疹，伝染性膿痂疹

発疹は数時間以内に消えるか？消退後も痕は残さないか？ → **Yes** → **蕁麻疹** ❸
みみずばれのような膨疹が特徴

↓ No

発疹の分布，時間経過，色はどうか？

↓

直感的に診断が思い浮かぶ → 次ページ左へ

どのくらいCommonなの？

- プライマリ・ケア診療所を受診する新規の健康問題のうち接触性皮膚炎2.7〜2.9％，虫刺され・刺傷1.0〜1.6％である[1]．
- 新規健康問題 TOP 20 のうち，急性上気道炎，胃の機能異常につづき頻度が第3位と Common なものとなっている[1]．

Turning Point !
- ショックや気道狭窄など急変するリスクが高く迅速な紹介が必要

❸ 蕁麻疹

（亀好良一，秀 道広．最新皮膚科学大系（玉置邦彦総編集），第3巻 湿疹 痒疹 掻痒症 紅皮症 蕁麻疹．中山書店；2002．p.187 より）

以前より結節あったか？粥状物の排出をみたか？ → Yes → 炎症性粉瘤

No ↓

痛い場所は？

→ 顔面
　→ 口唇周囲 → 単純ヘルペス
　→ 顔面全体 → カポジ水痘様発疹
　→ 限局性紅斑 圧痛がある → 丹毒・蜂窩織炎 ❹
　→ 細い丘疹や小水疱がある 帯状に分布 → 帯状疱疹

→ 陰嚢/下肢　次ページ右へ

❹ 丹毒

（石黒直子．最新皮膚科学大系（玉置邦彦総編集），第18巻 全身疾患と皮膚病変．中山書店；2003．p.190 より）

■「皮疹」について

本項では赤みがかった皮疹＝発疹ということで紹介した．しかし皮膚科的な用語としては，紅斑，血管拡張，膨疹，丘疹，皮下結節などの異なった多様な病態を，便宜上ひとまとめに扱っている．発疹は，見た目で診断がピンとくる，いわゆる直感的思考で鑑別診断が浮かびやすい主訴の一つであろうかと思われる．参考文献（巻末）のようなアトラスを利用し，どのような皮疹を呈するのか，イメージを持っておくことをお薦めする．

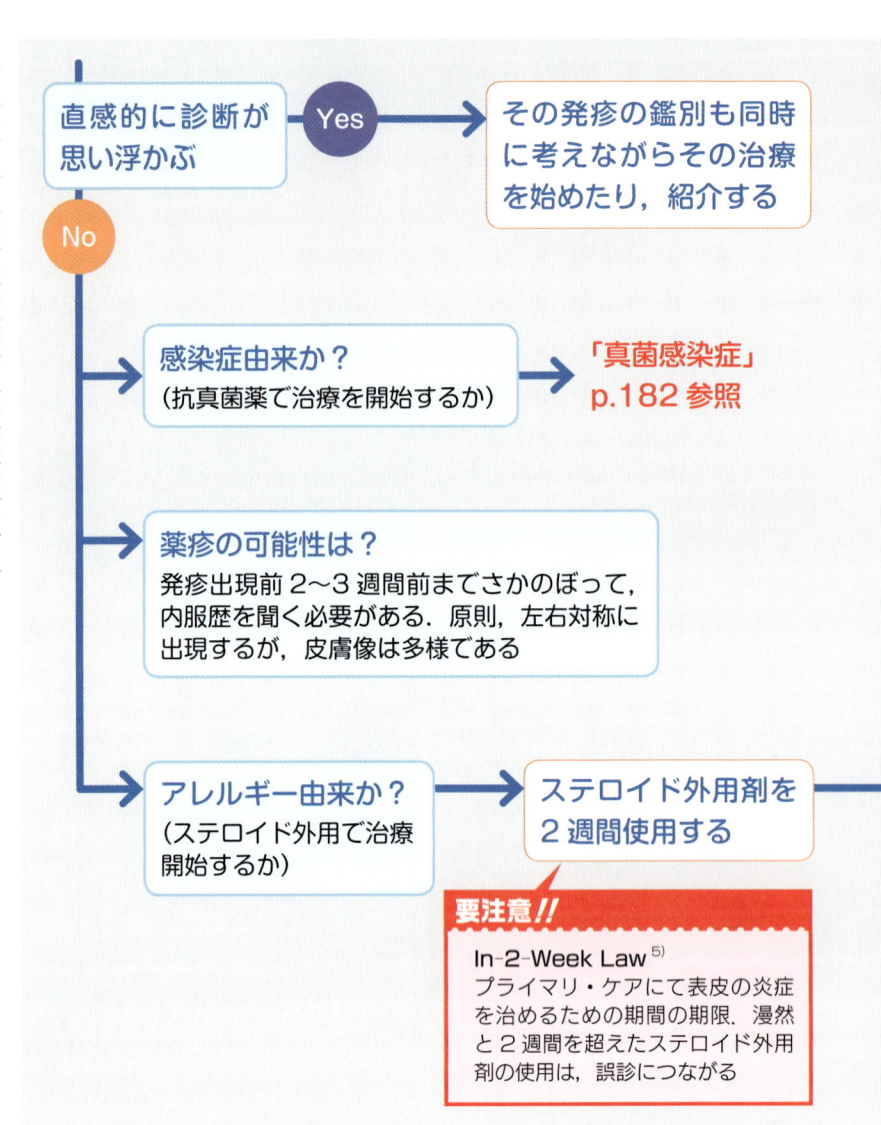

直感的に診断が思い浮かぶ —Yes→ その発疹の鑑別も同時に考えながらその治療を始めたり，紹介する

↓ No

感染症由来か？（抗真菌薬で治療を開始するか）→「真菌感染症」p.182 参照

↓

薬疹の可能性は？
発疹出現前 2〜3 週間前までさかのぼって，内服歴を聞く必要がある．原則，左右対称に出現するが，皮膚像は多様である

↓

アレルギー由来か？（ステロイド外用で治療開始するか）→ ステロイド外用剤を 2 週間使用する

要注意!!
In-2-Week Law[5]
プライマリ・ケアにて表皮の炎症を治めるための期間の期限．漫然と 2 週間を超えたステロイド外用剤の使用は，誤診につながる

発疹　33

フローチャート

- 陰嚢/下肢 → 皮膚の壊死がある→高熱や炎症がある → 蜂窩織炎, 壊死性筋膜炎❸❺
- 陰嚢/下肢 → 左右対称に紅斑が多発 → 結節性紅斑
- 指 → 発赤, 腫脹がある → ひょう疽
- その他の部位 → 毛嚢に一致して嚢胞が多発 → 毛嚢炎

- 増悪 → 感染症 → 「真菌感染症」p.182参照

- 不変 → 全身疾患を疑う検査の追加や紹介を考慮 → 腫瘍性疾患, 日光角化症, Paget病（乳房・乳房外❹）, 基底細胞がん, 有棘細胞がん, 菌状息肉症など
- 不変 → その他, 梅毒, 乾癬❺❻, 膠原病の皮膚病変, など

- 改善 → アレルギー → 接触性皮膚炎, アトピー性皮膚炎, 光線過敏症皮膚炎, 手湿疹
  炎症の誘因となる曝露を避けたり, 環境を整える

フローチャートは文献4)を参考に作成

❸ 壊死性筋膜炎

致死率15〜30%と重症皮膚軟部組織感染症の代表. 下肢に好発する.

一見, 蜂窩織炎様でも, 下腿の後面に壊死のある場合もあり注意深くみる必要がある. 進行すると疼痛もなくなり, 冷感を生じる❺.

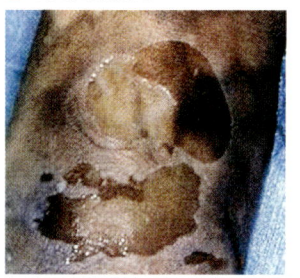

❺ 壊死性筋膜炎

(多田讓治. 最新皮膚科学大系(玉置邦彦総編集), 第14巻 細菌・真菌性疾患. 中山書店；2003. p.108 より)
(写真は片山治子氏の提供による)

❹ 乳房外 Paget 病

高齢者の陰部に好発するため, 皮膚真菌症やおむつ皮膚炎との鑑別が重要となってくる. 漫然と外用剤を使い続けないように注意したい.

❺ 乾癬

厚く付着する銀白色の鱗屑が典型的. 髪の生え際, 肘, 膝, 臀部に好発する❻.

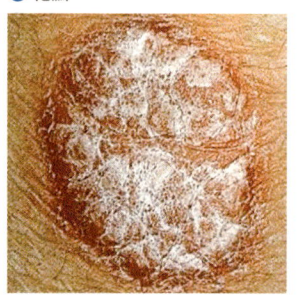

❻ 乾癬

(飯塚 一. 最新皮膚科学大系(玉置邦彦総編集), 第7巻 角化異常性疾患. 中山書店；2002. p.200 より)

頭痛
headache

八藤 英典
北星ファミリークリニック

どんな症候・疾患なの？

- 頭頸部に限局する痛みの自覚症状で，日常にてよく遭遇する症候の一つである．
- 原因は多様で，器質性疾患に由来する症候性と，器質性疾患に由来しない機能性の頭痛がある．
- 初診時に重要なことは，症候性の頭痛の中でもくも膜下出血，脳腫瘍などの頭蓋内器質性病変を見逃さないことである．

■ 頭痛の鑑別診断

機能性頭痛
- 片頭痛
- 緊張型頭痛
- 群発頭痛および慢性発作性片側頭痛
- 器質性病変を伴わない各種の頭痛：良性労作性頭痛など

症候性頭痛
- 頭部外傷に伴う頭痛
- 血管障害に伴う頭痛：脳梗塞，脳出血，くも膜下出血，動脈炎，高血圧など
- 非血管性頭蓋内疾患に伴う頭痛：髄液圧亢進，髄膜炎，脳腫瘍など
- 頭部以外の感染症に伴う頭痛
- 代謝障害に伴う頭痛：低酸素，低血糖など
- 頭蓋骨，頸部，眼，耳，鼻，副鼻腔，歯，口あるいは他の顔面・頭蓋組織に起因する頭痛または顔面痛

神経痛
- 頭部神経痛，神経幹痛，求心路遮断性疼痛

その他
- 分類できない頭痛

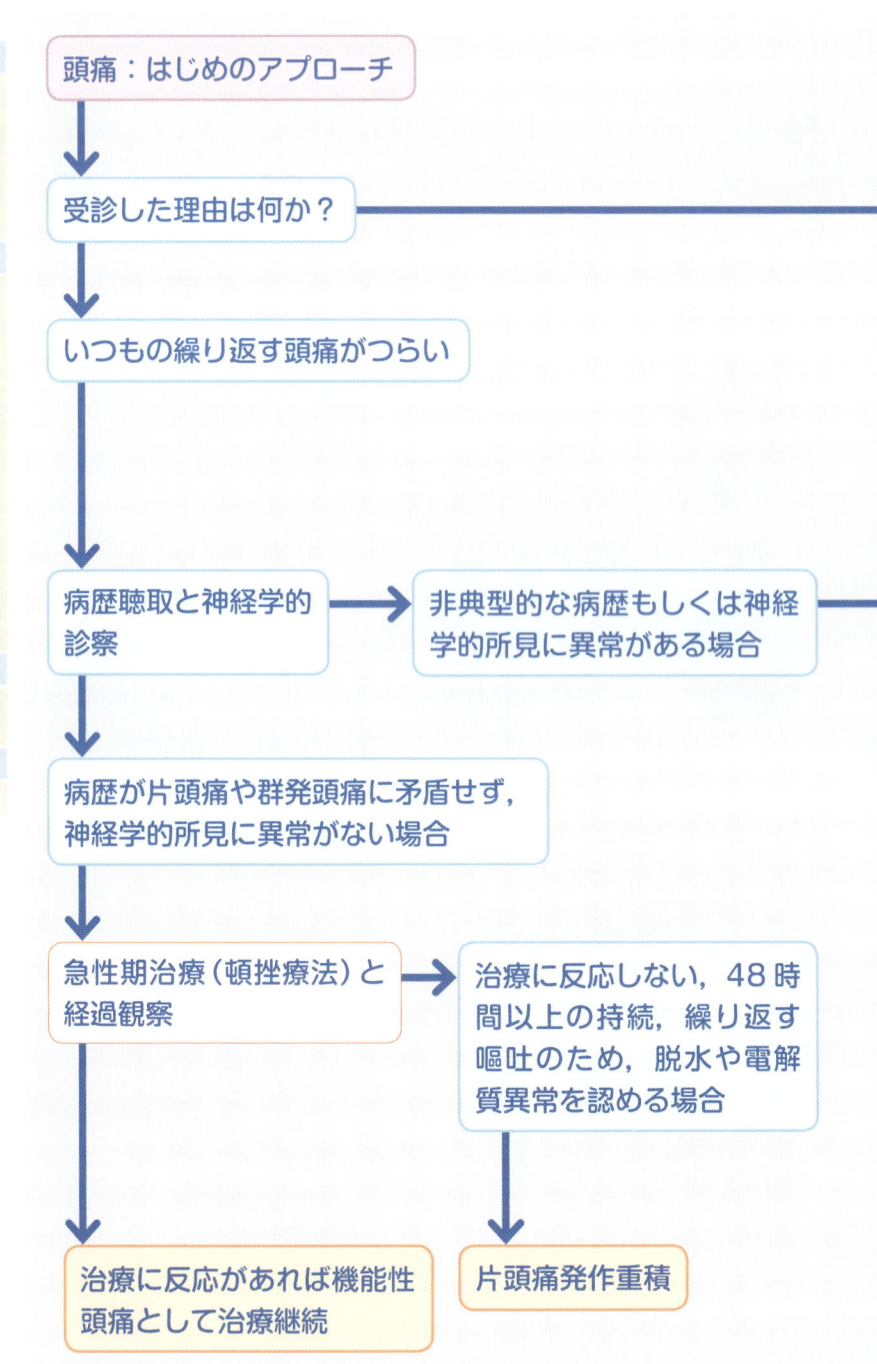

頭痛：はじめのアプローチ
↓
受診した理由は何か？
↓
いつもの繰り返す頭痛がつらい
↓
病歴聴取と神経学的診察 → 非典型的な病歴もしくは神経学的所見に異常がある場合
↓
病歴が片頭痛や群発頭痛に矛盾せず，神経学的所見に異常がない場合
↓
急性期治療（頓挫療法）と経過観察 → 治療に反応しない，48時間以上の持続，繰り返す嘔吐のため，脱水や電解質異常を認める場合
↓   ↓
治療に反応があれば機能性頭痛として治療継続   片頭痛発作重積

どのくらい Common なの？

- 外来初診患者のうち10％近くが頭痛を主訴とする[1].
- 片頭痛が10％，緊張型頭痛が45％，群発頭痛が1.5％で，機能性頭痛が60％を占め，頭蓋内の器質性病変，髄膜炎，脳炎によるものは1.5％とされている[1].

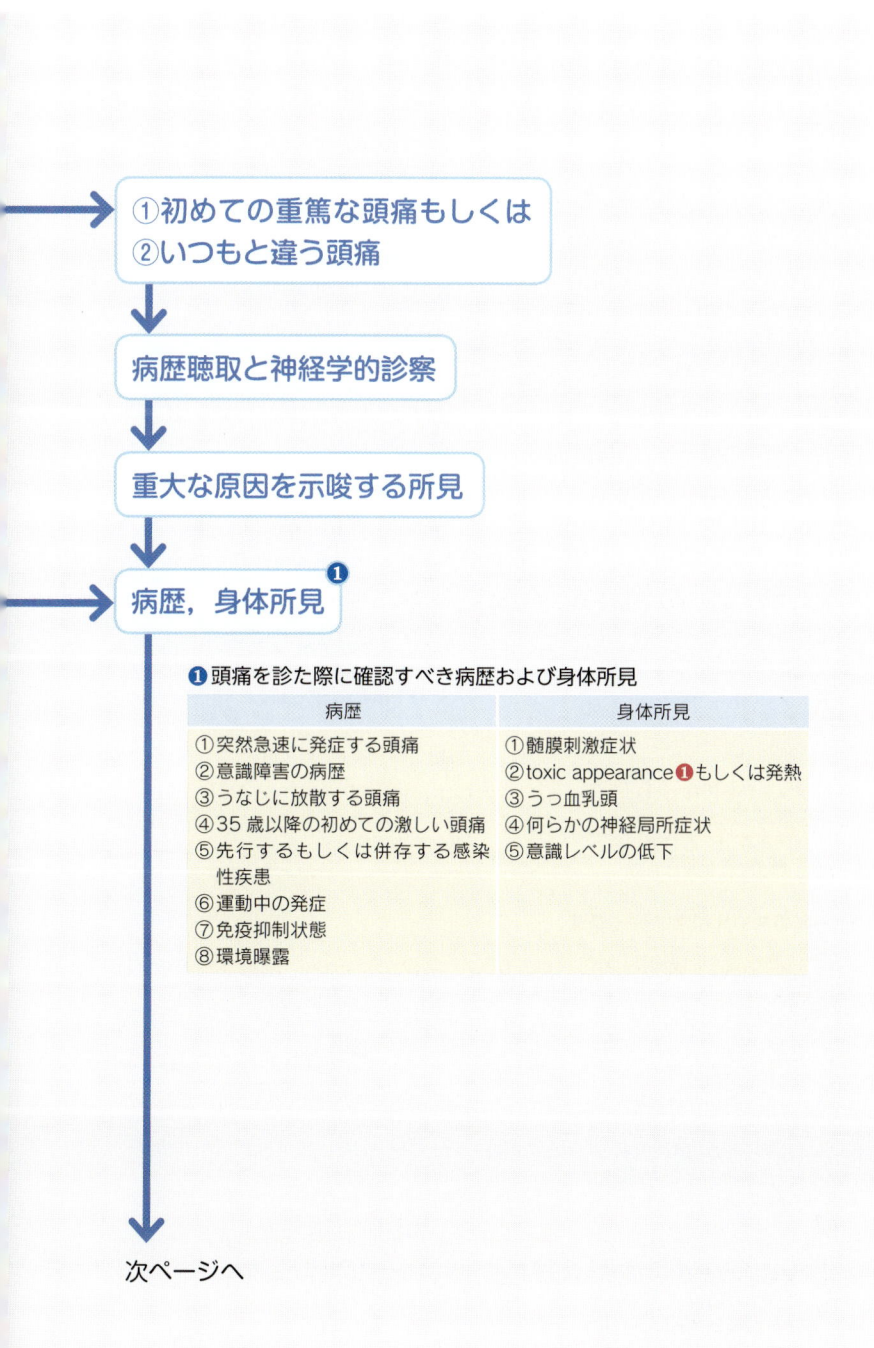

```
①初めての重篤な頭痛もしくは
②いつもと違う頭痛
        ↓
病歴聴取と神経学的診察
        ↓
重大な原因を示唆する所見
        ↓
病歴，身体所見 ❶
        ↓
次ページへ
```

■ red flags

- 全身症状，全身疾患，全身状態（例：発熱，体重減少，癌，妊娠，HIVを含む免疫抑制状態）
- 神経学的症状や異常所見（例：錯乱，注意力障害や意識障害，うっ血乳頭，局所的な神経学的症状や所見，髄膜刺激症状，発作）
- 新規発症（特に40歳以上）もしくは突然発症（例：「雷鳴」）
- 他の関連する状態や徴候（例：頭部外傷，違法な薬物使用や毒物曝露，頭痛で目が覚めた，バルサルバ手技で悪化する，咳や労作や性行為による誘発）
- 頭痛の既往歴がある患者で，頭痛が悪化していたり，頭痛の頻度や重症度や臨床的徴候が変化している場合

❶ 頭痛を診た際に確認すべき病歴および身体所見

病歴	身体所見
①突然急速に発症する頭痛	①髄膜刺激症状
②意識障害の病歴	②toxic appearance ❶ もしくは発熱
③うなじに放散する頭痛	③うっ血乳頭
④35歳以降の初めての激しい頭痛	④何らかの神経局所症状
⑤先行するもしくは併存する感染性疾患	⑤意識レベルの低下
⑥運動中の発症	
⑦免疫抑制状態	
⑧環境曝露	

❶ toxic appearance とは？

活気がない，反応・応答がおかしい，循環不全，低換気，過換気，努力性呼吸，チアノーゼなどの，プレショック状態を示すもの．

フローチャートは文献2)を参考に作成

❷ 典型的リスクの低い患者

1. 30歳以下
2. 以前に同じような頭痛の病歴
3. 受診してから悪化がない
4. 診察を繰り返しても異常が見つからない

❷ 髄膜炎の身体所見[4]

「発熱」「項部硬直」「精神状態の変化」の古典的な所見の少なくとも一つでもあれば陽性とすると，感度が99〜100%である．これは除外に有効で，頭痛を訴える患者であっても，これら3つすべてがなければかなり確率を下げることができる．

単独の所見だと発熱の感度が高く，より除外に有効と思われるが，特異度は低く，45%とする研究もある．

jolt accentuation も除外に有効な所見である．感度は100%，特異度は54%（LR＋2.2，LR−0）とされている．1秒間に2，3回首を左右に振り，頭痛が悪化することを陽性とする．

KernigサインやBrudzinskiサインは十分に研究されていないが，一般に感度が低く，特異度は高いと考えられている．感度9%，特異度100%とする研究もある．

```
重大な原因を示唆する        重大な原因を示唆する所見
所見がない患者              が1つ以上ある患者はCT／
        ↓                  腰椎穿刺の適応
                                  ↓
典型的なリスクが低い❷       感染症に絞って，病歴聴取
患者                        と身体診察を実施
        ↓                          ↓
急性期治療（頓挫療法）      腰椎穿刺の前にCTを行う❸
経過観察と診察の繰り        必要がある所見（うっ血乳
返し                        頭，局所的な神経学的所見，
        ↓                   意識障害）があるか？
                            抗菌薬の開始が遅れないように
診察を繰り返しても          する
神経学的所見が正常                 │No
で頭痛が改善している               ↓
        ↓                   腰椎穿刺（自施設で実施で
片頭痛などの機能性 ❹❺      きなければ専門医に紹介）
頭痛の可能性が高い
```

❸ 緊急にCTが必要な頭痛をきたす疾患

症状	疑うべき疾患
今までにない頭痛 ・突発する激しい頭痛 ・徐々に増悪する頭痛	くも膜下出血，脳出血 脳腫瘍，慢性硬膜下出血，脳膿瘍
発熱がある場合	髄膜炎❷，脳炎，脳膿瘍
神経徴候を伴う場合 ・髄膜刺激症状があるもの ・うっ血乳頭があるもの ・神経局所症状を伴うもの	くも膜下出血，髄膜炎，脳炎，脳膿瘍 頭蓋内占拠性病変，脳炎 脳血管障害，脳腫瘍，慢性硬膜下出血

❹ 前兆のない片頭痛の診断基準

A. B〜Dを満たす頭痛発作が5回以上ある
B. 頭痛の持続時間は4〜72時間（未治療もしくは治療が無効の場合）
C. 頭痛は以下の特徴の少なくとも2項目を満たす
　1. 片側性　　2. 拍動性　　3. 中等度〜重度の頭痛
　4. 日常的な動作（歩行や階段昇降などの）により頭痛が増悪する，あるいは頭痛のために日常的な動作を避ける
D. 頭痛発作中に少なくとも以下の1項目を満たす
　1. 悪心または嘔吐（あるいはその両方）
　2. 光過敏および音過敏
E. その他の疾患によらない

注：発作回数が＜5回の場合は，B〜Eを満たしても，「前兆のない片頭痛の疑い」にコード化
　　発作が＞3か月にわたり，≧15日/月の場合は，「前兆のない片頭痛」「慢性片頭痛」としてコード化
　　拍動性頭痛（pulsating）とは，心臓の拍動に伴い痛みが変化すること
　　小児では，
　　・持続時間は1〜72時間　　・後頭部痛は要注意
　　・幼児では光過敏・音過敏は行動から推測する

```
頭蓋内病変やくも膜下出血に絞って，
病歴聴取と身体診察を実施
         ↓
頭部単純 CT（自施設で実施できな
ければ専門医に紹介）

Yes → 腰椎穿刺の前に緊急で CT を実施
     （自施設で実施できなければ専門
     医に紹介）
```

❺ 片頭痛，緊張型頭痛，群発頭痛の特徴

	片頭痛❸	緊張型頭痛❸	群発頭痛
場所	60〜70％は片側．30％は両側もしくは全体	両側	常に片側，たいていは眼もしくはこめかみの周りから始まる
特徴	徐々に始まり，次第に強くなる．拍動性．中等度から重度の痛み．身体を動かすと悪化する	強くなったり，弱くなったりする圧迫感や締めつけられるような痛み	痛みは急速に始まり，数分で最も強くなる．痛みは深く，持続的で，強く，激しい
患者の様子	患者は暗く静かな部屋で休むことを好む	患者は動くことは可能だが，休む必要があることもある	患者は動くことはできる（痛みのため動き回らずにはいられない）
持続時間	4〜72 時間	さまざま	30 分〜3 時間
関連する症状	嘔気，嘔吐，光過敏，音過敏．また，前兆を伴うこともある（たいていは視覚的なものだが，他の感覚異常や言語や運動の障害を生じることもある）	なし	同側の流涙や眼の充血．鼻づまり．鼻水．顔面蒼白．発汗．ホルネル症候群．局所的な神経学的症状はまれ．アルコールで悪化

■薬物乱用頭痛の診断基準

・「薬物乱用頭痛」に特別な扱い
・薬物乱用頭痛の診断を確定するには 2 か月以内に改善がなくてはならない
・確定前は「薬物乱用頭痛の疑い」と診断する
・2 か月後も改善がない場合は，「薬物乱用頭痛の疑い」は破棄する

診断基準
A．頭痛は 1 か月に 15 日以上存在し，C および D を満たす
B．「急性の物質使用または曝露による頭痛」に示す以外の薬物を 3 か月を超えて定期的に乱用している
C．頭痛は薬物乱用のある間に出現もしくは著明に悪化する
D．乱用薬物の使用中止後，2 か月以内に頭痛が消失，または以前のパターンに戻る

❸片頭痛や緊張型頭痛の生涯経過[3]

片頭痛患者の多くは加齢に伴い改善傾向を示す．また，年間約 3％の症例では病状が悪化することが知られ，頭痛発作頻度や頭痛を認める日数が増加する．片頭痛の慢性化に関連する危険因子には，①先天的要因，②頭痛の病状，③共症症，④外的要因，が知られているが，特に③と④には是正可能なものが含まれるため，治療介入を行うことで予後改善に結びつく可能性がある．

緊張型頭痛の有病率は加齢とともに低下するが，片頭痛のような顕著な現象はなく，多くはないが 50 歳以降に初発する例もあり，高齢者においても有病率は高く維持されている．反復性緊張型頭痛の予後はほとんどの例で良好であるが，一部は慢性緊張型頭痛に移行する．Lyngberg らは緊張型頭痛の予後不良因子として，最初から慢性であること，片頭痛との共存，未婚，睡眠障害の共存をあげている．

■薬物乱用の「やめ方」[3]

薬物乱用頭痛の治療の原則は，①原因薬物の中止，②薬物中止後に起こる頭痛への対処，③予防薬の投与，の 3 つであるが，確立された治療法はない．離脱方法は外来，重症の場合では入院で原因薬物の即時中止が勧められる．単純な薬物乱用頭痛では適切な助言のみでも改善が見込まれるが，重症な場合には入院を要する場合もある．予後は，約 3 割が再発する．離脱後も患者に適切な助言を与え，頭痛ダイアリーを用いて，トリプタン，エルゴタミン，鎮痛薬の使用頻度を確認することが重要である．

視力障害・視野障害
visual disorder / visual field defect

江口 幸士郎
今立内科クリニック

どんな症候・疾患なの？

- 「目が見えにくい」「目がぼうっとする」「変なものが見える」などの主訴で来院することがある．プライマリ・ケアの現場では，視力はランドルト環や指の数・手の動きが見えるかで測定，視野は対座法で測定することが多い．
- 最終診断は専門医にて行われることが多いが，眼科，神経内科，脳神経外科，リウマチ膠原病など様々な科で扱う診断が含まれており，また緊急を要する疾患の場合もあるため，初診での評価が重要である．

■ 視力 0.1 以下の測定[7]

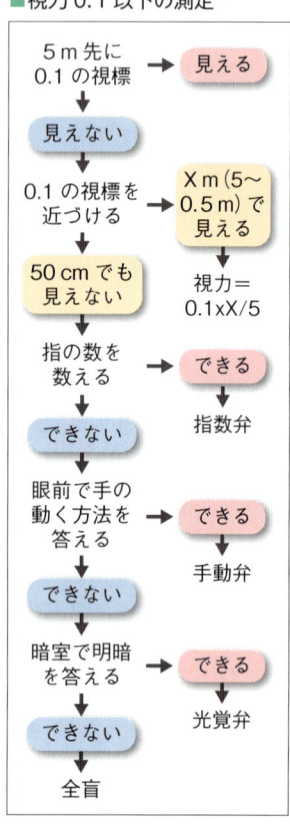

```
5m先に0.1の視標 → 見える
    ↓ 見えない
0.1の視標を近づける → Xm（5〜0.5m）で見える → 視力＝0.1×X/5
    ↓ 50cmでも見えない
指の数を数える → できる → 指数弁
    ↓ できない
眼前で手の動く方法を答える → できる → 手動弁
    ↓ できない
暗室で明暗を答える → できる → 光覚弁
    ↓ できない
全盲
```

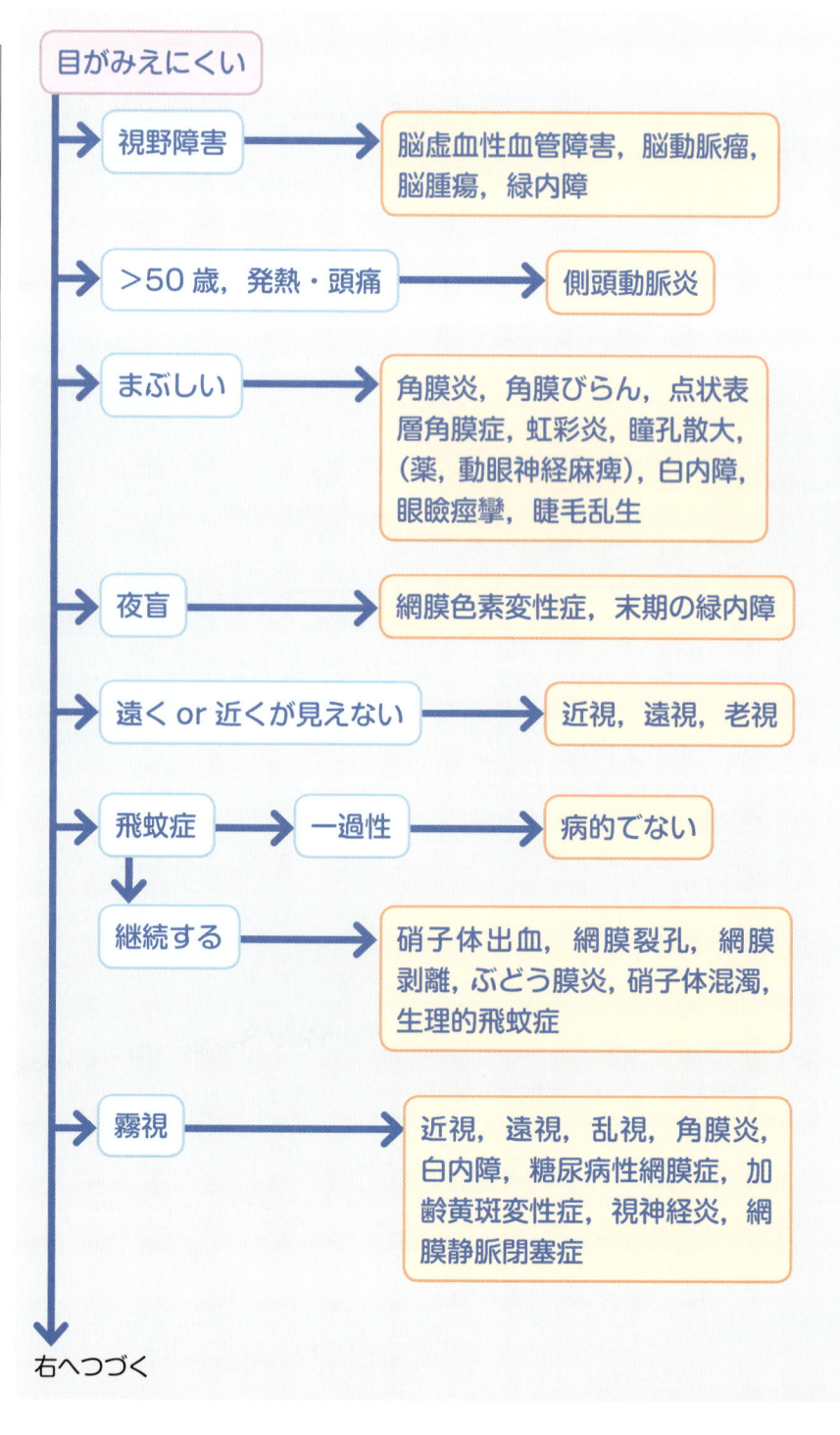

目がみえにくい

→ 視野障害 → 脳虚血性血管障害，脳動脈瘤，脳腫瘍，緑内障

→ >50歳，発熱・頭痛 → 側頭動脈炎

→ まぶしい → 角膜炎，角膜びらん，点状表層角膜症，虹彩炎，瞳孔散大，（薬，動眼神経麻痺），白内障，眼瞼痙攣，睫毛乱生

→ 夜盲 → 網膜色素変性症，末期の緑内障

→ 遠く or 近くが見えない → 近視，遠視，老視

→ 飛蚊症 → 一過性 → 病的でない
　　↓
　継続する → 硝子体出血，網膜裂孔，網膜剥離，ぶどう膜炎，硝子体混濁，生理的飛蚊症

→ 霧視 → 近視，遠視，乱視，角膜炎，白内障，糖尿病性網膜症，加齢黄斑変性症，視神経炎，網膜静脈閉塞症

↓
右へつづく

視力障害・視野障害　39

どのくらい Common なの？

- プライマリ・ケアの診療所では，継続的健康問題のうち 4.5％，新規健康問題のうち 1.1％，初診時訴えのうち 0.5％が，眼に関する症状・疾患といわれる[1]．
- 視力障害を持つ人数は，日本で推計 164 万人，人口の約 1.3％．高齢者ほど有病率は高く，2050 年には人口の 2.0％が視力障害を持つと推測されている[2]．
- 現在受療中の白内障❶患者は推計 95 万人．白内障手術については年間推計約 80 万件行われている[3,4]．

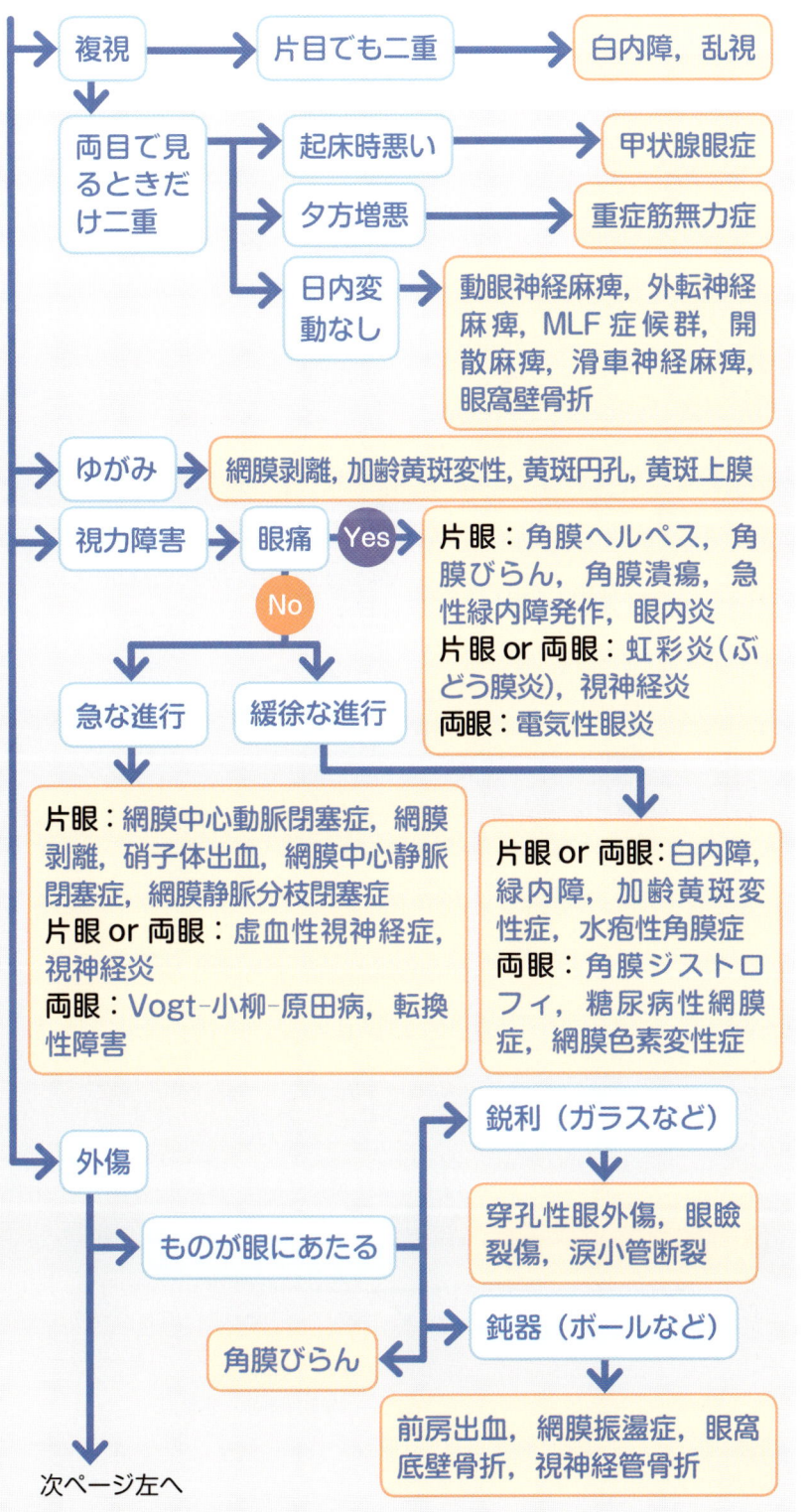

```
→ 複視 → 片目でも二重 → 白内障，乱視
      ↓
      両目で見るときだけ二重 → 起床時悪い → 甲状腺眼症
                         → 夕方増悪 → 重症筋無力症
                         → 日内変動なし → 動眼神経麻痺，外転神経麻痺，MLF 症候群，開散麻痺，滑車神経麻痺，眼窩壁骨折

→ ゆがみ → 網膜剥離，加齢黄斑変性，黄斑円孔，黄斑上膜

→ 視力障害 → 眼痛 → Yes → 片眼：角膜ヘルペス，角膜びらん，角膜潰瘍，急性緑内障発作，眼内炎
                          片眼 or 両眼：虹彩炎（ぶどう膜炎），視神経炎
                          両眼：電気性眼炎
              → No
              ↓
         急な進行          緩徐な進行
         ↓                ↓
         片眼：網膜中心動脈閉塞症，網膜剥離，硝子体出血，網膜中心静脈閉塞症，網膜静脈分枝閉塞症
         片眼 or 両眼：虚血性視神経症，視神経炎
         両眼：Vogt-小柳-原田病，転換性障害

                           片眼 or 両眼：白内障，緑内障，加齢黄斑変性症，水疱性角膜症
                           両眼：角膜ジストロフィ，糖尿病性網膜症，網膜色素変性症

→ 外傷 → ものが眼にあたる → 鋭利（ガラスなど） → 穿孔性眼外傷，眼瞼裂傷，涙小管断裂
                      → 鈍器（ボールなど） → 前房出血，網膜振盪症，眼窩底壁骨折，視神経管骨折
                                          → 角膜びらん

次ページ左へ
```

❶白内障について

白内障の危険因子[8]
- 家族歴
- 糖尿病
- 喫煙
- 高血圧
- 肥満
- ステロイド使用（内服，吸入ともに）
- 外傷
- 紫外線曝露
- アトピー性皮膚炎

高齢者の白内障手術[9]
90 歳以上の白内障患者において
手術後の視力改善：80％
手術後の 5 年生存：48％

白内障と認知症，QOL
白内障手術の前後で，認知機能・QOL の改善を示唆した研究もある．

認知症があり手術中に動いてしまう患者は，全身麻酔での手術となる．

一般的な局所麻酔での白内障手術では，特別な術前検査は不要といわれている．全身麻酔の場合はリスクを慎重に判断する必要がある[7,9]．

❷ 抑うつ[14, 15)]

視力障害を持つ高齢者は、うつ病の割合が高いことがわかっている．まず「2週間以上、気分の落ち込んだり、興味や喜びを感じられなくなったりしていないか」を尋ね、当てはまればうつ病の有無の詳しい評価に入る．うつ病の診断基準を満たさない場合も、抑うつ気分に対するしっかりとしたサポートが必要．

❸ 転倒[12)]

転倒はしばしば、生命や歩行能力の喪失につながる．視力障害・視野障害は転倒のリスク因子の一つであり、注意が必要．同時に、転倒は複合要因によって起こるため、他のリスク因子も評価し複合的に対応を行うことで、転倒を減らすことが可能．

❶ 転倒リスク評価

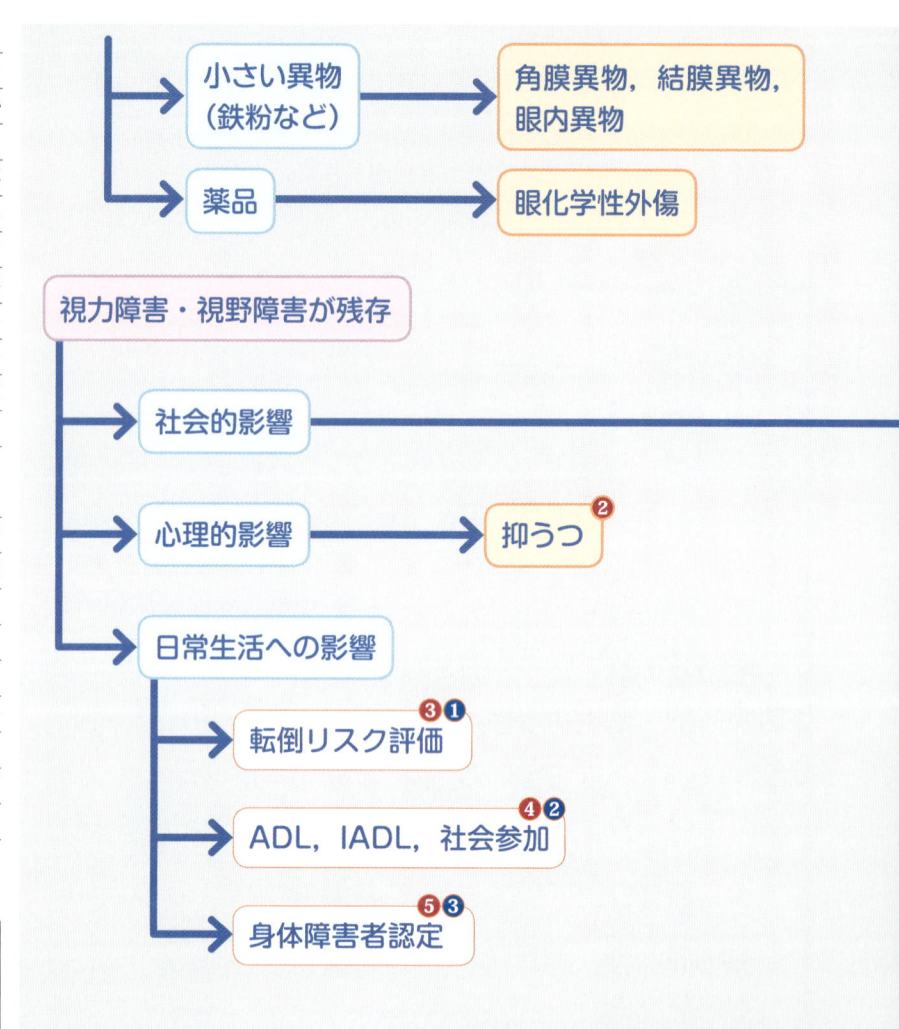

内部リスク
歩行・バランス障害、末梢神経障害、前庭機能障害、筋力低下、視力障害、疾患、高齢、ADLの障害、起立性低血圧、認知症、薬剤

外部リスク
環境、履物、拘束

増悪原因
つまづく・滑る、失神、めまい、急性疾患

→ 転倒！

小さい異物（鉄粉など） → 角膜異物、結膜異物、眼内異物

薬品 → 眼化学性外傷

視力障害・視野障害が残存

→ 社会的影響

→ 心理的影響 → 抑うつ ❷

→ 日常生活への影響
　→ 転倒リスク評価 ❸❶
　→ ADL, IADL, 社会参加 ❹❷
　→ 身体障害者認定 ❺❸

❷ 生活機能モデル（ICF）

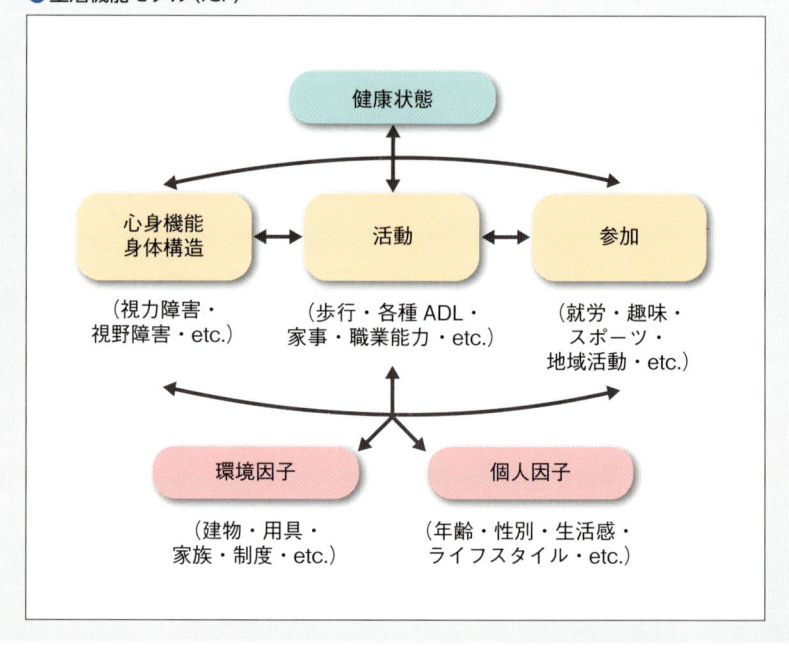

健康状態

心身機能・身体構造 ↔ 活動 ↔ 参加

（視力障害・視野障害・etc.）　（歩行・各種ADL・家事・職業能力・etc.）　（就労・趣味・スポーツ・地域活動・etc.）

環境因子　個人因子

（建物・用具・家族・制度・etc.）　（年齢・性別・生活感・ライフスタイル・etc.）

→ 家族の介護負担❻ → 介護保険など公的資源の活用
　　　　　　　　　　→ 家族友人など私的資源の活用

❸視覚障害の障害程度等級表

級別	視覚障害
1級	両眼の視力（万国式試視力表によって測ったものをいい，屈折異常のある者については，きょう正視力について測ったものをいう．以下同じ）の和が 0.01 以下のもの
2級	1　両眼の視力の和が 0.02 以上 0.04 以下のもの 2　両眼の視野がそれぞれ10度以内でかつ両眼による視野について視能率による損失率が95％以上のもの
3級	1　両眼の視力の和が 0.05 以上 0.08 以下のもの 2　両眼の視野がそれぞれ10度以内でかつ両眼による視野について視能率による損失率が90％以上のもの
4級	1　両眼の視力の和が 0.09 以上 0.12 以下のもの 2　両眼の視野がそれぞれ10度以内のもの
5級	1　両眼の視力の和が 0.13 以上 0.2 以下のもの 2　両眼による視野の2分の1以上が欠けているもの
6級	一眼の視力が 0.02 以下，他眼の視力が 0.6 以下のもので，両眼の視力の和が 0.2 を超えるもの

❹日本語版 Zarit 介護負担尺度短縮版（J-ZBI_8）
各質問について，あなたの気持ちに最も当てはまると思う番号を〇で囲んでください

	思わない	たまに思う	時々思う	よく思う	いつも思う
1　介護を受けている方の行動に対し，困ってしまうと思うことがありますか	0	1	2	3	4
2　介護を受けている方のそばにいると腹が立つことがありますか	0	1	2	3	4
3　介護があるので，家族や友人と付き合いづらくなっていると思いますか	0	1	2	3	4
4　介護を受けている方のそばにいると，気が休まらないと思いますか	0	1	2	3	4
5　介護があるので，自分の社会参加の機会が減ったと思うことがありますか	0	1	2	3	4
6　介護を受けている方が家にいるので，友達を自宅によびたくてもよべないと思ったことがありますか	0	1	2	3	4
7　介護をだれかに任せてしまいたいと思うことがありますか	0	1	2	3	4
8　介護を受けている方に対して，どうしていいかわからないと思うことがありますか	0	1	2	3	4

フローチャートは文献 5, 6, 7, 17) を参考に作成

視力障害・視野障害　41

❹国際生活機能分類（ICF）
　身体障害・生活の活動・社会参加の様々な要素が互いに影響しあい，健康に作用すると考えられている❷．障害が残存しても，環境や社会参加に働きかけることでよりよい状態に近づけることができることが可視化されている[16]．

❺身体障害者[13]
　身体障害者認定は，個人の自立や社会経済活動への参加を促進するために行われる．視力障害・視野障害が残存した場合，❸の通りに身体障害者の認定が可能．地域自治体により，様々な支援が行われる．

❻家族負担尺度[10, 11]
　要介護者を介護する側の負担を，どう把握しどう対応するかは，超高齢社会にとって喫緊の課題．
　負担の把握にはZarit介護負担尺度日本語版が使用されることが多いが，短縮版もある❹．

ICF
international classification of functioning, disability and health

耳痛・聴覚障害

ear pain/hearing disorder

安藤 高志
国民健康保険上川医療センター

どんな症候・疾患なの？

- 耳痛・聴力低下は特に成人に，耳痛は小児から成人まで，日常的によく遭遇する症候の一つである．
- 加齢性難聴や中耳炎など重症化することが少ない疾患が多くを占めるが，突発性難聴，片側性聴力低下，耳由来でない耳痛などにおいて，緊急または重大な疾患が原因となりうることも留意が必要である．

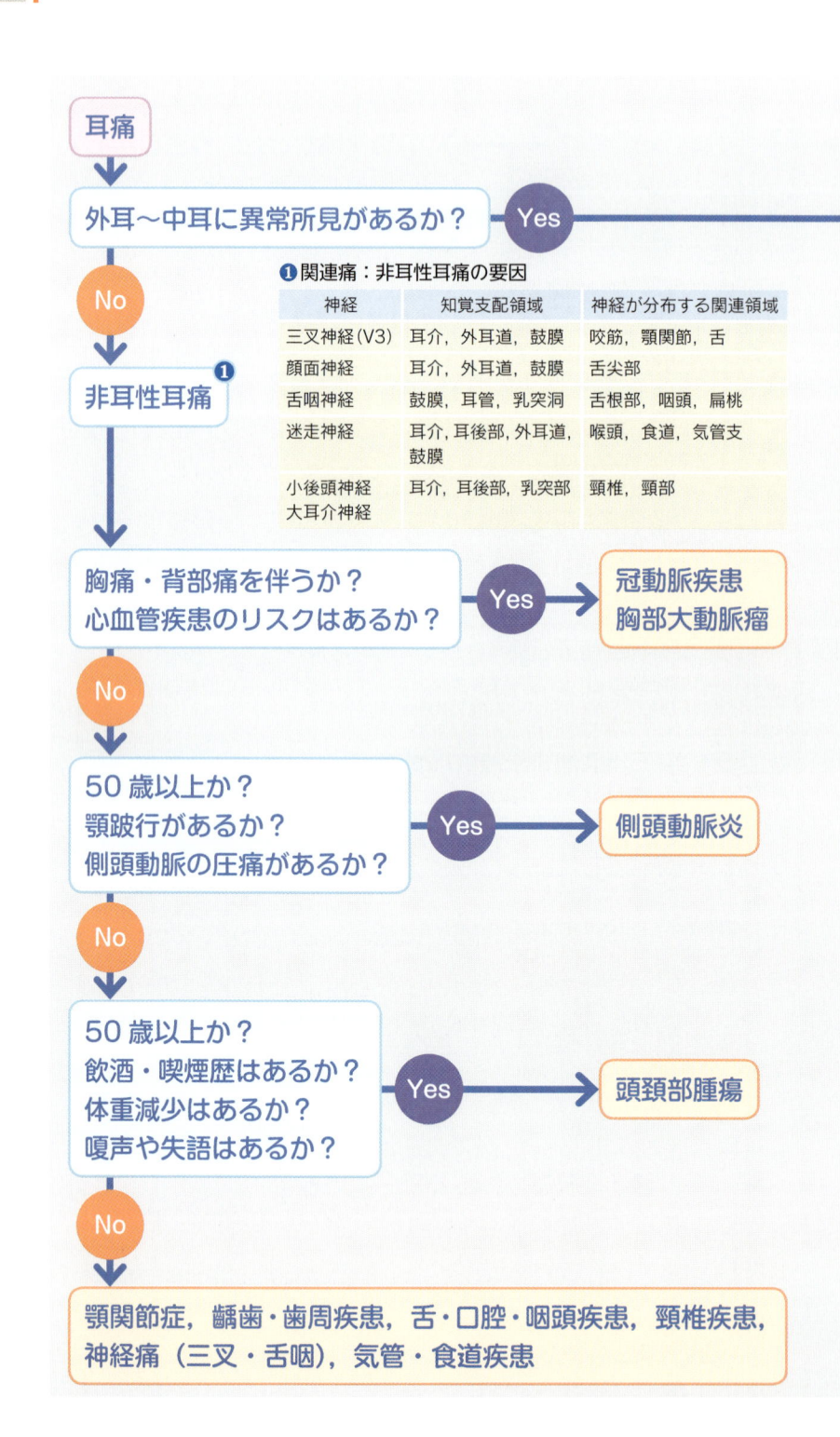

```
耳痛
 ↓
外耳～中耳に異常所見があるか？ ──Yes──→
 ↓No
非耳性耳痛 ❶
```

❶ 関連痛：非耳性耳痛の要因

神経	知覚支配領域	神経が分布する関連領域
三叉神経(V3)	耳介，外耳道，鼓膜	咬筋，顎関節，舌
顔面神経	耳介，外耳道，鼓膜	舌尖部
舌咽神経	鼓膜，耳管，乳突洞	舌根部，咽頭，扁桃
迷走神経	耳介，耳後部，外耳道，鼓膜	喉頭，食道，気管支
小後頭神経 大耳介神経	耳介，耳後部，乳突部	頸椎，頸部

```
 ↓
胸痛・背部痛を伴うか？
心血管疾患のリスクはあるか？ ──Yes──→ 冠動脈疾患 胸部大動脈瘤
 ↓No
50歳以上か？
顎跛行があるか？
側頭動脈の圧痛があるか？ ──Yes──→ 側頭動脈炎
 ↓No
50歳以上か？
飲酒・喫煙歴はあるか？
体重減少はあるか？
嗄声や失語はあるか？ ──Yes──→ 頭頸部腫瘍
 ↓No
顎関節症，齲歯・歯周疾患，舌・口腔・咽頭疾患，頸椎疾患，
神経痛（三叉・舌咽），気管・食道疾患
```

どのくらい Common なの？

- 日本では都市近郊型診療所の全受診者において中耳炎が 1.1% を占め，また米国でも全外来受診者において耳痛または耳感染症が 1.3% を占めるとの調査結果がある[1,2]．
- 特に耳鼻咽喉科へアクセスしづらい地域においては，よりプライマリ・ケア医が多く遭遇する症候・疾患といえるだろう．

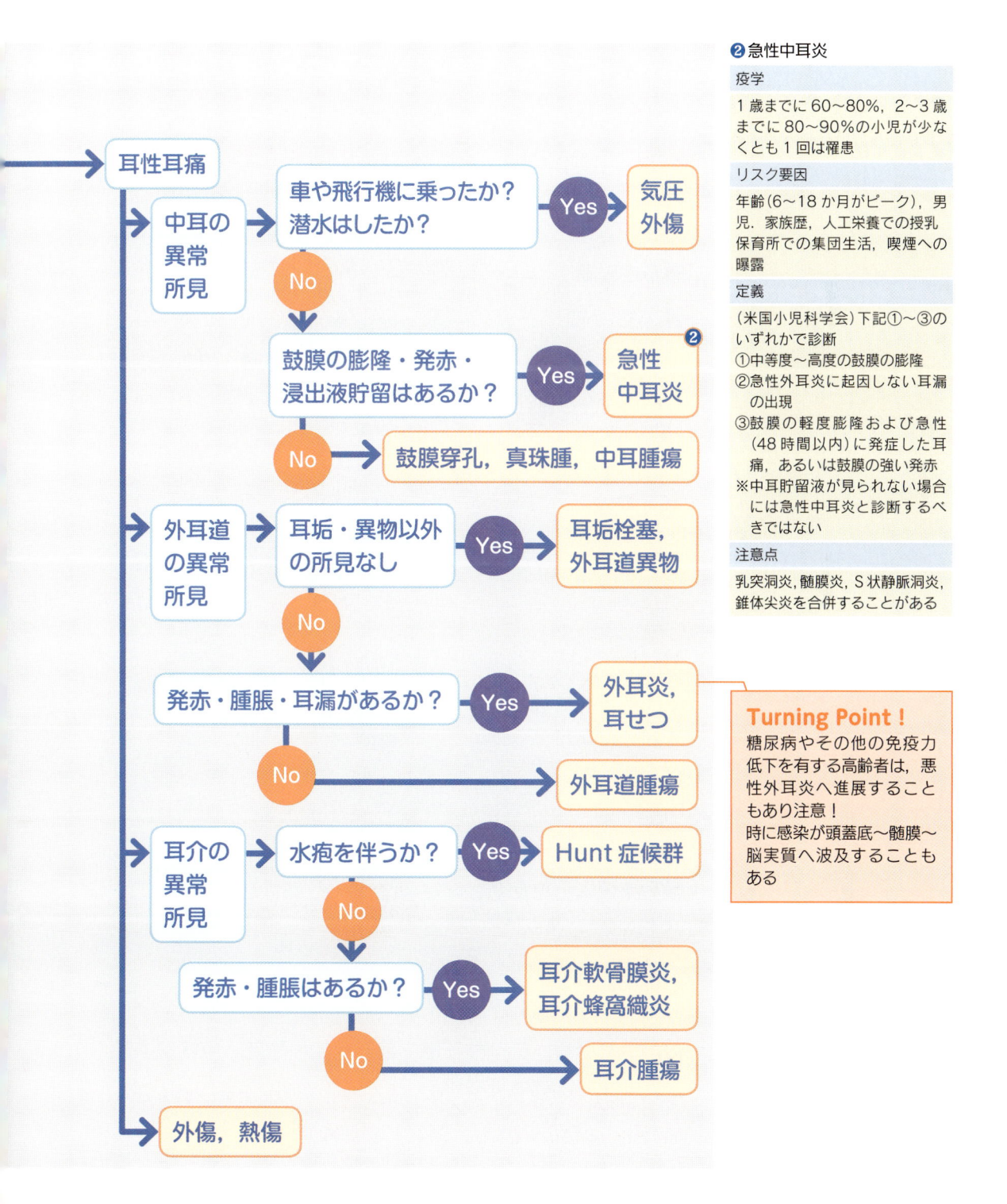

フローチャート（耳性耳痛）

- 耳性耳痛
  - 中耳の異常所見
    - 車や飛行機に乗ったか？ 潜水はしたか？ → Yes：気圧外傷
    - No → 鼓膜の膨隆・発赤・浸出液貯留はあるか？ → Yes：急性中耳炎 ❷
    - No → 鼓膜穿孔，真珠腫，中耳腫瘍
  - 外耳道の異常所見
    - 耳垢・異物以外の所見なし → Yes：耳垢栓塞，外耳道異物
    - No → 発赤・腫脹・耳漏があるか？ → Yes：外耳炎，耳せつ
    - No → 外耳道腫瘍
  - 耳介の異常所見
    - 水疱を伴うか？ → Yes：Hunt 症候群
    - No → 発赤・腫脹はあるか？ → Yes：耳介軟骨膜炎，耳介蜂窩織炎
    - No → 耳介腫瘍
  - 外傷，熱傷

---

❷ 急性中耳炎

疫学
1 歳までに 60～80%，2～3 歳までに 80～90% の小児が少なくとも 1 回は罹患

リスク要因
年齢（6～18 か月がピーク），男児，家族歴，人工栄養での授乳，保育所での集団生活，喫煙への曝露

定義
（米国小児科学会）下記①～③のいずれかで診断
① 中等度～高度の鼓膜の膨隆
② 急性外耳炎に起因しない耳漏の出現
③ 鼓膜の軽度膨隆および急性（48 時間以内）に発症した耳痛，あるいは鼓膜の強い発赤
※中耳貯留液が見られない場合には急性中耳炎と診断するべきではない

注意点
乳突洞炎，髄膜炎，S 状静脈洞炎，錐体尖炎を合併することがある

Turning Point !
糖尿病やその他の免疫力低下を有する高齢者は，悪性外耳炎へ進展することもあり注意！
時に感染が頭蓋底～髄膜～脳実質へ波及することもある

❶ Weber test

振動させた音叉を前額部正中に当てる.
- 音が強く偏位して聞こえる場合, 同側の伝音性難聴, または対側の感音性難聴.
- 音の偏位がない場合, 正常または両側同程度の難聴.

❷ Rinne test

振動させた音叉を乳突部に当て, 音を聴取できなくなった直後に同側の外耳孔近傍に移動する.
- 音を聴取できない場合, 同側の伝音性難聴.
- 音を聴取できる場合, 正常もしくは感音性難聴.

Turning Point !
片側進行性の感音性難聴は明らかな頭部外傷・音響外傷や手術の病歴がない限りは, 基本的に腫瘍の除外のため造影 CT や MRI を要する

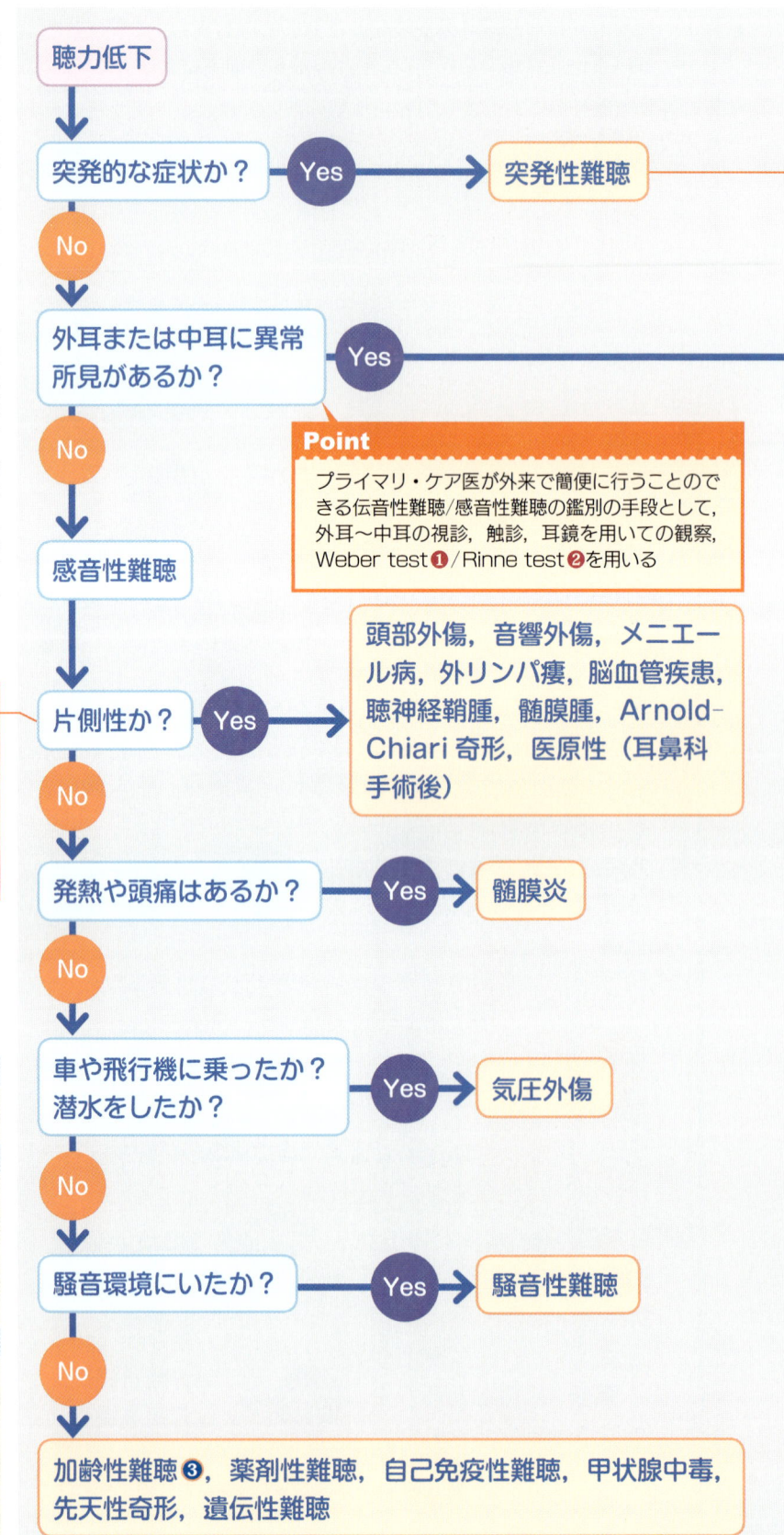

❸ 加齢性難聴の特徴

疫学
75歳までに半数以上の成人が罹患. 男性＞女性

リスク要因
- 遺伝的素因, 社会経済的な地位の低さ, 騒音への曝露
- 耳毒性物質, 感染, 高血圧, 糖尿病, 喫煙
- 脳血管障害, 自己免疫性疾患, 内分泌疾患

症状
- 両側対称性, 進行性, 高音性難聴
- 騒々しい環境下でより聞き取りづらい. 子音を聞き取りづらい
- 耳鳴りや回転性めまいや平衡異常を伴うこともある
- QOL 低下から, 自尊心低下や孤独感や抑うつを伴うこともある

聴力低下
↓
突発的な症状か？ → Yes → 突発性難聴
↓ No
外耳または中耳に異常所見があるか？ → Yes
↓ No

Point
プライマリ・ケア医が外来で簡便に行うことのできる伝音性難聴/感音性難聴の鑑別の手段として, 外耳〜中耳の視診, 触診, 耳鏡を用いての観察, Weber test ❶/Rinne test ❷ を用いる

感音性難聴
↓
片側性か？ → Yes → 頭部外傷, 音響外傷, メニエール病, 外リンパ瘻, 脳血管疾患, 聴神経鞘腫, 髄膜腫, Arnold-Chiari 奇形, 医原性（耳鼻科手術後）
↓ No
発熱や頭痛はあるか？ → Yes → 髄膜炎
↓ No
車や飛行機に乗ったか？潜水をしたか？ → Yes → 気圧外傷
↓ No
騒音環境にいたか？ → Yes → 騒音性難聴
↓ No
加齢性難聴 ❸, 薬剤性難聴, 自己免疫性難聴, 甲状腺中毒, 先天性奇形, 遺伝性難聴

耳痛・聴覚障害

Turning Point！ ❹
突発性難聴は大部分がウイルス感染または脳血管疾患．しかしそれ以外にも聴神経腫瘍，外リンパ瘻，メニエール病，多発性硬化症などの疾患も原因となるため，詳細な聴力検査や MRI を要する

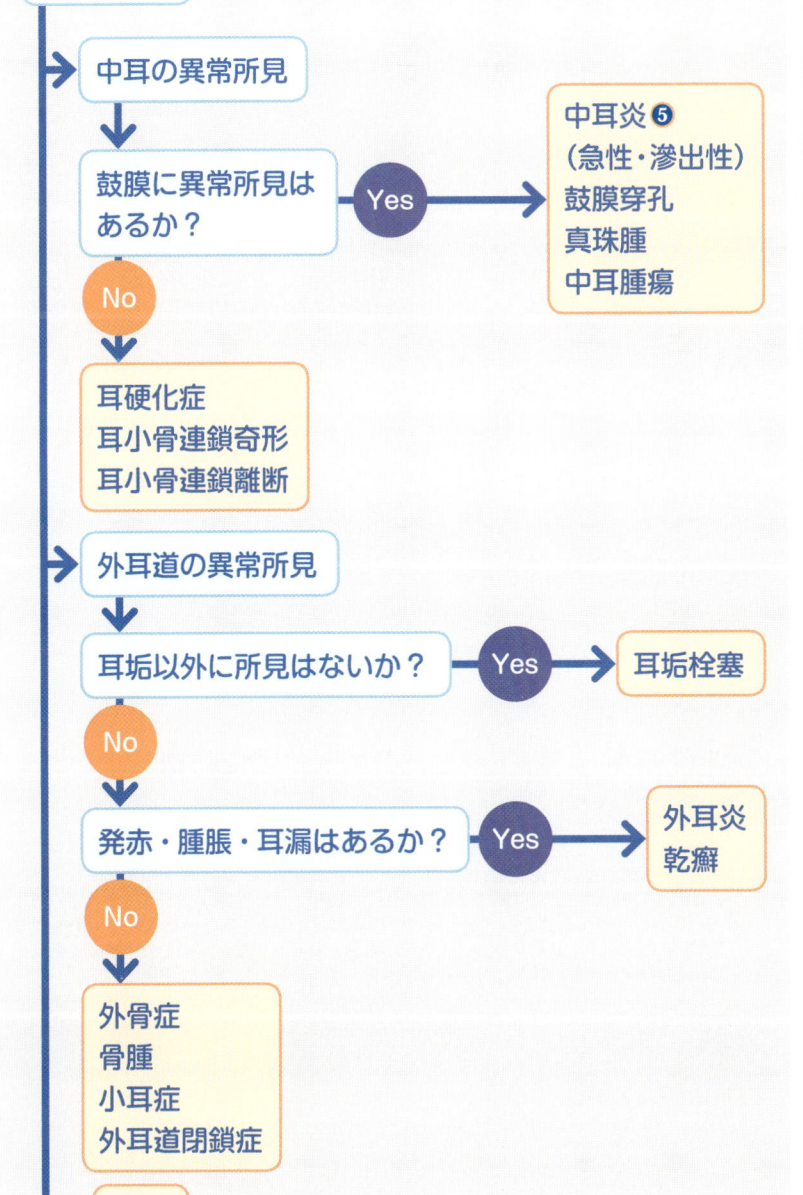

フローチャート（伝音性難聴）

- 伝音性難聴
  - 中耳の異常所見
    - 鼓膜に異常所見はあるか？
      - Yes → 中耳炎 ❺（急性・滲出性）／鼓膜穿孔／真珠腫／中耳腫瘍
      - No → 耳硬化症／耳小骨連鎖奇形／耳小骨連鎖離断
  - 外耳道の異常所見
    - 耳垢以外に所見はないか？
      - Yes → 耳垢栓塞
      - No → 発赤・腫脹・耳漏はあるか？
        - Yes → 外耳炎／乾癬
        - No → 外骨症／骨腫／小耳症／外耳道閉鎖症
  - 外傷／熱傷

フローチャートは文献 3）を参考に作成

❹ 突発性難聴の原因疾患

感染症
- ウイルス性（ヘルペス，パラインフルエンザ，インフルエンザ，ムンプス，麻疹，風疹，HIV）
- 細菌性髄膜炎，マイコプラズマ，ライム病
- 結核，梅毒，真菌

薬剤
- ループ利尿薬，エリスロマイシン，アミノグリコシド
- シスプラチン，シルデナフィル，コカイン

腫瘍
聴神経鞘腫，髄膜がん腫，リンパ腫，白血病，形質細胞異常

外傷
頭部外傷，気圧外傷，音響外傷

自己免疫性疾患
- 自己免疫性内耳障害，SLE，抗リン脂質抗体症候群
- 関節リウマチ，Sjögren症候群
- Cogan症候群，Susac症候群，再発性多発性軟骨炎
- 血管炎（Behçet病や側頭動脈炎など）

血管疾患
- 椎骨脳底動脈の血管障害または一過性脳虚血発作，小脳梗塞
- 内耳出血

その他
- メニエール病，耳硬化症，Paget病，多発性硬化症
- サルコイドーシス，甲状腺機能低下症，特発性

❺ 滲出性中耳炎

病態
感染の症状や徴候のない中耳の液体貯留

特徴
小児：急性中耳炎後に引き続き液体が残存して起こる
成人：急性上気道炎や気圧障害後に起こる

注意点
持続性の片側性滲出性中耳炎は腫瘍性病変の除外が必要

めまい
vertigo, dizziness

一瀬 直日
赤穂市民病院内科

どんな症候・疾患なの？

- めまいは空間位置関係がわからなくなる感覚のことであり，平衡感覚を不安定に感じたり，頭の中では体が動いているように感じてしまうといった特徴がある．
- vertigoを回転性めまい，dizzinessを浮動性めまいと対応させると理解しやすいが，英語でも両者は厳密には区別されない❶[7]．

❶「めまい」を表す用語

回転性めまい（vertigo）
目が回る．天井が回る．壁が流れるように見える．身体がぐるぐる回る．身体が側方へ寄っていく．身体が傾いていく．深みに引っ張られる．

浮動性めまい（dizziness）
・前失神・卒倒感（presyncope；faintness）
　気が遠くなる，失神しそう，卒倒しそう，立ちくらみ
・平衡障害（disequilibrium）
　足元がふらつく．身体がふらふらする．よろめく
・非特異的・定義不十分の頭部ふらふら感（nonspecific or ill-defined light-headedness）
　頭がふらふらする．頭が空になる

（日本神経治療学会ガイドライン．2011[7]）

■基本事項

- 70歳以上のめまい患者で，神経学的異常を伴う，または非回転性めまいのときは重大な原因（薬物性，脳神経疾患，心原性）がないか精査すべきである❷．
- 末梢性前庭障害の症状・徴候がある患者にはDix-Hallpikeテストを行う❸（次ページ）．
- 末梢性の回転性めまいの患者においては，症状が発作性か持続性か，聴力低下の有無を確かめ，良性発作性頭位めまいか前庭神経炎か内耳炎かメニエール病かを診断する．
- めまいの診断に決まって行う検査はないが，糖尿病患者には血糖測定を行い，45歳以上の患者には不整脈がないかチェックする．
- 脳画像検査にはMRI・MRA検査がすすめられるが，小脳出血が疑われて急ぐときはCT検査を行う．

フローチャート

緊急疾患か
↓
以下の1つでも該当
　高齢者（70歳以上）
　非回転性めまい
　神経学的異常
→ Yes →（次ページ左へ）
↓ No
回転性めまい
↓
片頭痛の所見 → Yes → 片頭痛
↓ No
末梢の前庭疾患の可能性
特に
Dix-Hallpikeテスト陽性
悪心・嘔吐がある

→ 次ページ左へ

Point
回転性めまいは頭位の変換や中耳内圧の上昇（咳，くしゃみ，バルサルバ法）によって誘発されやすい．ただし，臥床から起立させるだけでは，「頭位めまい」と「姿勢性の前失神」とを区別できない．そのときは臥床のまま左右に転がってもらったり，座ったまま天井を見上げてもらったりして区別するとよい[8]

❷めまいの原因

- 良性発作性頭位めまい，前庭神経炎，内耳炎，メニエール病，外リンパ瘻などの末梢性前庭障害が35〜55％を占める[2]．
- 不安障害（特にパニック発作）や，うつ病などの精神疾患が10〜25％を占める[2]．
- 中枢前庭障害としては，脳血管障害（たいていが椎骨脳底動脈系の虚血や梗塞）が5％，腫瘍（特に聴神経腫瘍）が1％未満，その他，片頭痛と多発性硬化症[2]．
- 前失神は2〜16％を占める．ほとんどが姿勢の変化によって起きるが，脱水や自律神経機能異常があっても起立性低血圧を伴う場合と伴わない場合がある．背景に不整脈などの心血管疾患を伴う頻度は少ないが注意を要する[2]．
- 平衡障害（disequilibrium）（1〜15％）は感覚障害（視力障害，ニューロパチー，前庭障害，筋骨格系疾患）が組み合わさって引き起こされることが多く，特に高齢者によくみられる[2]．
- 薬剤性（2〜10％）[2]．
- その他めまいを起こすものとして，薬物濫用，代謝異常，肝性脳症，電解質異常，感染症（全身性，上気道），高血圧，外傷，貧血，アルツハイマー病，パーキンソン病，てんかん，内分泌疾患などが含まれる[2]．
- 原因が複数ある場合もよくあり，特に高齢者でその傾向がある[2]．
- 小児に最もよくみられるのは，中耳炎，滲出性中耳炎，耳管機能不全である．逆に少ないのは，良性発作性頭位めまい，片頭痛，外傷，前庭神経炎，メニエール病である[3]．
- 10〜25％の症例は診断がつかない[2]．

（Hoffman RM, et al. Am J Med 1999；107：468-478[2]，Bower CM, et al. Arch Otolaryngol Head Neck Surg 1995；121：911-915[3] より作成）

めまい　47

どのくらい Common なの？

- 以下米国の疫学データ[1]によると，良性発作性頭位めまいは，64/10万人年であり，10歳ごとに38％ずつ発生が増える．また診断された平均年齢は51歳である．
- めまいの一生涯の有病率は成人で23％であり，60歳以上に限っては34％である．
- めまいを主訴にプライマリ・ケア医を受診する患者は14歳までが0.2％であるが，85歳以上では6.7％に増える．
- めまい患者の約4％は症状が慢性化する．めまい患者の約3％は日常機能に著しく影響が及ぶ．

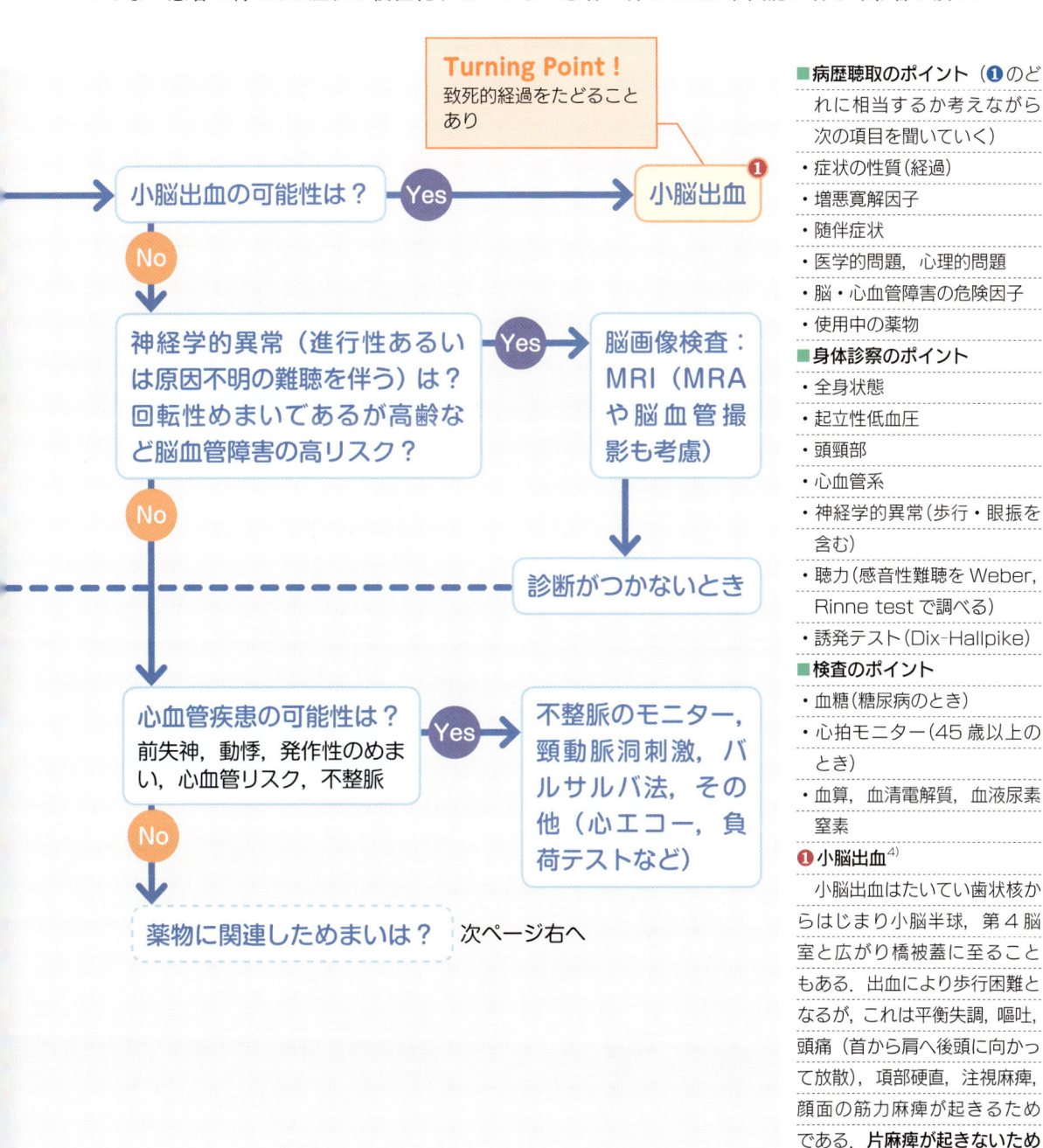

Turning Point！
致死的経過をたどることあり

小脳出血の可能性は？ → Yes → 小脳出血 ❶

↓ No

神経学的異常（進行性あるいは原因不明の難聴を伴う）は？回転性めまいであるが高齢など脳血管障害の高リスク？ → Yes → 脳画像検査：MRI（MRAや脳血管撮影も考慮）

↓ No　　　　　　　　　　　　　　　↓

　　　　　　　　　　　　　診断がつかないとき

- -

心血管疾患の可能性は？前失神，動悸，発作性のめまい，心血管リスク，不整脈 → Yes → 不整脈のモニター，頸動脈洞刺激，バルサルバ法，その他（心エコー，負荷テストなど）

↓ No

薬物に関連しためまいは？　次ページ右へ

■ **病歴聴取のポイント**（❶のどれに相当するか考えながら次の項目を聞いていく）
- 症状の性質（経過）
- 増悪寛解因子
- 随伴症状
- 医学的問題，心理的問題
- 脳・心血管障害の危険因子
- 使用中の薬物

■ **身体診察のポイント**
- 全身状態
- 起立性低血圧
- 頭頸部
- 心血管系
- 神経学的異常（歩行・眼振を含む）
- 聴力（感音性難聴をWeber, Rinne testで調べる）
- 誘発テスト（Dix-Hallpike）

■ **検査のポイント**
- 血糖（糖尿病のとき）
- 心拍モニター（45歳以上のとき）
- 血算，血清電解質，血液尿素窒素

❶ **小脳出血**[4]
　小脳出血はたいてい歯状核からはじまり小脳半球，第4脳室と広がり橋被蓋に至ることもある．出血により歩行困難となるが，これは平衡失調，嘔吐，頭痛（首から肩へ後頭に向かって放散），項部硬直，注視麻痺，顔面の筋力麻痺が起きるためである．**片麻痺が起きないため脳血管障害であることを見逃されやすいので注意**．出血に気づかれずに治療が遅れると脳幹圧迫により昏睡に至る．進行悪化し手術を要することが多い．

❷ 良性発作性頭位めまい

　前庭器官は三半規管と球形嚢，卵形嚢から成るが，本来の位置からはずれた耳石が三半規管の中を転がることが原因といわれている．良性発作性頭位めまいの85～95%は後半規管に起きるが，外側半規管や前半規管に生じることもある．診断は病歴とDix-Hallpike test 陽性で行われる．
　後半規管の良性発作性頭位めまいにはエプリー法❹が治療として行われる[6]．

❸ 小脳疾患（出血，梗塞）を前庭神経炎と区別するには？[9]

　両者ともに急性の持続性の回転性めまいを生じるが，急性の小脳疾患には次の特徴があることが多い．

- 眼振が固視によって抑制されない．水平性や水平回旋性以外の眼振がみられ，注視方向によって変化する．
- 支えがないと立位や歩行がとれない．眼振の緩徐相側に倒れるとは限らない．
- 四肢の測定障害(dysmetria)，構音障害や頭痛がある．
- head thrust（頭部強制回旋）試験が正常である．
- 症状が72時間経ってもおさまらない．
- 若年であることは少なく，動脈硬化リスク因子（高血圧，糖尿病，喫煙）を持つ．

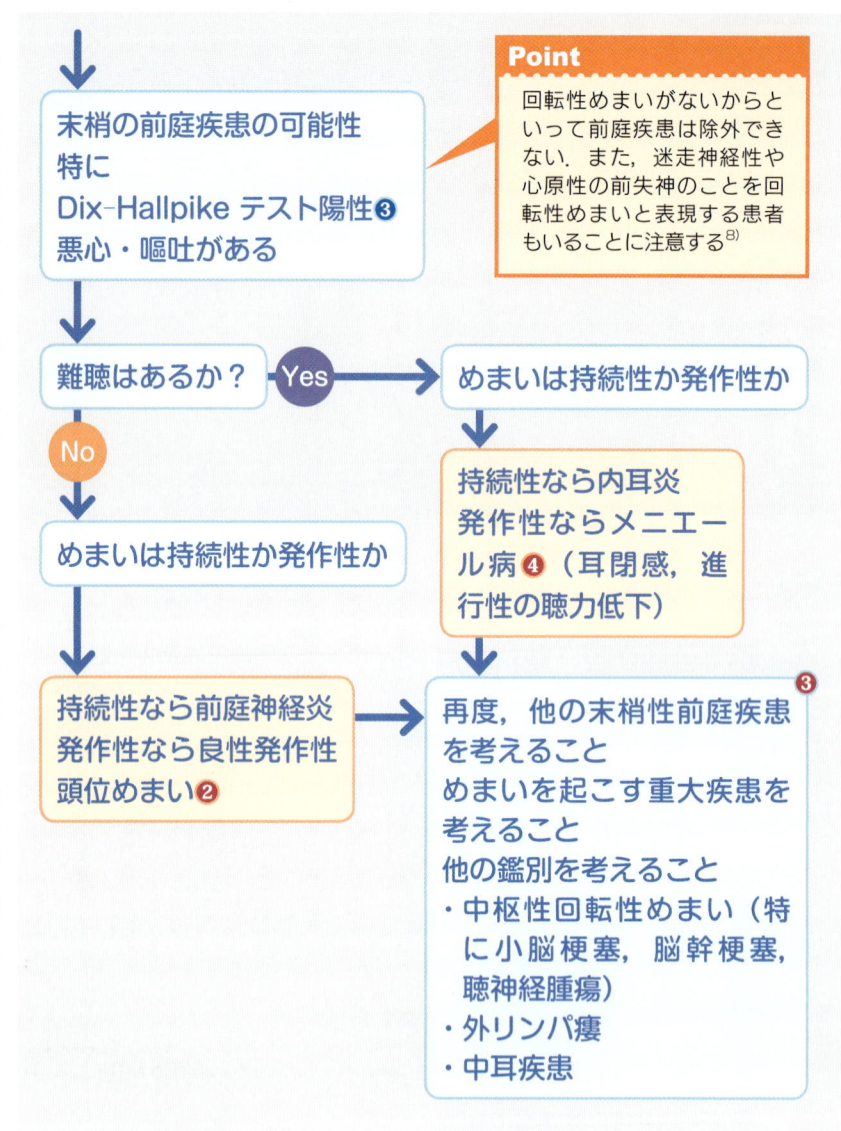

```
↓
末梢の前庭疾患の可能性
特に
Dix-Hallpike テスト陽性❸
悪心・嘔吐がある
↓
難聴はあるか？ ──Yes──→ めまいは持続性か発作性か
    │                              ↓
    No                      持続性なら内耳炎
    ↓                       発作性ならメニエー
めまいは持続性か発作性か        ル病❹（耳閉感，進
    ↓                       行性の聴力低下）
持続性なら前庭神経炎                 ↓
発作性なら良性発作性     ──→ 再度，他の末梢性前庭疾患
頭位めまい❷                  を考えること
                             めまいを起こす重大疾患を
                             考えること
                             他の鑑別を考えること
                             ・中枢性回転性めまい（特
                               に小脳梗塞，脳幹梗塞，
                               聴神経腫瘍）
                             ・外リンパ瘻
                             ・中耳疾患
```

Point：回転性めまいがないからといって前庭疾患は除外できない．また，迷走神経性や心原性の前失神のことを回転性めまいと表現する患者もいることに注意する[8]

❸ Dix-Hallpike test

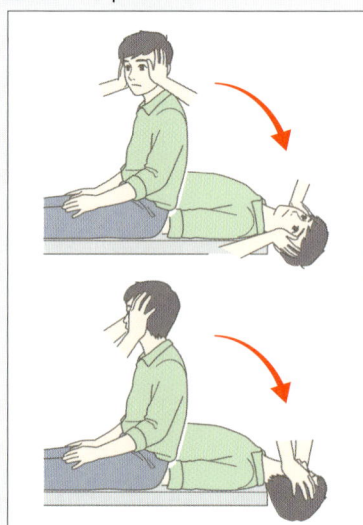

良性発作性頭位めまいの診断に用いる診察法である．感度は80%といわれる[8]．
患者に座ってもらい，首を45度回旋させる．そのまま体幹を倒して頭部を水平下30度の位置までもっていく（肩枕を利用してもよい）．患側の耳が下側となるように行われた場合，潜時数秒の後，30秒以内におさまる回転性めまいが誘発される．回旋性眼振が地面方向に向かって観察される．めまいがおさまったあと，そのまま起こすと今度は逆方向への眼振が観察される．この手技を繰り返すほど，めまいの持続時間は短縮する（疲労現象）．

（Furman JM, et al. UpToDate[5] より）

フローチャート

薬物に関連しためまいは？ → Yes → 原因薬物を中止

↓ No

てんかんや他の神経疾患は？ → Yes → 適切な検査：脳波，MRI，専門医への紹介

↓ No

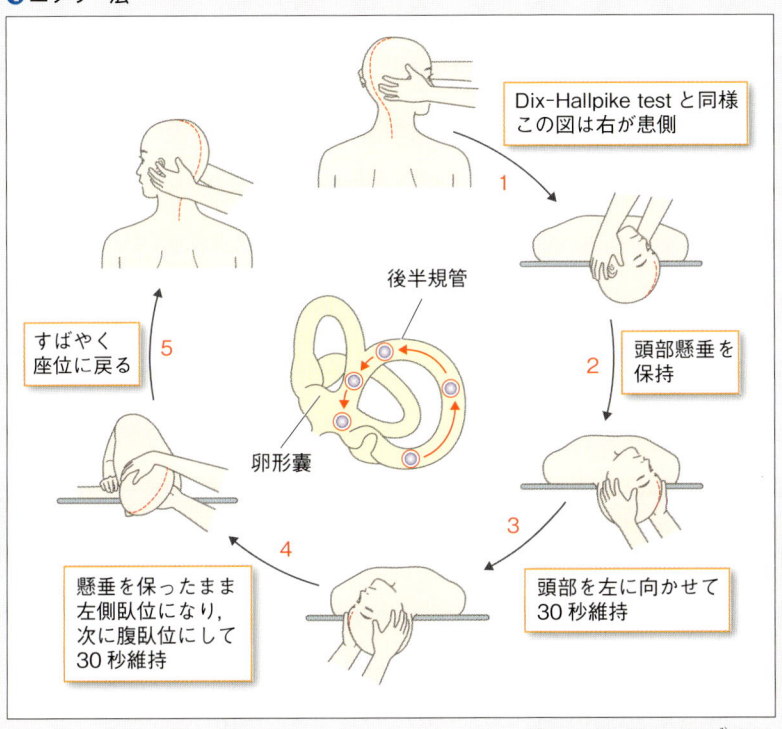

精神的めまい
他の病因
めまいを起こす重大な疾患の可能性を再度考える

❹ エプリー法

- Dix-Hallpike test と同様 この図は右が患側
- 1
- 2 頭部懸垂を保持
- 3 頭部を左に向かせて30秒維持
- 4 懸垂を保ったまま左側臥位になり，次に腹臥位にして30秒維持
- 5 すばやく座位に戻る

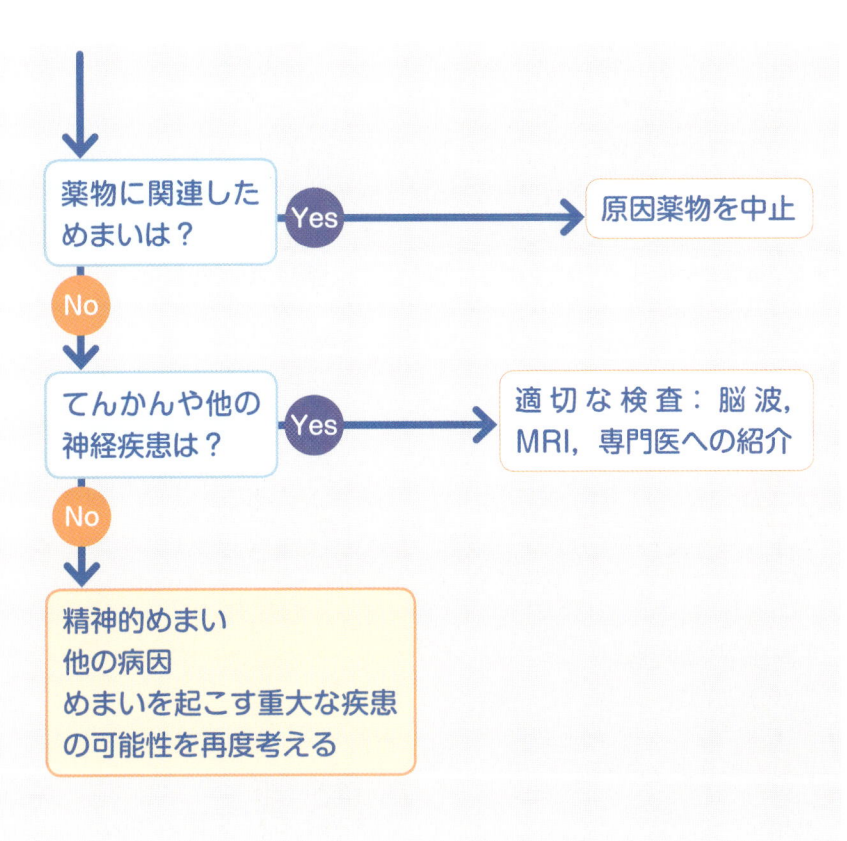

後半規管
卵形嚢

(Barton JJS. UpToDate[6] より)

フローチャートは文献1)を参考に作成

❹ メニエール病

　メニエール病の診断は，「2回以上の回転性めまい」「聴力検査による聴力低下」「耳鳴」で行う．この3項目からわかるように，臨床症候による診断であり精確な診断基準がないため発生率がわかっていない．病理学的には内リンパ水腫であることはわかっているものの原因は未だに不明の疾患である[10]．

　良性発作性頭位めまい（BPPV）とは明らかに異なる疾患であるが，一般の人にとってBPPVや前庭神経炎は聞き慣れず覚えにくい疾患名に対して，メニエール病の方が覚えやすいため，「めまい」＝「メニエール」と混同されていることがある．メニエール病を否定したい場合，聴力検査により進行性の聴力低下がないことをみて正しい除外診断をしてほしい．もちろん逆に，進行性の聴力低下が片側にみられた場合，聴神経腫瘍を見逃さないでほしい．

■ 注意事項

　めまい診療には原因が多数あることが，特に高齢者にはよくみられる．10～25％の患者はめまいの原因が不明である．

咽頭痛
sore throat

中村 琢弥
弓削メディカルクリニック
滋賀家庭医療学センター

どんな症候・疾患なの？

- 「のど」やその周囲から来る痛みをいう．小児から大人まで幅広く，日常にてよく遭遇する症候のひとつである．
- 原因臓器も多岐にわたり，咽頭や扁桃などの想起しやすい部分から，甲状腺や心臓（ACSからの放散痛など）に至るまで，多彩な鑑別疾患があることも特徴である．
- "killer sore throat" という用語にあるように一部は致死的な症候のこともあるため油断しない．

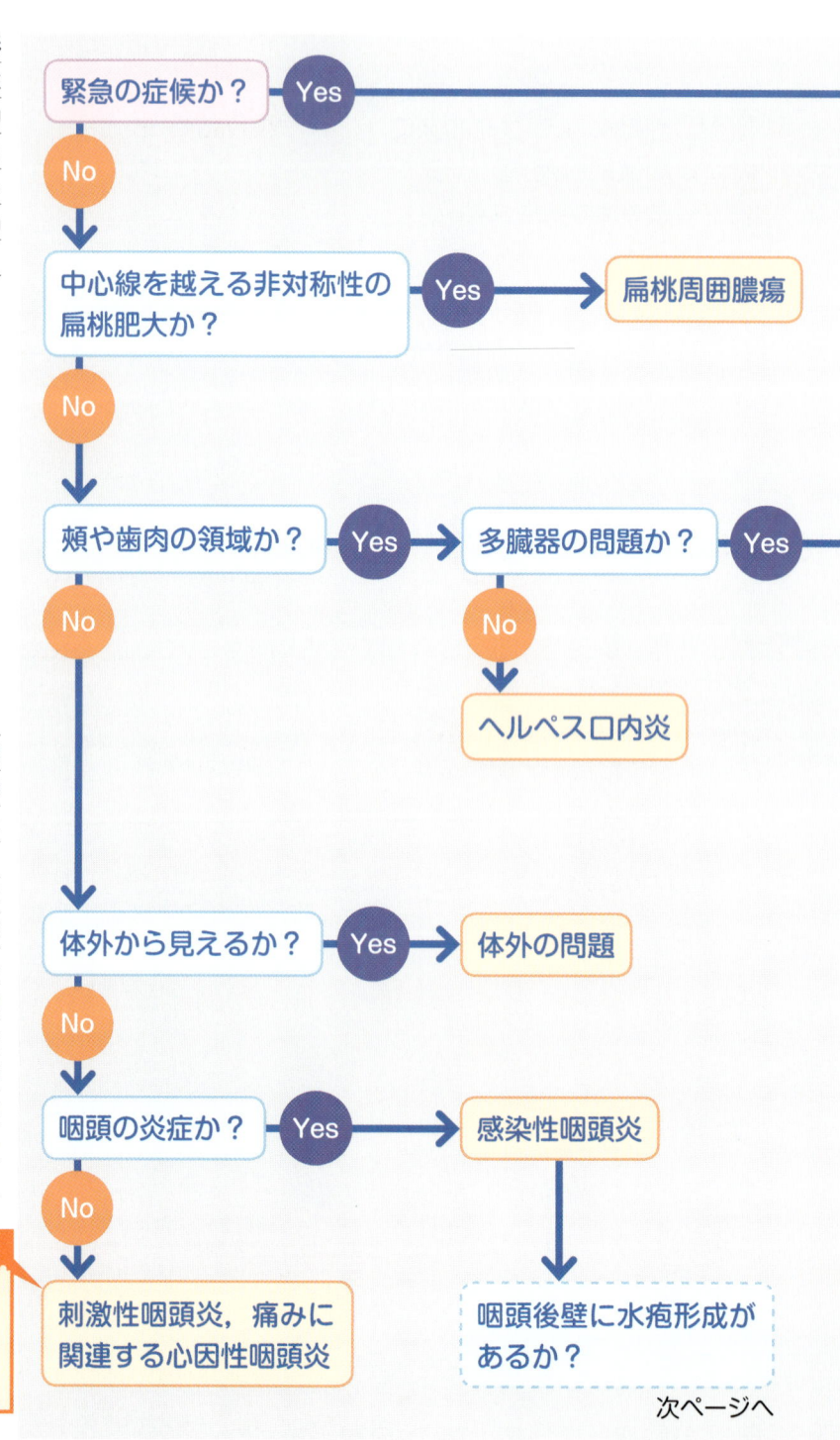

❶急性喉頭蓋炎の頸部X線撮影
致死性疾患として名高い急性喉頭蓋炎を鑑別するのに有効（ただし時間に注意！）．所見としては thumb sign（肥大した喉頭蓋）と vallecula sign（喉頭蓋谷の消失）が代表的．

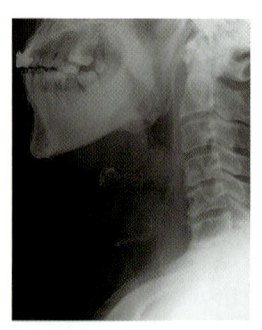

（梅野博仁ほか．MB ENTONI 2004；40：14[1]より）

❷Lemierre症候群
咽頭部からの感染性血栓性頸静脈炎の疾患群．比較的若年健常者に多く，発症初期は感冒との鑑別困難．
咽頭感染部病巣からの血栓により肺塞栓や多発膿瘍，敗血症などを引き起こし，死亡率も10％前後と高い．咽頭痛に加えて，開口障害や内頸静脈に沿った圧痛がある際には疑う．確定診断には造影CTによる血管肥厚像を確認する必要があり紹介適応．

Point
心因性の症候として訴えられる咽頭痛（違和感）もよく遭遇するはず．基礎疾患は生活背景にも着目したい

緊急の症候か？ → Yes →

↓ No

中心線を越える非対称性の扁桃肥大か？ → Yes → 扁桃周囲膿瘍

↓ No

頬や歯肉の領域か？ → Yes → 多臓器の問題か？ → Yes →
　　　　　　　　　　　　　　　↓ No
　　　　　　　　　　　　　　ヘルペス口内炎

↓ No

体外から見えるか？ → Yes → 体外の問題

↓ No

咽頭の炎症か？ → Yes → 感染性咽頭炎
　　　　　　　　　　　　　↓
　　　　　　　　　咽頭後壁に水疱形成があるか？

↓ No

刺激性咽頭炎，痛みに関連する心因性咽頭炎

次ページへ

どのくらいCommonなの？

- 日本の愁訴としてはプライマリ・ケア受診患者の3.2〜7.2％に咽喉の症候がランクインするほど高頻度で遭遇するものである[6].
- 疾患カテゴリとしては最も高頻度に受診する「急性上気道炎関連」（19.6％）でも非常によく認める症候であることから，Common中のCommonの症候であることがうかがわれる[6].

喉頭蓋炎❶，咽頭後壁膿瘍，咽頭側壁膿瘍，EBウイルスによる2次性扁桃肥大，ジフテリア，Lemierre症候群❷

Turning Point！
致死的経過をたどることも多いkiller sore throatとも表現される一群．疑えば迅速な紹介が望まれる

周期性の発熱か？ → Yes → PFAPA症候群❸

No ↓

Stevens-Johnson症候群，Behçet症候群，川崎病❹

❸ PFAPA症候群

（periodic fever with aphthous stomatitis, pharyngitis and adenitis）

2〜5歳の小児でよく見られる周期性発熱．平均5日間程度の発熱発作を数週おきに認める．咽頭痛の他，扁桃炎，アフタ性口内炎，頸部リンパ節炎などを認める．

診断は症状から同症候群を疑った上で，他疾患の除外を慎重に進めながら行う必要がある．

治療としてはステロイドが著効することが特徴で他疾患との区別の指標にもなる[7].

❹ 川崎病への留意

小児のプライマリ・ケア診療では適切な紹介タイミングを逃さないために，川崎病の診断基準は常に頭の片隅には入れて診療に臨むこと❶．

❶ 川崎病診断の手引き（改訂5版）

本症は，主として4歳以下の乳幼児に好発する原因不明の疾患で，その症候は以下の主要症状と参考条項とに分けられる．

A 主要症状	B 参考条項
1. 5日以上続く発熱（ただし，治療により5日未満で解熱した場合も含む） 2. 両側眼球結膜の充血 3. 口唇，口腔所見：口唇の紅潮，いちご舌，口腔咽頭粘膜のびまん性発赤 4. 不定形発疹 5. 四肢末端の変化：（急性期）手足の硬性浮腫，掌蹠ないしは指趾先端の紅斑 　　　　　　　　　（回復期）指先からの膜様落屑 6. 急性期における非化膿性頸部リンパ節腫脹 6つの主要症状のうち5つ以上の症状を伴うものを本症とする．ただし，上記6主要症状のうち，4つの症状しか認められなくても，経過中に断層心エコー法もしくは，心血管造影法で，冠動脈瘤（いわゆる拡大を含む）が確認され，他の疾患が除外されれば本症とする．	以下の症候および所見は，本症の臨床上，留意すべきものである． 1. 心血管：聴診所見（心雑音，奔馬調律，微弱心音），心電図の変化（PR・QTの延長，異常Q波，低電位差，ST-Tの変化，不整脈），胸部X線所見（心陰影拡大），断層心エコー図所見（心膜液貯留，冠動脈瘤），狭心症状，末梢動脈瘤（腋窩など） 2. 消化器：下痢，嘔吐，腹痛，胆囊腫大，麻痺性イレウス，軽度の黄疸，血清トランスアミナーゼ値上昇 3. 血液：核左方移動を伴う白血球増多，血小板増多，赤沈値の促進，CRP陽性，低アルブミン血症，α2グロブリンの増加，軽度の貧血 4. 尿：蛋白尿，沈渣の白血球増多 5. 皮膚：BCG接種部位の発赤・痂皮形成，小膿疱，爪の横溝 6. 呼吸器：咳嗽，鼻汁，肺野の異常陰影 7. 関節：疼痛，腫脹 8. 神経：髄液の単核球増多，けいれん，意識障害，顔面神経麻痺，四肢麻痺

（厚生労働省川崎病研究班作成改訂5版．2002[2]より）

❺ **ヘルパンギーナについて**
　夏風邪の一種であり，強い咽頭痛が特徴．時に咽頭痛のために飲水不良からの脱水も引き起こすことがあるため注意！

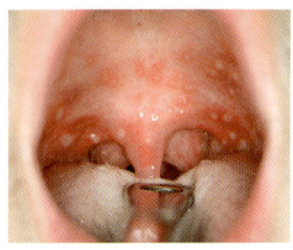

ヘルパンギーナ
(梅野博仁. のどの異常とプライマリケア. ENT 臨床フロンティア. 中山書店；2013. p.5³⁾より)

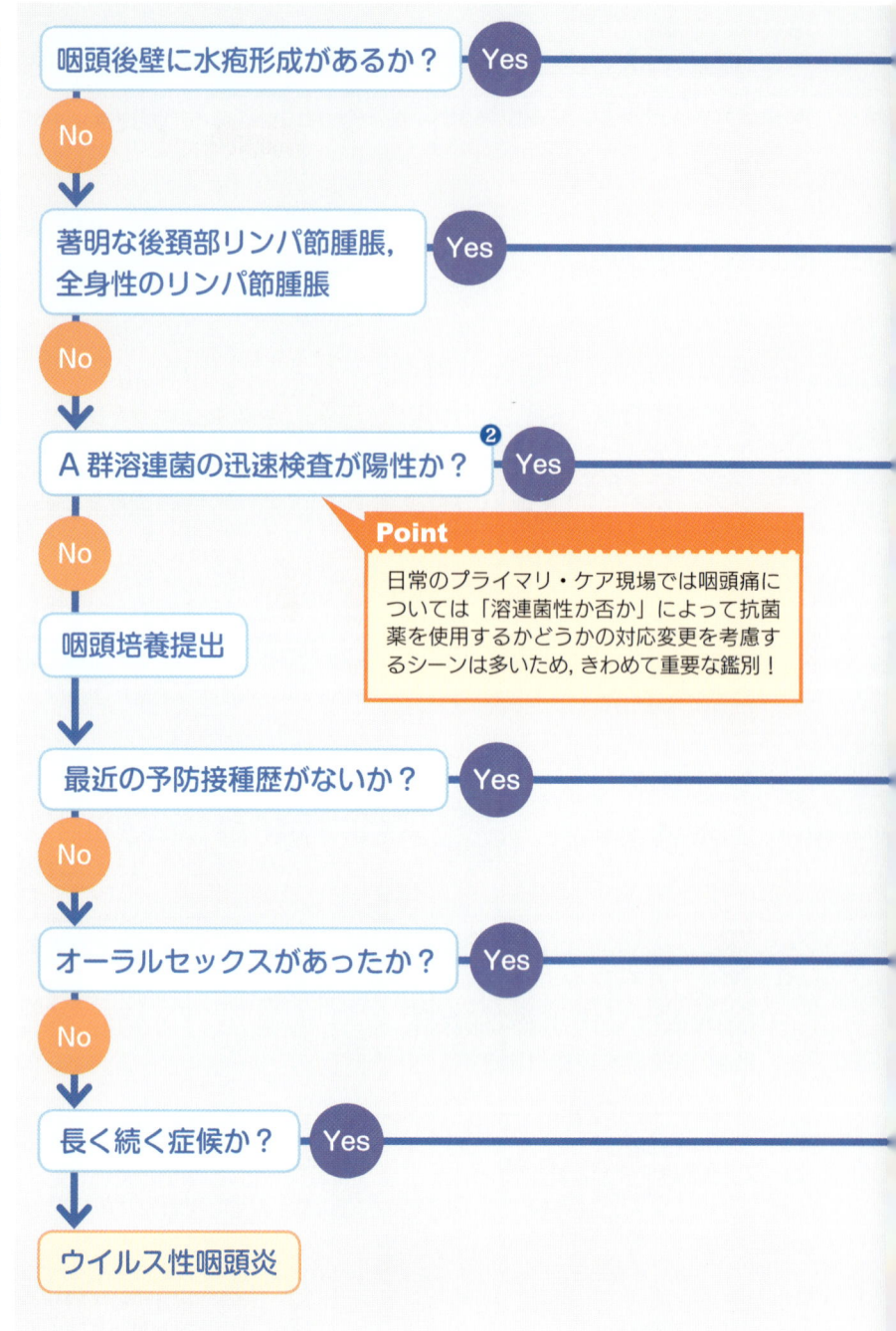

```
咽頭後壁に水疱形成があるか？ → Yes →
    ↓ No
著明な後頸部リンパ節腫脹，全身性のリンパ節腫脹 → Yes →
    ↓ No
A群溶連菌の迅速検査が陽性か？ ❷ → Yes →
    ↓ No
咽頭培養提出
    ↓
最近の予防接種歴がないか？ → Yes →
    ↓ No
オーラルセックスがあったか？ → Yes →
    ↓ No
長く続く症候か？ → Yes →
    ↓
ウイルス性咽頭炎
```

Point
日常のプライマリ・ケア現場では咽頭痛については「溶連菌性か否か」によって抗菌薬を使用するかどうかの対応変更を考慮するシーンは多いため，きわめて重要な鑑別！

咽頭痛 53

- ヘルパンギーナ（コクサッキーウイルス）
- 伝染性単核症❻，HIV
- 溶連菌性咽頭炎 ❼❸
- ジフテリア
- 淋菌性咽頭炎
- 伝染性単核症❻

❷ 検体の採取方法

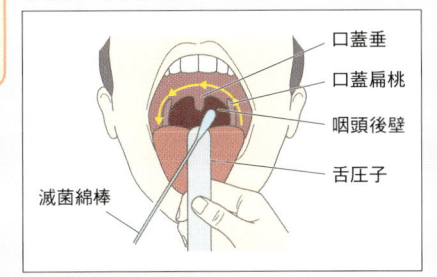

口蓋垂／口蓋扁桃／咽頭後壁／舌圧子／滅菌綿棒

❸ 溶連菌感染性咽頭炎

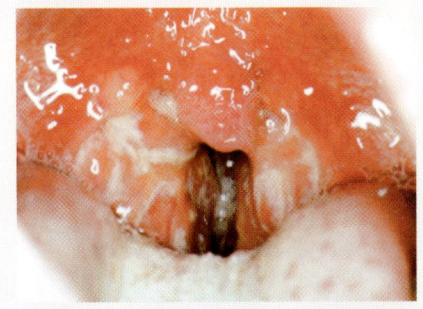

（佐久間孝久．口腔．咽頭疾患，歯牙関連疾患を診る．ENT 臨床フロンティア．中山書店；2013．p.110[4]より）

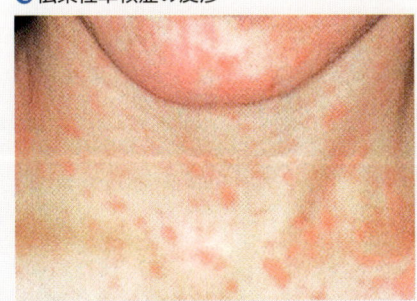

❹ 伝染性単核症の皮疹

（吉田正己．ウイルス性疾患 性感染症．最新皮膚科学大系 第15巻．中山書店；2003．p.43[5]より）

❺ Centor Criteria ─ 溶連菌扁桃腺炎の治療方針のためのスコア

症状	
38℃以上の発熱のエピソード	1点
圧痛のある前頸部リンパ節の腫脹	1点
咳の欠如	1点
白苔を伴う扁桃の発赤	1点
年齢	
3〜14歳	1点
15〜44歳	0点
45歳以上	−1点

合計点	溶連菌扁桃腺炎のリスク	推奨される管理
≦0点	1〜2.5%	抗菌薬や検査は必要ない．
1点	5〜10%	
2点	11〜17%	抗原検査を行う．抗原陽性なら抗菌薬投与．
3点	28〜35%	
4点≦	51〜53%	抗菌薬を経験的投与，もしくは抗原検査．両方行ってもよい．

❻ 伝染性単核症について

・特徴

EB ウイルスの初感染によって発症する疾患．思春期から若年青年に好発する．

倦怠感，発熱，咽頭痛，リンパ節腫脹（特に後頸部リンパ節に注意）が特徴となる．数週間単位の長めの経過をたどることがあり，検査では異型リンパ球増多，肝機能障害，そして，抗体反応が特徴である．

・肝脾腫に注意

肝脾腫を引き起こすことがある．特に脾腫は強い衝撃で腹腔内出血の原因となるため，脾腫がみられる間は日常生活への注意喚起が必要．

・薬疹に注意

ペニシリン系抗菌薬で容易に薬疹が誘発されるため注意（特に溶連菌感染との鑑別で問題になることが多い）❹．

❼ 溶連菌感染について

・溶連菌感染か否か

日常のプライマリ・ケア現場では，咽頭痛については「溶連菌性か否か」によって抗菌薬を使用するかどうかの対応変更を考慮するシーンが多い．

溶連菌の診断では Centor Criteria が参考になる❺．

・溶連菌迅速検査キット

キットの種別にもよるが，感度：96.8%（60/62）特異度：100.0%（70/70）（ラピッドテスタ® ストレップA）とされている．

・溶連菌感染の欠席期間

日本では学校保健安全法により，第3種と指定されており，「適切な抗生剤を開始されてから24時間以上経過し，全身状態がよい」状態になれば，社会生活可能と判断される．適切な指導が行えるようにしたい．

咳・くしゃみ・鼻水
cough/sneezing/rhinorrhea

坂戸 慶一郎
健生黒石診療所

どんな症候・疾患なの？

- 大人から子供まで，日常的によく遭遇する病態である．
- かぜ症候群における医師の役割は，かぜ症候群に紛れ込む疾患の鑑別，対症的治療による症状軽快へのサポート，必要例に限定した抗菌薬の処方である[1]．
- かぜ症候群へのアプローチは，プライマリ・ケア医の力量が問われる[1]．

❶普通感冒（非特異的上気道炎）の一般的な症状と経過[5] ❶

- 初期には咽頭痛，倦怠感，軽度の発熱がみられる．
- これらの症状は数日で改善する．
- 初期症状発現から24〜48時間後に，鼻閉・鼻漏・咳が出る．
- 症状は3〜4日目にピークとなり，7日目頃から解消し始める．
- 通常と異なる経過であれば細菌性感染（の併発）を考える[3]．

❷普通感冒（非特異的上気道炎）と抗菌薬

基本的に抗菌薬は不要であり，少なくともルーチンに処方することは控えたい．

抗菌薬を使用しても治癒は早まらず，成人では副作用がプラセボと比べて2.62倍（95% CI 1.32-5.18）起こりやすくなる[4]．

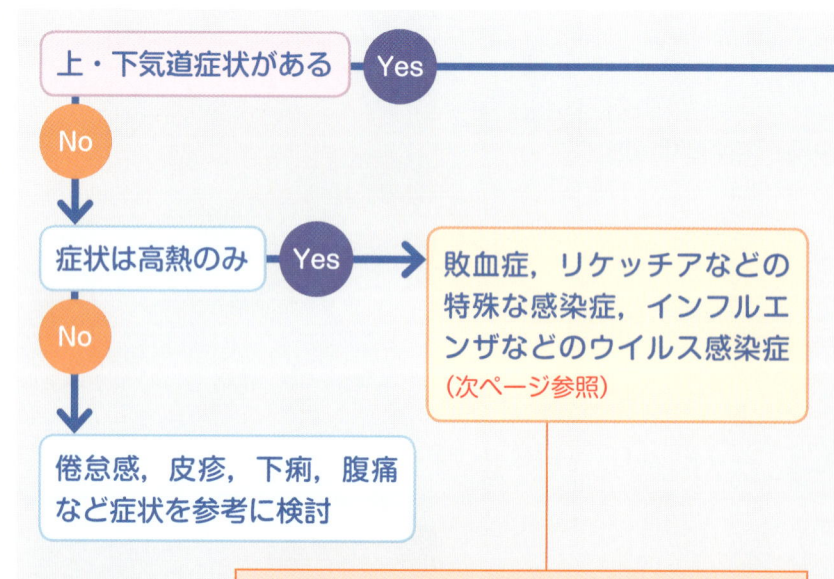

上・下気道症状がある → Yes
↓ No
症状は高熱のみ → Yes → 敗血症，リケッチアなどの特殊な感染症，インフルエンザなどのウイルス感染症 （次ページ参照）
↓ No
倦怠感，皮疹，下痢，腹痛など症状を参考に検討

Turning Point !

- プライマリ・ケア医はこの病型に最も注意を払う必要があり，医師の関与の意味が高い病態である[1]
- 高熱のみで他に症状がない場合は，インフルエンザなどのウイルス感染のことも多いが，発熱以外の症状に乏しい細菌感染症による敗血症の危険性がある
- 特に注目すべき病態は ①急性腎盂腎炎，②急性前立腺炎，③肝膿瘍・化膿性胆管炎，④感染性心内膜炎[1]

（「発熱」p.20 参照）

❶普通感冒の自然経過

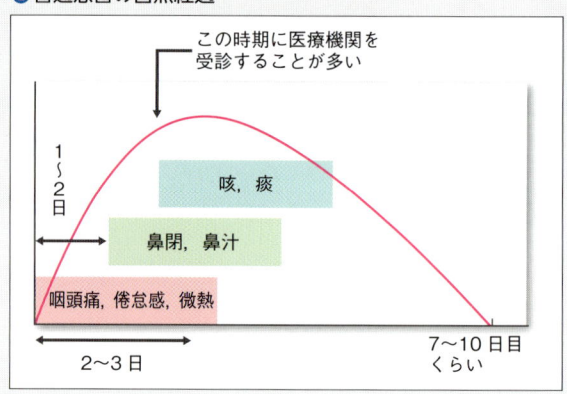

この時期に医療機関を受診することが多い

1〜2日： 咳，痰
鼻閉，鼻汁
咽頭痛，倦怠感，微熱
2〜3日
7〜10日目くらい

（山本舜悟．かぜ診療マニュアル―かぜとかぜにみえる重症疾患の見分け方．日本医事新報社；2013．p.27[3]より）

どのくらい Common なの？

- かぜ症候群に罹患する割合は，平均して小児では年5～7回，成人では年2～3回と言われている[2]．
- 日本の研究においても，特に頻度の多い愁訴として「咳」「発熱」「咽喉の症状・愁訴」「くしゃみ・鼻閉・鼻水」が挙げられており，非常に遭遇頻度が高い[6]．

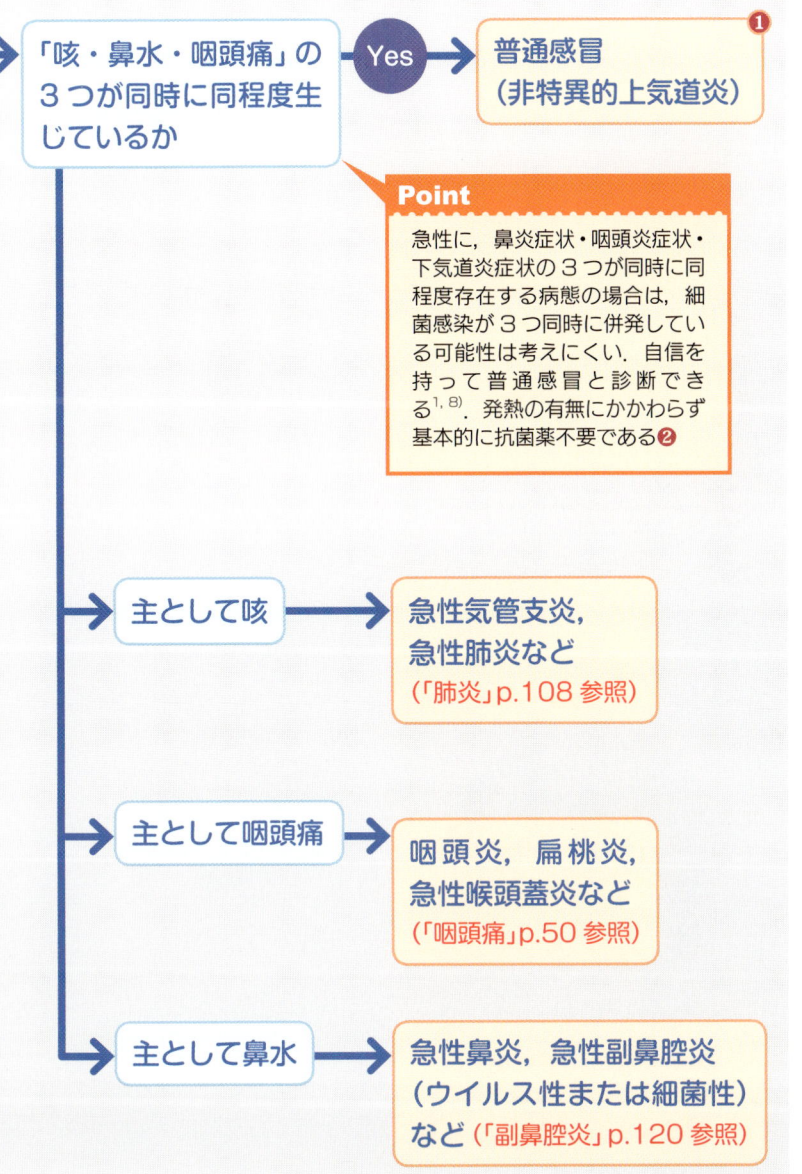

```
→ 「咳・鼻水・咽頭痛」の3つが同時に同程度生じているか ──Yes→ 普通感冒（非特異的上気道炎） ❶
```

Point
急性に，鼻炎症状・咽頭炎症状・下気道炎症状の3つが同時に同程度存在する病態の場合は，細菌感染が3つ同時に併発している可能性は考えにくい．自信を持って普通感冒と診断できる[1,8]．発熱の有無にかかわらず基本的に抗菌薬不要である ❷

- 主として咳 → 急性気管支炎，急性肺炎など（「肺炎」p.108 参照）
- 主として咽頭痛 → 咽頭炎，扁桃炎，急性喉頭蓋炎など（「咽頭痛」p.50 参照）
- 主として鼻水 → 急性鼻炎，急性副鼻腔炎（ウイルス性または細菌性）など（「副鼻腔炎」p.120 参照）

■妊婦に薬を投与する際の注意点

- かぜ症候群そのものによる催奇形性は証明されていない．
- アセトアミノフェンは，妊婦が使用しても先天性異常の発生率に変化はないことが示唆されている[7]．
- 妊娠週数を確認する（～4週：all or none，4～8週：絶対過敏期，8～28週：相対過敏期，28週～：機能異常を懸念）．
- RCTが困難なことから，絶対安全と言い切れる薬はない．
- 必要最小限で使用する．

■総合医の役割

感冒様症状で受診した患者の受診理由は様々である．背景には「いつもと違う症状がある」「大事な用事が控えている」などの患者特有の受診理由がある場合がある．標準的な治療をベースに，患者一人一人に合わせてケアの内容を柔軟に変化させていく[9,10]．

家族やその人を取り巻く背景を聞き，有用な情報を見出す．家族図や家族の状況を把握する機会でもある．また小児の場合は，両親の喫煙歴が重要である[9,10]．

青年は医療機関にあまりかからない世代であり，普通感冒で受診した際は予防的介入などを行う貴重な機会となる．

▶ インフルエンザの診断

■インフルエンザの症状[11]

60歳以上の患者に対し，あるとインフルエンザが疑わしい所見

- 発熱，咳，急な発症の組み合わせ（LR 5.4, 95％CI 3.8-7.7）
- 発熱と咳の組み合わせ（LR 5, 95％CI 3.5-6.9）
- 発熱のみ（LR 3.8, 95％CI 2.8-5）

年代を問わず，インフルエンザの可能性が下がる所見

- 発熱がない（LR 0.4, 95％CI 0.25-0.66）
- 咳がない（LR 0.42, 95％CI 0.31-0.57）
- 鼻閉がない（LR 0.49, 95％CI 0.42-0.59）

■抗インフルエンザ薬の予防投薬

ルーチンの予防投薬は推奨されないが，抗インフルエンザ薬の予防投薬の有効性は示されている[15]．日常診療においては，虚弱高齢者のいる家庭内での流行や，入院または入居施設での流行など，状況に応じて必要性を検討する．

❸インフルエンザ迅速検査の精度について[12]

インフルエンザ迅速検査のシステマティックレビュー[2]では，以下の結果であった．

感度 62.3％（95％CI 57.9％-66.6％）
特異度 98.2％（95％CI 97.5％-98.7％）

迅速検査は特異度が高いが，感度は低いため，事前確率が高い場合はインフルエンザ迅速検査が陰性でも否定はし難い．

インフルエンザが地域で流行している → Yes

↓ No

> **Turning Point !**
> **後咽頭濾胞（インフルエンザ濾胞）**[3,14] ❷❸
> 2009年に87名を対象に行われた日本の研究にて，感度100％，特異度97％であったとの報告がある
> 感度・特異度がいずれも高く，インフルエンザの診断の重要な手がかりとなりうる

典型的な症状と身体所見（インフルエンザ濾胞❷❸）がある → Yes

↓ No

他の疾患の可能性を考慮

❷インフルエンザ濾胞(IF)

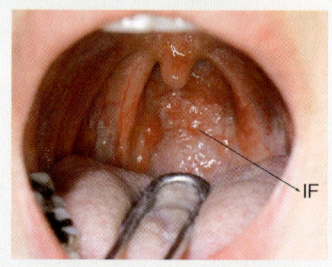

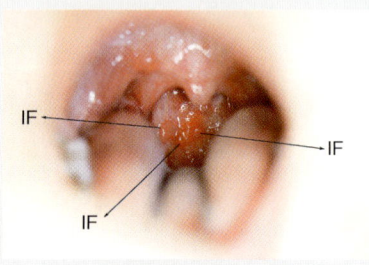

（Miyamoto A, et al. General Medicine 2011；12：51-60[14]より）

❸インフルエンザ濾胞の特徴

丸く半球状（時に米粒状・涙滴状）
境界明瞭でそれぞれが孤立している
胃ポリープにおけるYamada/Fukutomi分類type IIのよう
直径1〜2mmで大きさの大小がない
色は赤紫（マゼンダ）でイクラに似ている
表面は緊満しており，光沢があって，半透明

（山本舜悟．かぜ診療マニュアル—かぜとかぜにみえる重症疾患の見分け方．日本医事新報社；2013[3]を参考に作成）

咳・くしゃみ・鼻水　57

■抗インフルエンザ薬について

健康な成人や小児に対しては，抗インフルエンザ薬の効果は限定的である[13]．

プラセボと比べて，タミフルは成人でインフルエンザ様症状を半日（7日間から6.3日間へ）短縮したものの，入院や重篤な合併症を減らすという効果はなかった．一方で副作用として，嘔気・嘔吐が増加した[13]．

抗インフルエンザ薬も，他の治療と同様，効果とリスクを検討して用いたい❹．

典型的な症状と身体所見（インフルエンザ濾胞❷❸）がある → Yes → インフルエンザ

No ↓

Point
インフルエンザの流行している時期に「発熱・咳・鼻閉が急激に発症」など典型的な症状が見られる場合は，検査前確率は極めて高い．一方，インフルエンザ迅速検査の感度は低く，検査が陰性でもインフルエンザの可能性が残る
インフルエンザ迅速検査陰性でもその後の対応が変わらない（他の疾患は考えにくい，治療内容は同じ等）場合は，インフルエンザ迅速検査を行わないでインフルエンザとして対処してもよい

インフルエンザ迅速検査陽性❸ → Yes → インフルエンザ

No ↓

インフルエンザの可能性もあるが，他の疾患の可能性も考慮❹

❹インフルエンザ流行期に注意すべき紛らわしい鑑別疾患

- インフルエンザ流行期は，多数のインフルエンザ患者を診察する．
- 診察前に「どうせまたインフルエンザだろう」と思った時に誤診が発生する危険性が高まる．
- 発熱以外の症状のない患者を，安易にインフルエンザと決めつけない（急性腎盂腎炎，急性前立腺炎，肝膿瘍・化膿性胆管炎，感染性心内膜炎，リケッチア等に注意する）．
- 咳がなく，発熱・咽頭痛が主症状の場合も，溶連菌感染症，急性喉頭蓋炎，亜急性甲状腺炎など，インフルエンザに紛れて遭遇する他の疾患に注意を払う．
- 状況によってはHIVの急性期との鑑別も念頭に置く．

❹日本で使用できるノイラミニダーゼ阻害薬（2015年9月現在）

	オセルタミビル（タミフル®）	ザナミビル（リレンザ®）	ラニナミビル（イナビル®）	ペラミビル（ラピアクタ®）
用法・容量	（治療）1回75 mgを1日2回，5日間経口投与	（治療）1回10 mg（2ブリスター）を1日2回，5日間吸入	（治療）1回40 mgを単回吸入	（治療）300 mgを15分以上かけて単回点滴静注 合併症等により重症化する恐れのある患者には，1日1回600 mg単回投与も可能であり，症状に応じて連日反復投与できる
	（予防）1回75 mgを1日1回，7～10日間経口投与	（予防）1回10 mg（2ブリスター）を1日1回，10日間吸入	（予防）20 mgを1日1回，2日間吸入投与	

（川名明彦．厚生労働省平成27年度新型インフルエンザの診療と対策に関する研修（2015年11月1日）資料[16]より）

慢性咳嗽
chronic cough

菅家 智史
福島県立医科大学医学部
地域・家庭医療学講座

どんな症候・疾患なの？

- 咳の持続期間で分類．3週間未満を急性咳嗽，3週間以上8週間未満を亜急性咳嗽，8週間以上は慢性咳嗽．
- 亜急性〜慢性咳嗽の鑑別診断は幅広く，生命に関わる疾患の可能性を検討しつつ，診断的治療を用いて鑑別を進めていく．

■ 咳反射

咳反射をもたらす咳受容体は上気道および下気道の上皮細胞だけではなく，食道や横隔膜，胃にも存在する．慢性咳嗽の鑑別診断が多臓器にわたるのはこのため．

❶ X線写真をいつ撮るか

欧米諸国と比較して日本では結核罹患率が高い．人口10万対16人の日本に対し，米国3.1人，ドイツ4.9人，オーストラリアは5.7人[2]．日本では年間2万人以上の新規結核患者が報告されている．

欧米では8週間以上咳が続いた時を胸部X線写真撮影のタイミングとしている記述があるが[3]，結核患者の多い日本ではより早期の3週間程度でX線写真撮影を検討したい．

症状発現初期に患者が胸部X線写真などの検査を希望することがある．プライマリ・ケアでは肺がんや結核など重篤な疾患が後になって発見されることもあり，慎重な対応が必要である．患者がなぜ検査を希望しているのかというナラティブを聴き，医学的に検査が必要な状況かどうか，今後どのような症状が生じたら再診すべきかなどを説明し，患者と医師が共通の理解基盤に立てるよう心がけなければならない．

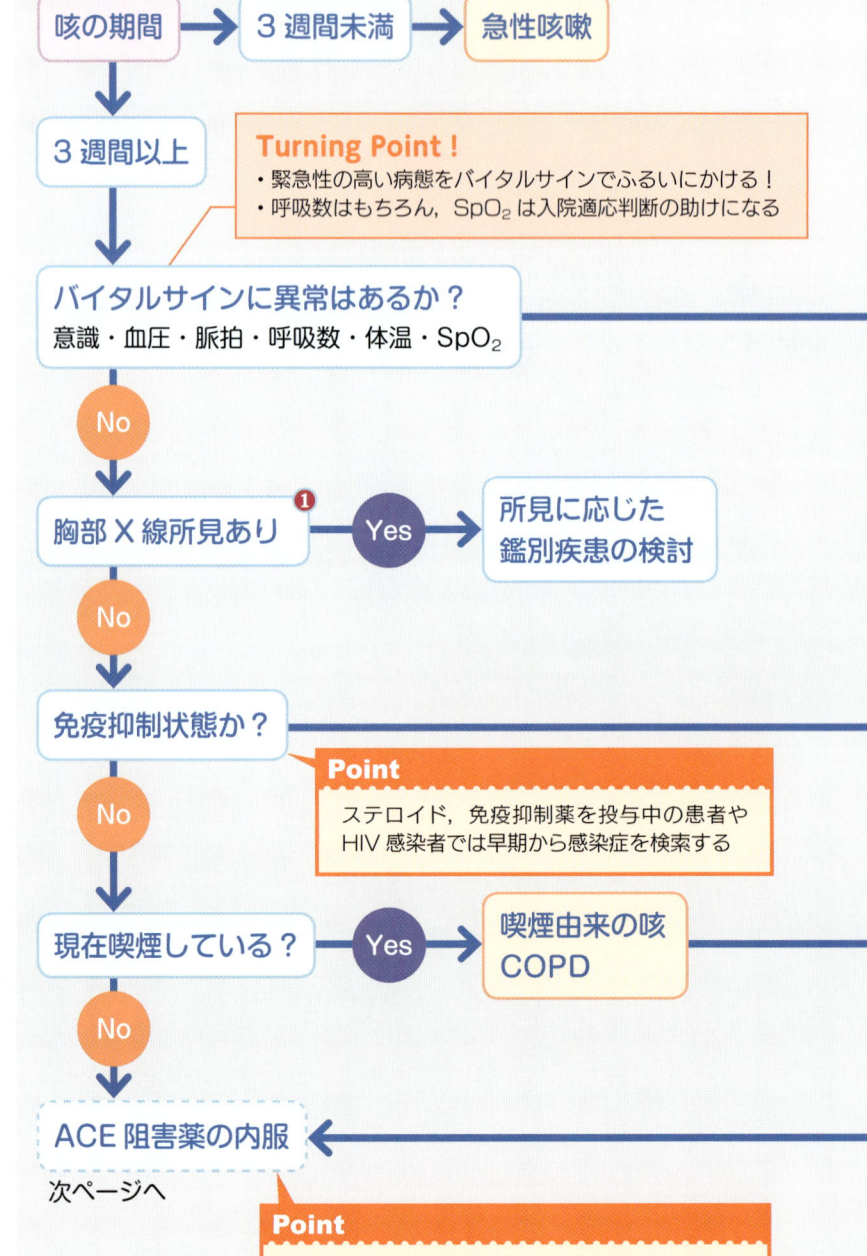

咳の期間 → 3週間未満 → 急性咳嗽

↓

3週間以上

Turning Point！
- 緊急性の高い病態をバイタルサインでふるいにかける！
- 呼吸数はもちろん，SpO₂は入院適応判断の助けになる

↓

バイタルサインに異常はあるか？
意識・血圧・脈拍・呼吸数・体温・SpO₂

↓ No

胸部X線所見あり ❶ → Yes → 所見に応じた鑑別疾患の検討

↓ No

免疫抑制状態か？

Point
ステロイド，免疫抑制薬を投与中の患者やHIV感染者では早期から感染症を検索する

↓ No

現在喫煙している？ → Yes → 喫煙由来の咳 COPD

↓ No

ACE阻害薬の内服

次ページへ

Point
日本人のACE阻害薬による空咳の頻度は軽症なものも含めると15〜38%と報告されており[4]，内服開始後1週間〜数か月の間に生じる

どのくらい Common なの？

- 日本のへき地診療所での研究では，初診時受診理由の第1位が「咳」(11.7％)である[1].
- 急性の咳も含めたデータではあるが，咳はプライマリ・ケアで Common な訴えである．
- 慢性咳嗽は患者自身の生活の質を落とすため，慢性咳嗽をいかにコントロールするかはプライマリ・ケア医の腕の見せどころである．

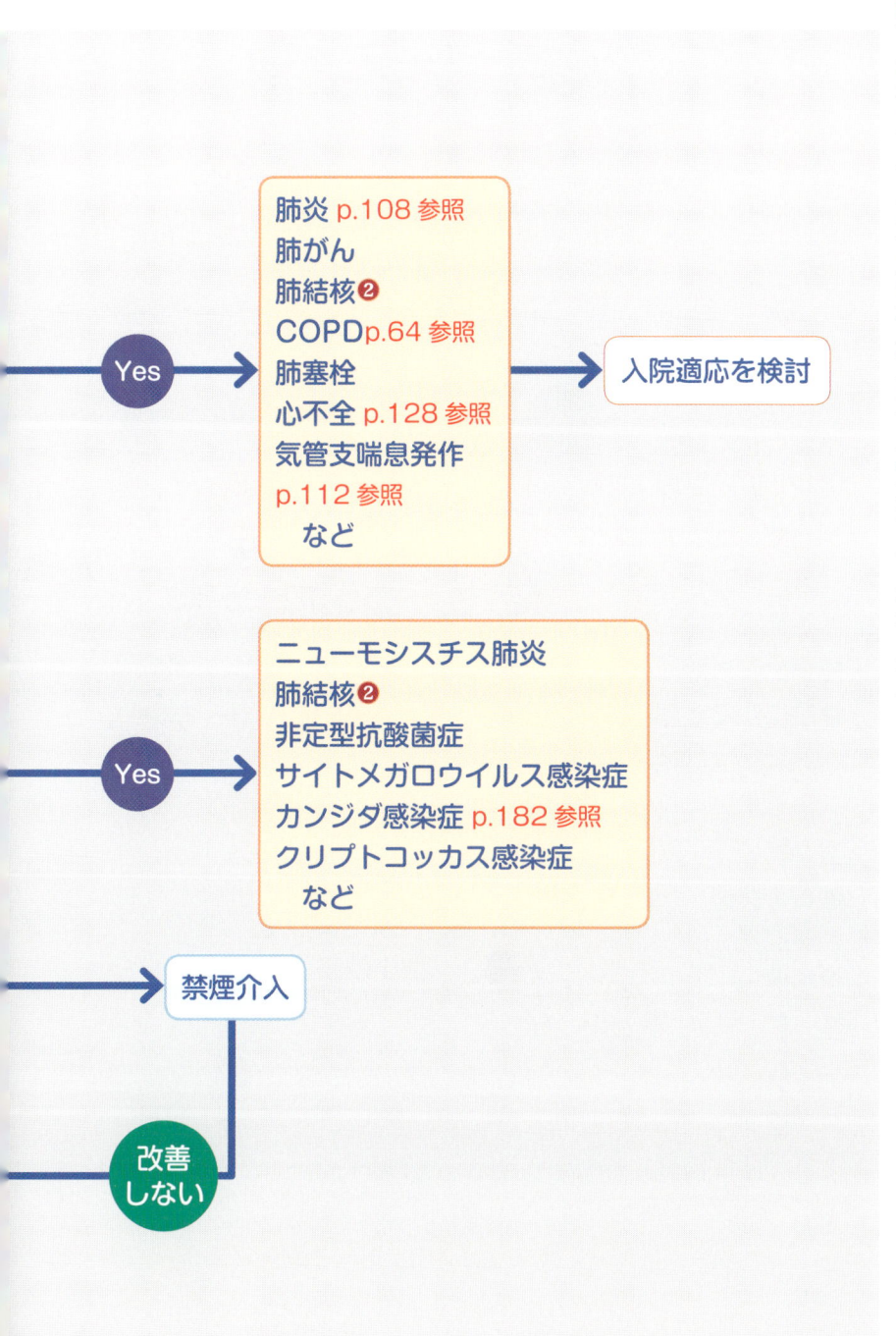

❷肺結核を疑ったら

患者との接触歴や肺結核の既往，胸部X線写真や胸部CT写真で肺結核を疑う所見があれば，喀痰採取を試みる．

喀痰の抗酸菌塗抹検査と結核菌PCR検査を提出し，両者とも陽性であれば「排菌状態の結核」として入院可能な治療施設への紹介，および保健所への報告が必要となる．抗酸菌塗抹検査が陰性であれば，培養検査を依頼し，結核菌の培養結果を待つ間に塗抹検査を3回繰り返す．

喀痰が採取できない場合は，クオンティフェロン検査を実施し，擬陽性・陽性反応が認められれば気管支鏡検査を検討する．

Yes →
- 肺炎 p.108 参照
- 肺がん
- 肺結核❷
- COPD p.64 参照
- 肺塞栓
- 心不全 p.128 参照
- 気管支喘息発作 p.112 参照
  など

→ 入院適応を検討

Yes →
- ニューモシスチス肺炎
- 肺結核❷
- 非定型抗酸菌症
- サイトメガロウイルス感染症
- カンジダ感染症 p.182 参照
- クリプトコッカス感染症
  など

→ 禁煙介入

改善しない

❸ 感染後咳嗽症候群

　感染症を契機に咳が長く続く病態．原因としてマイコプラズマ，クラミドフィラが代表的．自然軽快することが多く，3週間を超えた感染後咳嗽症候群の状態であれば症状改善に対する抗菌薬の寄与は小さい．耐性菌誘導の可能性があり，不必要な抗菌薬の使用は避けたい．

❹ アトピー咳嗽

　アトピー素因を持つ患者において，中枢気道での炎症を中心とした慢性咳嗽を主訴とする疾患．気道過敏性は正常である点が気管支喘息と異なる．

❺ 上気道咳症候群

　欧米の記述では，慢性咳嗽の原因の1つとして上気道咳症候群が挙げられている．鼻炎や咽頭炎が起因となる後鼻漏が原因とされている．
　ちなみに日本のガイドラインにはこの概念は登場しない．別の概念として副鼻腔気管支症候群❻が挙げられている．

❻ 副鼻腔気管支症候群

　「慢性・反復性の好中球性気道炎症を上気道と下気道に合併した病態」と定義され，慢性副鼻腔炎に慢性気管支炎，気管支拡張症あるいはびまん性汎細気管支炎が合併した状態．8週間以上続く湿性咳嗽，後鼻漏などの副鼻腔炎症状があり，マクロライド系抗菌薬や去痰薬による治療が有効とされている[5]．副鼻腔気管支症候群は欧米のガイドライン等には登場せず，副鼻腔気管支症候群と上気道咳症候群が同じ病態かどうかについては評価が定まっていない．

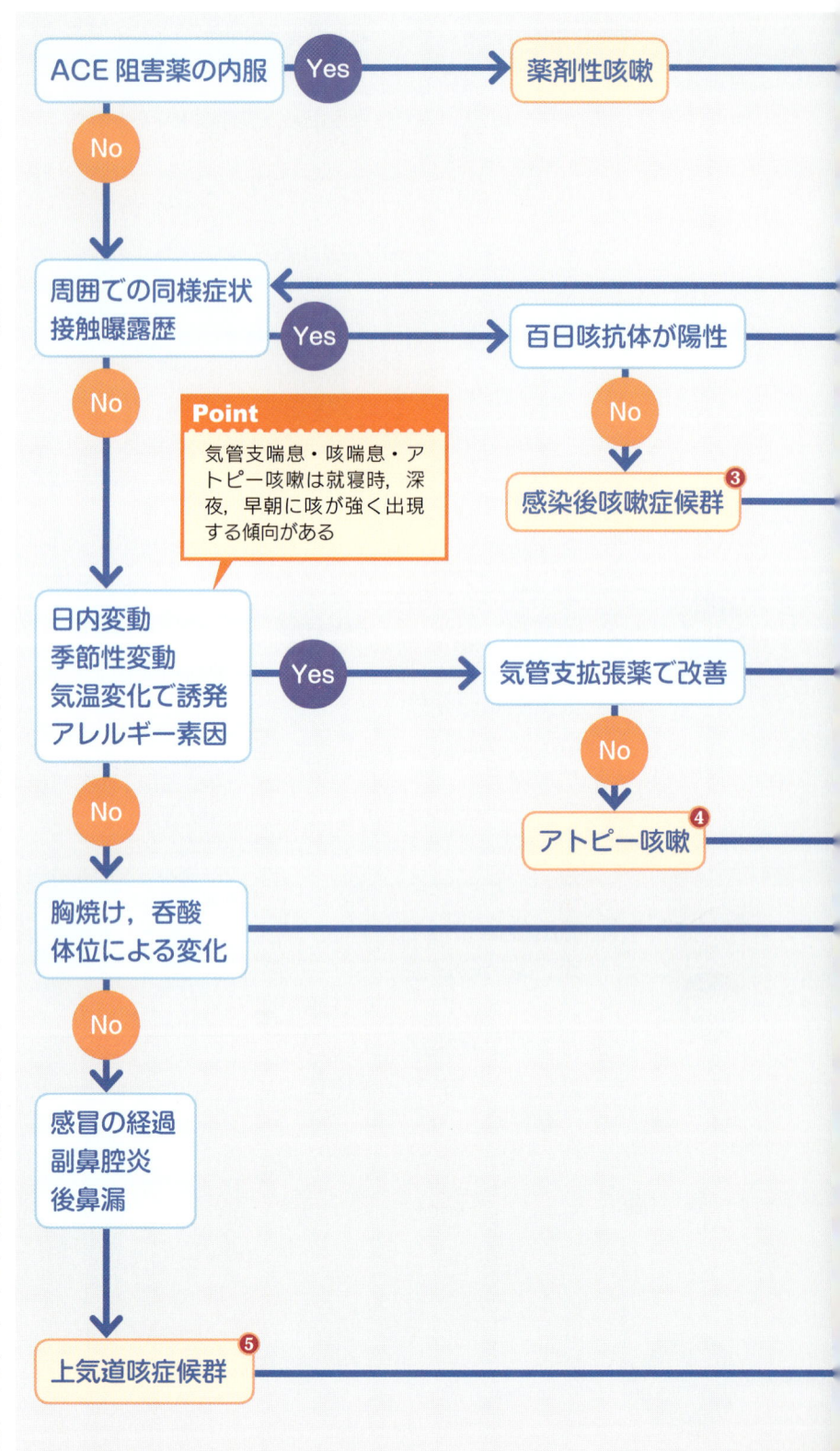

フローチャート：

ACE阻害薬の内服
- Yes → 薬剤性咳嗽
- No ↓

周囲での同様症状・接触曝露歴
- Yes → 百日咳抗体が陽性
  - No → 感染後咳嗽症候群 ❸
- No ↓

Point
気管支喘息・咳喘息・アトピー咳嗽は就寝時，深夜，早朝に咳が強く出現する傾向がある

日内変動／季節性変動／気温変化で誘発／アレルギー素因
- Yes → 気管支拡張薬で改善
  - No → アトピー咳嗽 ❹
- No ↓

胸焼け，呑酸／体位による変化
- No ↓

感冒の経過／副鼻腔炎／後鼻漏
↓
上気道咳症候群 ❺

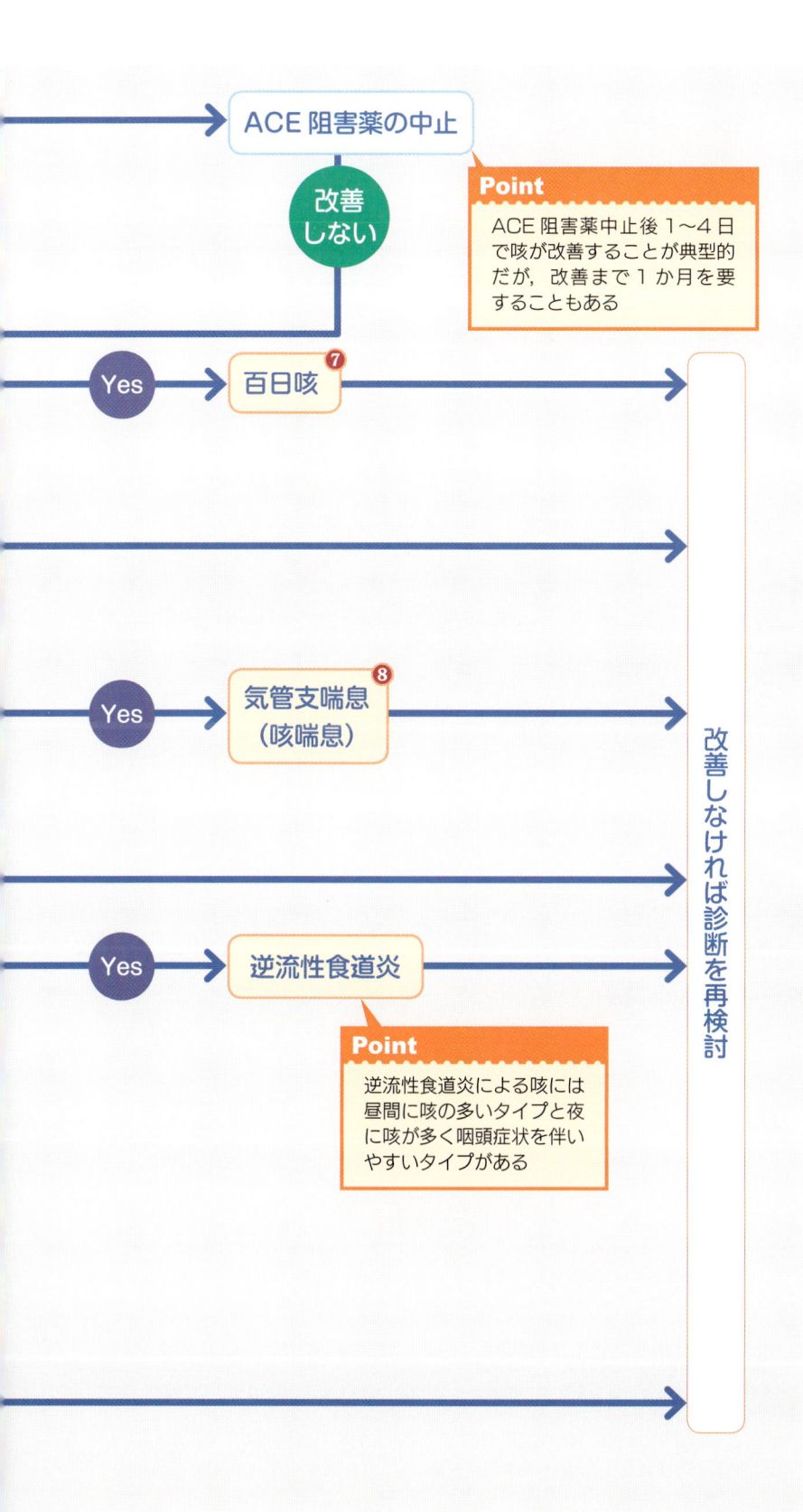

```
                    ACE 阻害薬の中止
                         │
                       改善
                       しない         ┌─ Point ─────────────┐
                         │            │ ACE 阻害薬中止後 1〜4 日 │
                         │            │ で咳が改善することが典型的 │
                         │            │ だが，改善まで 1 か月を要 │
                         │            │ することもある         │
                         │            └──────────────────┘
      Yes ──→   百日咳 ❼ ─────────────────────┐
                                               │
      ─────────────────────────────────→       │
                                               │
      Yes ──→   気管支喘息 ❽ ──────────────→   改
                 （咳喘息）                      善
                                               し
      ─────────────────────────────────→       な
                                               け
      Yes ──→   逆流性食道炎 ─────────────→    れ
                         │                      ば
                   ┌─ Point ─────────────┐     診
                   │ 逆流性食道炎による咳には │     断
                   │ 昼間に咳の多いタイプと夜 │     を
                   │ に咳が多く咽頭症状を伴い │     再
                   │ やすいタイプがある     │     検
                   └──────────────────┘     討

      ─────────────────────────────────→
```

❼ 百日咳

百日咳菌（*Bordetella pertussis*）の感染による呼吸器感染症．乳児が感染すると呼吸困難を生じて生命に関わることがあるため，周囲への感染拡大を減らす目的で診断と治療が推奨される．

検査方法には，PCR 法，LAMP 法，咽頭培養，血清抗体価があるが，PCR 法，LAMP 法は保険適用がなく（2015 年 4 月現在），培養は検出率が低いため，血清抗体価を用いる．

ペア血清での診断が理想的であるが，PT-IgG 抗体価が極めて高値（100 EU/mL 以上）であれば百日咳として治療を行う．

❽ 気管支喘息と咳喘息

好酸球が関与する中枢気道から末梢気道における炎症が病態である．気道過敏性の亢進，気管支拡張薬が有効な点が共通であり，咳喘息は喘鳴や呼吸困難を伴わない気管支喘息の亜型と考えられている．

息切れ・喘鳴
dyspnea/wheezing

平山 陽子
東京ほくと医療生活協同組合
王子生協病院

どんな症候・疾患なの？

- 息切れ（呼吸困難）は，さまざまな程度からなる明確な呼吸の不快感．生理的，心理的，社会的，環境的要因が相互に重なり合って引き起こされる体験で，二次的な生理的，行動的反応を引き起こす[1]．
- 喘鳴は，聴診あるいは対面で聞き取れる気道の狭窄音である❶．
- 息切れは「急性」か「慢性」（1か月以上続く）かで対応が異なる．
- 慢性の息切れの約3分の2の原因は心疾患，呼吸器疾患である❷．
- 鑑別は心疾患，呼吸器疾患，その他に分けて考える．

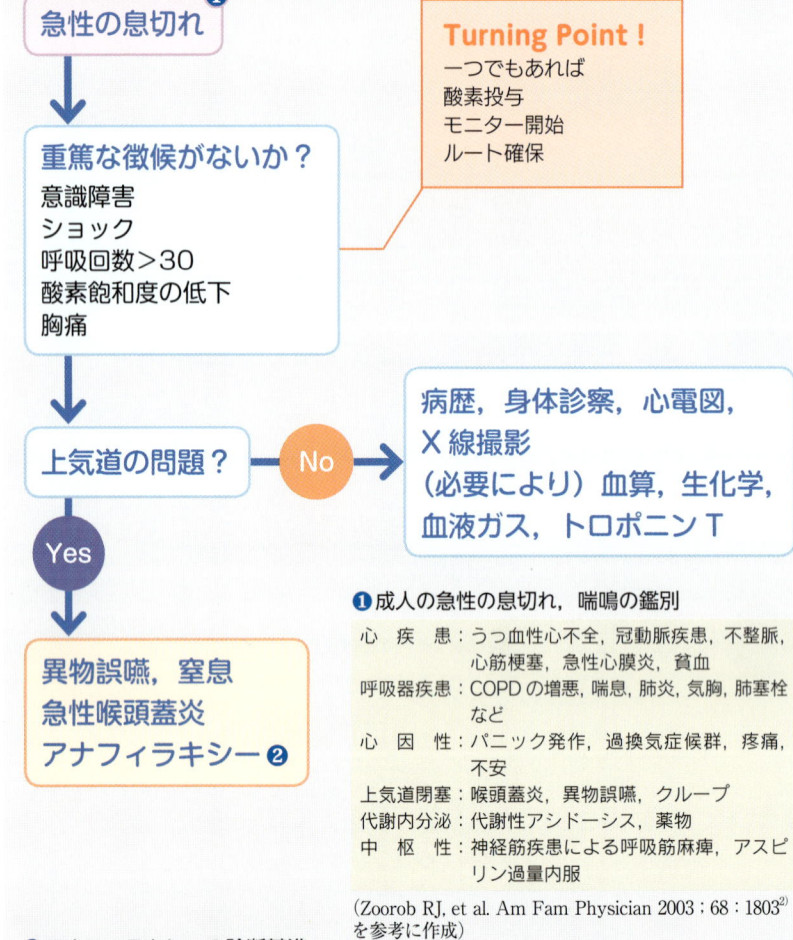

❶ 乳幼児では自ら息切れを訴えられないため，喘鳴，頻呼吸，陥没呼吸などで呼吸状態の悪化を把握する．

❷ 喘息，うっ血性心不全，COPD，肺炎，心筋虚血，間質性肺炎，心因性（全般性不安障害，パニック障害，PTSD）で原因の85％を占める[3]．

❶ 急性の息切れ

↓

重篤な徴候がないか？
- 意識障害
- ショック
- 呼吸回数＞30
- 酸素飽和度の低下
- 胸痛

Turning Point !
一つでもあれば
酸素投与
モニター開始
ルート確保

↓

上気道の問題？ → No → 病歴，身体診察，心電図，X線撮影
（必要により）血算，生化学，血液ガス，トロポニンT

↓ Yes

**異物誤嚥，窒息
急性喉頭蓋炎
アナフィラキシー ❷**

❶ 成人の急性の息切れ，喘鳴の鑑別

心 疾 患	うっ血性心不全，冠動脈疾患，不整脈，心筋梗塞，急性心膜炎，貧血
呼吸器疾患	COPDの増悪，喘息，肺炎，気胸，肺塞栓など
心 因 性	パニック発作，過換気症候群，疼痛，不安
上気道閉塞	喉頭蓋炎，異物誤嚥，クループ
代謝内分泌	代謝性アシドーシス，薬物
中 枢 性	神経筋疾患による呼吸筋麻痺，アスピリン過量内服

(Zoorob RJ, et al. Am Fam Physician 2003 ; 68 : 1803[2]を参考に作成)

❷ アナフィラキシーの診断基準

- 以下の3項目のいずれかに該当
- 診断したら迷わずボスミン筋注
  大人 0.3 mL 子ども 0.15 mL
- 効果がなければ15分後に再度反復投与
- 血圧低下には生食の急速点滴

1) 数分〜数時間かけて発症した皮膚粘膜異常に加え，①急性の呼吸器症状，②急性の血圧低下またはその随伴症状（脱力，失神，失禁など）のいずれか1症状がある．

2) 原因と推測されるアレルゲンや他の誘因への曝露後，数分〜数時間で，①皮膚粘膜異常，②急性の呼吸器症状，③急性の血圧低下またはその随伴症状（脱力，失神，失禁など），④急性の消化管症状のいずれか2症状が出現する．

3) 既知のアレルゲンへ曝露後，数分〜数時間で，低い収縮期血圧（以下）を認める場合
   生後1か月〜1歳では＜70 mmHg
   1〜10歳では＜70 mmHg＋（年齢×2）
   11歳〜成人では＜90 mmHg
   または，平常時より30％以上の収縮期血圧の低下

どのくらい Common なの？

- 三次救急病院を訪れる患者の最大 50％，一般の救急外来を訪れる患者の最大 25％ が息切れや呼吸困難を訴えており，救急の現場では非常に Common な病態である[1]．
- プライマリ・ケアの外来においても急性，慢性の息切れを訴える患者は毎日必ず出会う，ありふれた病態である．
- 代表的疾患の COPD は 40 歳以上の有病率が 10％ 程度[8]と言われているが，診断されているのはそのうち 9％ 程度にすぎない．

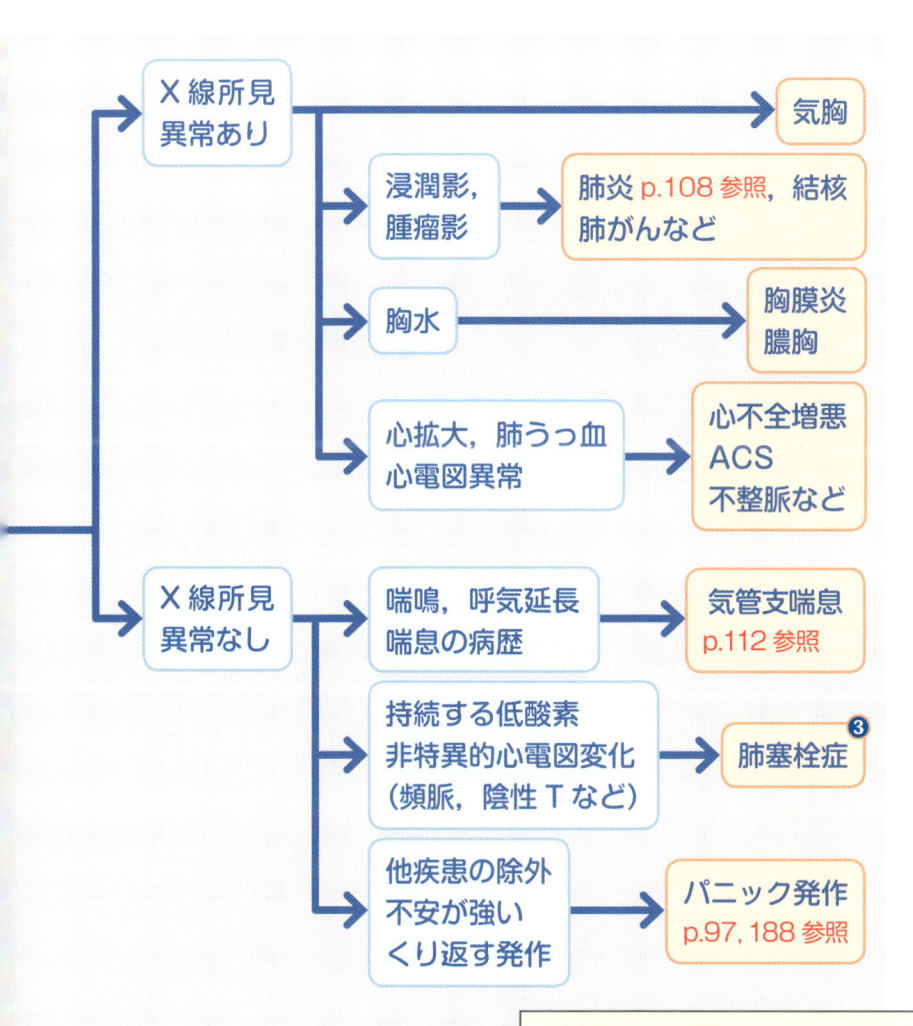

```
X線所見異常あり ─┬─→ 気胸
                  ├─ 浸潤影，腫瘤影 →  肺炎 p.108 参照，結核 肺がんなど
                  ├─ 胸水 → 胸膜炎 膿胸
                  └─ 心拡大，肺うっ血 心電図異常 → 心不全増悪 ACS 不整脈など

X線所見異常なし ─┬─ 喘鳴，呼気延長 喘息の病歴 → 気管支喘息 p.112 参照
                  ├─ 持続する低酸素 非特異的心電図変化（頻脈，陰性Tなど）→ 肺塞栓症 ❸
                  └─ 他疾患の除外 不安が強い くり返す発作 → パニック発作 p.97, 188 参照
```

❸ ウェールズスコア（肺塞栓症の事前確率を予測）

深部静脈血栓症の症状や所見あり	+3
肺塞栓症以外の診断は考えにくい	+3
心拍数＞100 回/分	+1.5
過去 4 週間以内の長期臥床や手術歴	+1.5
血痰あり	+1
がんの既往	+1
合計点　＜2：検査前確率低い（肺塞栓症の可能性　1％）	
2〜6：検査前確率中程度（16％）	
＞6：検査前確率高い（37％）	

◎ 小児の喘鳴，呼吸困難のみかた

子どもの急性の呼吸困難の原因で最も多いのは喘息，肺炎と上気道閉塞である．致死的になりうるのは喉頭蓋炎，クループ，心筋炎，重症の喘息と糖尿病ケトアシドーシスである．小さな子どもにおいては常に異物誤嚥，クループ，急性の細気管支炎（RSウイルス，百日咳など）を念頭に置く．
異物誤嚥：除去を試みるが難しい場合はコンサルト
急性喉頭蓋炎：疑ったら耳鼻科コンサルト
細気管支炎による呼吸促迫：酸素吸入し入院コンサルト
気管支喘息発作：β刺激薬の反復吸入（20〜30 分間隔で）
　メプチン 0.1〜0.3 mL 吸入（生食 2 mL とともに）
　※改善なければ入院
クループ症候群：ボスミン吸入 0.2 mL（生食 2 mL とともに）
　デカドロンエリキシル：0.15 mg（1.5 mL）/kg 経口投与
　※陥没呼吸や強い喘鳴がある場合は入院

❸ 気管短縮

COPD の所見．肺の膨張により縦隔が下方に牽引されるために生じる．胸骨上縁から輪状軟骨までの距離が 2 横指以下のとき気管短縮という．

❹ 呼吸補助筋の発達

COPD では胸鎖乳突筋が発達し，拘束性肺疾患では中斜角筋が発達する．

■ COPD について

慢性閉塞性肺疾患（COPD）は持続性の気流閉塞を特徴とする肺の疾患である．

末梢気道病変（閉塞性細気管支炎）と肺胞の破壊（肺気腫）が複合的に作用することで生じる．

有病率は NICE study の結果ではスパイロメトリーで 40 歳以上の 10.9%（男性 16.4%，女性 5.0%）に気流閉塞が認められた．喘息をのぞいても COPD の有病率は 8.6% 程度と推測された．このうち，すでに COPD と診断されていたのは 9.4% にすぎなかった[8]．

COPD 診断はスパイロメトリーによってなされる．FEV1.0/FVC＜0.7 が定義である．

重症度と治療方針は息切れの自覚症状（MRC）とスパイロメトリーの結果（GOLD 分類）を組み合わせて行われる．

スクリーニングに有用な問診票（IPAG），症状の評価に有用なアセスメントテスト（CAT）がある．いずれも GOLD 日本委員会のホームページより入手可能．

❺ 慢性の息切れの患者において捻髪音を聴取し，胸部 CT にて胸膜直下の網状影，蜂巣肺などを認めた場合は特発性間質性肺炎（IIP）を疑う❾．

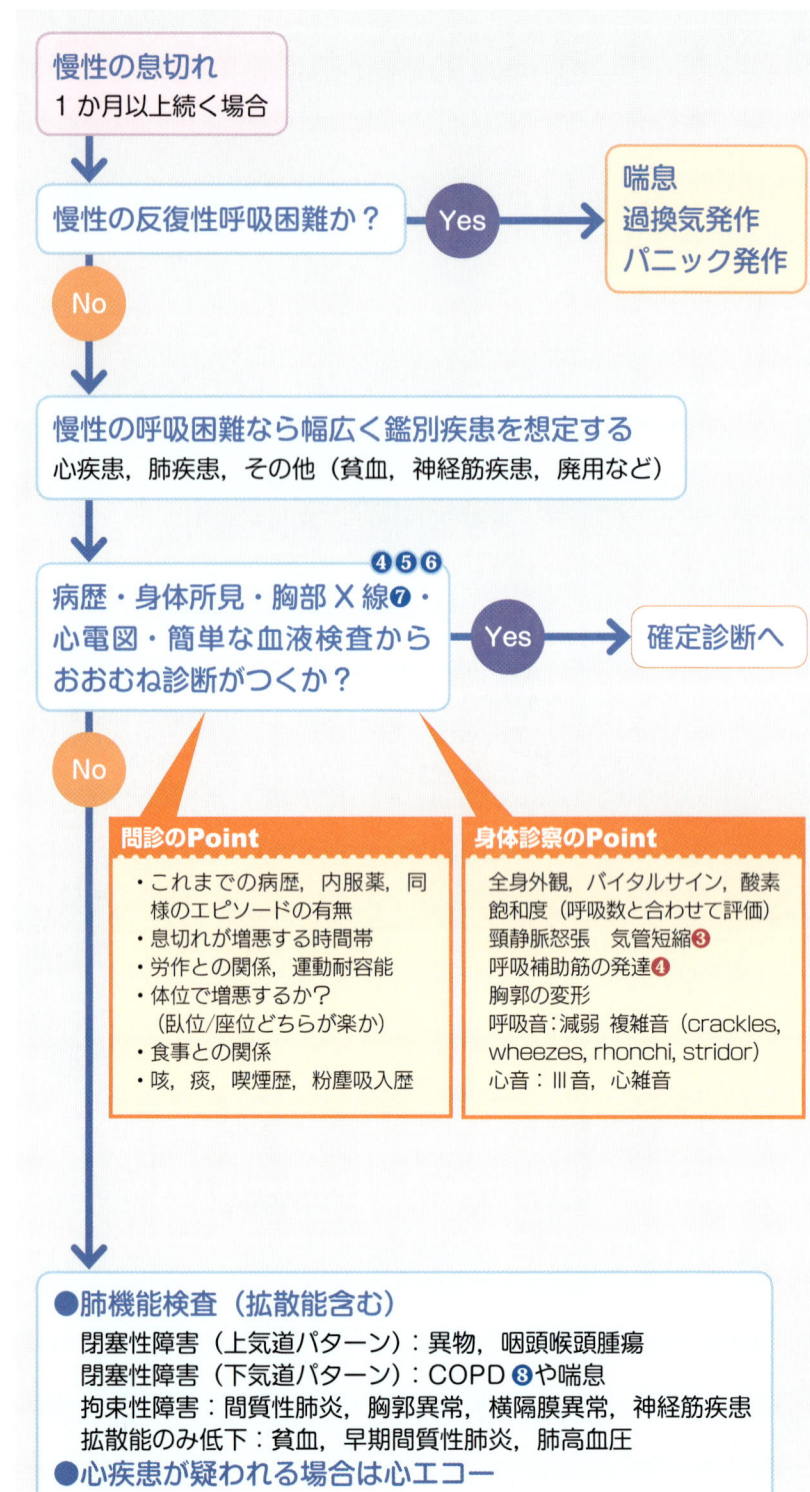

慢性の息切れ
1 か月以上続く場合
↓
慢性の反復性呼吸困難か？ → Yes → 喘息／過換気発作／パニック発作
↓ No
慢性の呼吸困難なら幅広く鑑別疾患を想定する
心疾患，肺疾患，その他（貧血，神経筋疾患，廃用など）
↓
病歴・身体所見・胸部 X 線❼・心電図・簡単な血液検査からおおむね診断がつくか？ ❹❺❻ → Yes → 確定診断へ
↓ No

問診の Point
- これまでの病歴，内服薬，同様のエピソードの有無
- 息切れが増悪する時間帯
- 労作との関係，運動耐容能
- 体位で増悪するか？（臥位／座位どちらが楽か）
- 食事との関係
- 咳，痰，喫煙歴，粉塵吸入歴

身体診察の Point
全身外観，バイタルサイン，酸素飽和度（呼吸数と合わせて評価）
頸静脈怒張　気管短縮❸
呼吸補助筋の発達❹
胸郭の変形
呼吸音：減弱　複雑音（crackles, wheezes, rhonchi, stridor）
心音：III 音，心雑音

● **肺機能検査（拡散能含む）**
閉塞性障害（上気道パターン）：異物，咽頭喉頭腫瘍
閉塞性障害（下気道パターン）：COPD ❸や喘息
拘束性障害：間質性肺炎，胸郭異常，横隔膜異常，神経筋疾患
拡散能のみ低下：貧血，早期間質性肺炎，肺高血圧

● **心疾患が疑われる場合は心エコー**

● **胸部 CT ❾❺**
気道・肺野・縦隔・血管・心嚢・胸郭・肺外病変に有用

それでも診断不明
廃用，神経筋疾患，横隔膜異常，心因性
高齢者で他の訴えも多い場合には認知症も考慮する

❹ 息切れの鑑別の手がかりとなる病歴と身体所見

病歴，身体所見	考えられる疾患
間欠的な息切れ；発作の引き金；アレルギー性鼻炎；鼻ポリープ；呼気延長；喘鳴	喘息
喫煙歴；樽状胸；呼気延長；喘鳴	COPD
高血圧/冠動脈疾患/糖尿病の既往；起座呼吸；発作性夜間呼吸困難；足背浮腫；頸静脈怒張；S₃ギャロップ；両側肺底部ラ音；喘鳴	うっ血性心不全
全般性不安障害/PTSD/強迫性障害/パニック障害の既往；間欠的症状；ため息をつくような呼吸	不安障害；過換気症候群
食後の呼吸苦	GERD；誤嚥；食物アレルギー
血痰	肺がん；肺炎；気管支拡張症；僧帽弁狭窄症；肺動静脈奇形
くり返す肺炎	肺がん；気管支拡張症；誤嚥
薬剤の使用	β遮断薬による喘息の悪化 アミオダロン/メソトレキセートによる肺線維症；非合法ドラッグ使用（ヘロインなど）；タルク肺
免疫不全患者；免疫抑制剤の使用；AIDS	日和見感染症（原虫，細菌，ウイルス，真菌）
粉塵，アスベスト，有機溶剤の吸入	塵肺；珪肺；アスベスト肺など
有機物質への曝露（鳥，キノコ，カビなど）	過敏性肺臓炎
P2の増強；右側の心雑音；脈波の増強	肺高血圧症
気管直上で聴取される吸気/呼気時の異常音	気道狭窄；声帯麻痺；喉頭がん；気管狭窄
局所的な呼吸音の減弱/消失	胸水；無気肺；気胸

（Karnani NG, et al. Am Fam Physician 2005；71：1529[3]）を参考に作成）

❺ 病歴，身体所見の尤度比

所見	LR+	考えられる疾患
40-pack-year以上の喫煙歴	19.1	COPD
rhonchiの聴取	8	COPD
呼吸音の減弱	3.7	COPD
喘鳴の聴取	3.2	COPD
息切れと頸静脈怒張	34	心不全
心房細動の既往	4	心不全
BNPの上昇	2.7	心不全
3音（S3）	11	心不全
呼吸器症状＋胸膜擦過音	5	胸膜炎

（Wahls SA, et al. 2012[4]）；徳田安春，2015[6]）より）

❻ 息切れの指標

グレード	息切れの指標：MRC質問表
0	激しい運動をしたときだけ息切れがある
1	平坦な道を早足で歩く，あるいは緩やかな上り坂を歩くときに息切れがある
2	息切れのため，同年代の人よりも平坦な道を歩くのが遅い，あるいは平坦な道を自分のペースで歩いているとき，息切れのときに立ち止まることがある
3	平坦な道を100m，あるいは数分歩くと息切れのために立ち止まる
4	息切れがひどく家から出られない，あるいは着替えをするときにも息切れがある

（GOLD 慢性閉塞性肺疾患の診断，治療，予防に関するグローバルストラテジー 2011年改訂版[7]）より）

フローチャートは文献5)を参考に作成

❼ COPDの典型的な胸部X線像

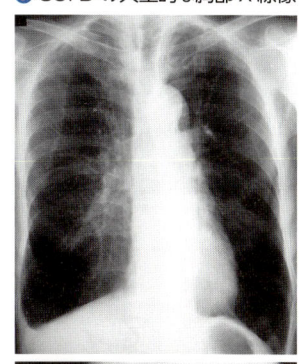

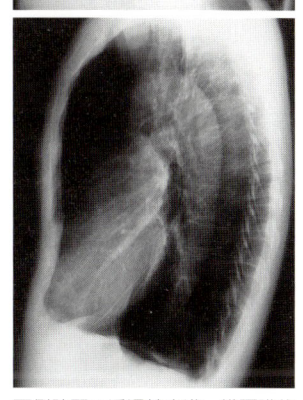

両側肺野の透過性亢進，横隔膜位の低下と平坦化をみる．胸部の前後径は拡大し，ビール樽状となり，側面像（下）では胸骨後部，心後部のair spaceは拡大している．肺過膨張のために心臓は下方に移動し，滴状心となっている．
（壇原高ほか．内科学書，Vol.2 呼吸器疾患部門．中山書店；2013. p.353[9]）より）

❽ COPDの気流閉塞の重症度分類

対象 FEV1/FVCが0.7未満
（気管支拡張薬投与後FEV1に基づく分類）

GOLD 1：軽度	FEV1＞＝予測値80%
GOLD 2：中等度	予測値80%＞FEV1＞＝50%
GOLD 3：重度	予測値50%＞FEV1＞＝30%
GOLD 4：最重度	予測値30%＞FEV1

（GOLD 慢性閉塞性肺疾患の診断，治療，予防に関するグローバルストラテジー 2011年改訂版[7]）より）

❾ 間質性肺炎の胸部CT像

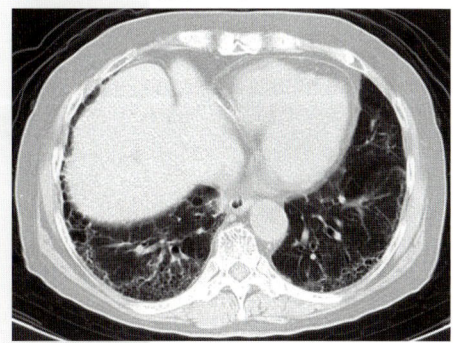

胸膜直下の網状影．

胸痛
chest pain

本村 和久
沖縄県立中部病院総合内科

どんな症候・疾患なの？

- 文字通り，「胸：むね」やその周辺臓器に由来する痛みである．
- 多くは筋骨格系の痛みであるが，冠動脈疾患など致死的な疾患を含むので，鑑別には細心の注意が必要となる．
- 病歴，身体所見が鑑別診断に重要．処置を行いながら診断を考える．

❶ バイタルサインの異常は，大きな身体の異常を示すサインであり，急変に備えて，酸素投与，心電図モニター装着，静脈路確保の処置を行いながら診断を考える行動を取りたい[1]．

胸痛：緊急性の高い疾患を考える

意識レベル，バイタルサインの異常（血圧低下，頻脈，酸素飽和度の低下） → Yes ❶

↓ No

ACS（急性冠症候群：心筋梗塞，狭心症）らしいか？ → Yes ❶

↓ No

痛みが持続（緊急性の高い疾患を想起） → Yes

↓ No

発症時間は3日前（72時間前）以上か？ → Yes → 緊急性の高い疾患を除外 ❷

↓ No

ACSの可能性を否定しない

❶ ACSらしいかを下記を参考に判断する—冠動脈疾患スコア

リスク	スコア	オッズ（陽性尤度比：95% CI）
年齢と性別 男性≥55歳，女性≥65歳	2	7.3 (2.4 to 22.5)
心血管リスク*あり *家族歴，糖尿病，高血圧，脂質異常症，喫煙，肥満BMI≥30のどれか	2	5.8 (1.2 to 29.0)
冠動脈疾患の既往あり	2	6.7 (3.2 to 13.8)
胸骨下の痛み	2	5.2 (2.5 to 10.9)
胸痛の持続時間　1分から60分	1	3.0 (1.4 to 6.2)
労作で発症	1	2.1 (1.0 to 4.3)
圧痛がない	1	3.4 (1.5 to 8.0)

4点で冠動脈疾患リスク少（感度97.6%　特異度71.3%）
8点で冠動脈疾患リスク高（感度74.1%　特異度95.8%）

（Gencer B, et al. BMC Medicine 2010；8：9[2]）を参考に作成）

心筋梗塞らしくない所見

	陰性尤度比
触診により再現される胸痛	0.2～0.4
鋭い，刺すような胸痛	0.3
体位性の胸痛	0.3

（Panju AA, et al. JAMA 1998；280：1256-1263[3]）を参考に作成）

どのくらい Common なの？

- 救急ではないプライマリ・ケアの外来では，胸痛が主訴の患者は，1〜2％程度である[9]．
- ただし，胸痛が主訴の患者では，心疾患の割合は約20％と致死的な疾患が隠れている可能性があり，診断には細心の注意が必要である[10]．

→ 致死的な疾患（killer chest pain）の可能性あり

Turning Point !
三次医療機関への搬送を検討

→ 心電図，トロポニン測定（可能なら），搬送を考慮
心電図変化が無くとも ACS の可能性あり[4]

→ 5 killer chest pain を評価する[5]
①急性冠症候群，②急性大動脈解離，③肺塞栓症，④緊張性気胸，⑤食道破裂
その他（緊急性のある疾患）
消化管出血，腹部臓器からの放散痛，胆嚢炎・胆管炎，急性膵炎

❸ 5 killer chest pain を評価する

①急性冠症候群
突然の胸痛，冷や汗，肩への放散痛などの症状

②急性大動脈解離
裂けるような激痛，背部痛が特徴．血圧の左右差が診断に有用な場合もある．

③肺塞栓症
呼吸困難，胸痛，頻呼吸が主要な症状．肺塞栓症のWells予測スコア❹参照

④緊張性気胸
気胸は痩せ型の若年男性に多い．身体所見では皮下気腫や片側の呼吸音減弱が特徴的．気管の偏位や血圧低下を伴えば緊張性気胸を考える．緊急の場合は，胸腔穿刺を行う．

⑤特発性食道破裂：
激しい嘔吐のあとに発症する激痛では鑑別に入れる．皮下気腫が見られることもある．

❷ 病歴をさらに詰める．以下の OPQRST をチェック

- □ Onset（発症様式）　突然発症，急性・緩徐発症
- □ Position（体位）　体動時痛か
  Provocation/Palliative factor（増悪/寛解因子）　吸気時か
- □ Quality（性状）　引き裂かれるようか
- □ Radiation（放散痛）　放散痛
- □ Symptom（随伴症状）　冷や汗，嘔吐など随伴症状の有無
  Situation（状況）　労作性かどうか
- □ Timing/Time course（タイミング，時間経過，持続時間）

身体所見を取る．以下は最低限チェック
- □ 胸郭に一致した圧痛
- □ 右季肋部に圧痛，Murphy 徴候陽性
- □ 心窩部に圧痛
- □ 痛みがデルマトームに沿って見られる

❹ 肺塞栓症については下記を参考に判断する

肺塞栓症の Wells 予測スコア
1. 深部静脈血栓症の所見や症状がある　　　　　　3点
2. 他の診断より肺塞栓症らしい　　　　　　　　　3点
3. 心拍数が100回/分以上　　　　　　　　　　　1.5点
4. 4週間以内の手術か安静（3日以上）　　　　　1.5点
5. 深部静脈血栓症や肺塞栓症の既往　　　　　　　1.5点
6. 血痰　　　　　　　　　　　　　　　　　　　　1.0点
7. 悪性腫瘍の存在（6か月以内に治療か終末期）
　　　　　　　　　　　　　　　　　　　　　　　1.0点

以上を合計して，
2点以下は低リスク（肺塞栓の確率 3.6％）
　（2.0〜5.9％：95％信頼区間）
2〜6点は中リスク（肺塞栓の確率 20.5％）
　（17〜24.1％：95％信頼区間）
6点以上は高リスク（肺塞栓の確率 66.7％）
　（54.3〜77.6％：95％信頼区間）

(Wells P, et al. Thromb Haemost 2000；83：416-420[6] より)

❺ 緊急性の低い胸痛の鑑別診断

筋骨格系	36%
肋軟骨炎など	
消化器系	19%
胃食道逆流症（GERD），	
胃炎，消化性潰瘍など	
心疾患	16%
安定狭心症など	
心因性	8%
呼吸器疾患	5%
肺炎・胸膜炎など	
その他・原因不明	16%
帯状疱疹	

（Klinkman MS, et al. J Fam Pract 1994；38：345[7]）を参考に作成）

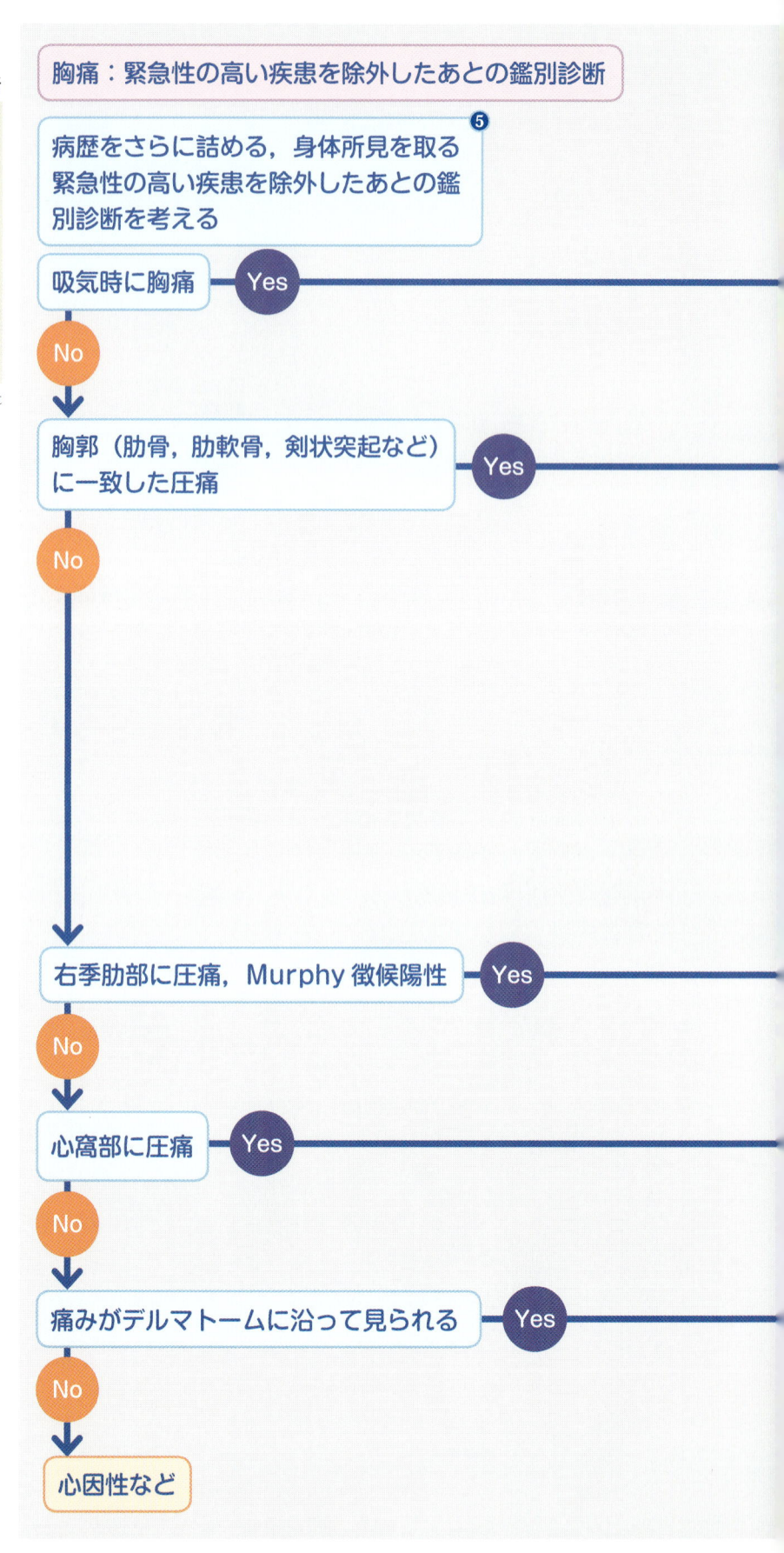

胸痛：緊急性の高い疾患を除外したあとの鑑別診断

病歴をさらに詰める，身体所見を取る 緊急性の高い疾患を除外したあとの鑑別診断を考える ❺

吸気時に胸痛 → Yes →

↓ No

胸郭（肋骨，肋軟骨，剣状突起など）に一致した圧痛 → Yes →

↓ No

右季肋部に圧痛，Murphy 徴候陽性 → Yes →

↓ No

心窩部に圧痛 → Yes →

↓ No

痛みがデルマトームに沿って見られる → Yes →

↓ No

心因性など

➡ 胸膜炎，Fitz-Hugh-Curtis 症候群（右季肋部痛）❷

➡ 筋骨格系の胸痛❸の鑑別診断へ ❻

❻ 筋骨格系の胸痛の鑑別診断

診断名	特徴
剣状突起痛	剣状突起の疼痛，腹筋を使うと悪化
肋軟骨炎	肋軟骨に圧痛
Tietze 症候群	第2，第3肋骨肋軟骨関節の腫脹
肋骨すべり症候群 slipping rib syndrome	下部肋骨が好発部位
前胸部キャッチ症候群* precordial catch syndrome	左前胸部のつかまれるような数秒の痛み，若年に多い
直線状胸椎症候群* straight back syndrome	僧帽弁逸脱症の合併が知られる

*筋骨格系の胸痛かどうか不明だが，予後良好とされる．
(Leung AK, et al. J Fam Pract 1996；42：1156-1160, 1163-1164[8]) を参考に作成)

➡ 胆囊炎，胆石症，胆管炎（緊急性が高い可能性あり）

➡ 胃炎，消化性潰瘍（緊急性が高い可能性あり）

➡ 帯状疱疹（皮疹がなくても）

❷ Fitz-Hugh-Curtis 症候群[11]

クラミジアなどの病原体により発症した骨盤内感染症に肝周囲炎を合併した症候群であり，季肋部（〜右側腹部）の自発痛または圧痛と体動・深呼吸時または Murphy 徴候を特徴とする．確定診断は，腹腔鏡所見による診断であり，肝周囲にバイオリンの弦（violin-string）のような被膜の形成が見られる．

❸ 筋骨格系の胸痛[12]

胸痛の原因の約50％が，筋骨格系の胸痛といわれる．特徴は①触診で再現可能，②絞扼感でも，圧迫感でもない，③胸壁に局所化，④機械的な要因に影響，などである．筋骨格系の胸痛については，その臨床的特徴から多様な診断名が付けられている．

心窩部痛・胸焼け
epigastric pain/heart burn

小西 徹夫
時計台記念病院総合診療センター

どんな症候・疾患なの？

- 心窩部痛，胸焼けのような上腹部に症状を来す臓器として，上部消化管，肝胆道系，膵臓，心血管系，尿路系といった幅広い疾患を念頭に置く必要がある[1]．
- 腹痛を主訴に救急外来を受診する患者のうち，約25%は入院を要する．緊急疾患の除外のため，十分な病歴聴取や身体診察が必要である[2]．
- 小児や高齢者，糖尿病患者，ステロイド使用者などでは重症疾患でも症状が軽度であることがあり，十分な問診・診察が重要である．

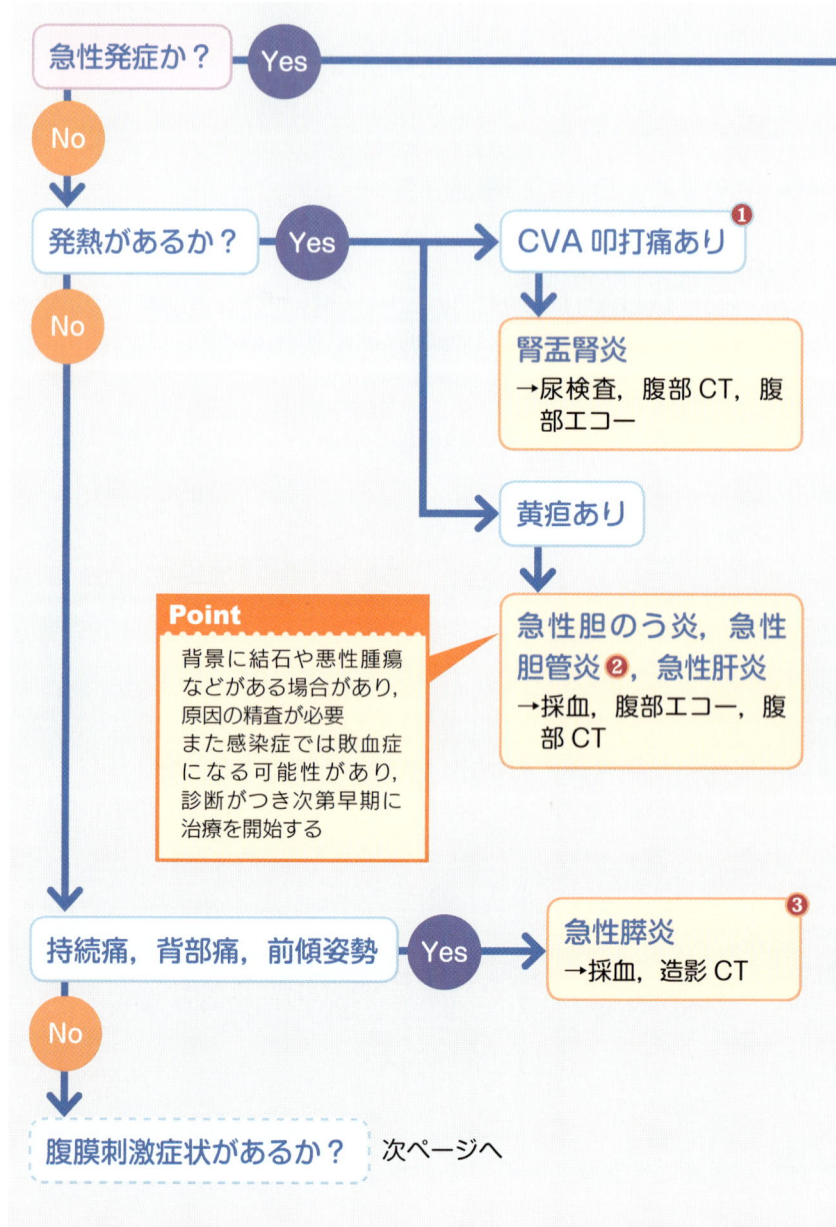

■診察のポイント

上腹部痛は，極めて多様な予後をもつ幅広い疾患から起こり得る．緊急疾患もあり，十分な病歴聴取や身体診察❶に基づくトリアージを行うことが重要である[2]．

❶ 肋骨脊椎角叩打痛（CVA叩打痛）

強く叩打した場合は肝臓や胸膜，脊椎，時に腸管の炎症や膵炎などの痛みを拾うことがある．初めは指による圧迫あるいは打診にて percussion tenderness を確認するとよい．痛みが誘発されなければ，次いで拳の尺側面で弱く叩打，最後に少しだけ力を入れて叩打する（偽陰性が少なくなる）．

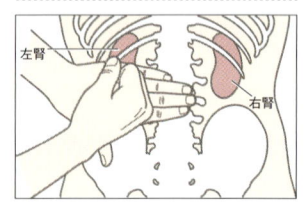

左腎　右腎

❷ 胆管炎

50～70%の患者に Charcot 3徴（発熱，右季肋部痛，黄疸）[2]，75%の患者で悪心・嘔吐が生じる[4]．

❸ 急性膵炎

アルコールや胆石が原因となることが多い．重症では致死率8%にもなり，正確な診断と高次医療機関との連携が必要である．

急性発症か？ → Yes → （次ページへ）

↓ No

発熱があるか？ → Yes → **CVA叩打痛あり** ❶
↓　　　　　　　　　　　　　↓
No　　　　　　　　　　　**腎盂腎炎**
↓　　　　　　　　　　　　→尿検査，腹部CT，腹部エコー
↓　　　　　　　　　　　　↓
↓　　　　　　　　　　　**黄疸あり**
↓　　　　　　　　　　　　↓
↓　　　　　　　　　　**急性胆のう炎，急性胆管炎❷，急性肝炎**
↓　　　　　　　　　　　→採血，腹部エコー，腹部CT

Point
背景に結石や悪性腫瘍などがある場合があり，原因の精査が必要．また感染症では敗血症になる可能性があり，診断がつき次第早期に治療を開始する

↓

持続痛，背部痛，前傾姿勢 → Yes → **急性膵炎** ❸
↓　　　　　　　　　　　　　　　　　→採血，造影CT
No
↓

腹膜刺激症状があるか？　次ページへ

心窩部痛・胸焼け　71

どのくらい Common なの？

- 腹痛を主訴に救急外来を受診する患者は5～10%にのぼる[2].
- 日本のプライマリ・ケア受診患者での「胃腸障害関連」は5.1%（4位）であり，消化管以外の原因も合わせると更に頻度は高く，Common な愁訴の1つである[3].

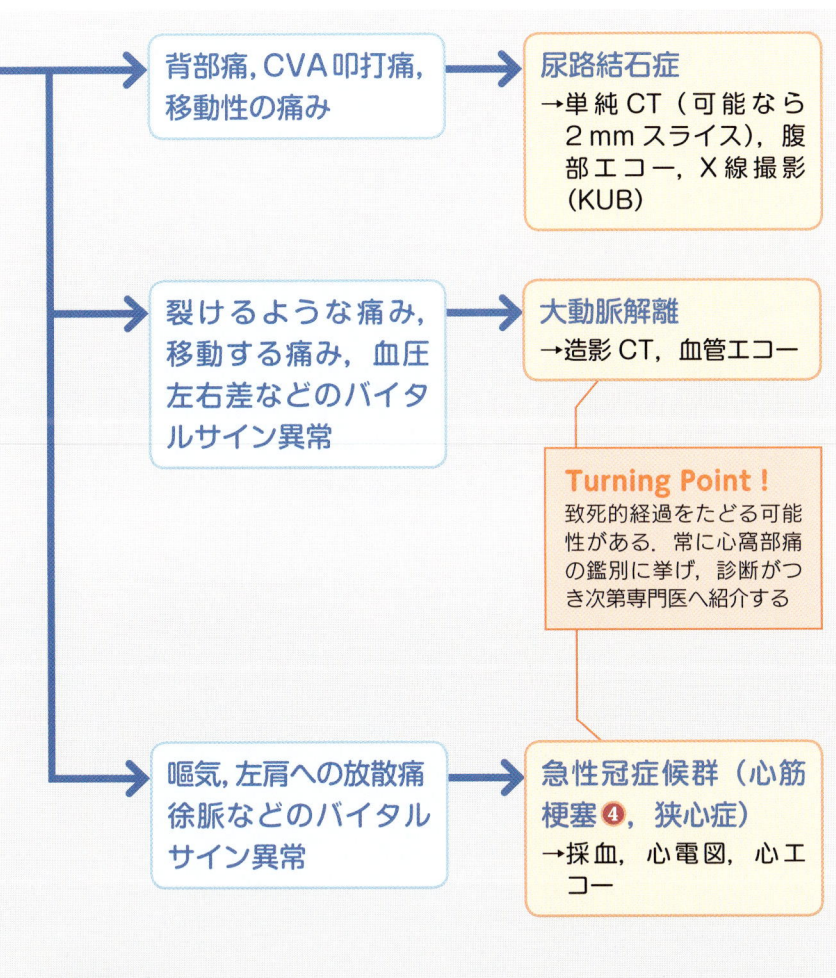

→ 背部痛，CVA叩打痛，移動性の痛み → 尿路結石症
→ 単純CT（可能なら2mmスライス），腹部エコー，X線撮影（KUB）

→ 裂けるような痛み，移動する痛み，血圧左右差などのバイタルサイン異常 → 大動脈解離
→ 造影CT，血管エコー

Turning Point！
致死的経過をたどる可能性がある．常に心窩部痛の鑑別に挙げ，診断がつき次第専門医へ紹介する

→ 嘔気，左肩への放散痛，徐脈などのバイタルサイン異常 → 急性冠症候群（心筋梗塞❹，狭心症）
→ 採血，心電図，心エコー

---

❶ 診断のポイント

病歴聴取
腹痛の特徴（OPQRST：Onset/Provocation/Quality/Radiation/Severity/Timing，Treatment）
既往歴，アルコール摂取，薬剤使用歴
随伴症状（発熱，悪心，嘔吐，下痢，体重減少など）

身体診察
1) バイタルサイン：緊急性の有無，頻脈・徐脈や血圧左右差はないか
2) 視診：患者の姿勢（前屈位⇒腹膜炎や膵炎など），黄疸，貧血，手術痕の有無，腹部膨隆
3) 聴診：胸膜摩擦音や呼吸音・心音異常の有無，腸蠕動の異常の有無
4) 打診：鼓音の有無，肋骨脊柱角叩打痛の有無
5) 触診：疾患に比較的特徴的な所見
　　腹膜炎：反跳痛，筋性防御
　　胆嚢炎：Murphy 徴候
　　虫垂炎❺：McBurney／Lanz 圧痛点，Blumberg 徴候，Rosenstein 徴候，Rovsing 徴候，psoas 徴候（腸腰筋徴候）

---

❹ 心筋梗塞での消化器症状

　右冠動脈領域（代表的には下壁梗塞）においては迷走神経が亢進することがあり（Bezold-Jarisch reflex），悪心や嘔吐，下痢などの消化器症状を呈する．実際には下壁梗塞の約半数に消化器症状が認められるとする報告もある．また下壁梗塞では下壁が横隔膜直上に位置していることから患者は心窩部の痛みを訴えることが多く，消化器疾患との鑑別を要する．

❺ 虫垂炎の触診による所見

- McBurney 圧痛点：臍と右上前腸骨棘を結ぶ外側1/3の点．虫垂根部が存在する部位．
- Lanz 圧痛点：左右上前腸骨棘を結ぶ右側1/3の点．虫垂先端が内下方に向かう部位．
- Blumberg 徴候：圧痛部位で腹部をゆっくり圧迫して急に手を離すと疼痛が惹起される．炎症が前腹壁腹膜に及んでいることを示す．
- Rosenstein 徴候：左側臥位にして McBurney 点を圧迫すると仰臥位より疼痛が著明となる．虫垂間膜に緊張がかかるため．
- Rovsing 徴候：下行結腸に沿って口側に向かって逆蠕動性に圧迫すると，右下腹部に疼痛が起こる．腸内ガスが回盲部に移動して充満することによって，疼痛が誘発される．
- psoas 徴候（腸腰筋徴候）：左側臥位で右大腿を屈曲させた後に伸展させると右下腹部痛が増強する．炎症が後腹膜に波及していることを示す．

❻胃食道逆流症（GERD）[7]

　GERDは，胃酸など胃の内容物が食道内に逆流することで起こる病態の総称．内視鏡で粘膜障害を認めれば「逆流性食道炎」，異常を認めなければ非びらん性胃食道逆流症．逆流性食道炎の10%でバレット食道を発症し，うち1%で食道腺がんを合併する．胸焼けの60〜70%が非びらん性胃食道逆流症と考えられている．

　生活指導[8]：減量，腹8分目，ベルトなどきつく締めない，寝る時に頭の位置を上げる，食事制限（脂肪が多い食事，カフェイン，チョコレート，香辛料，炭酸飲料）．

　その他に機能性ディスペプシア，Fite-Hugh-Curtis症候群，急性間欠性ポルフィリン症，脾梗塞，血管炎，胸膜炎などがあり，幅広い鑑別を念頭に置くこと[1]．

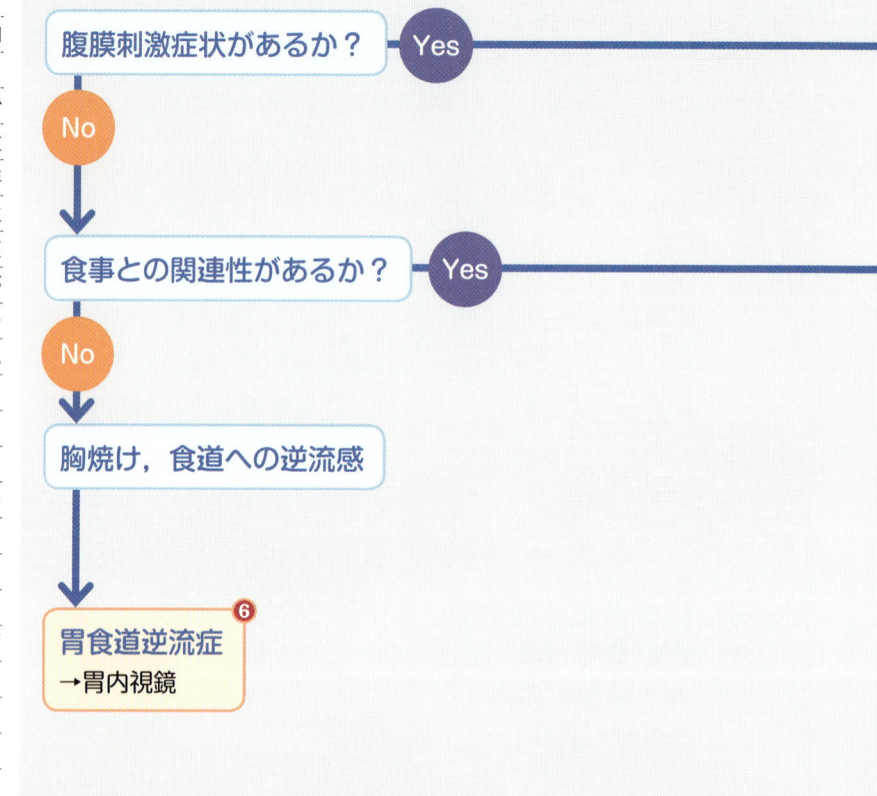

腹膜刺激症状があるか？ → Yes
↓ No
食事との関連性があるか？ → Yes
↓ No
胸焼け，食道への逆流感
↓
胃食道逆流症 ❻
→胃内視鏡

❷出血性潰瘍での抗凝固薬・抗血栓薬の扱い

薬剤中止にて血栓症の発症リスクが高い症例では休薬しないことを推奨
やむを得ない場合は，ヘパリン置換や止血確認後早期に内服再開を推奨
＊高リスク群
　抗血小板薬関連
　　・冠動脈ステント留置後2か月・冠動脈薬剤溶出性ステント留置後12か月
　　・脳血行再建術後2か月
　　・主幹動脈に50％以上の狭窄を伴う脳梗塞または一過性脳虚血発作
　　・最近発症した虚血性脳卒中または一過性脳虚血発作
　　・閉塞性動脈硬化症でFontain 3度以上
　　・頸動脈エコーやMRIにて休薬の危険が高いと判断される所見を有する
　抗凝固薬関連
　　・心原性脳塞栓症の既往
　　・弁膜症を合併する心房細動
　　・弁膜症を合併していないが脳卒中高リスクの心房細動
　　・僧帽弁の機械弁置換術後
　　・機械弁置換術後の血栓塞栓の既往
　　・人工弁置換
　　・抗リン脂質抗体症候群
　　・深部静脈血栓症・肺塞栓症

（消化性潰瘍ガイドライン2015[6]より）

心窩部痛・胸焼け

```
→ 腸穿孔，イレウス，     Turning Point！
  子宮外妊娠             急性腹症にて外科的治療を要
  → X線撮影，腹部CT，    する緊急疾患である．腹膜刺
    妊娠検査，採血         激症状を認めた場合，速やか
                         に画像検査などを実施し専門
                         医へ紹介する

→ 食事摂取で症状の  ─Yes→ 食後に改善
  変化があるか？              ↓
         │                十二指腸炎，❷❼
         No               十二指腸潰瘍
         ↓                → 胃内視鏡
  生食との関係性がある
  （生魚，特に白身，貝類，   ─→ 食後に増悪
    生肉など）                  ↓
         ↓                  胃炎，胃潰瘍 ❷❼
  アニサキス症                → 胃内視鏡
  （激しい痛み）
  → 胃内視鏡
  ウイルス性腸炎，
  細菌性腸炎
  （時に高熱，下血）
```

❼ H. pyloriの除菌
- 保険対象疾患
1) 内視鏡検査または造影検査において胃潰瘍または十二指腸潰瘍を認める．
2) 胃MALTリンパ腫
3) 特発性血小板減少性紫斑病
4) 早期胃がんに対する内視鏡的治療後
5) 内視鏡検査において胃炎を認める．

- 除菌の流れ❸
- 除菌薬❹
- 除菌後❺

❺ 除菌後
- 除菌により胃・十二指腸潰瘍治癒を促進し，再発を抑制する．また除菌後の潰瘍再発は0〜2%で予防のための投薬は行う必要はない．
- 除菌後の再感染率は1%以下．
- 除菌後に5〜10%の患者で一時的に逆流性食道炎やその症状の出現または増悪がある．
- 除菌後も胃がんの発症リスクが続くため上部消化管検査は推奨される．

（消化性潰瘍ガイドライン 2015[6]より）

❹ 除菌薬
1次除菌（PPI＋アモキシシリン＋クラリスロマイシン）
　セット商品名：ランサップ，ラベキュアパック
2次除菌（PPI＋アモキシシリン＋メトロニダゾール）
　セット商品名：ラベファインパック，ランピオンパック
3次除菌の推奨はない

❸ 除菌の流れ

```
胃潰瘍・十二指腸潰瘍                     治療薬内服終了後
の診断                                   より4週間以降に            → 成功
  ↓                                     行う
H.pylori感染診断 → 陽性 → H.pylori除菌療法 → 除菌判定
                                                      → 不成功
  ❶迅速ウレアーゼ試験                  ❶迅速ウレアーゼ試験         ↓
  ❷鏡検法                              ❷鏡検法                  二次除菌療法
  ❸培養法                              ❸培養法                    ↓
  ❹抗体測定                            ❹抗体測定                 除菌判定
  ❺尿素呼気試験    ◎抗体は除菌前後     ❺尿素呼気試験
  ❻糞便中抗原測定    で定量計測する    ❻糞便中抗原測定
                   ◎除菌後の抗体陰
  ❶〜❻より1法を用いる 性化には6か月   ❶〜❻より1法を用いる
  判定が陰性の場合に限り他の検  以上を要する   判定が陰性の場合に限り他の検
  査法が1つだけ認められている              査法が1つだけ認められている

  ❶〜❻の検査を同時に実施した              ❹，❺，❻の検査を同時に実施し
  場合，❶＋❷，❹＋❺，❹＋❻，❺          た場合，2つに限り同時算定可
  ＋❻に限り同時算定可
```

（高橋信一ほか．日消誌 2010；107：1273[5]を参考に作成）

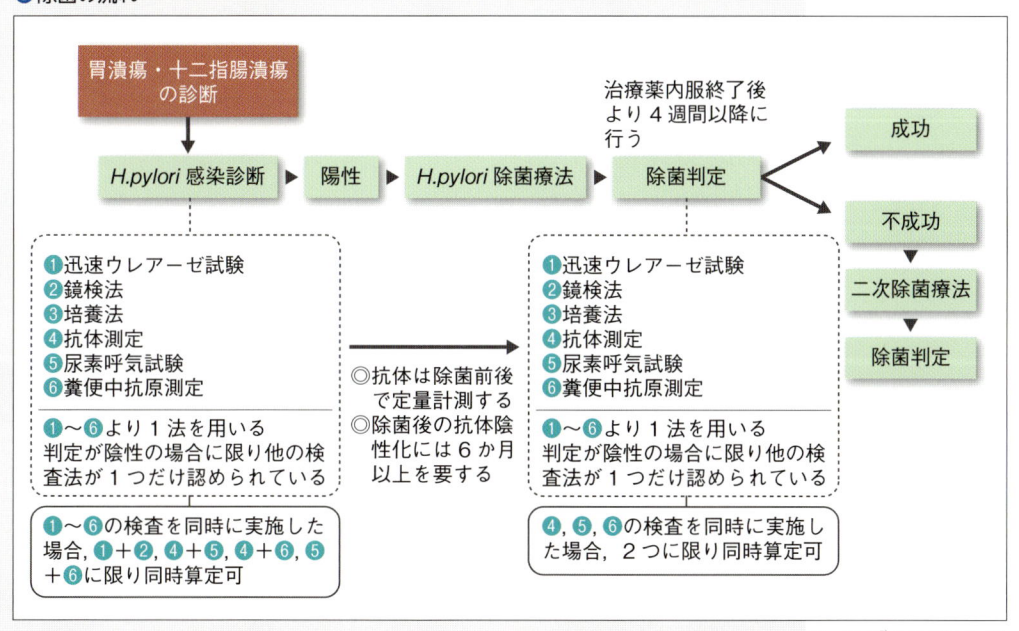

腹痛
abdominal pain

千葉 大
八戸市立市民病院総合診療科

どんな症候・疾患なの？
- 一般的に腹部と認識される部位の疼痛を指す.
- 急性から慢性まで幅が広く，悪心・嘔吐，排便異常などの合併も多い.
- 原因は必ずしも疼痛部位に一致せず，腹部外に由来する腹痛も多いことが特徴である.
- ここでは，急性腹症と定義される急性発症の疼痛を対象とする.

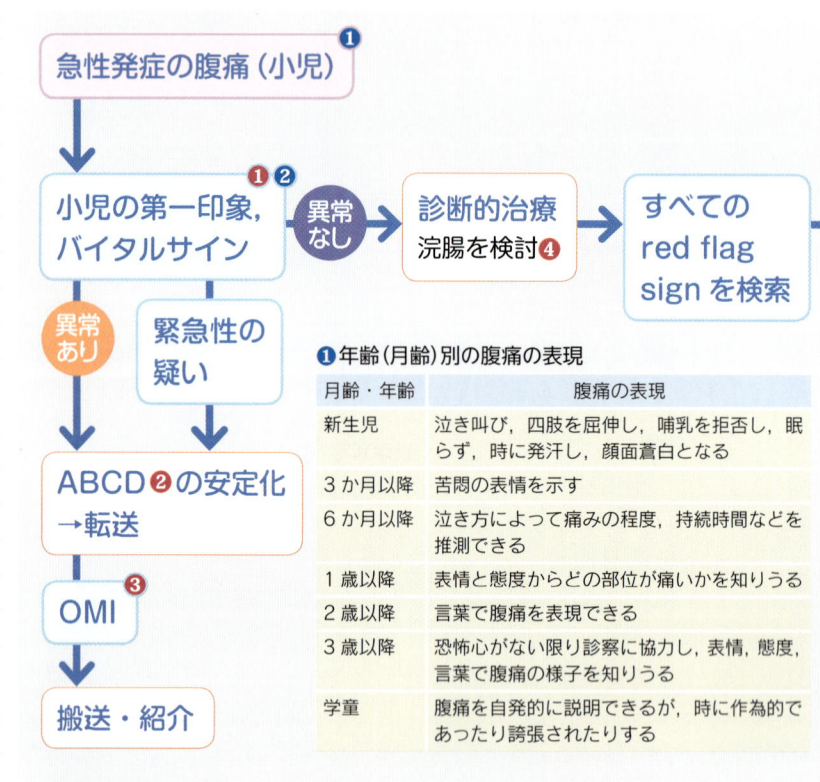

❶ 小児の第一印象―PAT(pediatric assessment triangle)
- Appearance：みため，意識状態
- Breathing：呼吸努力(鼻翼呼吸，陥没呼吸など)，異常な呼吸音
- Circulation to skin：皮膚色(チアノーゼ)

❷ ABCD
- A(Airway)：気道
- B(Breathing)：呼吸
- C(Circulating)：循環
- D(Dysfunction of central nervous system)：意識障害

❸ OMI
- O(Oxygen)：酸素投与
- M(Monitor)：モニター
- I(IV Line)：点滴ラインの確保

❹ 浣腸を検討する意味[3]
小児の腹痛で最も多いのが機能性便秘症であり，緊急対応を要する状態でなければ，診断的治療として積極的に浣腸を行ってよい（50%グリセリン液を 1〜2 mL/kg).

```
急性発症の腹痛(小児) ❶
        ↓
小児の第一印象，  ──異常なし──→ 診断的治療    →  すべての
バイタルサイン ❶❷                浣腸を検討 ❹     red flag
  │         │                                    sign を検索
異常あり  緊急性の疑い
  ↓         ↓
ABCD❷の安定化
→転送
  ↓
OMI ❸
  ↓
搬送・紹介
```

❶ 年齢（月齢）別の腹痛の表現

月齢・年齢	腹痛の表現
新生児	泣き叫び，四肢を屈伸し，哺乳を拒否し，眠らず，時に発汗し，顔面蒼白となる
3か月以降	苦悶の表情を示す
6か月以降	泣き方によって痛みの程度，持続時間などを推測できる
1歳以降	表情と態度からどの部位が痛いかを知りうる
2歳以降	言葉で腹痛を表現できる
3歳以降	恐怖心がない限り診察に協力し，表情，態度，言葉で腹痛の様子を知りうる
学童	腹痛を自発的に説明できるが，時に作為的であったり誇張されたりする

❷ 小児バイタルサインの正常範囲(CTAS)

呼吸数(/分)

月齢・年齢	Ⅰ	Ⅱ	Ⅲ	Ⅳ, Ⅴ	Ⅲ	Ⅱ	Ⅰ
0-3か月	<10	10-20	20-30	30-60	60-70	70-80	>80
3-6か月	<10	10-20	20-30	30-60	60-70	70-80	>80
6-12か月	<10	10-17	17-25	25-45	45-55	55-60	>60
1-3歳	<10	10-15	15-20	20-30	30-35	35-40	>40
6歳	<8	8-12	12-16	16-24	24-28	28-32	>32
10歳	<8	8-10	10-14	14-20	20-24	24-26	>26

心拍数(/分)

月齢・年齢	Ⅰ	Ⅱ	Ⅲ	Ⅳ, Ⅴ	Ⅲ	Ⅱ	Ⅰ
0-3か月	<40	40-65	65-90	90-180	180-205	205-230	>230
3-6か月	<40	40-63	63-80	80-160	160-180	180-210	>210
6-12か月	<40	40-60	60-80	80-140	140-160	160-180	>180
1-3歳	<40	40-58	58-75	75-130	130-145	145-165	>165
6歳	<40	40-55	55-70	70-110	110-125	125-140	>140
10歳	<30	30-45	45-60	60-90	90-105	105-120	>120

CTAS (Canadian Emergency Department Triage and Acuity Scale)

腹痛　75

どのくらい Common なの？

- 米国の統計では，全 ER 受診者の 8.1% が腹痛を主訴としており，分類上は最も多い[2]．
- 日本における疫学について整理された報告はない．

イレウスの可能性
- 3 時間以上続く激しい腹痛
- 繰り返す嘔吐
- 進行性の腹部膨満
- 胆汁性または糞便様の嘔吐
- 腸雑音低下または金属音

→ あり → 内外ヘルニア，腸重積❺，軸捻転

腹膜炎の可能性
- 足音が響く
- heel-drop 試験が陽性
- 反跳痛や腹膜刺激徴候が陽性

→ あり → 虫垂炎❻，異物誤飲

感染症の可能性
- 発熱
- 咽頭痛や耳痛がある
- 咳嗽，排尿障害がある

→ あり → 肺炎（特に下葉），尿路感染，咽頭炎（溶連菌など），心筋炎・心膜炎

代謝疾患の可能性
- 体重増加不良
- 原因不明の嘔吐・頻呼吸
- 代謝疾患の家族歴
- 迅速検査での血糖異常

→ あり → DKA，糖尿病

外傷の可能性
- 受傷した病歴がある
- 体表に打撲痕，骨折の存在
- 虐待を疑う要素

→ あり → 腹腔内出血，消化管穿孔や臓器損傷

見逃しやすい疾患

→ あり → 鼠径部：鼠径ヘルニア，精巣捻転，股関節炎など
女性器：（異所性）妊娠，卵巣捻転，処女膜閉鎖など

治療・観察・再評価

---

❺腸重積の便の性状[4]

腸重積患者の 3/4 は古典的 3 徴（間欠的腹痛，嘔吐，血便）のうち 2 つしか示さず，1/7（13%）は 1 つ以下しか示さない，との研究報告もある[5]．典型的な血便はイチゴジャム様の粘血便とされるが出現頻度は 1/3 とされ，診断に必須ではない．

❻虫垂炎のスコアリング[6]

古典的な Alvarado (MAN-TRELS) score を筆頭に，複数のスコアリングが提唱されているが，いずれも単独での決定的な診断や否定は難しい．

DKA
diabetic ketoacidosis 糖尿病性ケトアシドーシス

❼ SAMPLE の聴取[1]

- **S**(Signs and Symptoms)：徴候（痛みの部位など）
- **A**(Allergies)：アレルギー（アレルギー疾患の既往，薬物や食物のアレルギー有無）
- **M**(Medications)；薬物治療（現在服用中の薬）
- **P**(Past medical history, injuries, illness)：過去の病歴（疾患だけでなく，外傷や手術歴，妊娠を含む）
- **L**(Last meal / intake)：最も直近の食事や飲み物
- **E**(Events leading up to the injury and/or illness)：イベント（どのような状況下に痛みが始まったか）

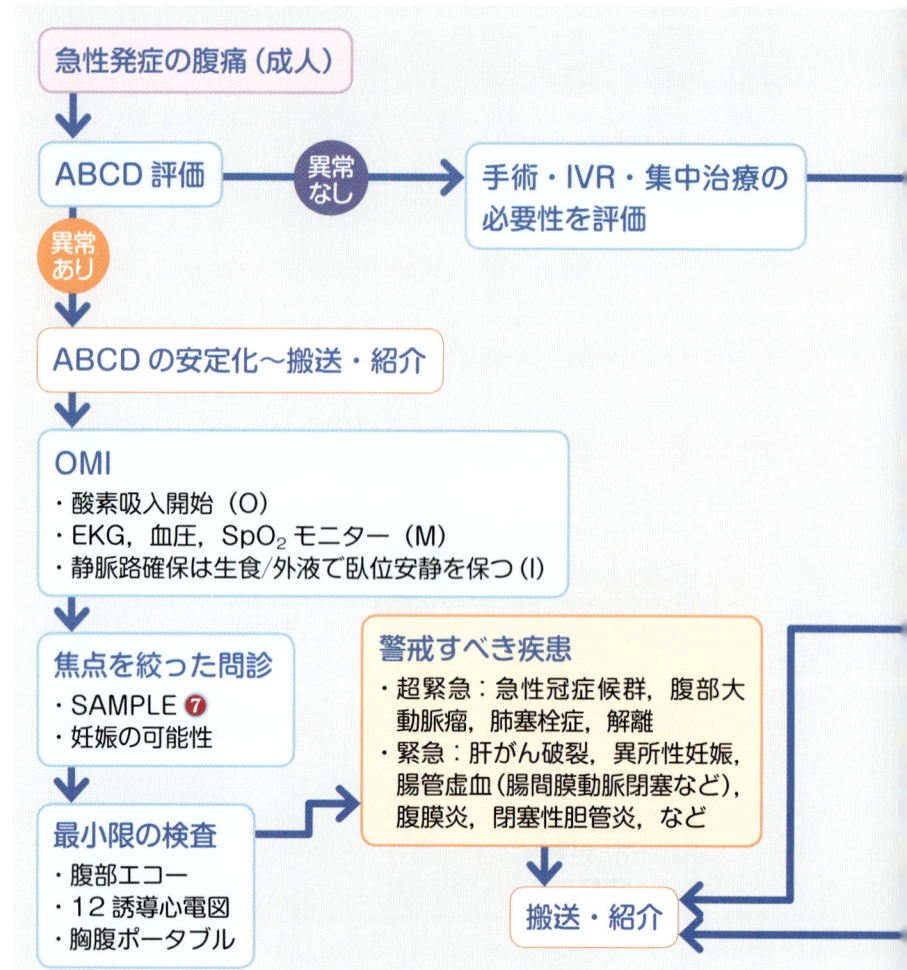

```
急性発症の腹痛（成人）
        ↓
    ABCD 評価 ──異常なし──→ 手術・IVR・集中治療の必要性を評価
        ↓異常あり
    ABCD の安定化〜搬送・紹介
        ↓
       OMI
 ・酸素吸入開始（O）
 ・EKG，血圧，SpO₂ モニター（M）
 ・静脈路確保は生食/外液で臥位安静を保つ（I）
        ↓
    焦点を絞った問診
    ・SAMPLE ❼
    ・妊娠の可能性
        ↓
     最小限の検査
     ・腹部エコー
     ・12 誘導心電図
     ・胸腹ポータブル
        ↓
    警戒すべき疾患
    ・超緊急：急性冠症候群，腹部大動脈瘤，肺塞栓症，解離
    ・緊急：肝がん破裂，異所性妊娠，腸管虚血（腸間膜動脈閉塞など），腹膜炎，閉塞性胆管炎，など
        ↓
     搬送・紹介
```

❸ 疼痛部位による主な鑑別疾患

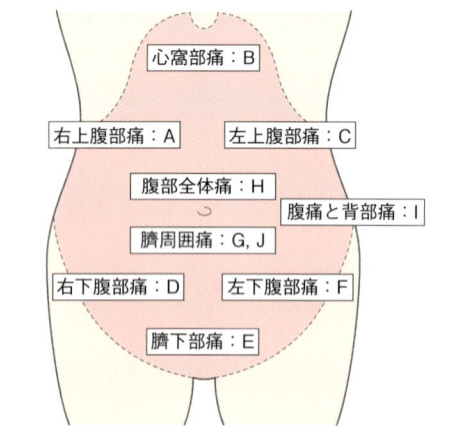

腹部区分図：
- 心窩部痛：B
- 右上腹部痛：A
- 左上腹部痛：C
- 腹部全体痛：H
- 腹痛と背部痛：I
- 臍周囲痛：G, J
- 右下腹部痛：D
- 左下腹部痛：F
- 臍下部痛：E

A 右上腹部痛を訴える患者で鑑別すべき疾患は？
食道・胃・十二指腸疾患，肝胆道系疾患が多い（レベル3）

消化器系疾患	胆嚢炎，胆石症，胆管炎，大腸炎，憩室炎，虫垂炎，肝膿瘍，肝炎，肝腫瘍，胃潰瘍，十二指腸潰瘍，膵炎
血管系疾患	急性冠症候群，心筋炎，心内膜炎，心外膜炎，大動脈解離，上腸間膜動脈解離
尿路系疾患	腎結石症，腎盂腎炎，尿管結石，腎梗塞
右腎・副腎疾患	腎梗塞，副腎梗塞，腎盂腎炎，腎結石症，尿管結石
その他	呼吸器疾患（肺炎，肺塞栓，膿胸），Fitz-Hugh-Curtis 症候群

（レベル5）

B 心窩部痛を訴える患者で鑑別すべき疾患は？
食道・胃・十二指腸・肝道系疾患が多い（レベル3）

消化器系疾患	胃潰瘍，十二指腸潰瘍，腸閉塞，大腸炎，憩室炎，虫垂炎，胆嚢炎，胆石症，胆管炎，肝膿瘍，肝炎，肝腫瘍，膵炎
血管系疾患	急性冠症候群，心筋炎，心内膜炎，心外膜炎，大動脈解離，上腸間膜動脈解離，上腸間膜動脈閉塞
尿路系疾患	腎結石症，腎盂腎炎，尿管結石，腎梗塞，副腎梗塞
その他	呼吸器疾患（肺炎，肺塞栓，膿胸）

（レベル5）

C 左上腹部痛を訴える患者で鑑別すべき疾患は？

消化器系疾患	食道破裂，食道炎，食道痙攣，胃潰瘍，胃炎，脾梗塞，脾腫，脾破裂，胃膿瘍，胃捻転，脾動脈瘤，憩室炎，虚血性腸炎，腸閉塞，左側虫垂炎，膵炎，膵腫瘍
血管系疾患	急性冠症候群，心筋炎，心内膜炎，心外膜炎，大動脈解離，上腸間膜動脈解離，上腸間膜動脈閉塞
左腎・副腎疾患	腎梗塞，副腎梗塞，腎盂腎炎，腎結石症，尿管結石
その他	左胸郭内疾患（左下肺肺炎，左気胸，左膿胸）

（レベル5）

D 右下腹部痛を訴える患者で鑑別すべき疾患は？
腸疾患，尿路疾患，婦人科疾患が多い（レベル3）

消化器系疾患	虫垂炎，大腸炎，大腸憩室炎，炎症性腸疾患，過敏性腸症候群，胆嚢炎，膵炎，鼠径ヘルニア
尿路系疾患	前立腺炎，精巣上体炎，尿管結石症，尿路感染症
産婦人科疾患	異所性妊娠，子宮内膜炎，卵巣出血，卵巣嚢胞破裂，卵巣茎捻転，子宮筋腫，骨盤腹膜炎，付属器膿瘍（卵管・卵巣膿瘍），付属器炎
血管系	動脈解離，動脈瘤破裂
その他	腸腰筋膿瘍，後腹膜出血

（レベル5）

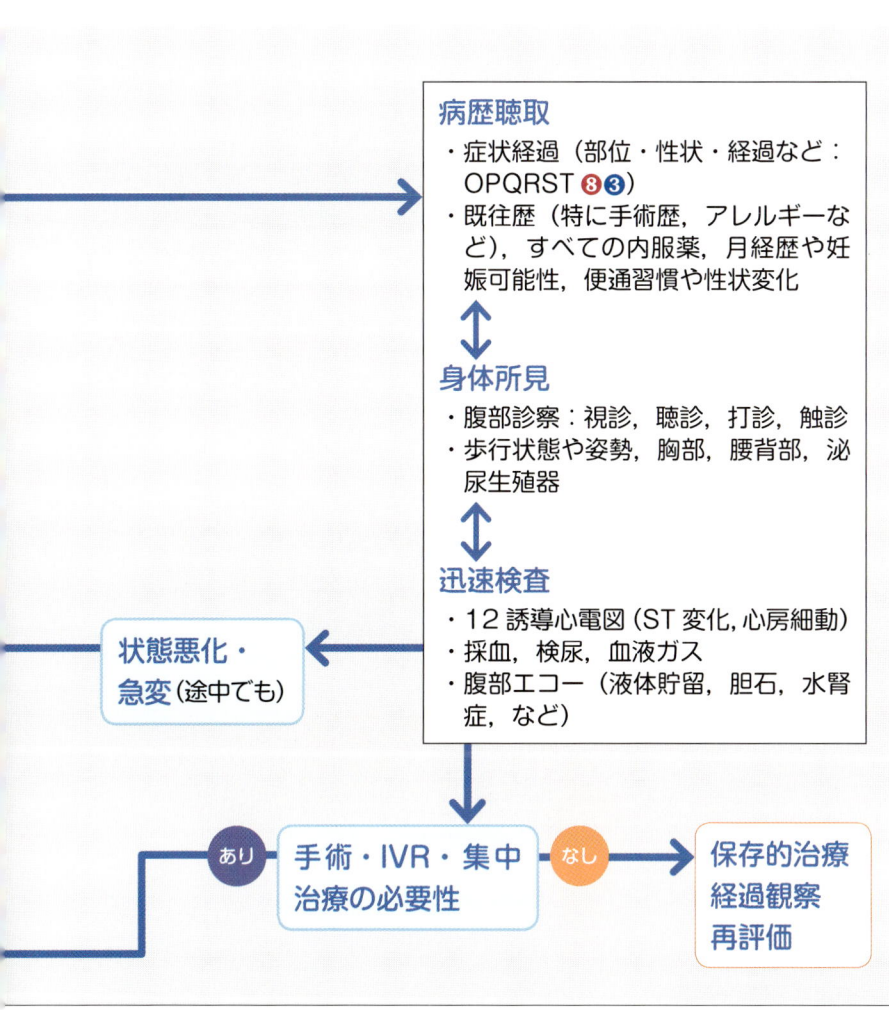

❽ OPQRST の症状聴取[6]

- **O**(Onset)：発症様式
- **P**(Palliative / provocative)：増悪・寛解因子
- **Q**(Quality / quantity)：症状の性質・ひどさ
- **R**(Region / radiation)：場所・放散の有無
- **S**(Associated symptom)：随伴症状
- **T**(Time course)：時間経過

病歴聴取
- 症状経過（部位・性状・経過など：OPQRST ❽❸）
- 既往歴（特に手術歴，アレルギーなど），すべての内服薬，月経歴や妊娠可能性，便通習慣や性状変化

身体所見
- 腹部診察：視診，聴診，打診，触診
- 歩行状態や姿勢，胸部，腰背部，泌尿生殖器

迅速検査
- 12 誘導心電図（ST 変化，心房細動）
- 採血，検尿，血液ガス
- 腹部エコー（液体貯留，胆石，水腎症，など）

状態悪化・急変（途中でも）

手術・IVR・集中治療の必要性 —あり→ / —なし→ 保存的治療 経過観察 再評価

E 臍下部痛（恥骨上，下腹部正中）を訴える患者で鑑別すべき疾患は？
腸疾患，尿路系疾患，産婦人科系疾患が多い（レベル3）

消化器系疾患	虫垂炎，大腸炎，大腸憩室炎，炎症性腸疾患，過敏性腸症候群
尿路系疾患	膀胱炎，尿管結石症，腎盂腎炎，尿閉
産婦人科疾患	異所性妊娠，子宮内膜症，子宮筋腫，卵巣腫瘍，卵巣茎捻転，骨盤腹膜炎，卵巣出血

（レベル5）

F 左下腹部痛を訴える患者で鑑別すべき疾患は？
腸疾患，尿路系疾患，婦人科系疾患が多い（レベル3）

消化器系疾患	便秘（便による閉塞），閉塞（含：ヘルニア嵌頓），大腸悪性腫瘍，大腸炎（感染性，虚血性），炎症性腸疾患，大網感染，大腸憩室炎
泌尿器科疾患	前立腺炎，精巣上体炎，尿管結石症，尿路感染症
産婦人科疾患	異所性妊娠，子宮内膜症，卵巣出血，卵巣嚢胞破裂，卵巣茎捻転，子宮筋腫，骨盤腹膜炎，付属器膿瘍（卵管・卵巣腫瘍），付属器炎
血管系	動脈解離，動脈瘤破裂
その他	腸腰筋膿瘍，後腹膜出血

（レベル5）

G 臍周囲（腹部中心部）の腹痛を訴える患者で鑑別すべき疾患は？

消化器系	急性虫垂炎（初期症状），小腸の急性閉塞，単純な腸の疝痛，膵炎
血管系	腸間膜動脈閉塞症，冠動脈症候群，腹部大動脈瘤，内臓動脈解離
その他	脊髄ろう，急性緑内障による腹痛，尿膜管遺残症

（レベル5）

H 腹部全体の腹痛を訴える患者で鑑別すべき疾患は？

血管系	大動脈瘤破裂，大動脈解離，腸間膜動脈閉塞症，腸間膜静脈血栓症
消化器系	消化管穿孔，消化管閉塞（絞扼性），急性胃炎，急性腸炎，臓器破裂，膵炎
内分泌代謝系疾患	糖尿病性ケトアシドーシス，アルコール性ケトアシドーシス，急性ポルフィリン症
その他	中毒（鉛，ヒ素など），IgA血管炎（Henoch-Schönlein purpura），両側肺炎など

（レベル5）

I 腹痛と背部痛を訴える患者で鑑別すべき疾患は？
後腹膜病変に注意すべきである．

血管系	大動脈瘤破裂，大動脈解離
消化器系疾患	急性膵炎（慢性膵炎），胆石症，急性胆嚢炎，脾梗塞
泌尿器系疾患	腎・尿管結石，腎梗塞
その他	帯状疱疹，圧迫骨折，腸腰筋膿瘍

（レベル5）

J ショックを伴う腹部中心部の激しい疼痛で鑑別すべき疾患は？

急性膵炎，上腸間膜動脈閉塞症，腹腔内出血，大動脈瘤破裂，大動脈解離，消化管穿孔や腸管壊死，急性冠症候群，異所性妊娠（女性）

（レベル5）

(急性腹症診療ガイドライン編集委員会. 急性腹症診療ガイドライン 2015. 2015[1]より)

嘔気・嘔吐
nausea and vomiting

田中 久也
田中医院

どんな症候・疾患なの？

- 嘔気（吐き気，悪心）はしばしば嘔吐の前兆となる不愉快な感覚である．嘔吐は上部消化管の内容物を強制的に排出する運動で，嘔気や腹筋の収縮運動を伴わない逆流とは異なる．
- 嘔気・嘔吐の評価は3-ステップアプローチで進める[1]．まず嘔吐の結果（脱水や電解質異常など）の認識とその補正を開始し，原因の検索と特異的治療を行う．原因不明の場合は症状に対する経験的治療を開始する．

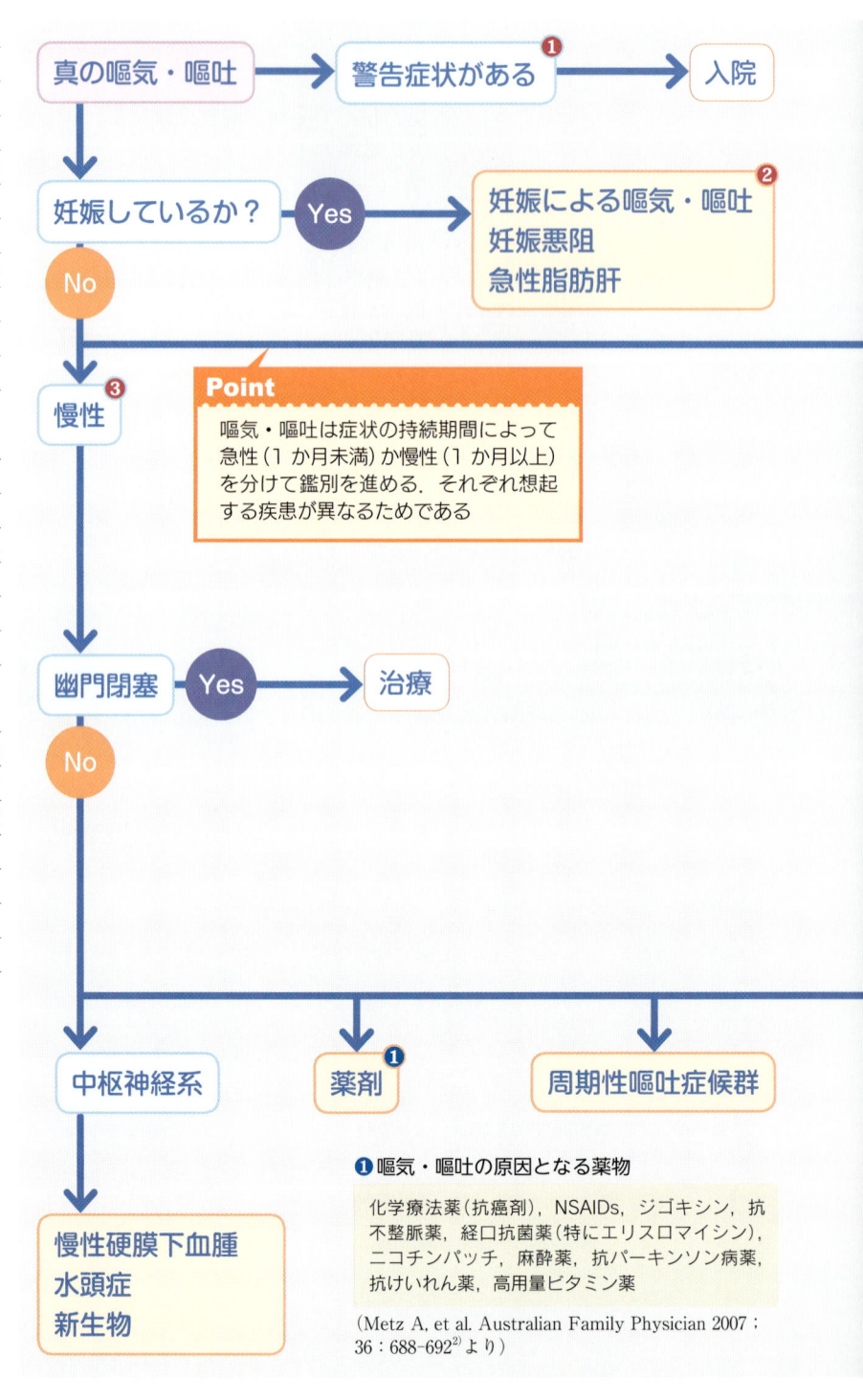

❶ 警告症状
大量吐血（重症上部消化管出血），頭部外傷歴（頭蓋骨骨折），頭痛（頭蓋内出血，腫瘍，感染），頸部のこわばり（髄膜炎），精神状態の変容（頭蓋内出血，腫瘍，感染），嘔吐前に臍周囲痛があり右下腹部へ移動（急性虫垂炎），腹膜刺激症状（腹膜炎），右季肋部痛（急性胆嚢炎），胸痛（急性心筋梗塞）などがある[4]．

❷ 若い女性の嘔吐は妊娠を疑う
妊娠可能年齢の女性の嘔気・嘔吐で最もよく見られる原因は妊娠である．最終月経や性交歴，妊娠反応を確認しておく．妊婦の嘔気の軽減にはショウガが有効である[5]．

❸ 原因不明の慢性嘔吐の評価
胃シンチグラフィや胃筋電図記録で消化管運動の評価を行う．異常があれば運動促進療法を開始しながら潜在的原因を検討する．正常であれば心因性，過食症，反芻，機能的原因を検討する[1]．

真の嘔気・嘔吐 → 警告症状がある ❶ → 入院

↓

妊娠しているか？ — Yes → 妊娠による嘔気・嘔吐 ❷
　　　　　　　　　　　　　　妊娠悪阻
　　　　　　　　　　　　　　急性脂肪肝

No ↓

慢性 ❸

Point
嘔気・嘔吐は症状の持続期間によって急性（1か月未満）か慢性（1か月以上）を分けて鑑別を進める．それぞれ想起する疾患が異なるためである

↓

幽門閉塞 — Yes → 治療

No ↓

→ 中枢神経系　　薬剤 ❶　　周期性嘔吐症候群

↓
慢性硬膜下血腫
水頭症
新生物

❶ 嘔気・嘔吐の原因となる薬物
化学療法薬（抗癌剤），NSAIDs，ジゴキシン，抗不整脈薬，経口抗菌薬（特にエリスロマイシン），ニコチンパッチ，麻酔薬，抗パーキンソン病薬，抗けいれん薬，高用量ビタミン薬

(Metz A, et al. Australian Family Physician 2007；36：688-692[2]より)

どのくらいCommonなの？

- 急性の嘔吐で多い原因は急性胃腸炎，消化管以外の感染症（例：高齢者の尿路感染症），薬剤性とされ[2]，消化器感染症（37%）と食中毒の2つは最も一般的な原因である．薬の副作用（3%）と妊娠も比較的頻繁にみられる．10%は原因不明である[3]．
- 急性胃腸炎のうち，感染性腸炎でウイルス性のものでは乳幼児期にはロタウイルス，成人ではノロウイルスが多い．細菌性ではカンピロバクターが最多である．

❷ 急性の嘔気・嘔吐で見逃してはならない疾患

外科手術例，膵炎，胆嚢炎，虫垂炎，小腸閉塞，糖尿病ケトアシドーシス，副腎クリーゼ，頭蓋内圧亢進（通常は他の神経症状を伴う），肝炎，刺激物やアレルゲンの摂取

(Metz A, et al. Australian Family Physician 2007；36：688-692[2]より)

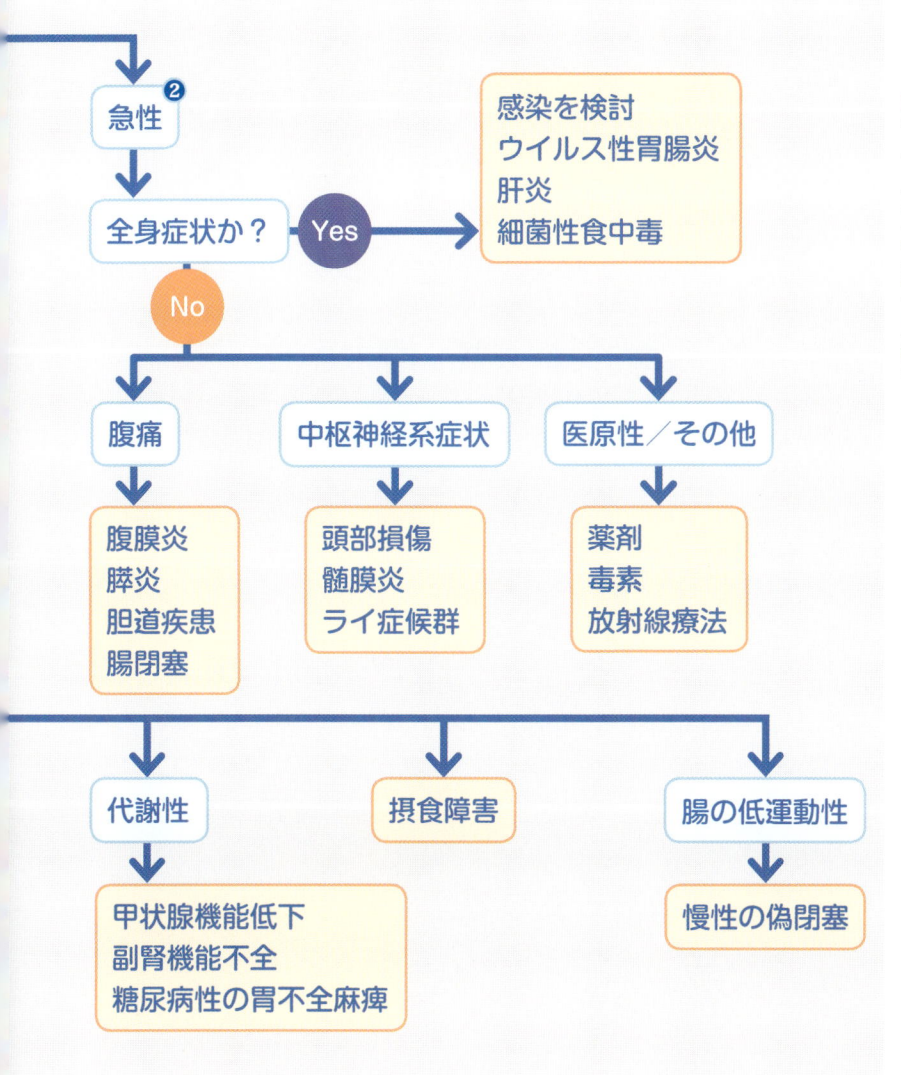

■ 食中毒は感染性と非感染性の原因がある

感染性食中毒にはウイルス性（ノロウイルスが多い），細菌性（*Campylobacter* が多い），寄生虫が，非感染性食中毒には自然毒（キノコ，貝など），化学物質がある．

```
急性 ❷
 ↓
全身症状か？ ──Yes──→ 感染を検討
 │                    ウイルス性胃腸炎
 No                   肝炎
 ↓                    細菌性食中毒
 ├──────────┬──────────┐
 ↓          ↓          ↓
腹痛    中枢神経系症状  医原性／その他
 ↓          ↓          ↓
腹膜炎    頭部損傷      薬剤
膵炎      髄膜炎        毒素
胆道疾患  ライ症候群    放射線療法
腸閉塞
 │
 ├──────────┬──────────┐
 ↓          ↓          ↓
代謝性    摂食障害    腸の低運動性
 ↓                      ↓
甲状腺機能低下        慢性の偽閉塞
副腎機能不全
糖尿病性の胃不全麻痺
```

フローチャートは文献4)を参考に作成

❹ 嘔気・嘔吐は急性胃腸炎の初期症状となりうるが，下痢や腹痛を伴うことが多い．

❺ 経口補液

経口補水液(oral rehydration solution：ORS)を用いて口から水分，電解質等を与えて体液の異常を治療する方法を経口補液療法(oral rehydration therapy：ORT)という．脱水症に対する点滴療法が困難な発展途上国において，それに代わる方法として開発され，効果が実証されている．WHO/UNICEFの2003年改訂版のORSのレシピ[9]は以下の通り．

- 水1Lに対して，ブドウ糖13.5g＋クエン酸三ナトリウム二水和物2.9g＋食塩2.6g＋塩化カリウム1.5g

さらに，いろいろなレシピがあり得るが，次の範囲にする．

- 全部：200-310 mmol/L
- ブドウ糖：ナトリウムと同量以上，ただし111 mmol/Lを超えてはならない．
- ナトリウム：60-90 mEq/L
- カリウム：15-25 mEq/L
- クエン酸：8-12 mmol/L
- 塩素：50-80 mEq/L

軽度から中等度までの脱水の場合，ティースプーン，シリンジ，または薬のスポイトを用いて2〜4時間かけて50〜100mL/kgを投与する[10]．

❻ 身の回りに同様の症状の人がいないかを確認することで診断の一助となる場合がある．

❼ 抗菌薬の使用歴は，Clostridium difficile 関連下痢症を示唆する．

❽ 急性の旅行者下痢症は非常にありふれた疾病で，通常は自然治癒する．医療機関を受診する旅行者下痢症の多くは症状が長引くか再発性である．特定の地域への旅行，食事や飲料水への曝露，アドベンチャー，季節などの疫学的情報が鑑別に役立つ．

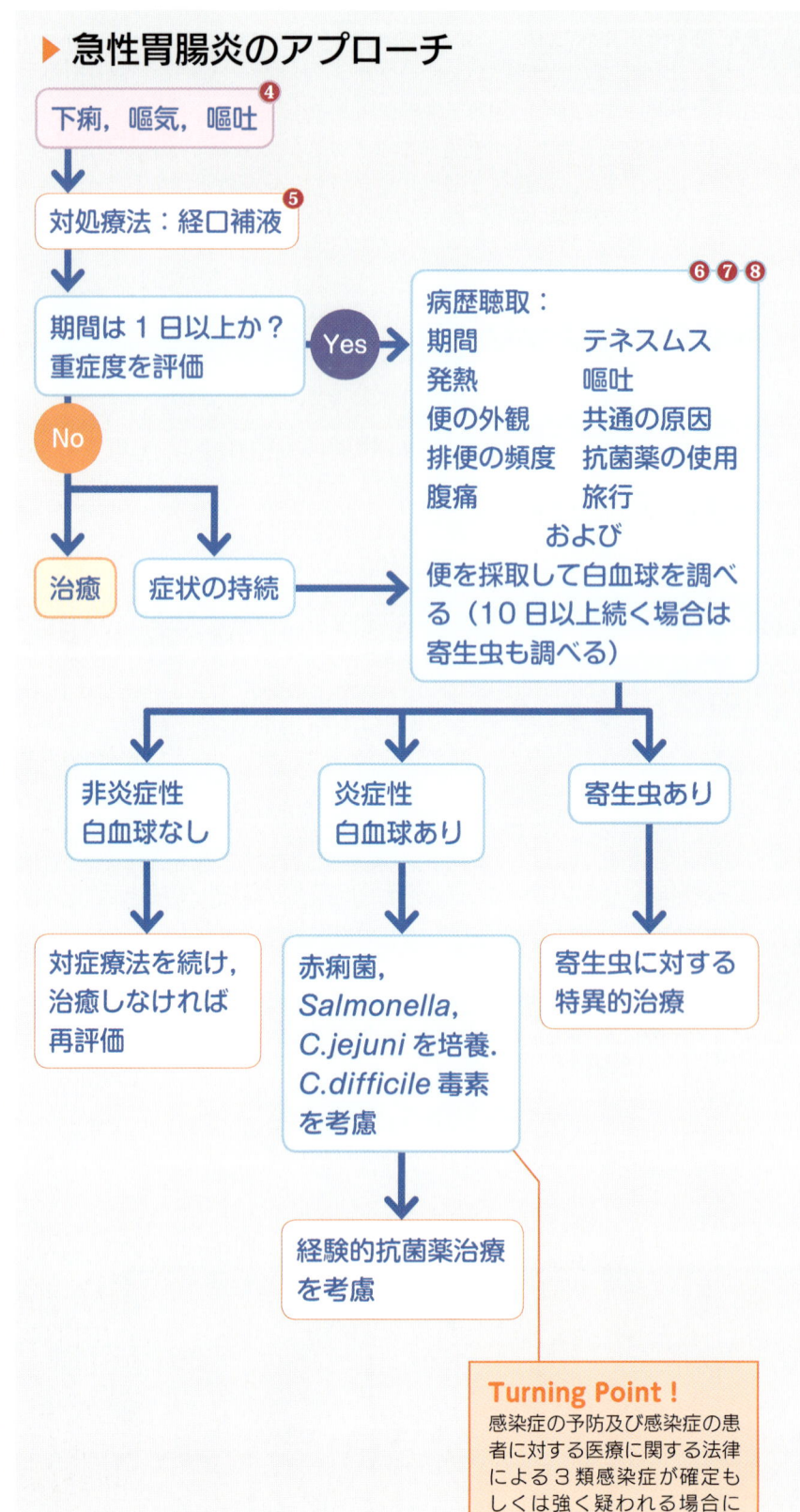

▶ 急性胃腸炎のアプローチ

下痢，嘔気，嘔吐
↓
対処療法：経口補液 ❺
↓
期間は1日以上か？重症度を評価 →Yes→ 病歴聴取： ❻❼❽
期間／テネスムス
発熱／嘔吐
便の外観／共通の原因
排便の頻度／抗菌薬の使用
腹痛／旅行
および
便を採取して白血球を調べる（10日以上続く場合は寄生虫も調べる）
↓No
治癒／症状の持続 →

分岐：
- 非炎症性 白血球なし → 対症療法を続け，治癒しなければ再評価
- 炎症性 白血球あり → 赤痢菌, Salmonella, C.jejuni を培養． C.difficile 毒素を考慮 → 経験的抗菌薬治療を考慮
- 寄生虫あり → 寄生虫に対する特異的治療

Turning Point !
感染症の予防及び感染症の患者に対する医療に関する法律による3類感染症が確定もしくは強く疑われる場合には，最寄りの保健所へ届け出るとともに治療について専門医に相談すること

■ ウイルスと細菌が原因となる胃腸炎の特徴

	ウイルス性胃腸炎	細菌性胃腸炎
環境	途上国と先進国で発生率は同等	衛生状態がよくない環境でよくみられる
感染必要量	ほとんどのウイルスで低い（10〜100個のウイルス粒子）	大腸菌, Salmonella菌, Vibrio菌で高い（>10^5個）. Campylobacter jejuniで中等度（10^2〜10^5個）. 赤痢菌では低い（10〜100個）
季節性	温暖な気候では，ほとんどのウイルスで冬季季節性がみられる．しかし熱帯地方では年間を通してみられる	高い疾患率を有する途上国では，特に夏季と雨期によくみられる
潜伏期間	ほとんどのウイルスで1〜3日間だが，ノロウイルスではより短いこともある	一般的な細菌（例えばCampylobacter, 大腸菌, 赤痢菌, Salmonella菌）では1〜7日間だが，毒素を産生する細菌（例えば黄色ブドウ球菌, Bacillus cereus菌）では数時間で発症
保有者	本来ヒト	種によって異なり，ヒト（例えば赤痢菌, Salmonella菌）と動物（例えばCampylobacter, Salmonella菌, 大腸菌）および水（例えばVibrio菌）が保菌媒体として存在
発熱	ロタウイルスとノロウイルスでよくみられるが，他のウイルスではまれ	炎症性下痢症を引き起こす細菌（例えばSalmonella菌, 赤痢菌）ではよくみられる
嘔吐	特に小児で顕著であり，唯一おもな特徴である	毒素を産生する細菌の場合によくみられるが，他の細菌による下痢症ではあまり顕著ではない
下痢	一般的だが，ほとんどすべての場合で非出血性	炎症性下痢症を引き起こす細菌で顕著で，頻繁に出血性となる
期間	ノロウイルスとサポウイルスで1〜3日間だが，他のウイルスでは2〜8日間	毒素を産生する細菌では1〜2日間だが，他のほとんどの細菌では2〜8日間
診断	臨床の現場ではよく除外される．市販されている酵素免疫測定法キットでは，ロタウイルスとアデノウイルスの検出に利用できるが，他のウイルスの同定に関しては，研究や公衆衛生当局の検査室に使用が限られている	白血球や血液の糞便検査は鑑別診断に有用である．特別な培地を使用することもあるが，糞便検体の培養により数種類の細菌の同定を行うことができる．分子生物学的技術は有用な疫学的手法だが，ほとんどの検査室では日常的に使用されることはない
治療	適切な水分補給と栄養摂取を維持するために支持療法がとられるべきである．抗菌薬と止瀉薬は禁忌である	補助的水分補給法は，たいていの患者にとって適切である．抗菌薬は赤痢菌によって引き起こされる赤痢あるいはコレラ患者，およびClostridium difficile大腸炎の一部患者に推奨されている

（福井次矢ほか 監. ハリソン内科学第4版. メディカル・サイエンス・インターナショナル；2013. pp.1388-1392[8]）より）

❸ 腸管出血性大腸菌感染症の診断基準

症状や所見から腸管出血性大腸菌感染症が疑われる患者であって，かつ以下の検査項目（1, 2, 3のいずれか）を満たすもの

1. 便から大腸菌を分離・同定し，かつ分離した菌の志賀毒素産生能を次のa，bいずれかで確認した場合
   a. 毒素産生の確認
   b. PCR法等による志賀毒素産生遺伝子の検出
2. HUSを発症した例に限り便から志賀毒素を検出した場合
3. HUSを発症した例に限り血清からO抗原凝集抗体または抗志賀毒素抗体を検出した場合

（溶血性尿毒症症候群の診断・治療ガイドライン；2013[7]）より）

■ 吐物の処理方法[11]

- あらかじめ準備しておく物品：使い捨て手袋，マスク，ガウンやエプロン，拭き取るための布やペーパータオル，ビニール袋，次亜塩素酸ナトリウム，専用バケツ，その他必要な物品．
- 処理手順

① 汚染場所に関係者以外の人が近づかないようにする．

② 処理をする人は使い捨て手袋とマスク，エプロンを着用する．

③ 嘔吐物は使い捨ての布やペーパータオル等で外側から内側に向けて，拭き取り面を折り込みながら静かに拭い取る．同一面でこすると汚染を拡げるので注意．

④ 使用した使い捨ての布やペーパータオル等はすぐにビニール袋に入れ処分する．ビニール袋に0.1%次亜塩素酸ナトリウムを染み込む程度に入れ消毒するとよい．

⑤ 嘔吐物が付着していた床とその周囲を，0.1%次亜塩素酸ナトリウムを染み込ませた布やペーパータオル等で覆うか，浸すように拭く．次亜塩素酸ナトリウムは鉄などの金属を腐食するので，拭き取って10分程度たったら水拭きする．

⑥ 処理後は手袋をはずして手洗いをする．手袋は，使った布やペーパータオル等と同じように処分する．

■ 日本では腸管出血性大腸菌感染症の重症化例，特に溶血性尿毒症症候群（HUS）が問題となることが多い．HUSの原因は小児と成人で異なる．HUSを疑った場合（溶血性貧血，血小板減少，急性腎障害の3主徴がある）は透析療法が可能な医療機関への転送を行う❸．

フローチャートは文献6）を参考に作成

下痢
diarrhea

木田 盛夫
東海中央病院緩和ケア内科

どんな症候・疾患なの？

- 下痢は腸管内で行われるべき水分吸収が十分に行われず，糞便中の水分量が増加して生じる状態．
- 原因の多くは腸管病変に由来するが，全身性疾患に伴う症状のことがあり，見逃すと重篤疾患の診断の遅れにつながることがある．
- 高齢者や幼少児では，下痢の合併症（電解質異常，腎機能障害，栄養状態の悪化，せん妄など）が問題となる．

❶ 腸管外病変/全身性疾患[4]

感染性
- 骨盤内，後腹膜：骨盤炎症性疾患，PID/骨盤内膿瘍，腸腰筋膿瘍，穿孔した虫垂炎
- 胆道系感染症
- 肺炎（特に異型肺炎）
- 敗血症一般：黄色ブドウ球菌，連鎖球菌，TSS などのトキシン関連疾患
- その他：小児中耳炎

非感染性
- 血管系：心筋梗塞，肺塞栓，解離性大動脈瘤，腸間膜動静脈血栓塞栓症，くも膜下出血
- 悪性腫瘍：膵臓がん，肺がんリンパ管転移
- 消化器系疾患：膵炎，胆のう炎，腎梗塞
- 内分泌・代謝疾患：糖尿病性腎不全，尿毒症，副腎不全，甲状腺クリーゼ，ホルモン分泌性腫瘍
- その他：妊娠，緑内障

❷ 薬剤起因性の薬剤

マグネシウム含有制酸剤，プロトンポンプ阻害薬，H_2受容体拮抗薬，緩下剤，UDCA，5-ASA 製剤，プロスタグランジン製剤，ACE 阻害薬，β拮抗薬，ジギタリス，フロセミド，メトフォルミン，NSAIDs，コルヒチン，各種抗菌薬，各種抗がん剤

フローチャート:

消化管の問題か？
- No → 腸管外病変/全身性病変 ❶
  - **Turning Point！** 下痢が消化管以外の疾患からくるサインである場合がある．鑑別に挙がれば早期発見につながる
- Yes → 下痢は急性（2週間以内）
  - Yes →（次へ）
  - No → 慢性の下痢 → 下痢を引き起こす薬剤を内服していないか？
    - Yes → 薬剤起因性下痢 ❷
      - **Point** 市販の下剤をダイエット目的等で濫用しているケースがある
    - No → 病歴＋身体診察 → 臨床的診断 特異的検査
      - 一般検査 → 臨床的診断 特異的検査
      - 便検査（性状，鏡検，潜血，脂肪染色等）→ 慢性下痢
      - 画像検査，感染症検査，特殊検査（各種ホルモン測定，膵外分泌機能）❹

慢性下痢
炎症性腸疾患（クローン病，潰瘍性大腸炎），過敏性腸症候群，手術後（胃切除，胆のう摘出，短腸症候群），吸収不良症候群（乳糖不耐症，慢性膵炎），慢性感染症（腸結核，アメーバ赤痢，寄生虫，クロストリジウム）

Point
病歴，身体診察，便の所見である程度の特異的疾患を推測することができる
過敏性腸症候群は診断基準❸を用い積極的な臨床的診断を行う

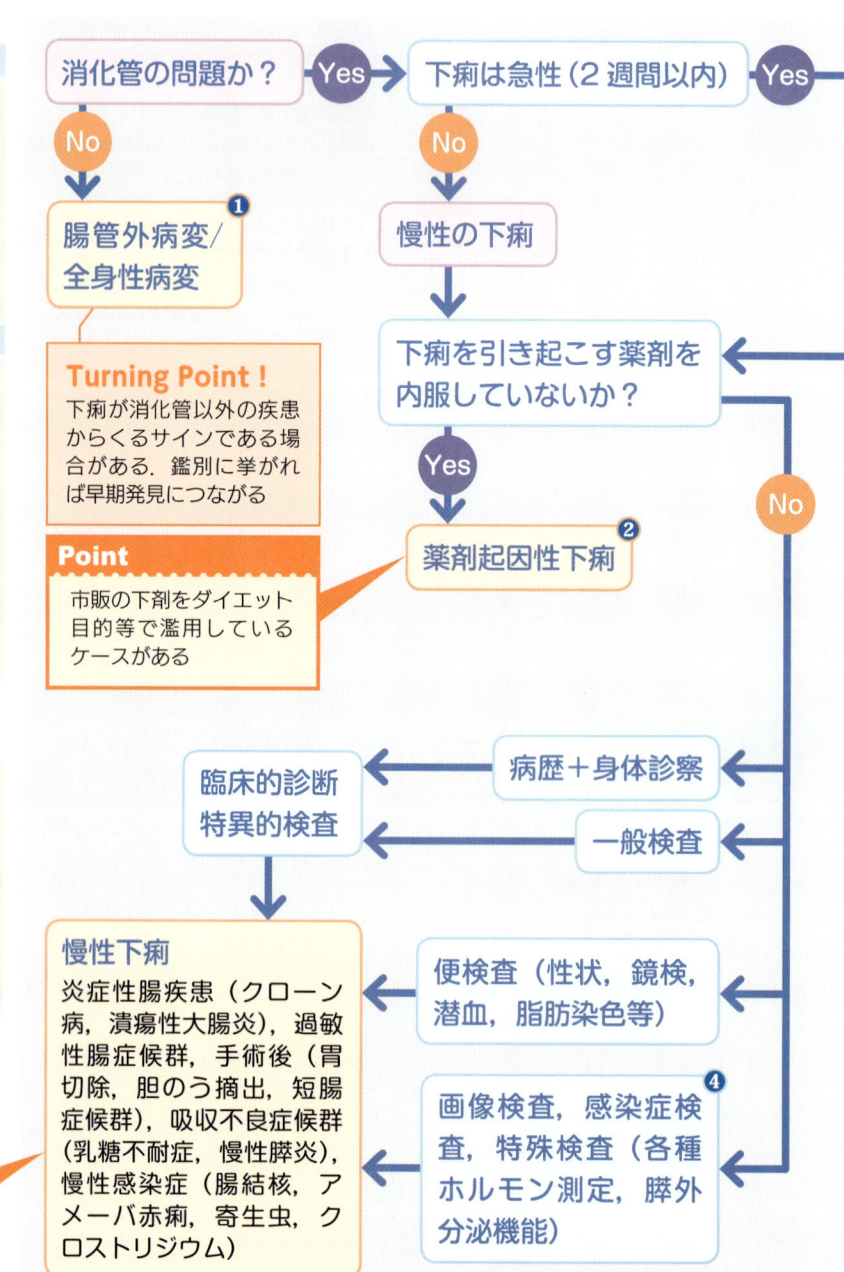

どのくらい Common なの？

- 年齢性別での有訴者率をみると，男性では加齢とともに上昇し80代で2.6％，平均2.0％，女性は20代にピークがあり2.2％，平均1.6％と男性よりやや少ないが，プライマリ・ケアの現場で最もよくみられる消化器症状の一つである[1]．
- 大部分の症例では自然軽快するが，時に重大な疾患の兆候であることがある．

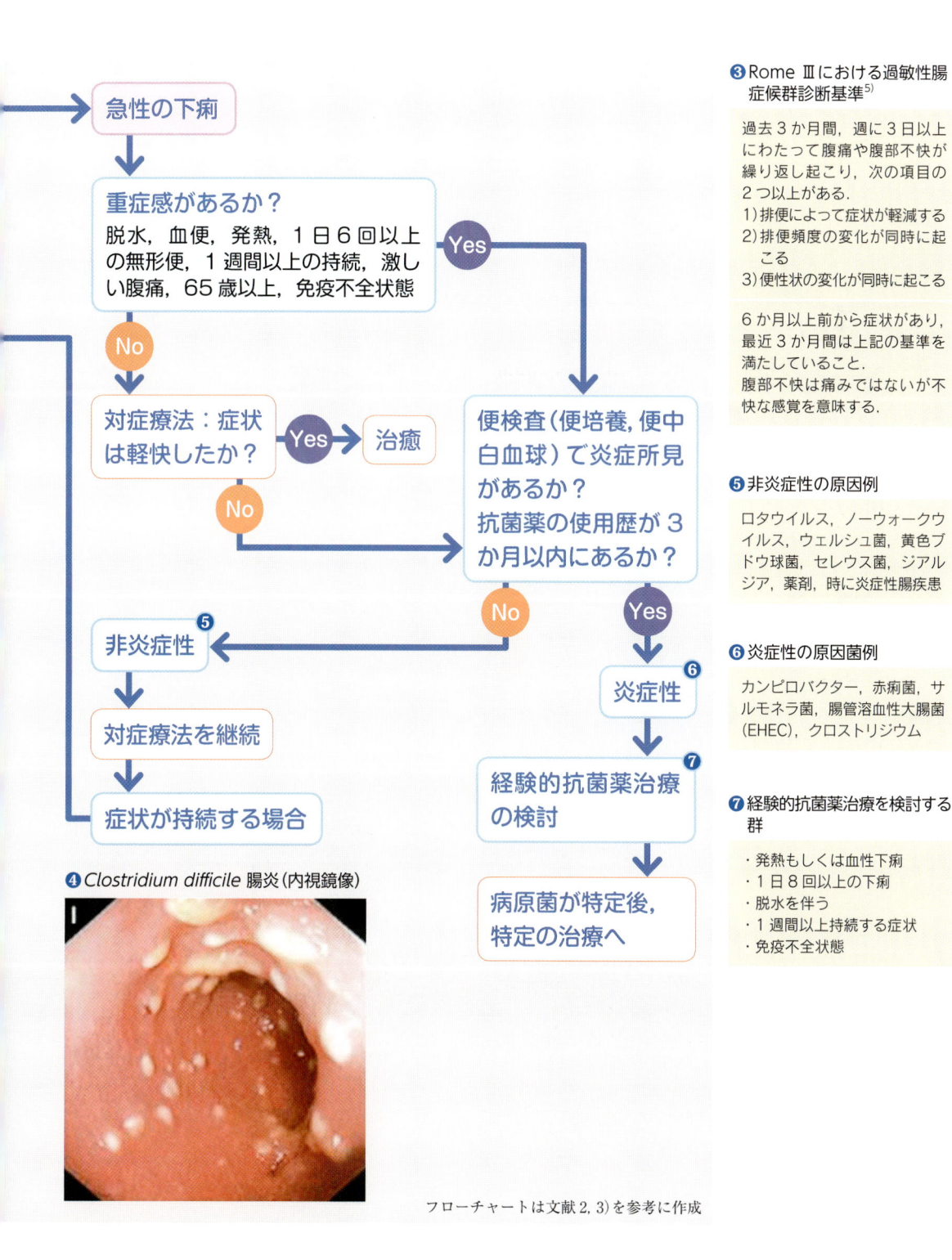

```
急性の下痢
    ↓
重症感があるか？
脱水，血便，発熱，1日6回以上
の無形便，1週間以上の持続，激
しい腹痛，65歳以上，免疫不全状態
   │No              │Yes
   ↓                ↓
対症療法：症状  ─Yes→ 治癒
は軽快したか？
   │No
   ↓
                便検査（便培養，便中
                白血球）で炎症所見
                があるか？
                抗菌薬の使用歴が3
                か月以内にあるか？
       ←No─────┤        │Yes
       ↓                ↓
   ❺非炎症性           ❻炎症性
       ↓                ↓
   対症療法を継続    ❼経験的抗菌薬治療
       ↓              の検討
   症状が持続する場合    ↓
                   病原菌が特定後，
                   特定の治療へ
```

❸ Rome Ⅲ における過敏性腸症候群診断基準[5]

過去3か月間，週に3日以上にわたって腹痛や腹部不快が繰り返し起こり，次の項目の2つ以上がある．
1) 排便によって症状が軽減する
2) 排便頻度の変化が同時に起こる
3) 便性状の変化が同時に起こる

6か月以上前から症状があり，最近3か月間は上記の基準を満たしていること．
腹部不快は痛みではないが不快な感覚を意味する．

❺ 非炎症性の原因例

ロタウイルス，ノーウォークウイルス，ウェルシュ菌，黄色ブドウ球菌，セレウス菌，ジアルジア，薬剤，時に炎症性腸疾患

❻ 炎症性の原因菌例

カンピロバクター，赤痢菌，サルモネラ菌，腸管出血性大腸菌（EHEC），クロストリジウム

❼ 経験的抗菌薬治療を検討する群

- 発熱もしくは血性下痢
- 1日8回以上の下痢
- 脱水を伴う
- 1週間以上持続する症状
- 免疫不全状態

❹ *Clostridium difficile* 腸炎（内視鏡像）

フローチャートは文献2, 3)を参考に作成

便秘
constipation

木田 盛夫
東海中央病院緩和ケア内科

どんな症候・疾患なの？

- 便秘とは，排便回数や排便量が減少した状態．
- 一般的には，週3回以下の排便，便量が1日35g以下，硬い糞便の排出のいずれかのため，排便に困難を感じた状態と定義することが多いが，排便回数の減少で訴えられることが多い．

❶ 痙攣性
- 自律神経の機能失調により大腸の蠕動運動が亢進しているが規則的でなく，腸内容が滞り便秘となる．
- 腸蠕動が亢進しているため，便秘と下痢を繰り返すことがある．
- 比較的若年者に多く，過敏性腸症候群として捉えられる．
- 下腹部痛，左下腹部痛を訴えることが多い．

❷ 弛緩性
- 大腸の蠕動運動が低下し腸管が弛緩性となっている．
- 女性や高齢者の便秘の大部分．
- 便意や腹痛のないことが多い．
- 便が長時間腸内に留まるため，硬結便となりガスの発生も多い．

❸ 直腸性
- 排便反射が減弱するために直腸内に便が貯留する．
- 習慣的な便意の抑制や浣腸の濫用が原因となる．
- 直腸内に常に便を認めるのが特徴．

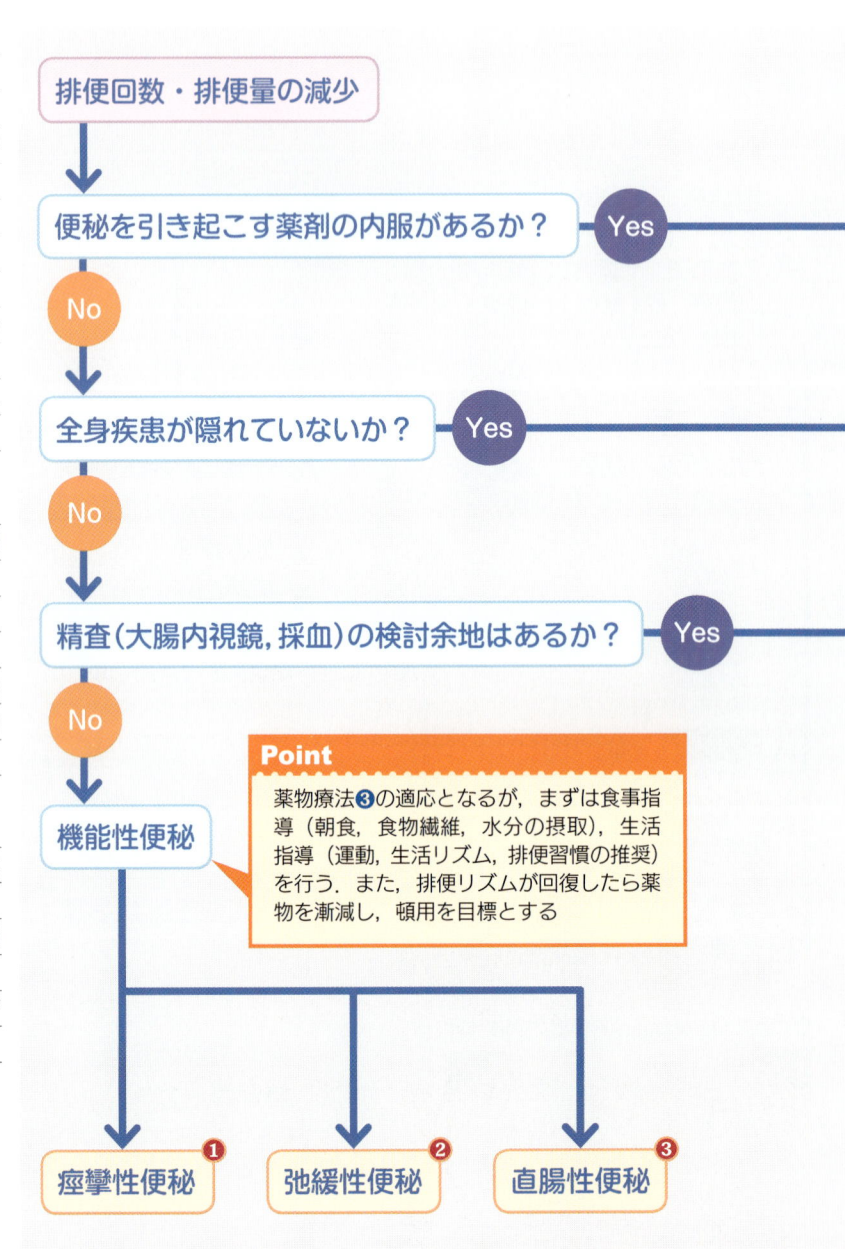

排便回数・排便量の減少
↓
便秘を引き起こす薬剤の内服があるか？ → Yes
↓ No
全身疾患が隠れていないか？ → Yes
↓ No
精査（大腸内視鏡，採血）の検討余地はあるか？ → Yes
↓ No
機能性便秘
↓
❶ 痙攣性便秘　❷ 弛緩性便秘　❸ 直腸性便秘

Point
薬物療法❸の適応となるが，まずは食事指導（朝食，食物繊維，水分の摂取），生活指導（運動，生活リズム，排便習慣の推奨）を行う．また，排便リズムが回復したら薬物を漸減し，頓用を目標とする

便秘　85

どのくらい Common なの？

- 便秘は一般的に男性より女性に多く，加齢とともに増加する[1]．
- 厚生労働省の調査では，20〜50歳の男性で0.8〜1.4％程度，60歳以上で3％以上に増加する．女性は20歳以上の年齢層で4％程度，70歳以上で9％以上と急に増加する．75歳以上では男女とも11％以上の有訴者数となっている[1]．

→ 薬剤性便秘 ❶

→ 内分泌疾患，代謝性疾患，神経・筋疾患 ❷

→ 器質性疾患 → 器質性便秘
大腸がん❹，腸捻転，腹膜炎，腸重積❺，腹腔内癒着，S状結腸過長症

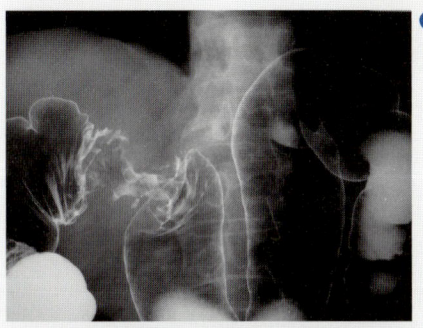

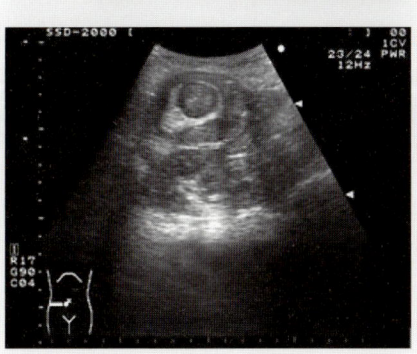

❹ 大腸がん（apple core sign）の注腸造影像

❺ 腸重積（target sign）の超音波像

❶ 二次性便秘の原因となる薬剤
- 抗コリン薬，抗ヒスタミン薬，三環系抗うつ薬，カルシウム拮抗薬，利尿薬，鎮痙薬
- オピオイド，NSAIDs，向精神病薬，抗パーキンソン病薬

❷ 全身疾患に伴う便秘

内分泌性
汎下垂体機能低下症，甲状腺機能低下症，褐色細胞腫

代謝性
糖尿病，低カリウム血症，高カルシウム血症，尿毒症，ポルフィリア

神経性
Parkinson病，多発性硬化症，Hirschsprung病，Chagas病

筋異常性
強皮症，アミロイドーシス

❸ 代表的な薬物療法

器質性疾患による便秘および二次性便秘が除外された場合，多くの症例では対症療法で対処可能
- 第一段階（膨張性下剤/繊維の増量や水分摂取と共に）
  ポリカルボフィルカルシウム，カルボキシメチルセルロース等
- 第二段階（浸透圧性下剤）
  酸化マグネシウム，PEG（ポリエチレングリコール），ラクツロース，ルビプロストン等
- 第三段階（刺激性下剤/坐剤，浣腸）
  センノシド，ピコスルファート，パンテチン等
  ビサコジル，グリセリン等

WGO（世界消化器病学会）global guidelines より作成．
（Lingdberg G, et al. J Clin Gastroenterol 2011；45：483-487[4]参照）

フローチャートは文献2,3)を参考に作成

下部尿路障害
lower urinary tract symptom

泉　京子
勤医協月寒ファミリークリニック

どんな症候・疾患なの？

- 排尿問題は，日常生活において頻度が高く，患者の日常生活の質（QOL）を大きく損なう健康問題である．
- 排尿に関する症状を，近年では蓄尿症状，排尿症状，排尿後症状の3つに分類するようになり，これら3つを合わせて下部尿路症状（LUTS）と呼んでいる．

❶ 下部尿路障害を起こす服薬の有無

排尿症状をきたす薬
オピオイド，筋弛緩薬，頻尿・尿失禁治療薬，鎮痙薬，消化性潰瘍薬，抗不整脈薬，抗めまい薬，抗アレルギー薬，抗精神病薬，抗不安薬，三環系抗うつ薬，抗パーキンソン病薬，気管支拡張薬，等

蓄尿症状をきたす薬
抗不安薬，筋弛緩薬，抗がん剤，アルツハイマー治療薬，抗アレルギー薬，α受容体遮断薬，コリン作動薬，狭心症治療薬，勃起障害治療薬，等

❶ 夜間頻尿

夜間に排尿のために1回以上起きなければならない訴えであり，そのことにより困っている状態をいう．
原因は
①膀胱容量の減少（膀胱蓄尿障害）
②多尿
③夜間多尿
④睡眠障害
等があげられる．

多尿，夜間多尿の存在は排尿日誌が有効である．

夜間頻尿をきたす疾患は多岐にわたり，詳しくは「夜間頻尿ガイドライン」を参照されたい．

▶ 男性下部尿路障害

蓄尿症状
昼間頻尿，夜間頻尿，尿意切迫，尿失禁

排尿症状
尿勢低下，尿線途絶，排尿遅延，腹圧排尿，終末時尿滴下，尿失禁

排尿後症状
残尿感，排尿後尿滴下

↓

下部尿路障害を起こす服薬の有無 ❶

↓

所見・検査・病歴
Cre 上昇，残尿＞50 mL，尿細胞診陽性，排尿時痛，血尿，膿尿，直腸診異常，尿路結石，神経症状，骨盤部手術・放射線後
男性：PSA 高値（＞4.0 ng/mL）

→ Yes

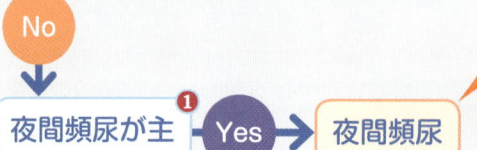

No ↓

夜間頻尿が主 → Yes → 夜間頻尿

Point
糖尿病，慢性心不全，睡眠時無呼吸症候群，カフェイン，アルコール，多尿となる薬剤（利尿薬，抗うつ薬，カルシウム拮抗薬等）等の存在を確かめる

No ↓

IPSS，QOLスコア，OABSS による評価 ❷

↓

治療を希望する場合

薬物治療
- αアドレナリン受容体遮断薬（第一選択薬）
  - タムスロシン（ハルナール）　　シロドシン（ユリーフ）
  - ナフトピジル（フリバス）　　　テラゾシン（バソメット）
  - ウラピジル（エブランチル）
- 5α還元酵素阻害薬（前立腺腫大 30 mL 以上に対し有効）
  - デュタステリド（アボルブ）
- 抗コリン薬（過活動膀胱症状が明らかな場合に併用）

手術治療

どのくらい Common なの？

- 60歳以上の男女の約78％がなんらかの下部尿路症状を有している[1].
- 急速に高齢化する本邦にあたりLUTSの重要性は高いが，これらの症状は恥ずかしさや，加齢によるものとして放置されることが多い（受診率は8％以下とされている）．プライマリ・ケア医はそのような症状を拾い上げ，適切なケアを提供する役割が求められている[1].

> 尿閉，膀胱がん，尿管がん，間質性膀胱炎
> 尿路結石，神経疾患（脳疾患，脊髄疾患），
> 尿路性器感染（細菌性膀胱炎，尿道炎）
> 男性：前立腺がん，前立腺炎

↓

> 感染症は初期治療
> その他は専門医へ

■前立腺肥大症

中高年男性に発生する前立腺過形成による下部尿路機能障害を呈する疾患である．

症状は尿道閉塞自体から直接的に生じた排尿困難と，尿道閉塞から二次的に生じた膀胱機能の変化に関連した刺激症状とがある．

〈診断アプローチ〉頻尿，排尿困難をきたす他の疾患を除外し，次に国際前立腺症状スコア（IPSS）とQOLスコア❷を使用し，重症度とQOLへの影響を評価する．前立腺肥大症の50％以上が過活動膀胱（OAB）を合併しており，次ページのOABSS❸による評価も行う．

❷ 国際前立腺症状スコア（IPSS）とQOLスコア

どれくらいの割合で次のような症状がありましたか	全くない	5回に1回の割合より少ない	2回に1回の割合より少ない	2回に1回の割合くらい	2回に1回の割合より多い	ほとんどいつも
この1か月の間に，尿をしたあとにまだ尿が残っている感じがありましたか	0	1	2	3	4	5
この1か月の間に，尿をしてから2時間以内にもう一度しなくてはならないことがありましたか	0	1	2	3	4	5
この1か月の間に，尿をしている間に尿が何度もとぎれることがありましたか	0	1	2	3	4	5
この1か月の間に，尿を我慢するのが難しいことがありましたか	0	1	2	3	4	5
この1か月の間に，尿の勢いが弱いことがありましたか	0	1	2	3	4	5
この1か月の間に，尿をし始めるためにお腹に力を入れることがありましたか	0	1	2	3	4	5

	0回	1回	2回	3回	4回	5回以上
この1か月の間に，夜寝てから朝起きるまでに，ふつう何回尿をするために起きましたか	0	1	2	3	4	5

IPSS＿＿＿＿点

	とても満足	満足	ほぼ満足	なんともいえない	やや不満	いやだ	とてもいやだ
現在の尿の状態がこのまま変わらずに続くとしたら，どう思いますか	0	1	2	3	4	5	6

QOLスコア＿＿＿＿点

IPSS重症度：軽症（0～7点），中等症（8～19点），重症（20～35点）
QOL重症度：軽症（0, 1点），中等症（2, 3, 4点），重症（5, 6点）

❷ 尿失禁

尿失禁は5つに分けられる.
- 腹圧性　急激な腹圧に伴い起こる
- 混合性　腹圧性＋切迫性
- 切迫性　尿意切迫感に続いて起きる
- 溢流性　排尿困難のために膀胱が過度に充満し，尿が溢れ起こる
- 機能性　膀胱尿道機能に関係なく認知症や身体運動障害のため起こる

尿失禁をみた際には改善可能な下記の原因検索を行う必要がある.
① 下部尿路への作用（尿路感染症，萎縮性膣炎・尿道炎，便秘症，妊娠）
② 薬剤性
③ 尿産生増加（代謝性：糖尿病・高カルシウム血症・尿崩症，飲水過多）
④ 活動性低下（せん妄，精神疾患，運動制限）

> **Turning Point !**
> 排尿症状・排尿後症状を起こす病態は下部尿路閉塞，排尿筋低活動が考えられる．これらの症状や，蓄尿症状でも残尿量が多い場合は治療に難渋するため専門医への紹介を考慮する

▶ 女性下部尿路障害（未成年，要介護高齢者除く）

蓄尿症状
昼間頻尿，夜間頻尿，尿意切迫，尿失禁

排尿症状
尿勢低下，尿線途絶，排尿遅延，腹圧排尿，終末時尿滴下，尿失禁

排尿後症状
残尿感，排尿後尿滴下

↓

下部尿路障害を起こす服薬の有無 ❶

↓

所見・検査・病歴
Cre 上昇，残尿>50 mL，尿細胞診陽性，排尿時痛，血尿，膿尿，直腸診異常，尿路結石，神経症状，骨盤部手術・放射線後
女性：生殖器異常
→ Yes

No ↓

蓄尿症状　｜　排尿症状，排尿後症状 → Yes

↓

尿失禁 ❷ →　腹圧性尿失禁
　　　　　→　混合性尿失禁
　　　　　→　切迫性尿失禁 → 過活動膀胱 ❸

頻尿 → 尿意切迫感 → Yes → 過活動膀胱

No ↓
→ 専門医へ

夜間頻尿が主症状
↓
夜間頻尿 ❶

> **Point**
> 糖尿病，慢性心不全，睡眠時無呼吸症候群，カフェイン，アルコール，多尿となる薬剤（利尿薬，抗うつ薬，カルシウム拮抗薬等）等の存在を確かめる

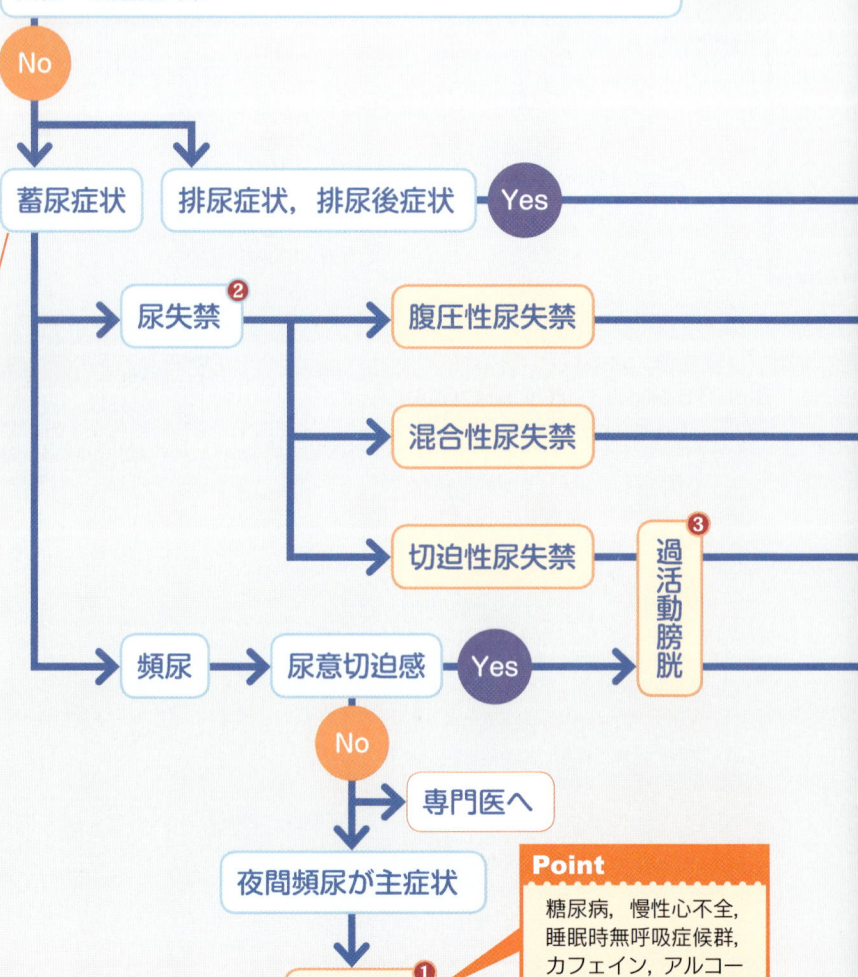

❹ 残尿量測定

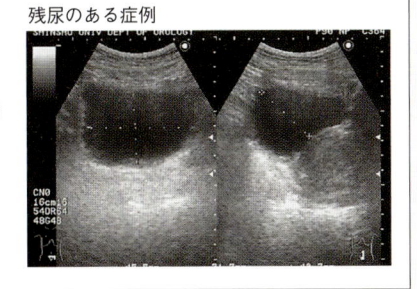

残尿量（mL）＝（長径 × 短径 × 前後径）/2

横断面：長径、短径
矢状断（縦断面）：短径、前後径
残尿のある症例

尿閉，膀胱がん，尿管がん，間質性膀胱炎　尿路結石，神経疾患（脳疾患，脊髄疾患），尿路性器感染（細菌性膀胱炎，尿道炎）
女性：子宮筋腫，子宮内膜症，骨盤臓器脱

→ 感染症は初期治療　その他は専門医へ

→ 行動療法
　骨盤底筋訓練（Kegel 体操）
　膀胱訓練
薬物治療
　クレンブテロール（スピロペント）
手術

Point
薬物治療の有用性は低く，補助治療として使用されている

❹ 残尿量＜100 mL の場合
　行動療法
　　・骨盤底筋訓練（Kegel 体操）
　　・膀胱訓練
　薬物治療
　　・抗コリン薬
　　　プロピベリン（バップフォー）
　　　オキシブチニン（ポラキス）
　　　トルテロジン（デトルシトール）
　　　ソリフェナシン（ベシケア）
残尿量＞100 mL の場合は専門医へ

Point
抗コリン薬投与後に過活動膀胱の症状が改善しても，残尿増加や排尿症状の悪化などに十分注意を払いながら経過観察を行う必要がある

❸ 過活動膀胱（overactive bladder：OAB）

尿意切迫感を必須とした症状症候群であり，通常は頻尿と夜間頻尿を伴うと定義される．切迫性尿失禁を伴うこともあるが必須でない．診断は症状の確認と除外診断でなされる．過活動膀胱スコア（OABSS）❸ は過活動膀胱の症状スコアで，過活動膀胱の診断，重症度判定，治療効果判定に用いることができる．

病因：①神経因性（脳幹部橋より上位の中枢の障害，脊髄の障害）と②非神経因性（下部尿路閉塞，加齢，骨盤底の脆弱化，特発性）に分かれる．本邦では40歳以上で12％が有しているとされている[1]．

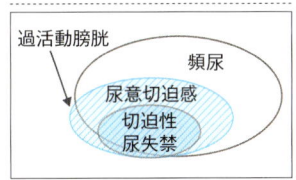

過活動膀胱／頻尿／尿意切迫感／切迫性尿失禁

❸ 症状スコア
過活動膀胱症状質問票（OABSS）

質問	症状	点数	頻度
1	朝起きた時から寝る時までに，何回くらい尿をしましたか	0	7回以下
		1	8～14回
		2	15回以上
2	夜寝てから朝起きるまでに，何回くらい尿をするために起きましたか	0	0回
		1	1回
		2	2回
		3	3回以上
3	急に尿がしたくなり，我慢が難しいことがありましたか	0	なし
		1	週に1回より少ない
		2	週に1回以上
		3	1日1回くらい
		4	1日2～4回
		5	1日5回以上
4	急に尿がしたくなり，我慢できずに尿をもらすことがありましたか	0	なし
		1	週に1回より少ない
		2	週に1回以上
		3	1日1回くらい
		4	1日2～4回
		5	1日5回以上

質問3の尿意切迫感スコアが2点以上，かつ，OABSS の合計が3点以上の場合は過活動膀胱と診断する．

睡眠障害
sleep disorder

浜野 淳
筑波大学医学医療系/筑波大学附属病院総合診療グループ

どんな症候・疾患なの？

- 睡眠障害とは，睡眠に何らかの問題がある状態である．
- 睡眠障害には，不眠だけでなく，日中眠くてしかたないという状態や，睡眠中に起きてくる病的な運動や行動，睡眠のリズムが乱れて戻せない状態など多くの病気が含まれる．
- 複数の要因が重なって起きることも多いため，原因を多面的に評価する必要がある．
- 睡眠障害は睡眠障害国際分類第2版（ICSD-2）において，8つのカテゴリーに分類されている．

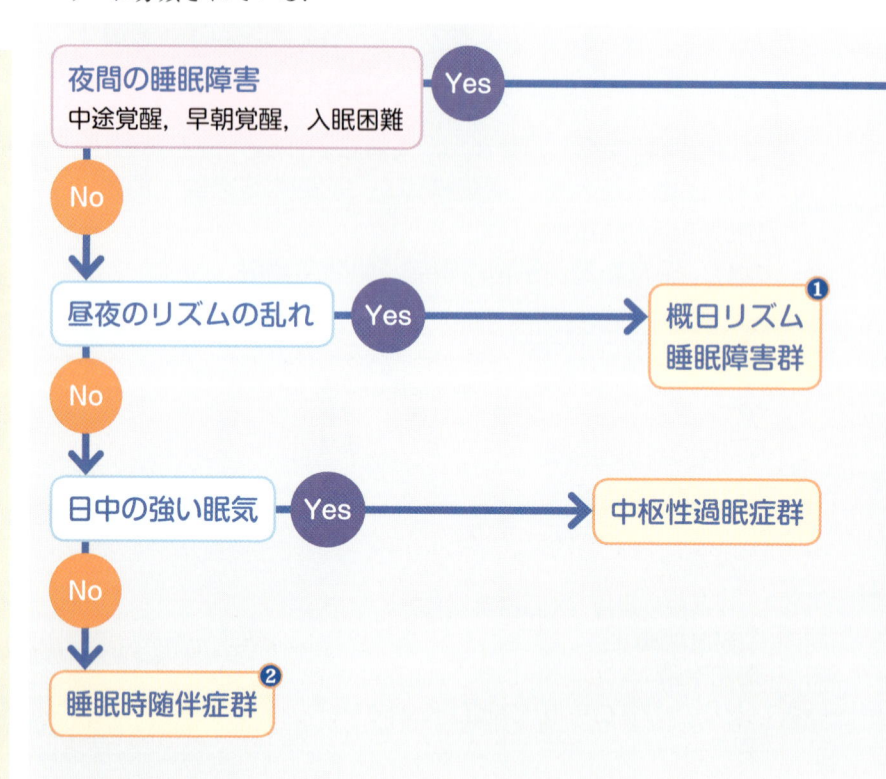

```
夜間の睡眠障害              ─Yes→
中途覚醒，早朝覚醒，入眠困難
        │No
        ↓
昼夜のリズムの乱れ           ─Yes→  ❶概日リズム睡眠障害群
        │No
        ↓
日中の強い眠気              ─Yes→  中枢性過眠症群
        │No
        ↓
睡眠時随伴症群 ❷
```

❷ 睡眠時随伴症群

主なタイプ
睡眠時遊行症，睡眠時驚愕症，レム睡眠行動障害

睡眠時遊行症
- 特徴：起き上がって寝床の上に座るだけのものから，取り乱して逃げまどうようなものまである．呼びかけなど周囲からの刺激には反応せず，通常，睡眠の最初の3時間以内に生じ，エピソードは30分以内（多くは15分以内）に終わる．

睡眠時驚愕症
- 特徴：叫び声が特徴で見開いた目，多量の汗，呼吸促迫などを伴う．覚醒した場合には，錯乱を示す．通常，睡眠の前半1/3に生じ，エピソードは10分以内（多くは5分以内）に終わる．

レム睡眠行動障害
- 特徴：夢の中での行動がそのまま異常行動となって現れる．夢の内容は，口論する，けんかする，追いかけられるなど暴力的な不快なものであることが多い．

❹ 睡眠関連呼吸障害群

主なタイプ
中枢性睡眠時無呼吸症候群，閉塞性睡眠時無呼吸症候群

中枢性睡眠時無呼吸症候群
- 特徴：原因が不明で，睡眠中に呼吸運動の停止，あるいは減弱が生じ，通常は酸素飽和度の低下を伴う．中途覚醒が主体の不眠を訴えることが多いが，日中に強い眠気が生じることもある．

閉塞性睡眠時無呼吸症候群
- 特徴：主な症状として日中の強い眠気，いびき，睡眠時の窒息感やあえぎ呼吸などを認める．日本人での有病率は白人よりBMIが低くても高いことがあり，甲状腺機能低下症や先端巨大症などの内分泌疾患は危険因子である．

❶ 概日リズム睡眠障害群

主なタイプ
睡眠相後退型，睡眠相前進型，交代勤務型

睡眠相後退型
- 特徴：習慣的な睡眠-覚醒時間が，慣習的・社会的に受け入れられる時間帯と比べて通常2時間以上遅れている．典型的には，社会的に受け入れられる時間帯には眠れないが，いったん眠れば睡眠は正常である．
- （例）・明け方にならないと眠れず，昼頃にならないと起床できない．
  - 早く眠ろうと就床しても，何時間も眠りにつくことができず，ある一定の時刻にならないと入眠できない．
  - 重要な仕事や試験など，必ず朝起きなければならない状況においても起床できない．

睡眠相前進型
- 特徴：習慣的な睡眠開始時刻と起床時刻が，慣習的に望ましい時刻に比べて数時間早い．午後の遅い時刻や夕方の早い時刻に眠気を感じて，睡眠開始が早くなり，早朝自然に目が覚めてしまう．典型的には，早朝不眠と夕方の強い眠気を訴える．
- （例）・夜起きていられない．
  - 早く目覚めてしまい再入眠できない．

交代勤務型
- 特徴：通常の睡眠時間帯に労働時間が割り当てられるため，不眠や過度の眠気の訴えが認められる．夜間勤務者と早朝勤務者の総睡眠時間は，典型的には1〜4時間減少し，睡眠の質は不十分と考えられている．通常，交代勤務期間中持続するが，交代勤務期間を過ぎても睡眠障害が持続することもある．

どのくらい Common なの？

- 日本における睡眠障害の有病率は，慢性不眠で約20%，睡眠時無呼吸症候群で3〜22%，周期性四肢運動障害で2〜12%といわれている[1]．
- 外来では，不眠に対する薬剤処方の希望や，不眠に関する相談を受けることが多い．

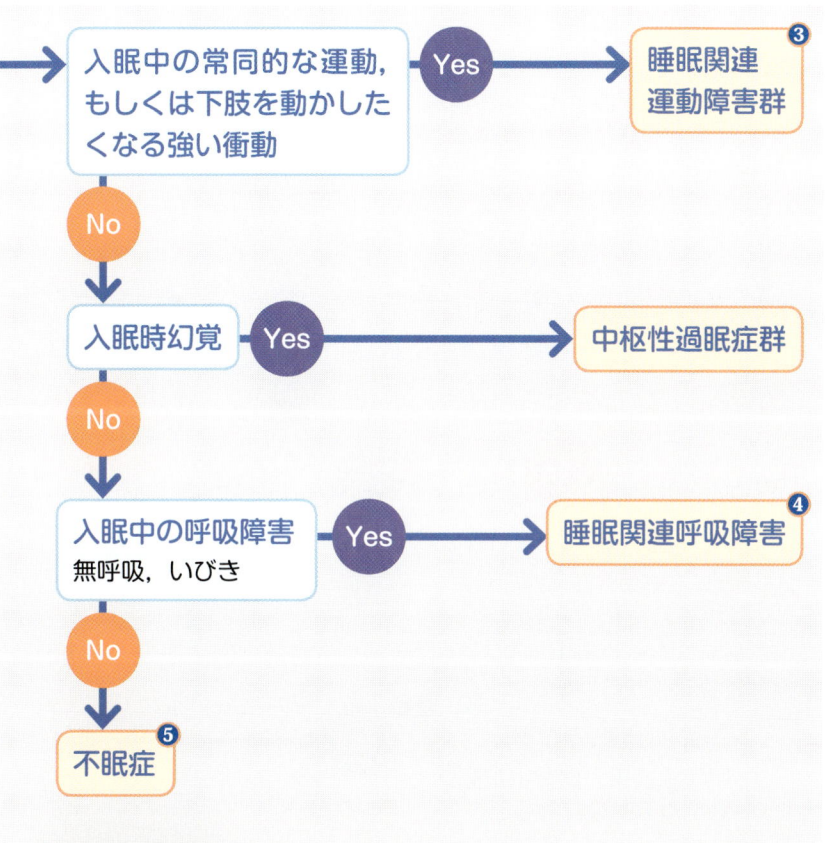

入眠中の常同的な運動，もしくは下肢を動かしたくなる強い衝動 → Yes → **睡眠関連運動障害群** ❸

↓ No

入眠時幻覚 → Yes → **中枢性過眠症群**

↓ No

入眠中の呼吸障害（無呼吸，いびき）→ Yes → **睡眠関連呼吸障害** ❹

↓ No

不眠症 ❺

---

❸ 睡眠関連運動障害群

主な疾患・症候群
むずむず脚症候群，周期性四肢運動障害

むずむず脚症候群
- **特徴**：下肢を動かしたいという，抵抗できないほど強い衝動を訴える．また，下肢の不快な感覚異常を伴うこともある．

- **成人の診断基準**
  A：下肢を動かそうとする強い衝動を訴える．通常，下肢に不快で嫌な感覚を覚える，あるいは，この感覚のために衝動が生じる．
  B：動かそうとする衝動や不快感は休息中，また寝転んだり座ったりして静かにしているときに始まる，または悪化する．
  C：動かそうとする衝動や不快感は，歩いたり身体を伸ばしたりすれば，少なくともそういった運動をしている間は，部分的または全体的に楽になる．
  D：動かそうとする衝動や不快感は夕方や夜に強くなる，または，夕方や夜にしか生じない．
  E：この病態は，他の現行の睡眠障害，身体疾患や神経疾患，精神疾患，薬物使用，または物質障害では説明できない．

周期性四肢運動障害
- **特徴**：睡眠中に片側あるいは両側の足関節の背屈運動を主体とする周期的な不随意運動が反復して起こる．不快な感覚を主体とするむずむず脚症候群との違いは，睡眠感の障害を伴うこと．

❺ 不眠症

不眠症は下記の3つをすべて満たすときに診断される．
①睡眠の機会が十分にあること，②持続的な睡眠障害，③日中の生活上の支障．

・不眠症のタイプ
睡眠障害のパターンによって下記の4つのタイプに分類される．
① 入眠障害：一般的には就床後，入眠に30分〜1時間かかり，本人がそれを苦痛であると感じている場合に判断される．不眠の訴えの中で最も多い．
② 中途覚醒：いったん入眠した後，起床するまでに何度も目が覚める状態．加齢に伴って健常者でも増加するので，必ずしも病的とは判断されないこともある．
③ 早朝覚醒：本人が望む時刻，あるいは通常の起床時刻の2時間以上前に覚醒してしまい，その後，再入眠できない状態．加齢に伴って増加する．
④ 熟眠障害：睡眠時間は十分であるにも関わらず，深く眠った感覚が得られない状態．

・不眠症の非薬物的対処方法
下記について説明，指導する．
① 睡眠時間は個人差があり，日中の眠気に困らなければ十分である．
② 就寝前4時間のカフェイン摂取，就床前1時間の喫煙は避け，自分なりのリラックス法を行う（例：軽い読書，音楽，ぬるめの入浴，香り）．
③ 眠たくなってから床に就く．就寝時刻にこだわりすぎない．
④ 毎日同じ時刻に起床する．
⑤ 目が覚めたら日光を取り入れ，夜は明るすぎない照明を使う．
⑥ 規則正しい3度の食事，規則的な運動習慣．
⑦ 昼寝をするなら15時前の20〜30分．
⑧ 眠りが浅いときは，遅寝・早起きを心がける．
⑨ 睡眠薬代わりの寝酒は不眠の原因になる．

抑うつ
depression

細田 俊樹
ホームケアクリニック銀座

どんな症候・疾患なの？

- 抑うつとは，エネルギーが低下した状態を意味する．以前は楽しかったと思えたことにも興味がわかず，気分が落ち込み，やる気がわかない状態である．
- 休息だけではエネルギーが十分に補給できないときは，心理療法や，投薬が必要になる．

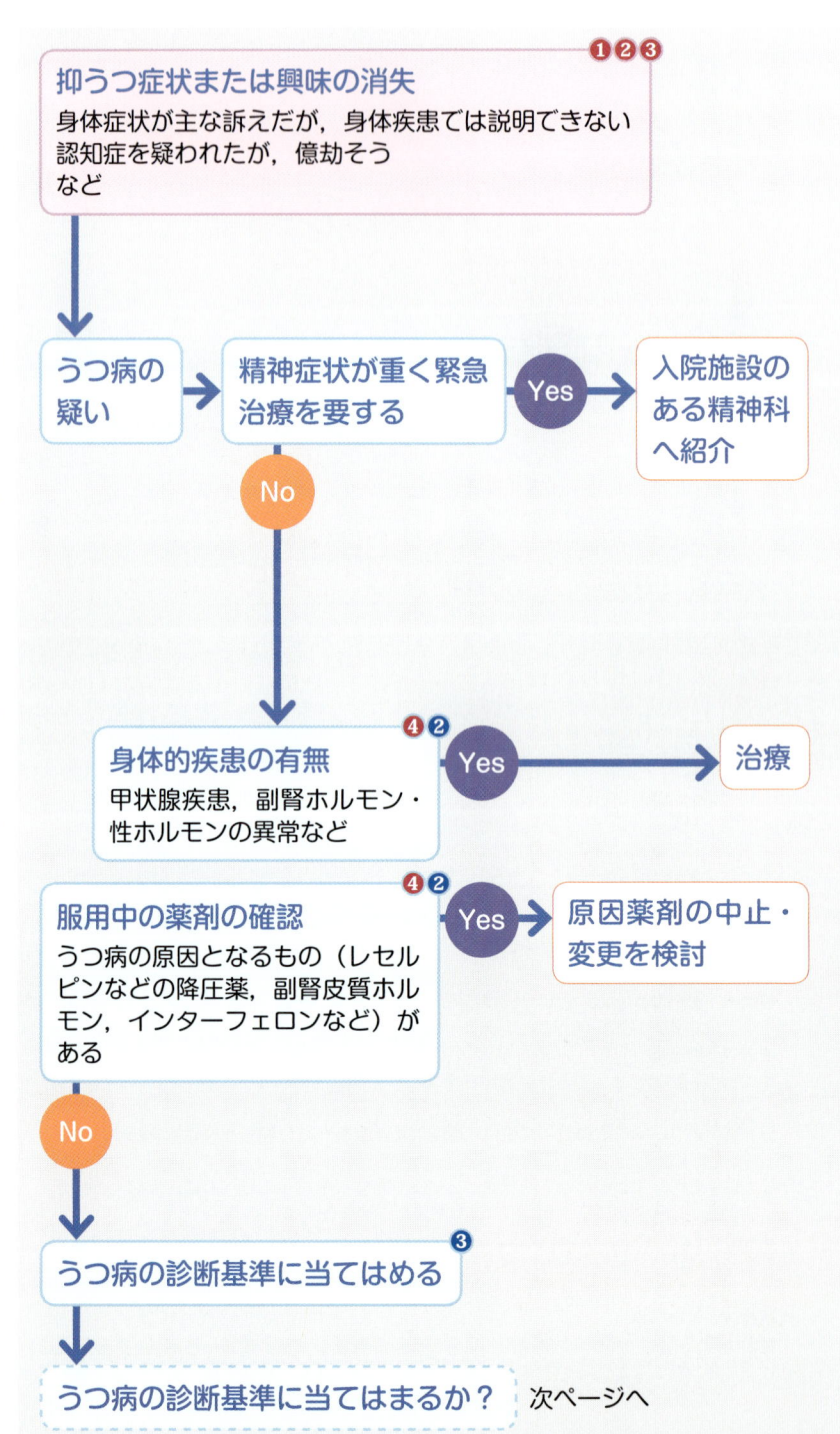

❶ プライマリ・ケアを受診するきっかけは？

うつ病患者は抑うつ気分や興味・喜びの減退といった特徴的な症状で受診することもあるが，精神科，心療内科以外のプライマリ・ケアの診療所には，不眠，頭痛，腹痛，倦怠感といった身体症状で受診することも多い．身体疾患では説明できない場合はうつ病も鑑別疾患にあげる必要がある．

またうつ病患者が最初に受診した診療科を調査した結果によると，第1位は内科で，実に65％，第2位は産婦人科で9.5％となっている[1] ❶．

❷ スクリーニング

うつ病を疑ったら，以下の質問をする．

「この1か月間，抑うつ気分または興味・喜びの喪失がないか？」

1つも該当しなければ96％の確率で否定できる[2]．

2つが該当する場合は，78％の確率でうつ病と診断できる可能性があるとされている[3]．

スクリーニングでうつ病が疑われた場合は，既往歴や，家族歴，薬剤使用歴などを尋ね，原因となりうる身体疾患を調べる．

抑うつ症状または興味の消失 ❶❷❸
身体症状が主な訴えだが，身体疾患では説明できない
認知症を疑われたが，億劫そう
など

↓

うつ病の疑い → **精神症状が重く緊急治療を要する** — Yes → **入院施設のある精神科へ紹介**

↓ No

身体的疾患の有無 ❹❷
甲状腺疾患，副腎ホルモン・性ホルモンの異常など
— Yes → **治療**

↓ No

服用中の薬剤の確認 ❹❷
うつ病の原因となるもの（レセルピンなどの降圧薬，副腎皮質ホルモン，インターフェロンなど）がある
— Yes → **原因薬剤の中止・変更を検討**

↓ No

うつ病の診断基準に当てはめる ❸

↓

うつ病の診断基準に当てはまるか？　次ページへ

どのくらいCommonなの？

- 厚生労働省の統計によると，気分障害の患者数は1999年には，44万人余りに対して2002年には71万人，2008年には104万人余りと21世紀になり急増している[4]．
- 病気やケガなどが社会へどれだけダメージを与えたかを測る指標として算出，発表している「DAILY」によると，日本ではうつ病がトップになっている．
- 2010年に厚生労働省が発表した統計によると，うつ病や自殺による日本の統計的損失は2兆7000億円にのぼると試算されており，社会的な視点でもうつ病などの対策が急務であることを示している．

❶ うつ病患者の初診受診科

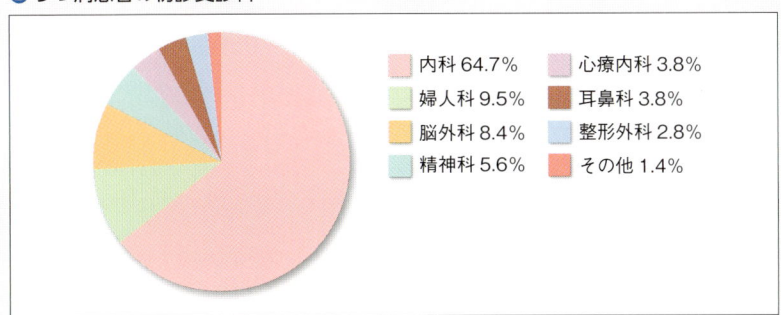

- 内科 64.7%
- 婦人科 9.5%
- 脳外科 8.4%
- 精神科 5.6%
- 心療内科 3.8%
- 耳鼻科 3.8%
- 整形外科 2.8%
- その他 1.4%

注）1998～2000年に日比谷国際クリニック心療内科を受診した患者330例．
（三木 治．心身医学 2002；42：586[1]を参考に作成）

❷ 気分障害（主として抑うつ状態）を引き起こしやすい一般身体疾患と物質

一般身体疾患	脳血管障害・神経変性疾患	脳卒中，Parkinson病，Hutington病，認知症
	内分泌疾患	甲状腺機能亢進症または低下症，副甲状腺機能亢進症または低下症
	自己免疫疾患	全身性エリテマトーデス
	がん	膵がん
物質	中毒・離脱	アルコール，アンフェタミン，コカイン，アヘン類，フェンシクリジン，鎮静剤，睡眠薬，抗不安薬
	治療に用いられる薬剤	麻酔薬，鎮痛薬，抗コリン薬，抗てんかん薬，抗圧薬，抗パーキンソン病薬，抗腫瘍薬，強心薬，経口避妊薬，向精神薬（抗うつ薬，ベンゾジアゼピン，抗精神病薬），筋弛緩薬，ステロイド
	同上（特に抑うつを引き起こしやすいもの）	大量のレセルピン，副腎皮質ステロイド，蛋白同化ステロイド，インターフェロン

（American Psychiatric Association 編，高橋三郎ほか訳．DSM-IV-TR 精神疾患の分類と診断の手引．新訂版．医学書院；2003．p.387-394[8]より）

❸ 診断基準の要約（DSM-5[6]に基づく）

A. 以下①②のどちらかを認め，かつ③～⑨を併せて合計5つ以上がある．
　①抑うつ気分
　②興味または喜びの消失
　③食欲の減退あるいは増加，体重減少あるいは増加
　④不眠あるいは睡眠過多
　⑤精神運動性の焦燥または静止（沈滞）
　⑥易疲労感または気力の減退
　⑦無価値観または決断困難
　⑧思考力や集中力の減退または決断困難
　⑨死についての反復思考，自殺念慮，自殺企図
B. これらの症状がほとんど一日中，ほとんど毎日あり，2週間以上にわたっている．
C. これらの症状のために著しい苦痛，社会的，または他の重要な領域における機能の障害を引き起こしている．これらの症状は一般身体疾患，死別反応や物質（薬物やアルコールなど）では説明できず，ほかの神経疾患，躁状態（既往も含む）がない．

（厚生労働省政策レポート[7]を参考に作成）

❸ 認知症と老年期うつ病の鑑別

高齢者では認知症を疑われて受診することも多く，老年期のうつ病との鑑別が重要である．うつ病では，物忘れの自覚があることが多く，よく訴える傾向がある．一方認知症患者は物忘れの自覚に乏しいことが多いのが特徴である．

また医師からの質問に対しては，認知症患者はしばしば不正解であり，うつ病患者は解らないと返答する傾向が強い．

認知症では気分が正常のことが多いが，うつ病患者では，抑うつ的な場合が多い[5]．

❹ 身体疾患の有無の確認，原因薬剤の確認

心筋梗塞，糖尿病，がんなどにかかると，その患者の20%前後の人がうつ病を発症するといわれている．そのほかにも，パーキンソン病，インフルエンザ，潰瘍性大腸炎，関節リウマチなどの影響で，抑うつ状態になることもある．うつ病を併発すると気分がふさぎ込むために体の病気の治療がしっかりとできないこともあるので，並行して治療が必要である．

■うつ病の診断基準の問題点

DSM-IVによる診断が一般的になってからは（2013年にDSM-5に改訂），症状の有無と数が診断基準であり，症状の原因，重さが考慮されない傾向がある．うつ病を引き起こした日常生活の問題点，家庭環境や社会的な背景，もともとの気質的な要因が見落とされる可能性があるため注意が必要．

■治療の目標

必ずしも元の職場に戻ることが社会復帰ではなく，再発しない，その人らしい生活が過ごせるように支援することがゴールであるという認識を患者と共有することが大切である．

❺双極性障害，統合失調症との鑑別

いずれの疾患とも治療法が異なるので鑑別が大切である．双極性障害は躁症状（1週間以上の間，気分が高揚，あるいは刺激性がある）の期間があることが特徴であり，リチウムや，抗精神病薬が治療として用いられる．統合失調症は幻覚，妄想を有するのが特徴．

■新型うつ ❹

従来のうつ病は，几帳面で，責任感が強い人がなる傾向が強く，かかると趣味や特技の時でもうつ状態が続いていたが，近年はこういう傾向に当てはまらないケースが出てきた．「新型うつ」「非定形うつ」などと呼ばれ，うつ病にかかる人の半数近くを占めている．仕事や困難なことに直面すると抑うつ状態になるのに好きなことなら熱中できて抑うつ気分が消えるのが，新型うつの特徴である[9]．

医師にとっても診断が難しく治療法もまだ確立されていない．

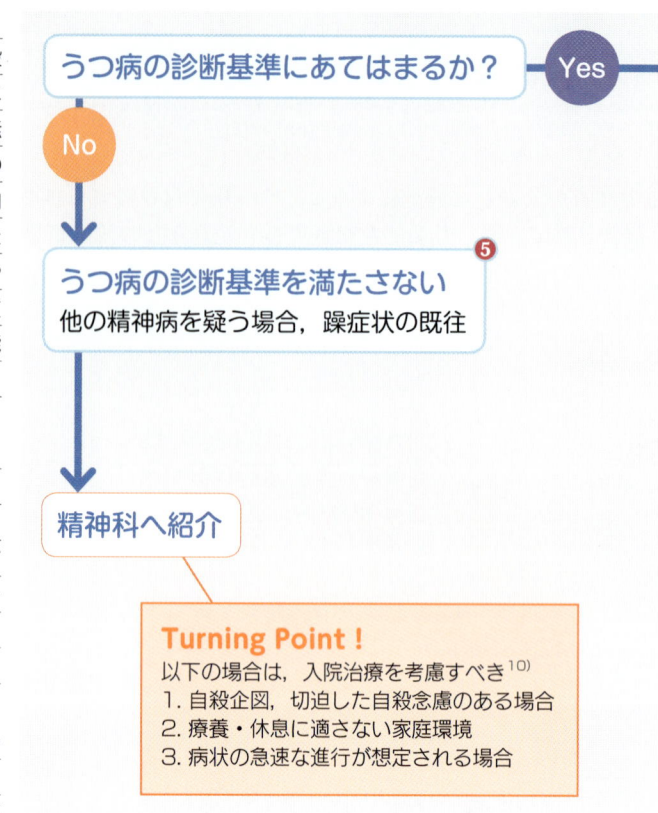

うつ病の診断基準にあてはまるか？ → **Yes**

↓ **No**

うつ病の診断基準を満たさない ❺
他の精神病を疑う場合，躁症状の既往

↓

精神科へ紹介

Turning Point !
以下の場合は，入院治療を考慮すべき[10]
1. 自殺企図，切迫した自殺念慮のある場合
2. 療養・休息に適さない家庭環境
3. 病状の急速な進行が想定される場合

❹新型うつとの鑑別

新型うつの可能性がある

新型うつと従来のうつ病の違い

新型	従来型
仕事の時だけ抑うつ状態になる	趣味や特技の時でも抑うつ状態が続く
休職中でも趣味などには積極的になる	何もする気にならず寝てばかりいる
うまくいかないと他人のせいにする（＝他罰）	うまくいかないのは自分のせいだと思う（＝自責）
早朝ではなく憂うつな気分になる	特に午前中に症状が悪化する
病院へ行くことに抵抗がない	病院に行くことに抵抗がある
他人に自分がうつ病であることを隠さない	うつ病であることを隠そうとする

（中嶋義文．家族のためのよくわかるうつ．池田書店；2011. p.45[9]より）

フローチャート

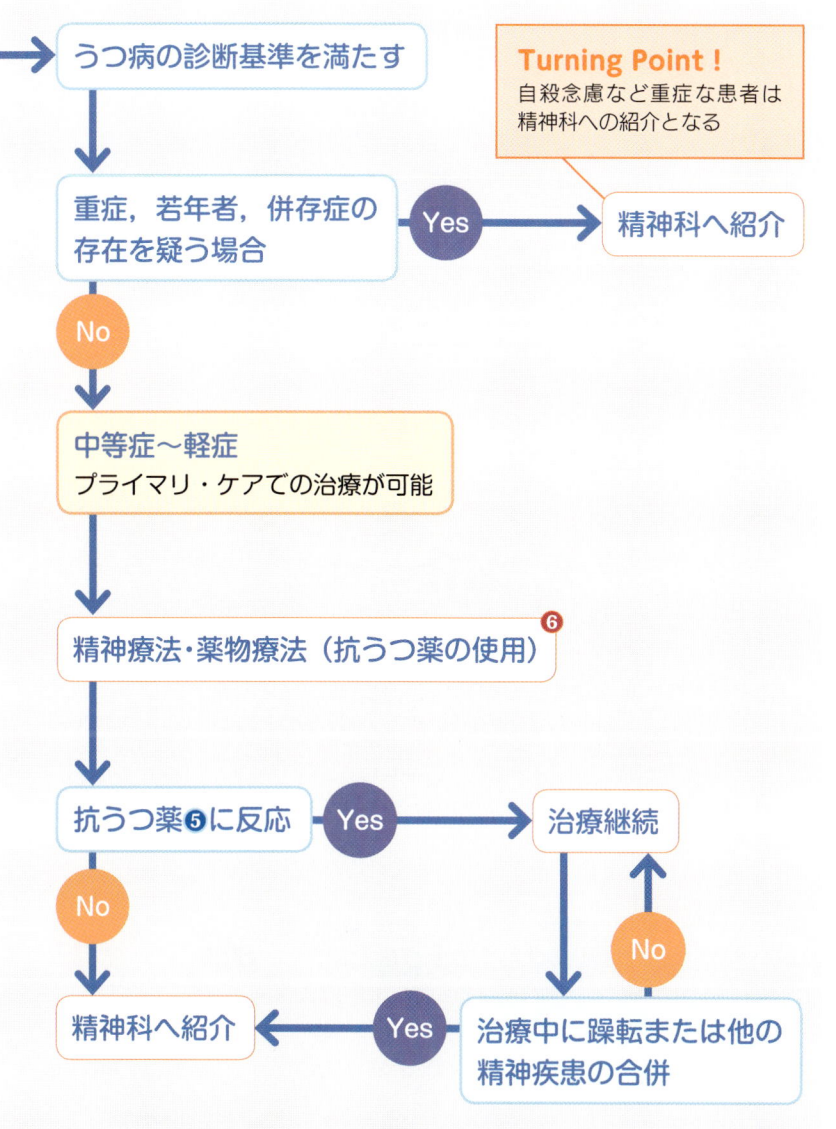

うつ病の診断基準を満たす
↓
重症，若年者，併存症の存在を疑う場合 — Yes → 精神科へ紹介
↓ No
中等症〜軽症
プライマリ・ケアでの治療が可能
↓
精神療法・薬物療法（抗うつ薬の使用）❻
↓
抗うつ薬❺に反応 — Yes → 治療継続
↓ No
精神科へ紹介 ← Yes — 治療中に躁転または他の精神疾患の合併 — No → 治療継続

Turning Point！
自殺念慮など重症な患者は精神科への紹介となる

❻ 軽症のうつ病への対応

うつ病の治療には，薬による治療と精神療法（認知療法，行動療法）などの薬以外の治療があるが，軽度の場合は薬が不要な場合もある．軽症の場合，どちらから始めるべきなのか？今の時点では明確なエビデンスはないが，軽症でも気分の落ち込みが強い，日常生活に影響が出ているような患者においては薬の治療から開始することが望ましいという見解が一般的である．

それ以外の軽症患者では，最初の4〜8週間は薬以外の治療を試みたのち，薬の開始を検討してもいいかもしれない．

■生活全般にわたるサポート

米国のSTAR*D研究によると各種の抗うつ薬投与や，認知行動療法を併用しても，48〜60週間での累積寛解率は67％程度にとどまっている．薬物を服用すれば十分とはせず，有酸素運動や認知行動療法などの精神療法の併用，日中に自然光を浴びるなど，生活全般にわたるサポートが必要．

❺ 抗うつ薬を処方する上での注意点

- よく使われる抗うつ薬：選択的セロトニン取り込み阻害薬（SSRI），セロトニン・ノルアドレナリン再取り込み阻害薬（SNRI），ノルアドレナリン・セロトニン作動性抗うつ薬（NaSSA））等．
- 「三環系」や「四環系」は副作用が強いため特別の場合ものぞいてプライマリケア医は使わないことが多い．
- 治療を開始する際には，副作用に注意して少量から漸増することが原則．
- 双極性障害がある場合は抗うつ薬により躁転化をきたすことがあり，診断が適切か再検討する姿勢が大切．
- 24歳以下ではSSRI投与による自殺率増加の問題が指摘されているので，精神科への紹介も検討．
- 抗うつ薬にはアクチベーションシンドロームと呼ばれる副作用がある．自殺願望が強くなったり，他者への攻撃性が現れ，焦燥感や不安感の増大，不眠などの症状がみられることがあるため注意が必要．
- 急に薬を中断することは離脱症状のリスクが大きく危険なので，内服開始する前に自己判断で中止しないように患者に十分説明することが大切．
- 他には，脳内の細胞外セロトニン濃度が極端に高まり発症するセロトニン症候群（精神症状の変化であり，錯乱，軽躁状態，興奮などの中枢神経症状や自律神経症状が出現）もある．これは，2剤以上の抗うつ薬を併用したり，MAO阻害薬（日本ではパーキンソン病治療薬として使用されるが海外では抗うつ薬として使用されるものがある）を併用した場合に頻度が高まるので注意が必要．
- 治療初期には，悪心，嘔吐，下痢，食欲不振といった消化器症状が副作用と認められることがあるが，これらの副作用は2，3週間以内に消失することが多いこと，抑うつ症状改善の効果が現れるには，4〜6週間要するため，継続する必要があることを伝えることが重要．

不安
anxiety

細田 俊樹
ホームケアクリニック銀座

どんな症候・疾患なの？

- 将来自分に対して起こりそうな危険や苦痛の可能性を感じて生じる不快な情動現象を総称して不安とよぶ．不安には，精神的不安と身体的不安がある．
- 精神的不安とは，「心配だ，怖い，恐ろしい，助けてほしい」というような言葉で記述される不快な情動．身体的不安とは動悸，息苦しさ，口渇，手の震え，発汗，下痢，頻尿などの自律神経症状を指す[1]．
- 不安は，ほとんどすべての精神疾患，統合失調症，気分障害，身体表現性障害，摂食障害などでもみられる情動であるので，どのような状況でどのような症状を伴って生じてきているかを問診で確認することが大切である．

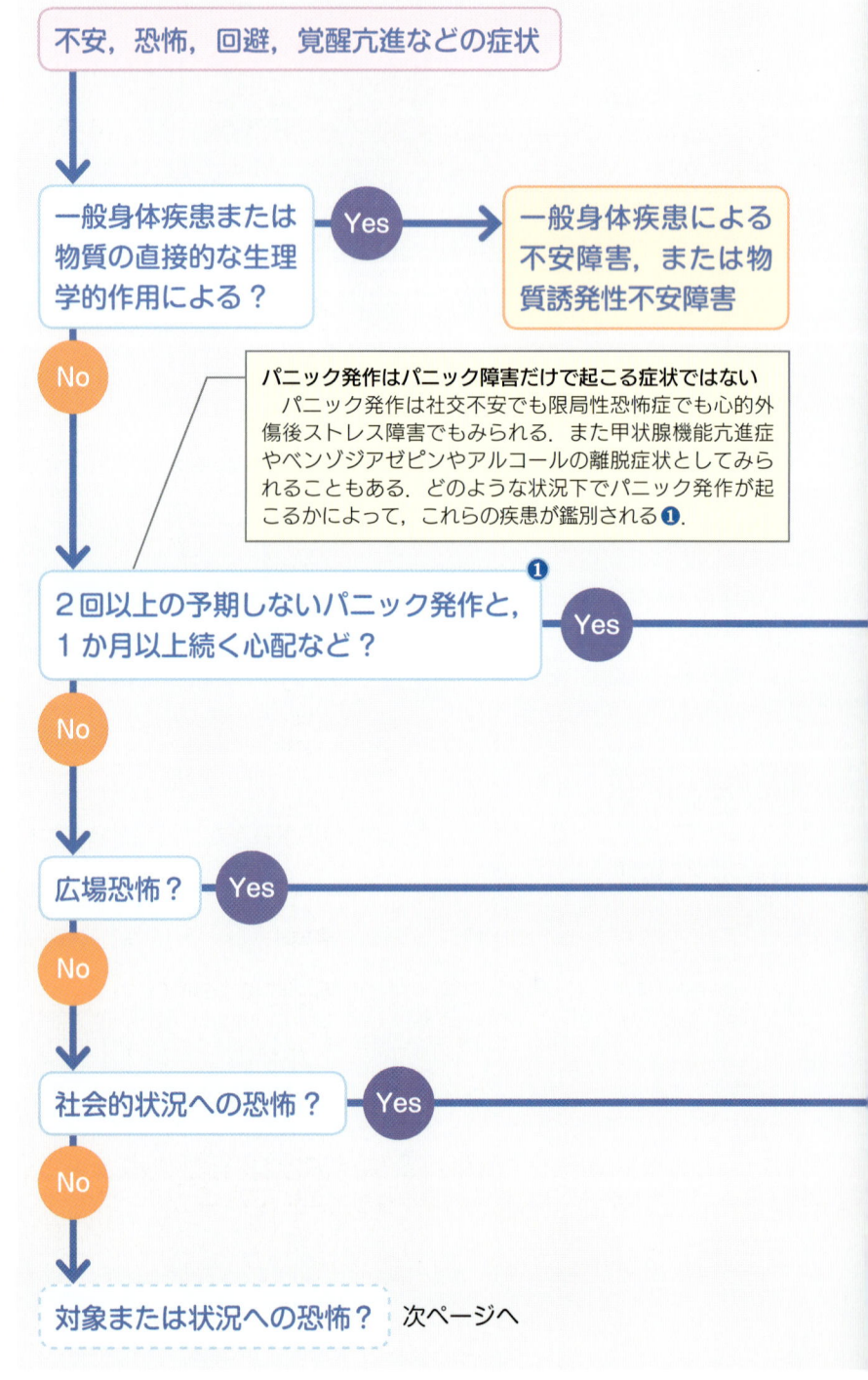

■不安障害の分類

不安障害はDSM-5によると様々な状態に分類されるが，原因には生物学的（身体的），心理的，および社会的要因が複雑に絡み合っている．

身体的要因[3]：
- 心臓疾患（虚血性心疾患，弁膜症，心筋症，心筋炎）
- 不整脈
- 僧帽弁逸脱症
- 気管支喘息，肺気腫，肺梗塞
- 一過性脳虚血発作，精神運動てんかん発作，本態性振戦
- 甲状腺機能亢進症，褐色細胞腫，副腎不全，クッシング症候群，低カリウム血症，低血糖症状，副甲状腺機能亢進症，筋無力症
- サイアミン，ピリドキシン，葉酸欠乏症，鉄欠乏性貧血
- 中毒（カフェイン，アルコール，コカイン，アンフェタミン）
- 離脱症状（アルコール，睡眠剤や精神安定剤）

心理的要因[2]：
不安障害の発症には心理的要因が関与していることは間違いない．パニック障害では何の理由もなく突然パニック発作に襲われるのが典型的とされているが，実はこれも過去に何らかのきっかけがあることが多く発症前1年間のストレスが多い．小児期に親との離別体験をもつなどの心理的要因があるケースが多いという報告もある．

不安，恐怖，回避，覚醒亢進などの症状
↓
一般身体疾患または物質の直接的な生理学的作用による？ → Yes → 一般身体疾患による不安障害，または物質誘発性不安障害
↓ No

> **パニック発作はパニック障害だけで起こる症状ではない**
> パニック発作は社交不安でも限局性恐怖症でも心的外傷後ストレス障害でもみられる．また甲状腺機能亢進症やベンゾジアゼピンやアルコールの離脱症状としてみられることもある．どのような状況下でパニック発作が起こるかによって，これらの疾患が鑑別される❶．

2回以上の予期しないパニック発作と，1か月以上続く心配など？ → Yes ❶
↓ No

広場恐怖？ → Yes
↓ No

社会的状況への恐怖？ → Yes
↓ No

対象または状況への恐怖？　次ページへ

どのくらい Common なの？

- 精神疾患患者は，2011（平成23）年は320.1万人となっており，いわゆる4大疾患（がん，脳卒中，急性心筋梗塞，糖尿病）よりも多い状況である．内訳としては，多いものから，うつ病，統合失調症，不安障害，認知症などとなっており，近年においては，不安障害は年々増加している[1]．

❶ パニック発作の診断基準の概要(DSM-5に基づく)

強い恐怖または不快を感じる，はっきりと他と区別できる期間で，以下の症状のうち4つまたはそれ以上が突然に出現し，10分以内に頂点に達する．

症状	質問
1. 動悸	「心臓がどきどきしたり，脈が速くなったりしましたか？」
2. 発汗	「汗が出ましたか？」
3. 身震い	「体が震えたり揺れたりしましたか？」
4. 息苦しさ	「息が苦しかったですか？」
5. 窒息感	「のどがつまるような感じがありましたか？」
6. 胸痛または胸部不快感	「胸の痛みや圧迫感がありましたか？」
7. 悪心または腹部不快感	「吐き気がしたり，胃がむかむかしたり，お腹が下りそうな感じがしたりしましたか？」
8. めまい感	「めまいがしたり，ふらつく感じがしたり，気が遠くなるような感じがしたりしましたか？」
9. 冷感または熱感	「体がほてったり，寒気がしたりしましたか？」
10. 感覚麻痺またはうずき感	「指や足がしびれたり，ピリピリしたりしましたか？」
11. 現実感消失，離人症状	「自分自身や周囲のものに現実感がないような感じがしましたか？」
12. コントロールを失うことに対する，または気が狂うことに対する恐怖	「気が狂ったり，自制心を失ったりするのではないかと恐ろしくなりましたか？」
13. 死ぬことに対する恐怖	「死んでしまうかもしれないと恐ろしくなりましたか？」

❷ 広場恐怖症の診断基準の概要(DSM-IV, 5に基づく)

A. パニック発作またはパニック発作様の症状が予期しないで，または状況に誘発されて生じたときに，逃げることが困難であるかもしれない場所，または逃げることが恥ずかしくなってしまうかもしれない場所，または助けが得られない場所にいることについての不安．
　注：1つ，または2つ3つの状況のみを回避しているときは，限局性恐怖症の診断を考えること．また，社会的状況のみを回避しているときは，社交不安の診断を考えること．
B. その状況は回避されているか，または非常に強い苦痛や不安を伴い耐え忍んでいるか，または同伴者を伴う必要がある．

❸ パニック障害の診断基準の概要(DSM-IV, 5に基づく)

A. 以下の両方
　(1) 予期しないパニック発作が2回以上起こる．
　(2) パニック発作に引き続き1か月以上，新しい発作への予期不安，発作について心配，または発作と関連した行動の変化が続く．
B. 広場恐怖を伴うか，伴わないか．
C. 一般身体疾患または物質の直接的な生理学的作用によらない．
D. 社交不安，限局性恐怖症，強迫性障害，心的外傷後ストレス障害，分離不安症によってはうまく説明されない．

```
→ 広場恐怖？ ❷ ─Yes→ 広場恐怖を伴うパニック障害 ❸
              └─No→ 広場恐怖を伴わないパニック障害 ❸

→ パニック障害の既往歴のない広場恐怖

→ 社交不安 ❹
```

❹ 社交不安の診断基準の概要(DSM-5に基づく)

A. 他者の注視を浴びる可能性のある1つ以上の社交場面に対する著しい恐怖または不安．
B. ある振る舞いをするか，または不安症状を見せることが，否定的な評価を受けることになると恐れている．
C. その社交的状況はほとんど常に恐怖または不安を誘発する．
D. その社交的状況は回避され，または，強い恐怖または不安を感じながら耐え忍ばれる．
E. その恐怖または不安は，その社交的状況がもたらす現実の危険に釣り合わない．
F. その恐怖または不安，または回避は持続的であり，典型的だと6か月以上続く．
G. 機能の障害を引き起こしている．
H. 物質（例：乱用薬物，医薬品）または他の医学的疾患の生理学的作用によるものではない．
I. その恐怖または不安，または回避はパニック障害，醜形恐怖症，自閉スペクトラム症といった他の精神疾患の症状ではうまく説明されない．

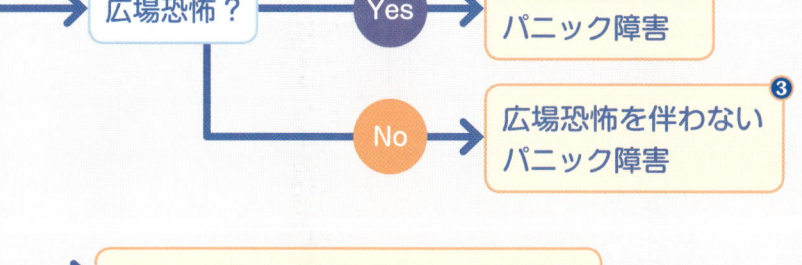

■不安障害の治療

治療の目標:

日常生活へ与える影響が問題で QOL の低下を招くため，症状軽減だけでなくたとえば症状があってもそれを制御しながら，仕事や日常生活をいかに維持していくかが重要な目標になる．

不安障害の薬物治療:

主にベンゾジアゼピン系，抗うつ薬（主に SSRI）を使用することが多い．抗うつ薬は不安障害の第 1 選択薬となっているが，抗うつ薬の効果が発現するのに時間を要するためベンゾジアゼピン系との併用が必要となるケースが多い．

筆者がプライマリ・ケアの現場で用いるのは，アルプラゾラム（ソラナックス）が多い．認知行動療法などの精神療法と併用して使うことを心がけている．初期は，1 日 2 回あるいは，不安時に頓用という形で処方することが多い．

- 注意：ベンゾジアゼピン系薬剤は特にその半減期が短いもの（エチゾラム，クロチアゼパム）は，精神的依存を生じやすいため，できる限り控えるべきである．
- 禁忌：またベンゾジアゼピン系薬剤は妊娠初期，急性閉塞性隅角緑内障，睡眠時無呼吸，人格障害や薬物依存の病歴がある場合は禁忌である[3]．

不安障害の精神療法:

不安障害の精神療法には，認知療法と行動療法，そして対人関係療法がある．行動療法には，パニック障害に効果のある曝露療法がある．プライマリ・ケアの現場では，時間的制限があるため，まずは患者の話を傾聴し，共感する支持的精神療法も十分効果がある．必要に応じて専門医と相談し治療していくことが必要[4]．

対象または状況への恐怖？ → Yes

No ↓

強迫観念または強迫行為？ → Yes

No ↓

6 か月以上続き過剰な不安と関連症状？ → Yes → 気分障害または精神病性障害の期間に完全に重なっている？

No ↓

重篤な外傷性の出来事によって生じた不安と関連症状？ → Yes → 1 か月以上の持続？

No ↓

ストレス因子に反応した不安？ → Yes

No ↓

臨床的な顕著な不安？ → Yes

No ↓

不安障害は存在しない

認知のゆがみ

うつ病患者と同じく不安障害でも，「絶対〜である」「失敗したから自分は能力がない」のような認知のゆがみ，思い込みが見られることも少なくない．認知療法にはコラム法のように認知のゆがみを是正するものがある[7]が，外来の限られた時間では実施が困難なこともある．

そこで筆者は対話のなかで，「例外がないか？ 本当にそうなのか？」という問いかけを投げかけて，患者自身に必ずしもそうでないことを自覚してもらうように心がけている．

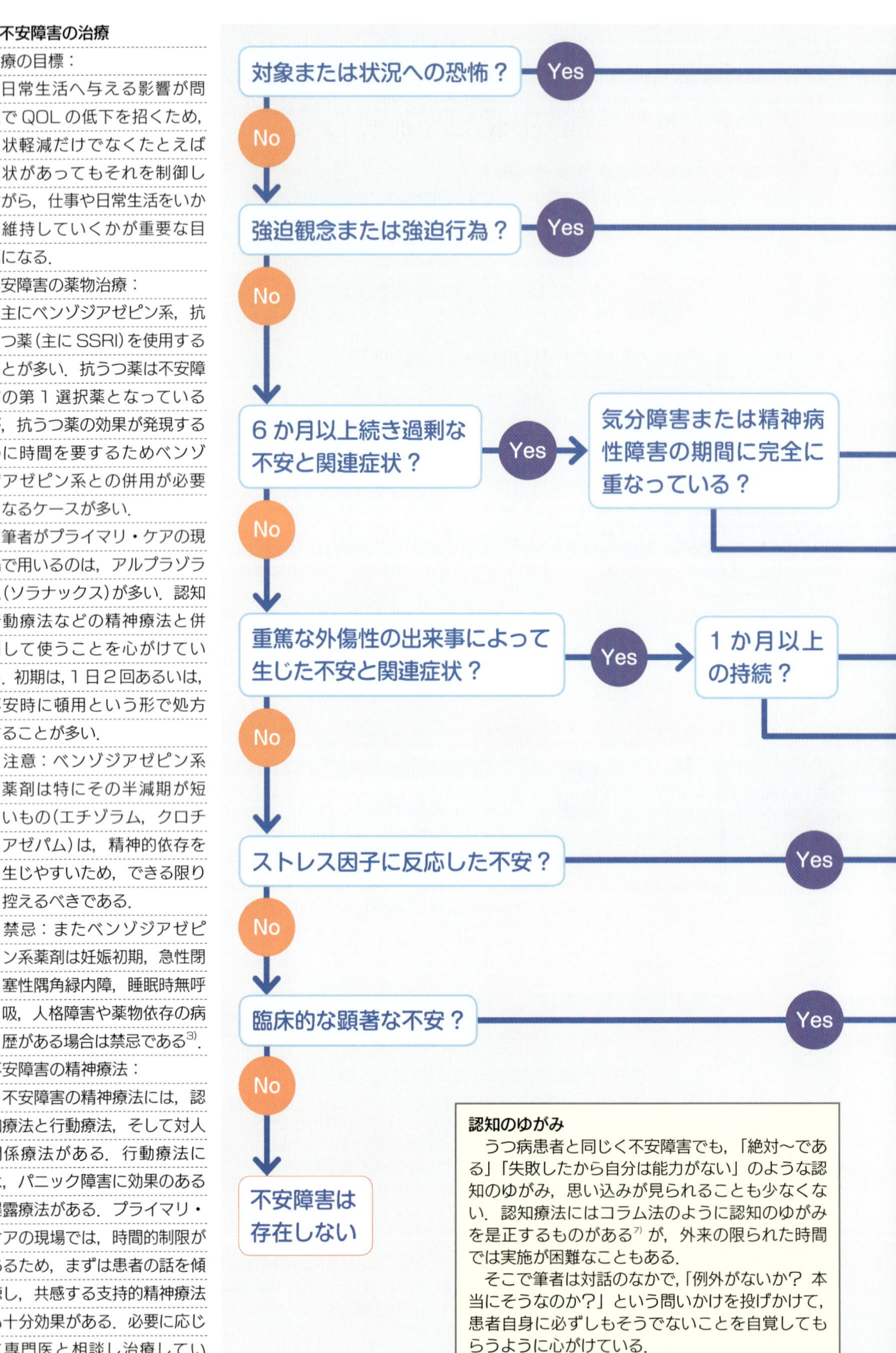

→ 限局性恐怖症

限局性恐怖症の例：飛行すること，高所，動物，注射されること，血をみること

→ 強迫性障害

強迫性障害
著しい不安または苦痛を生じさせる強迫観念および/または不安を中和するために行われる強迫行為を特徴とする．

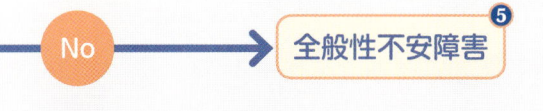

No → 全般性不安障害 ❺

Yes → 気分障害または精神病性障害の診断アルゴリズムへ

Yes → 心的外傷後ストレス障害 ❻

No → 急性ストレス障害

→ 不安を伴う適応障害

→ 特定不能の不安障害

長く続く不安が危険
不安という情動が起きると脳内の扁桃体が反応して視床下部に信号が伝わる．そこから自律神経系では交感神経が興奮してノルアドレナリン，アドレナリンが分泌．また副腎皮質からはコルチゾールが分泌されて，血糖値の上昇，血圧上昇などの生体反応が生まれる．こういった反応が長期化すると脳への血流量が低下して脳，神経細胞が萎縮する．不安障害に大うつ病性障害が併存しやすい理由である．

患者へのアドバイス
慢性疾患全般に当てはまるが，健康の基本は，生活リズム，運動，栄養，睡眠である．日中体を動かし，規則正しく食事すること，そして睡眠をしっかりとることが大切．夜中の2，3時に寝る生活をしていると精神も不安定になりやすいのは当然である．遅くても12時くらいには寝て，少なくとも6，7時間の睡眠を確保できれば不安も軽減する．
適度な運動は脳内快感物質（エンドルフィン）の分泌や海馬の神経細胞新生に関わるBDNF（脳由来栄養因子）の産生を促すことによってうつの改善にも役立つともいわれている[2]．

第3世代の認知行動療法
マインドフルネス認知行動療法が注目されている．不安障害の患者は，「○○になったらどうしよう」という起こるかわからない未来の不安に悩み，それが頭から離れない傾向にある．脳生理学的には，扁桃体という場所の過剰興奮が指摘されているが，今この瞬間の感覚，たとえば呼吸，味覚，体感覚に意識を集中することで，興奮が抑えられ，過度な不安が軽減されることがわかっている[5,6]．

❺ **全般性不安障害の診断基準の概要（DSM-5に基づく）**
A. 複数の出来事についての過剰な不安が，6か月以上，起こる日のほうが起こらない日よりも多い．
B. 意識的に心配しないでいることはできない．
C. 以下のうち3つ以上の随伴症状がある（6か月の間，少なくとも数個の症状がある日のほうが，ない日よりも多い）．
　(1) 落ち着きのなさ，緊張感
　(2) 易疲労性
　(3) 集中困難
　(4) 易怒性
　(5) 筋緊張
　(6) 睡眠障害
D. 機能障害がある．
E. 物質（例：乱用薬物，医薬品）または他の医学的疾患（例：甲状腺機能亢進症）の生理学的作用によるものではない．
F. 他の精神疾患ではうまく説明されない．

❻ **心的外傷後ストレス障害の診断基準の概要（DSM-5に基づく）**
A. 心的外傷的な出来事への曝露
B. 心的外傷的な出来事の再体験
C. 心的外傷的出来事に関連する刺激の持続的回避
D. 心的外傷的出来事に関連した認知と気分の陰性の変化
E. 心的外傷的出来事に関連した覚醒度と反応性の著しい亢進
F. B, C, D, Eの持続が1か月以上
G. 機能障害がある．

Turning Point !
以下のような場合は専門医への紹介を検討する
・症状の改善が不十分と判断される場合
・副作用が強く，そのため十分な量の薬の処方ができない場合．副作用のため既に2回以上他剤へ変更している場合
・妊娠などで薬物療法ができない，または薬物療法よりも精神療法を希望する場合
・自殺念慮がみられた場合
・しばしば救急外来を受診する場合
・患者が専門医での治療を望む場合

腰背部痛
low back pain

山田 康介
更別村国民健康保険診療所

どんな症候・疾患なの？

- 多くは自然軽快するが，医療機関を受診した患者の多くは4週以内に疼痛や日常生活の制限が改善する一方[3]，3〜7％の患者が慢性的な腰背部痛により日常生活に制限をうける状態に移行すると言われている[2]．
- 約85％の患者が厳密な病理解剖学的診断に至らず[1]，多くの患者において症状と画像診断の結果との関連が低い[4,5]ため，腰背部痛の診療は病歴と身体診察から重大な疾患の存在を探り過剰な検査を避け，リーズナブルな治療を提供することが重要である．

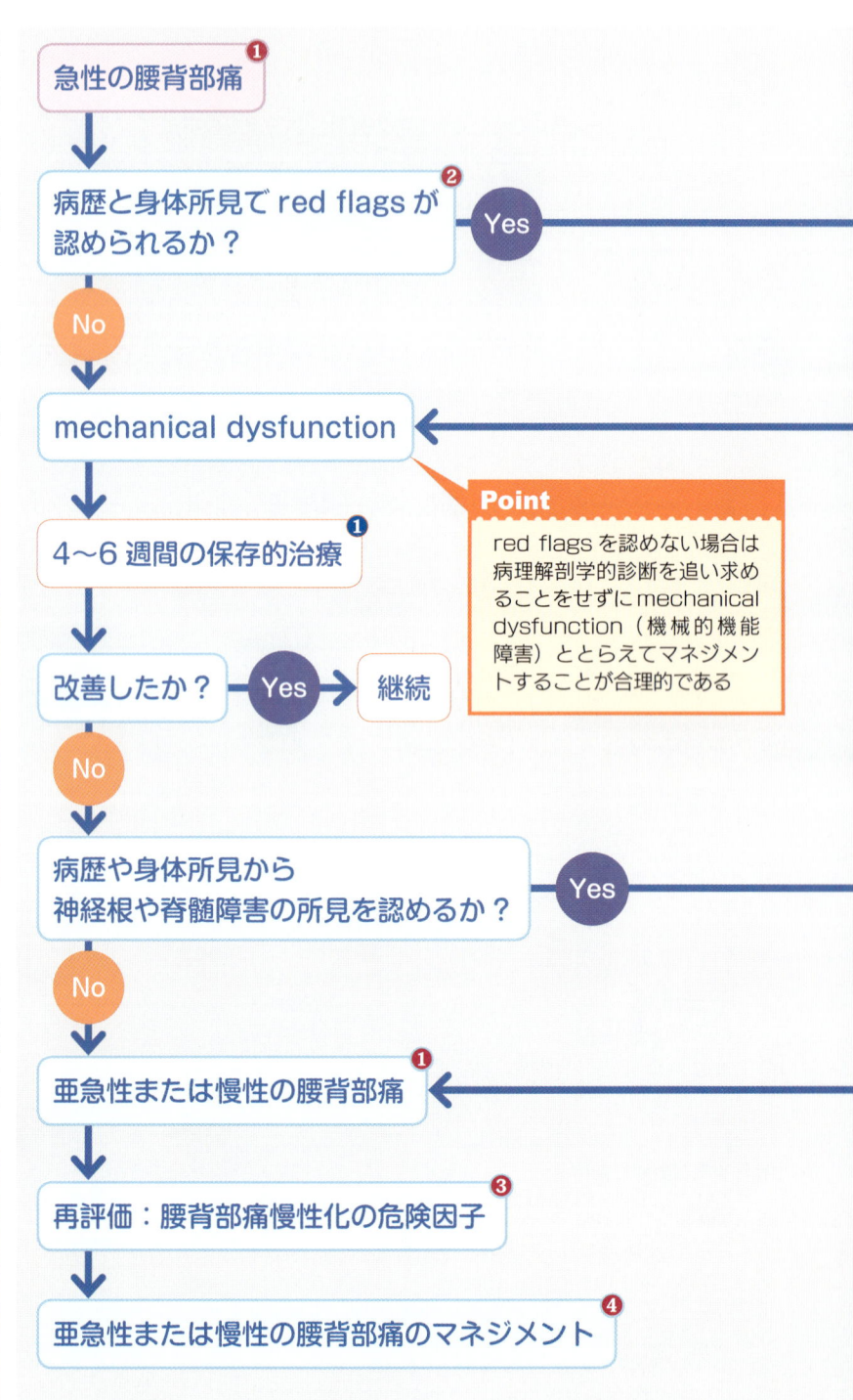

❶ ここでは発症後4週未満の腰背部痛を急性の腰背部痛，急性期をすぎ症状の持続期間が3か月未満のものを亜急性の腰背部痛，3か月以上持続する腰背部痛を慢性の腰背部痛と定義する[3]．

❷ red flags
緊急度や重症度の高い疾患の存在を示唆する所見のこと．腰背部痛では以下の所見があげられる[2,3]．
- 年齢（20歳未満または発症時55歳以上）
- 外傷歴
- 持続性，進行性，体動と関連のない痛み
- 発熱
- 悪性疾患，全身性のステロイド投与，薬物濫用，HIV，骨粗鬆症の既往歴
- 全身状態不良，体重減少
- 持続する腰部の高度な屈曲制限
- 進行する神経学的異常
- 形態的な異常，変形
- 馬尾症候群
- 夜間痛，朝のこわばりなどの炎症性疼痛

❸ 慢性化の危険因子[4]
4〜6週の保存的治療で改善が得られず，かつ病理解剖学的な診断を得られない場合は腰背部痛慢性化の危険因子を探索しマネジメントする必要がある．
- 個人的因子：加齢，喫煙，背部・腹部の筋力低下，physical fitness
- 心理・社会的因子：ストレス，不安，抑うつ気分，認知機能の低下，疼痛行動
- 職業的因子：運送業，腰背部を屈曲・ひねる動作の多い作業，全身が振動する作業，職業への不満，単純作業，職場における人間関係や社会的支援のぜい弱さ

急性の腰背部痛 ❶
↓
病歴と身体所見で red flags が認められるか？ ❷ → Yes →
↓ No
mechanical dysfunction ←
↓
4〜6週間の保存的治療 ❶
↓
改善したか？ → Yes → 継続
↓ No
病歴や身体所見から神経根や脊髄障害の所見を認めるか？ → Yes →
↓ No
亜急性または慢性の腰背部痛 ❶ ←
↓
再評価：腰背部痛慢性化の危険因子 ❸
↓
亜急性または慢性の腰背部痛のマネジメント ❹

Point
red flags を認めない場合は病理解剖学的診断を追い求めることをせずに mechanical dysfunction（機械的機能障害）ととらえてマネジメントすることが合理的である

どのくらい Common なの？

- 成人の2/3が人生の一時期に腰背部痛を経験するといわれる[1,2].
- 米国では腰背部痛は上気道症状に続く医療機関の受診理由である[1]．日本においても人口1,000人当たり100人前後の国民が腰痛を有しており，男女ともに通院理由の上位5位以内を占めている[6]．プライマリ・ケアの診療所における調査[7]においても「放散痛のない腰背部痛」が患者の訴える新しい健康問題の第6位(1.6%)であった．

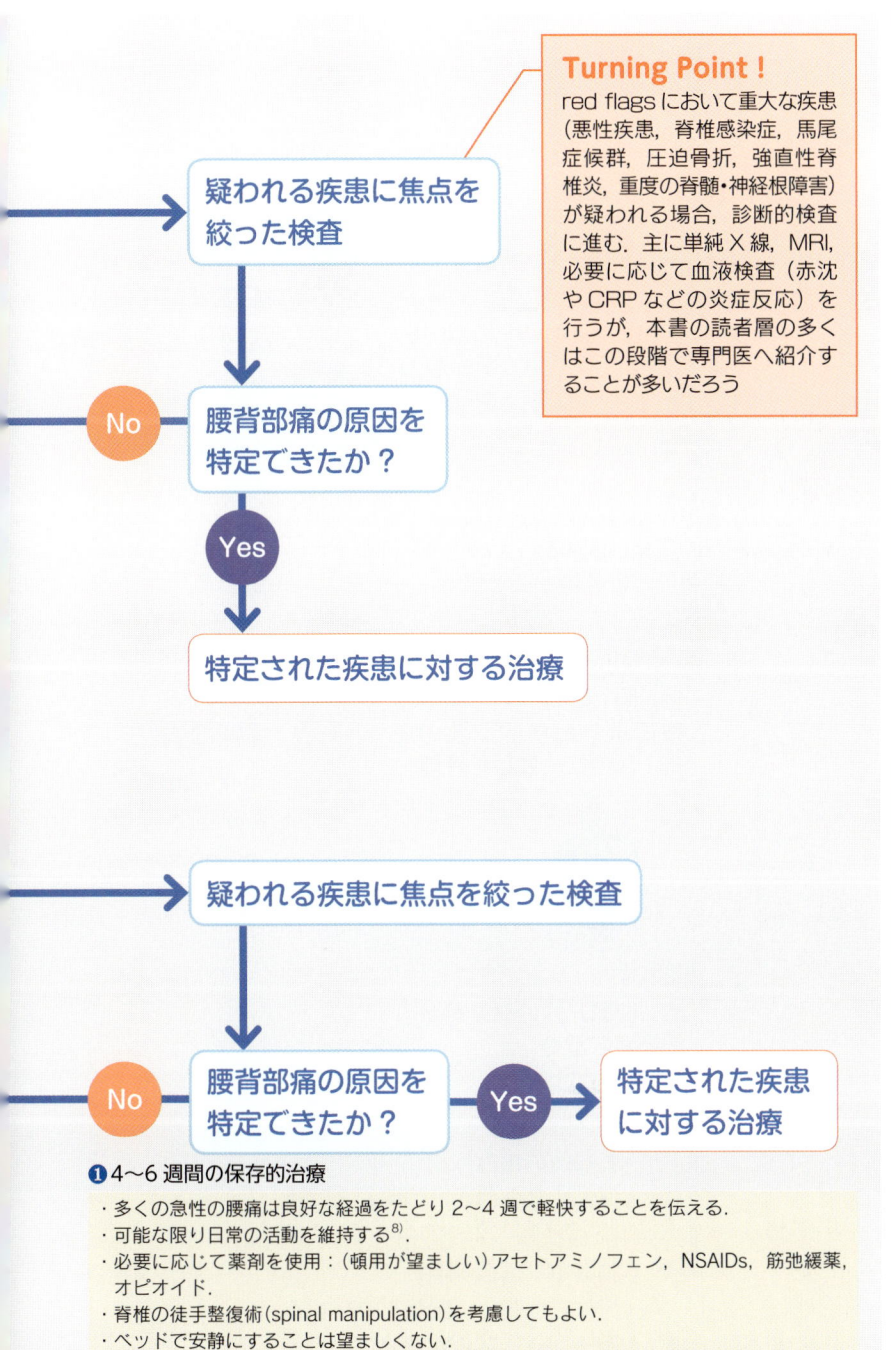

疑われる疾患に焦点を絞った検査

Turning Point !
red flags において重大な疾患（悪性疾患，脊椎感染症，馬尾症候群，圧迫骨折，強直性脊椎炎，重度の脊髄・神経根障害）が疑われる場合，診断的検査に進む．主に単純X線，MRI，必要に応じて血液検査（赤沈やCRPなどの炎症反応）を行うが，本書の読者層の多くはこの段階で専門医へ紹介することが多いだろう

→ 腰背部痛の原因を特定できたか？
- No → （戻る）
- Yes → 特定された疾患に対する治療

❹ 慢性的な腰背部痛の治療

症状の完全な消失を目標とすることは非現実的であり，生活や職業的機能の回復・維持に焦点をあてることが望ましい．反復するまたは慢性化する腰痛に対しては心理・社会的な背景も十分考慮してマネジメントを行うことが重要である．

- マネジメントの原則[2]
  - 患者に対する共感的態度
  - 前向きで協力的な患者-医師関係の構築
  - 疾患に対する誤解の訂正と症状に対する肯定的な説明
  - 不要な検査と治療を避けること
  - 処方・治療法の意志決定に患者を巻き込むこと

- 治療のオプション[3]

慢性の腰背部痛に対して有効性が認められている治療法を以下に示す．

  - 薬剤（❶で示した薬剤に加え，三環系抗うつ薬の投与も考慮されうる）
  - 非薬物治療（腰痛体操，脊椎の徒手整復，針治療，マッサージ，注射，認知行動療法）
  - 理学療法は治療者により選択される治療法が異なるため，有効性を示す科学的根拠に乏しい．

疑われる疾患に焦点を絞った検査

→ 腰背部痛の原因を特定できたか？
- No → （戻る）
- Yes → 特定された疾患に対する治療

❶ 4〜6週間の保存的治療

- 多くの急性の腰痛は良好な経過をたどり2〜4週で軽快することを伝える．
- 可能な限り日常の活動を維持する[8]．
- 必要に応じて薬剤を使用：（頓用が望ましい）アセトアミノフェン，NSAIDs，筋弛緩薬，オピオイド．
- 脊椎の徒手整復術(spinal manipulation)を考慮してもよい．
- ベッドで安静にすることは望ましくない．
- 腰痛体操は指導すべきではない（急性の腰背部痛に対しては有効性が示されていない）．

(James C, et al. BMJ 2013[2] より)

膝痛
knee pain

成島 仁人
津ファミリークリニック

どんな症候・疾患なの？

- 膝痛は日常生活，スポーツ，レクリエーション等により，膝に捻りや直接的な衝撃，反復する負荷といったストレスが加わることで生じる．また，外傷以外にも炎症性疾患，変性疾患，腫瘍など様々な原因がある．
- そのため，診断に関しては病歴が大きな手がかりになる一方で，膝の解剖学的知識をもとに注意深い膝の診察が必須である．
- 正確な診断を行うことで，適切な検査・治療・紹介につなげ，日常生活に戻るためのアドバイスができるようになることが重要である．

■病歴聴取

- いつから，どのような時に，どこが痛むのか，活動時，安静時での症状変化，再現性はあるかについて丁寧に聴取する．
- 外傷性であれば，受傷の状況，受傷時の力の方向といった受傷の機序が診断の助けとなる．
- 若年者で自発痛があれば，骨腫瘍を否定する必要がある（関節周辺には骨腫瘍が発生しやすい）．
- 膝痛を訴えても必ずしも膝の痛みではなく，下肢後面の痛みだったり，近隣の関節の症状であったりすることもあるので注意を要する❶．
- 患者の職業や活動度も重要である．「普段どのような生活や仕事をしているのか」「膝の症状のために何ができなくなっているのか」といった情報は，今後の治療方針選択の際に欠かせない．

❶外因性の障害の例

- 腰椎・仙椎：脊柱管狭窄症，腰椎仙椎の神経根障害，脊椎すべり症
- 仙腸関節部：仙腸関節の緊張，仙腸関節炎
- 臀部（股関節）：股関節炎，大腿骨頭壊死，転子滑液包炎，中臀筋腱炎，梨状筋症候群，一過性特発性大腿骨骨頭萎縮症
- 大腿部：腫瘍（骨巨細胞腫，骨軟骨腫，悪性線維性組織球腫，骨肉腫，悪性腫瘍の骨転移），骨折（圧迫性または非圧迫性），骨パジェット病
- その他の部位：血管性の間欠跛行

外傷性か？ → Yes

No ↓

外因性（関連痛）
- 曖昧な疼痛部位
- 臀部や背部からの放散痛
- 膝の可動域で痛みがみられない❷
- 膝関節が安定していて関節液の貯留がない❸（正常）

→ **外因性の障害** ❶

❷正常関節可動域と計測法
（日整会，日リハ学会制定）
身体障害者認定診断書記載用

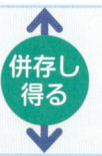

膝	屈曲	0-130
	伸展	0

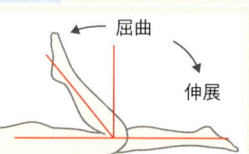

屈曲 ← 伸展 →

日本人の正常な膝の可動域は5-10°過伸展から正座位（約150°）である．

内因性
- 放散を伴わない局所的な痛み
- 局所の圧痛，脱力感，不安定性，関節可動域の制限がある❷

関節周囲
- 触診❷（次ページ）や診察手技による局所的な膝の圧痛・部位に一致した評価

→ **膝関節周囲の痛みのよくある原因へ**
（次ページ参照）

↕ 併存し得る

関節内
- 膝（関節）内の痛み❹
- 関節液貯留❸

炎症性
- 安静時の痛み
- 慢性または再発性の関節液貯留

関節内の構造異常
- 労作で悪化し，安静で改善する
- 力学的な症状（例：locking〈嵌頓症状〉，giving-way〈膝くずれ〉）の存在

膝痛　103

どのくらい Common なの？

- プライマリ・ケア医が遭遇する頻度の高い疾患・症候の中で，「かぜ診療」に次いで「痛み・関節炎診療」の頻度が多くみられる[1]．
- こうした関節の痛みの中で，膝痛というのは腰痛，頸部痛，肩痛などに次いで高い有訴率である．
- LOCOMO スタディによると，「膝痛」の有病率は 32.7％（男性 27.9％，女性 35.1％）とされ，Common な症状といえる[2]．

```
緊急性か？ ──No──→ ・ハイリスクな高齢者
   │                  ・受傷機序の明確化
   Yes                ・膝と下肢の身体診察
   ↓                  ・適応があれば，診断的な画像検査（オタワ膝関節ルール❶）を行う
救急外来において重大な内部
損傷の評価
・膝の X 線撮影
・骨盤・股関節・下肢の外傷の有
  無を評価
・神経・血管の状態を評価
```

大きな骨折，膝関節の不安定性❼（次ページ）
など，外傷に関して，整形外科へ紹介する

❶ オタワ膝関節ルール[3]

次のいずれかの条件に当てはまらない場合，骨折を除外できる（感度100％）．
- 55 歳以上
- 受傷直後または ER にて，膝に加重をかけられない（4 歩以上歩けない）．
- 膝を 90 度屈曲できない．
- 腓骨頭に圧痛がある．
- 膝蓋骨に限局した圧痛がある．
＊2 歳から 16 歳の小児でも感度 100％との報告あり[4]．

❹ 膝関節内の痛みのよくある原因

- 変形性関節炎，痛風または偽痛風，感染性関節炎，関節リウマチ❸
- 内側半月板損傷
- 外側半月板損傷
- 前十字靱帯損傷
- 後十字靱帯損傷
- 膝脱臼（脛骨-大腿骨関節）
- 腓骨プラトー
- 大腿骨顆部の骨折
- 骨壊死，骨軟骨病変

❸ 関節液の性状

検査項目	正常	非炎症性*	炎症性**	感染性	血性❻
液量（mL）	<3.5	しばしば>3.5	しばしば>3.5	しばしば>3.5	通常>3.5
透明性	透明	透明	半透明〜不透明	不透明	血性
色	クリア	黄色	黄色〜乳白色	黄色〜緑色	赤色
粘張性	高い	高い	低い	様々	様々
白血球数/mm³	<200	0〜1000	1000〜10000	15000〜10万	200〜2000
多核球（％）	<25	<25	≧50	≧75	50〜75
培養	陰性	陰性	陰性	しばしば陽性	陰性
総蛋白 g/dL	1〜2	1〜3	3〜5	3〜5	4〜6
糖 mg/dL	≒血糖	≒血糖	>25<血糖	<25<<血糖	≒血糖

＊非炎症性の例として変形性関節炎，＊＊炎症性の例として痛風，偽痛風．

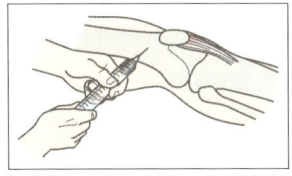

❺ 穿刺部位

膝外側の膝蓋骨上縁レベルで穿刺する．

穿刺吸引と滑液の分析❺

＊病歴で他院での関節穿刺歴に注意を払う
関節穿刺の結果：
- 関節液の白血球数の上昇は炎症性疾患を示唆する
- 結晶成分の存在は痛風か偽痛風を示唆する
- グラム染色での微生物検出は感染を示唆し，培養を行う必要がある
- 血性関節液は関節内の外傷を示唆する❻

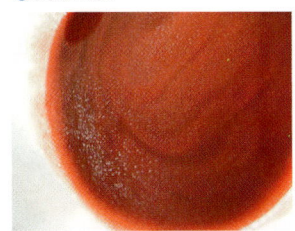

❻ 関節血腫

これを見た場合，関節穿刺液を膿盆に入れて 10-20 秒経過後に脂肪滴が浮いてきた場合には，骨折を考える．

触診❷および構造上の整合性試験❼，
診断的画像検査（X 線・MRI）
（次ページ参照）

膝関節内の痛み
のよくある原因へ ❹

❷ 具体的な触診手順

- 膝蓋腱両足のくぼみ（関節裂隙）および側副靱帯・腸脛靱帯の触診 ❽ ❿ ⓫
- 膝蓋骨上縁（大腿四頭筋腱），下縁（膝蓋腱），脛骨粗面の触診 ❽
- 脛骨内側顆および膝蓋骨内側の触診 ❿
- 膝蓋骨の圧迫 ⓬
- 関節液の貯留の確認 ❸ ⓬

❼ 構造上の整合性試験

A. 膝関節不安定性の検査
1) 前方動揺性（前十字靱帯）
- Lachman test（LR＋42, LR－0.1），前方引き出し徴候（LR＋3.8, LR－0.3）
2) 後方動揺性（後十字靱帯）
- 後方押しこみ徴候，後方偏位，gravity テスト など
3) 側方動揺性
- 内反ストレステスト
  ⇒外側側副靱帯
- 外反ストレステスト
  ⇒内側側副靱帯
- MCL あるいは LCL 単独損傷の場合，30°屈曲位では不安定性があるが，伸展位での不安定性はない.
B. 半月板損傷に対する誘発検査 McMurray test（LR＋1.3, LR－0.8），内外側すりつぶし試験（LR＋4.8, LR－0.4）
C. 膝蓋骨不安定性に対する誘発検査：Fairbank apprehension test「不穏感」の誘発

❽ 前方の痛みと触診

●前面（右足）

腸脛靱帯，前十字靱帯，後十字靱帯，内側側副靱帯，外側半月板，内側半月板，鵞足包，半腱様筋，薄筋，縫工筋，外側側副靱帯，脛骨粗面

●前面（右足）の触診

膝蓋骨，外側関節裂隙，膝蓋腱，四頭筋腱，内側関節裂隙，脛骨粗面

●膝蓋と周辺の構造（前面右足）

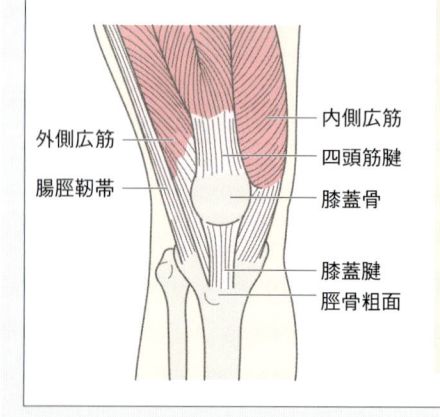

外側広筋，腸脛靱帯，内側広筋，四頭筋腱，膝蓋骨，膝蓋腱，脛骨粗面

前方の痛みの原因疾患（成人）

- 膝伸筋組織の外傷や機能障害：内側広筋，外側広筋の下縁，大腿四頭筋腱，膝蓋腱（大腿四頭筋腱炎・膝蓋腱炎〈ジャンパー膝〉），脛骨粗面に圧痛（オスグッドシュラッター病）があることが多い.
- 膝蓋大腿関節痛症候群：膝蓋骨を左右に動かすと，crepitus（軋轢音）あり.
- 膝蓋前滑液包炎または膝蓋下滑液包炎：滑液包の圧痛.
- 膝蓋骨脱臼または骨折：膝伸展位で膝蓋骨を外側に押すと不穏な感じが生じる（apprehension sign）.

■膝関節の圧痛点

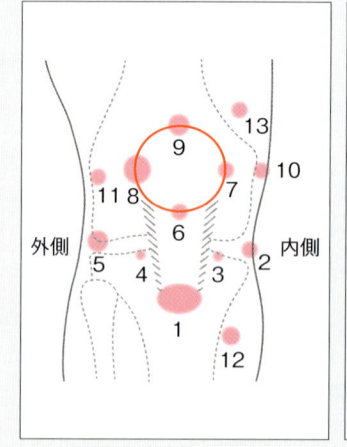

外側，内側，1〜13 の圧痛点

■骨膜と関節包が痛みを伝える

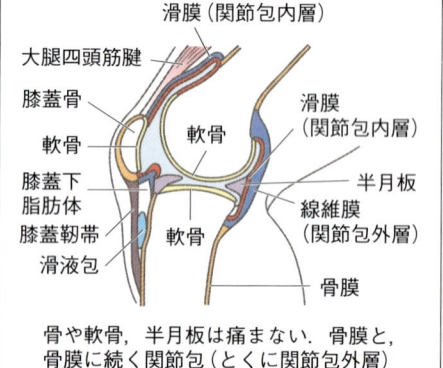

滑膜（関節包内層），大腿四頭筋腱，膝蓋骨，軟骨，膝蓋下脂肪体，膝蓋靱帯，滑液包，軟骨，滑膜（関節包内層），半月板，線維膜（関節包外層），骨膜

骨や軟骨，半月板は痛まない．骨膜と，骨膜に続く関節包（とくに関節包外層）が痛みを伝える．

1：脛骨粗面，2：内側関節裂隙・内側側副靱帯，3：前内側関節裂隙，4：前外側関節裂隙，5：外側関節裂隙，6：膝蓋骨下端，7：内側膝蓋・大腿関節裂隙，8：外側膝蓋・大腿関節裂隙，9：膝蓋骨上縁，10：内側上顆・内側側副靱帯起始部，11：外側上顆・外側側副靱帯起始部，12：鵞足，13：内転筋付着部．

膝痛　105

❾ 後方の痛み

●後面（右足）

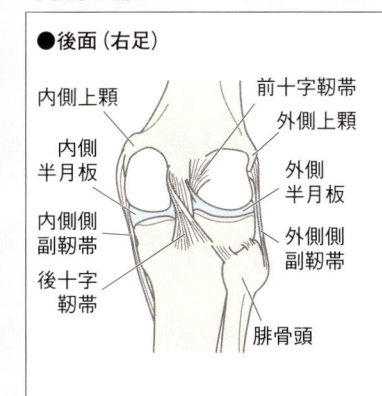

- 内側上顆
- 前十字靱帯
- 外側上顆
- 内側半月板
- 外側半月板
- 内側側副靱帯
- 外側側副靱帯
- 後十字靱帯
- 腓骨頭

●膝蓋窩の神経・血管の解剖（後面右足）

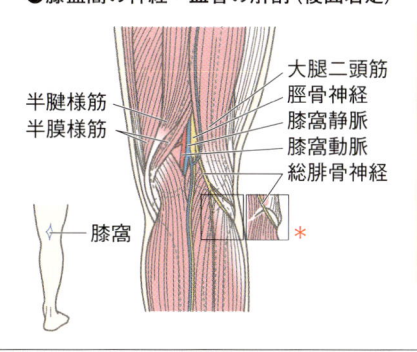

- 大腿二頭筋
- 半腱様筋
- 半膜様筋
- 脛骨神経
- 膝窩静脈
- 膝窩動脈
- 総腓骨神経
- 膝窩

後方の痛みの原因疾患（成人）
- 膝窩のう胞：ベーカーのう胞
- 深部静脈血栓症，静脈瘤，膝窩動脈瘤（上2つはエコーにて除外または診断が可能）
- 腓骨神経麻痺：腓骨頭付近のしびれ*

❿ 内側の痛みと触診

●側面（右足・内側）

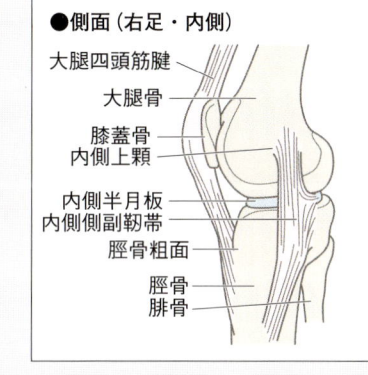

- 大腿四頭筋腱
- 大腿骨
- 膝蓋骨
- 内側上顆
- 内側半月板
- 内側側副靱帯
- 脛骨粗面
- 脛骨
- 腓骨

●内側（右足）の触診

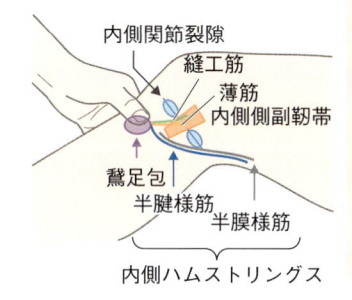

- 内側関節裂隙
- 縫工筋
- 薄筋
- 内側側副靱帯
- 鵞足包
- 半腱様筋
- 半膜様筋
- 内側ハムストリングス

内側の痛みの原因疾患（成人）
- 内側側副靱帯損傷：断裂部に一致し大腿骨か脛骨部のいずれか一方に圧痛あり．
- 鵞足包炎：鵞足包に圧痛．
- 内側半月板損傷：厳密には関節内だが，局所的な内側部の痛みや関節裂隙の圧痛がみられる．
- 内側滑膜ひだ症候群や内包損傷：たな障害として膝蓋骨内側に圧痛がみられる．

⓫ 外側の痛みと触診

●側面（右足・外側）

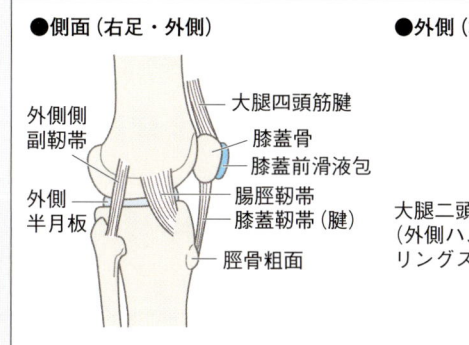

- 外側側副靱帯
- 大腿四頭筋腱
- 膝蓋骨
- 膝蓋前滑液包
- 腸脛靱帯
- 膝蓋靱帯（腱）
- 外側半月板
- 脛骨粗面

●外側（右足）の触診

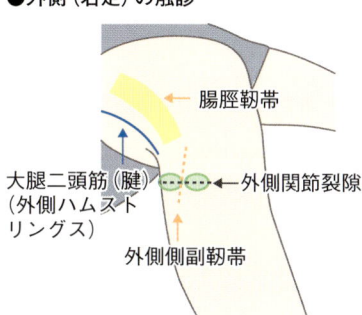

- 腸脛靱帯
- 大腿二頭筋（腱）（外側ハムストリングス）
- 外側関節裂隙
- 外側側副靱帯

外側の痛みの原因疾患（成人）
- 外側側副靱帯（LCM）損傷：LCMは膝を組むと触診できるようになる．
- 腸脛靱帯症候群：腸脛靱帯炎（ランナー膝）
- 外側半月板損傷：厳密には関節内だが，局所的な外側部の痛みや関節裂隙の圧痛がみられる．
- 外側滑膜ひだ症候群や内包損傷：内側の損傷よりはまれ．
- 膝窩筋腱障害

⓬ 関節水腫の触診

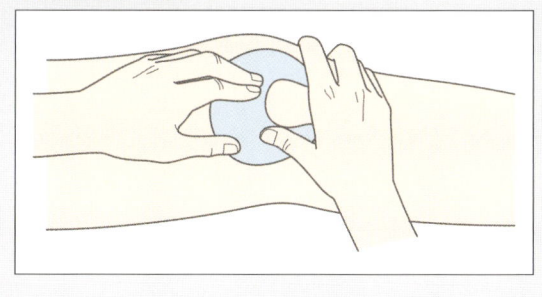

一般的な疾患へのケア

3章

肺炎
pneumonia

平野 嘉信
寿都町立寿都診療所

どんな症候・疾患なの？

- 肺実質に急性の炎症を来す感染性疾患.
- 何らかの病原微生物が肺に侵入して，急性の炎症を来す病態.
- 病歴，身体所見，検査を組み合わせて総合的に診断される.

▶ 診断アプローチ

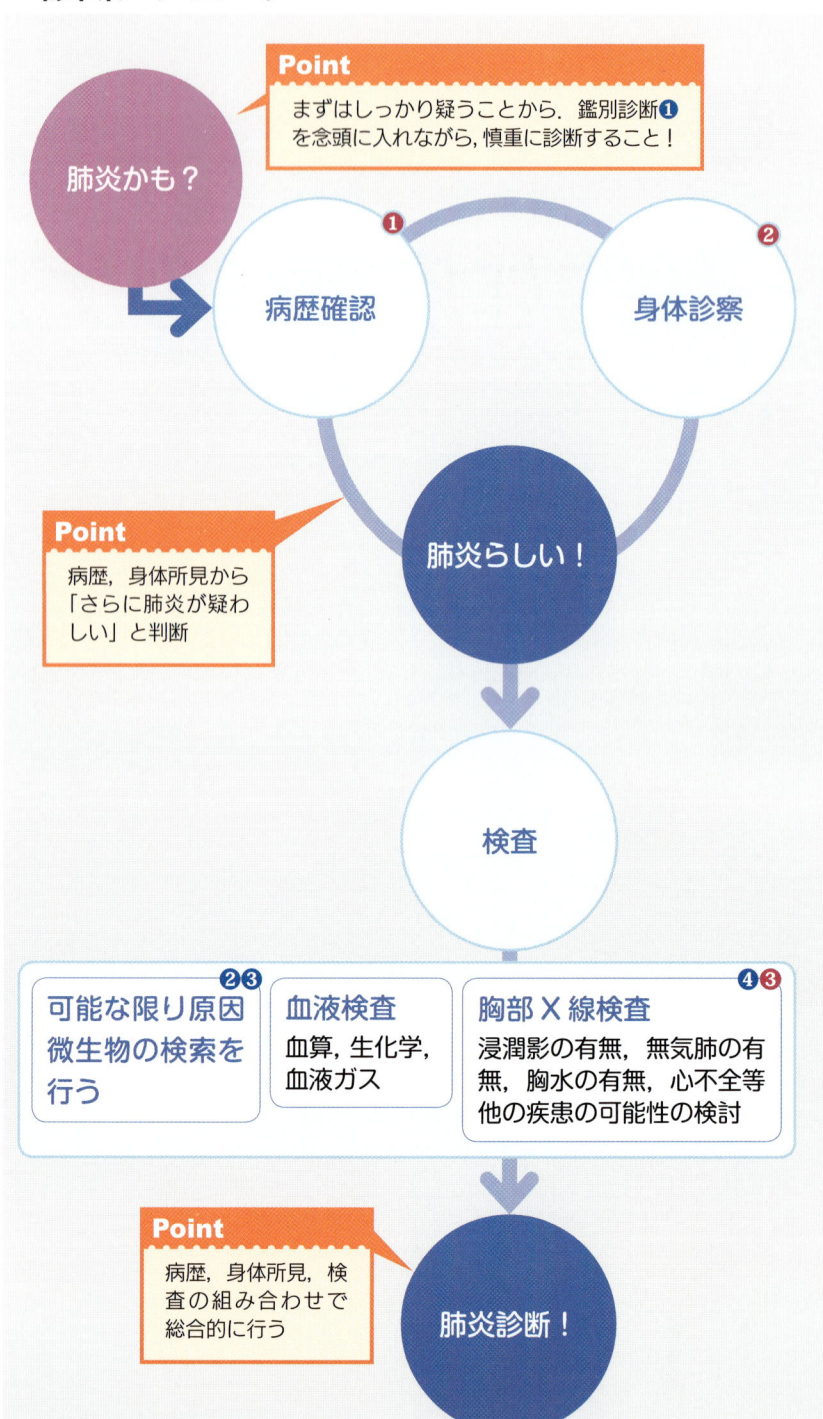

❶ 病歴は以下をしっかりと確認すること
- 咳嗽，喀痰，胸痛，呼吸困難などの局所症状
- 発熱，悪寒，全身倦怠感などの全身症状
- その他の随伴症状：消化器症状や神経症状

ただし，年齢や基礎疾患の有無，副腎皮質ステロイド薬内服などで，必ずしもこれらの症状が認められない場合もあり，高齢者では意識障害，食欲低下，体動困難，活動性低下などが見られる場合もあり．

- 既往歴：COPDや気管支拡張症などの肺疾患，脳血管障害，神経疾患，心疾患，性感染症（HIV感染症，慢性B型肝炎など）など
- 内服薬：ステロイド，鎮静薬，抗菌薬など
- 喫煙歴
- 飲酒歴
- 感染症の流行状況
- 温泉や鳥等のペットへの曝露歴
- 最近の入院，施設入所歴
- HIV感染症，ニューモシスチス肺炎：性感染症，B型肝炎の既往，同性間性交渉の有無

❷ 身体所見
- 意識状態
- 体温，血圧，呼吸数，SpO$_2$，脈拍などのバイタルサイン
- 胸部聴打診

Point　まずはしっかり疑うことから．鑑別診断❶を念頭に入れながら，慎重に診断すること！

肺炎かも？ → ❶ 病歴確認　❷ 身体診察

Point　病歴，身体所見から「さらに肺炎が疑わしい」と判断

肺炎らしい！

↓

検査

❷❸ 可能な限り原因微生物の検索を行う

血液検査
血算，生化学，血液ガス

❹❸ 胸部X線検査
浸潤影の有無，無気肺の有無，胸水の有無，心不全等他の疾患の可能性の検討

Point　病歴，身体所見，検査の組み合わせで総合的に行う

肺炎診断！

どのくらい Common なの？

- 日本における肺炎での死亡者数は 2011 年から脳血管疾患を抜いて第 3 位と増加している[1].
- 高齢化によって，高齢者の肺炎死亡が増加している背景があり，プライマリ・ケアの現場での対応が非常に重要な common disease である．

❶ 鑑別診断

肺がん
- 肺がんによる閉塞が生じれば，塞栓部位より遠位部は無気肺，肺炎を生じる．

結核
- 病歴：亜急性〜慢性の経過，微熱，寝汗，体重減少，結核の曝露歴．
- 検査：胸部 X 線にて肺尖部や上葉の異常陰影や空洞病変など．

無気肺
- 寝たきり，長期臥床であれば生じやすく，発熱も見られ，X 線写真にも陰影を認める．
- 呼吸数は正常に近く，グラム染色で有意な細菌を認めない，動脈血ガス分析結果が良好．

膿胸
- 適切に抗菌薬を使用したにも関わらず，治療に反応しない場合，考慮すべき．

心不全
- X 線写真でも陰影を生じ，動脈血ガス分析も悪化，気道分泌物も増加する．
- 体重増加や尿量減少などの体液の出納の変化，喀痰グラム染色で白血球や有意な細菌は認めない場合．
- 治療的介入により，半日から 1 日で X 線写真の異常や酸素化が速やかに改善．

急性呼吸窮迫症候群
- X 線にて胸水や肺の虚脱，結節影では説明のつかない両側浸潤影（うっ血像）．
- 心不全以外の説明のつかない呼吸不全．
- 喀痰グラム染色で有意な起因菌が見られない，培養でも有意な菌が生えてこない．

敗血症性塞栓
- 感染巣が肺以外に存在し，菌が septic emboli となって肺に飛ぶ病態で，発熱，X 線写真にて陰影が生じる．
- 中心静脈ラインの存在，血液培養検査で特に黄色ブドウ球菌が陽性のときに考慮する．

❷ 可能な限り原因微生物の検索を行う

- 喀痰検査：グラム染色，培養．必要であれば，結核，抗酸菌も．
  喀痰グラム染色❸：多核白血球が多く，扁平上皮の少ない痰が評価できる痰であり，この痰を採取するために努力することが重要．喀痰採取が困難な患者には高張食塩水のネブライザーを施行し，喀痰誘発を行う．
- 血液培養検査
  すでに抗菌薬曝露を受けている場合やレジオネラ肺炎を強く疑う場合を除き，採取することが推奨されている．
  2 セット採取することが望ましい（特に悪寒戦慄を伴う場合）．
  市中肺炎では 5〜14％と陽性率は高くなく，軽症例では必ずしも必要ではない時もある．
- 尿中抗原検査：肺炎球菌，レジオネラ
- 迅速検査：インフルエンザウイルス，マイコプラズマ
- 採血：マイコプラズマ抗体

❸ 喀痰グラム染色のポイント

- グラム陽性か陰性か，球菌か桿菌か
- グラム染色で菌が確認されたのに，培養で生えなければ，嫌気性菌か，すでに死滅していた菌の可能性あり
- 白血球を多数認め，明らかな炎症所見があるにも関わらず，菌が見えないなら，ウイルス，リケッチア，クラミジア，マイコプラズマ，レジオネラ，抗酸菌，真菌感染症

❹ 胸部 X 線検査のポイント

- air-fluid level，ニボーのない空洞：結核，真菌感染症
- ニボーのある空洞：黄色ブドウ球菌，嫌気性菌，グラム陰性桿菌，ノカルジア

❸ その他の画像検査について

- 胸部 CT 検査
  胸部 X 線検査で浸潤影がはっきりしている場合に，膿胸，肺化膿症，がんなどの肺の基礎疾患の合併を考えなければ，基本的にルーチンで胸部 CT 検査をする必要はない．

- 肺エコー検査
  被曝などの侵襲がなく，簡便に繰り返し施行できるという利点がある．
  ポイントは，
  - 一般的に lung sliding sign あり．しかし，胸膜の癒着により消えることもある．
  - B line が多くなる（B line は水分の多い肺を示唆）．
  - C 所見（consolidation）
  - 胸水
  - PLAPS（posterolateral alveolar and/or pleural syndrome：後背側肺胞・胸膜症候群）．側胸部背側で観察できる胸水，無気肺，肺炎に伴う浸潤影．
  - いずれも必ずとはいえない所見であり，偽陰性に注意．

❹ 抗菌薬による初期治療

　グラム染色，感受性情報を参考に抗菌薬を選択する．

　グラム染色ができない環境，自分でグラム染色を確認できない環境の場合，質の悪い痰しか採取できなかった場合は，empiric therapy．

　起因菌が不明の場合にも闇雲に耐性菌をおそれて広域スペクトラムの抗菌薬を選択するのではなく，施設内，医療機関周辺の感受性情報（local epidemiology）を元に抗菌薬を選択する努力をする．

　（抗菌薬の種類，投与方法，投与量，投与期間に関しては成書を参考）

❺ 治療効果判定

- 抗菌薬の効果判定は48〜72時間後．
- 用いるべきパラメータ：呼吸数，呼吸困難，喀痰量，グラム染色中の菌・白血球数，血液ガス分析，血液検査（WBC, CRP）や胸部X線所見は補助的である．
- 培養結果を確認し，起因菌を同定することができた場合，感受性を確認して，狭域化（de-escalation）を行う．
- 原因微生物に対して適切な治療がなされているにもかかわらず臨床的な改善が得られない場合は，胸水や膿胸の検索，肺以外の臓器に原因がないか，HIVなどの免疫不全がないか再評価が必要．

■ 治療期間

　一般的には7日を目安に治療する場合が多い．

■ 治療後

　肺炎で入院した高齢者に対しては，未接種であれば，肺炎球菌ワクチンの接種が推奨されている．

　毎年のインフルエンザワクチンの接種も推奨されている．

▶ 治療アプローチ

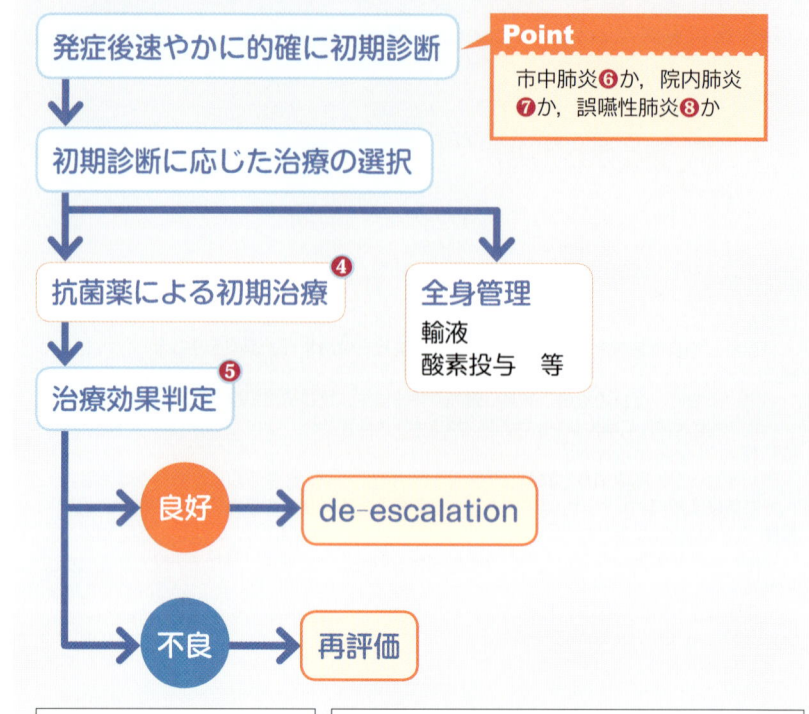

発症後速やかに的確に初期診断
↓
初期診断に応じた治療の選択
↓
抗菌薬による初期治療 ❹ ／ 全身管理（輸液，酸素投与 等）
↓
治療効果判定 ❺
- 良好 → de-escalation
- 不良 → 再評価

Point：市中肺炎❻か，院内肺炎❼か，誤嚥性肺炎❽か

❼ 院内肺炎のポイント

分類 ❽
病原微生物
- 入院後間もない（4日未満）症例：肺炎球菌，インフルエンザ菌など市中肺炎のそれに似る．
- 入院後5日以上経過した症例：緑膿菌，*Klebsiella*などの腸管内グラム陰性桿菌，MRSAなどが問題となる．
- 培養で複数の菌が検出されることが多いが，必ずしも検出された菌が起因菌かどうかは不明．

予防
- 標準的予防措置の徹底
- 挿管：なるべくしない，早期抜管
- 経鼻チューブより経口チューブを使用
- 鎮静薬使用の制限
- 人工呼吸器のライン交換時，内腔に貯まった水分を気道に入れない．
- 禁忌のない限り，上体を30°〜45°挙上する．
- 胃に存在するグラム陰性桿菌による肺炎に対してスクラルファートが多少効果あり．

❽ 誤嚥性肺炎のポイント

定義
- 誤嚥 ≠ 誤嚥性肺炎
- 嘔吐後の発熱，呼吸状態悪化の場合，誤嚥性肺炎は二次的現象であり，嘔吐の原因（腸閉塞，胆嚢炎，腎盂腎炎，心筋梗塞など）を解明することが大事

病態
- 誤嚥された嫌気性菌などの感染症
  嫌気性菌や病原性の弱い上気道の常在菌が関与
  一般的には進行も抗菌薬に対する反応も緩徐
- 誤嚥された胃酸等による化学的刺激
  誤嚥のエピソードの直後から発症
  抗菌薬に反応せず，化学的刺激による炎症がおさまるまで待つ
- 誤嚥された異物等による気道の機械的閉塞
  閉塞が解除されるまで抗菌薬の効果は弱い

危険因子
- 嚥下障害，鎮静薬の使用，アルコール依存，意識障害

予防
- 口腔ケア，口腔マッサージ，上体を30°〜45°挙上

ゴール
- 短期間に繰り返す場合，高度認知症，廃用等で意識，咳反射などの身体機能が非常に低下している終末期の状態として肺炎を呈していることも多い．
- 発熱の度に抗菌薬を使用すると耐性菌が次々に出現することもある．
- 抗菌薬を使用しなくても化学的刺激が解除されれば1〜2日で自然軽快する場合も多い．
  → 1回毎の肺炎は治療できても，もともとの全身状態が不可逆な末期状態の場合，治療のゴールや蘇生処置などに関する今後の方針の話し合いが必要

❻ 市中肺炎のポイント

- 在宅で市中生活を送っている健常人に発症する肺炎
- 起因菌と疫学，基礎疾患との関係
  - アルコール多飲：肺炎球菌，クレブシエラ，嫌気性菌など
  - COPD/喫煙：肺炎球菌，*H. influenzae*，モラクセラ，緑膿菌，レジオネラ等
  - インフルエンザ罹患後：インフルエンザウイルス，肺炎球菌，黄色ブドウ球菌
  - 器質性肺疾患（気管支拡張症等）：緑膿菌，黄色ブドウ球菌
- 細菌性肺炎と非定型肺炎の鑑別 ❺
- 病歴のポイント
  - マイコプラズマ：sick contact，流行状況
  - クラミジア：鳥との接触歴
  - レジオネラ：温泉，循環式風呂などの水，噴霧との接触歴
- 症状のポイント
  - 体温＞37.8℃，呼吸数＞25 回/分，脈拍＞100 回/分
  - 打診上濁音，呼吸音減弱，crackle 聴取，気管支呼吸音，rhonchi 聴取，やぎ声聴取
  - その他
    - 定型肺炎：比較的徐脈
    - レジオネラ：下痢，悪心・嘔吐，腹痛などの腹部症状，頭痛，痙攣，せん妄などの神経症状も見られる．
- 入院が必要か，外来治療が可能か：A-DROP システム ❻ などの肺炎の重症度判定を用いて判断するが，絶対的なものではない．高齢者や基礎疾患の有無，免疫不全状態であれば，スコアに関わらず，入院治療を検討すべきである．また，頻回の通院が可能か，独居などの社会的背景も考慮しながら総合的に判断する必要がある．
- 治療期間
  - 肺炎球菌性肺炎：5 日間以上の治療の後，全身状態が安定しており，解熱後 2～3 日経過した場合中止．
  - 菌血症：10～14 日間
  - レジオネラ：7～14 日間
  - 改善のペース：❼ のような研究データもあるが，入院患者であれば，毎日状態を確認する．

❽ 院内肺炎の分類

HAP（hospital-acquired pneumonia：院内肺炎）
入院後 48 時間以上経過してからの肺炎

VAP（ventilator associated pneumonia：人工呼吸器関連肺炎）
挿管後 48～72 時間以上経過してからの肺炎

early-onset HAP and VAP（早期院内および人工呼吸器関連肺炎）
入院 4 日以内に発症したもの（ただし，抗菌薬投与の既往があったり，過去 90 日間に入院の既往があれば late-onset とする）

late-onset HAP and VAP（後期院内および人工呼吸器関連肺炎）
入院 5 日以上経過してからの肺炎

HCAP（healthcare-associated pneumonia：医療関連肺炎）
- 肺炎発症からさかのぼること 90 日の間に急性期病院に 2 日以上入院していた症例に見られる肺炎
- 老健施設，長期療養施設入所，通院にて継続的に血管内治療（透析，抗菌薬，化学療法，免疫抑制薬等による治療）を受けている．
- 現在の感染が始まる 30 日以内に創傷の治療を受けていた．

NHCAP（nursing and healthcare-assoiated pneumonia：医療・介護関連肺炎）
1. 長期療養型病床群もしくは介護施設に入所している．
2. 90 日以内に病院を退院した．
3. 介護を必要とする高齢者，身障者．
4. 通院にて継続的に血管内治療（透析，抗菌薬，化学療法，免疫抑制薬などによる治療）を受けている．

介護の基準：PS3（限られた自分の身の回りのことしかできない．日中の 50％以上をベッドか椅子で過ごす）以上を目安とする．
1 には精神病床も含む．

❺ 細菌性肺炎と非定型肺炎の鑑別

1. 年齢 60 歳未満
2. 基礎疾患がない，あるいは軽微
3. 頑固な咳がある
4. 胸部聴診上所見が乏しい
5. 喀痰がない，あるいは，迅速診断で原因菌らしきものがない
6. 末梢血白血球数＜10,000/μL

1～5 の 5 項目中
 3 項目以上陽性 非定型肺炎疑い
 2 項目以下陽性 細菌性肺炎疑い
1～6 の 6 項目中
 4 項目以上陽性 非定型肺炎疑い
 3 項目以下陽性 細菌性肺炎疑い

❻ A-DROP システム

Age	男性 70 歳以上 女性 75 歳以上
Dehydration	BUN 21 mg/dL 以上または脱水あり
Respiration	SpO₂ 90％以下（PaO₂ 60 Torr 以下）
Orientation	意識障害あり
Pressure	収縮期血圧：90 mmHg 以下

5 項目の何れも当てはまらない場合，スコア 0 ➡ 軽症群（外来）
1～2 項目当てはまる場合，スコア 1～2 ➡ 中等症群（外来または入院）
3 項目当てはまる場合，スコア 3 ➡ 重症群（入院）
4～5 項目当てはまる場合，スコア 4～5 ➡ 超重症群（ICU 入院）

❼ 市中肺炎の入院患者が臨床的に安定するまでの日数（中央値）

臨床パラメータ	
収縮期血圧≧90 mmHg	2 日
心拍数≦100 回/分	2
呼吸数（回/分）	
≦24	3
≦22	3
≦20	4
体温（℃）	
≦38.3	2
≦37.8	3
≦37.2	3
SpO₂（％）	
≧90	3
≧92	3
≧94	4
経口摂取可能	2
意識障害	3

（Halm EA, et al. JAMA 1998；271：1452[2] より）

気管支喘息
asthma

中村 琢弥
弓削メディカルクリニック/
滋賀家庭医療学センター

どんな症候・疾患なの？

- 気道の炎症と種々の程度の気流制限により特徴付けられ，発作性の咳，喘鳴および呼吸困難を示す疾患である．
- 背景としては，気道の過敏性に伴う環境アレルゲンなどによる慢性アレルギー性炎症が存在する．
- 気管支喘息は，病歴・検査，そして時には診断的治療への反応の状態をもって，総合的かつ除外的に診断されるものである．

❶ 病歴確認では以下を確認
- 喫煙歴（受動喫煙含む）
- アレルギー疾患の家族歴
- 同上の既往歴
- 発作歴（特に重症度を判定するためにも重要）
- 随伴する症状（鑑別疾患リスト❷を意識して）

※喘息粘膜の状態をイメージしながら病歴聴取することが肝要である❶．

❷ 鑑別診断
気管支喘息の鑑別診断は非常に幅広い．
❷にその一例を示す（右ページ）．
特に心疾患による喘鳴と喘息の鑑別に難渋するケースは遭遇頻度も多く注意！

❸ 診断的治療
喘息発作への治療薬であるβ₂刺激薬への反応も重要な診断への手がかりとなる．

■ 成長とともに起こる喘息の自然経過❸は説明出来るように！

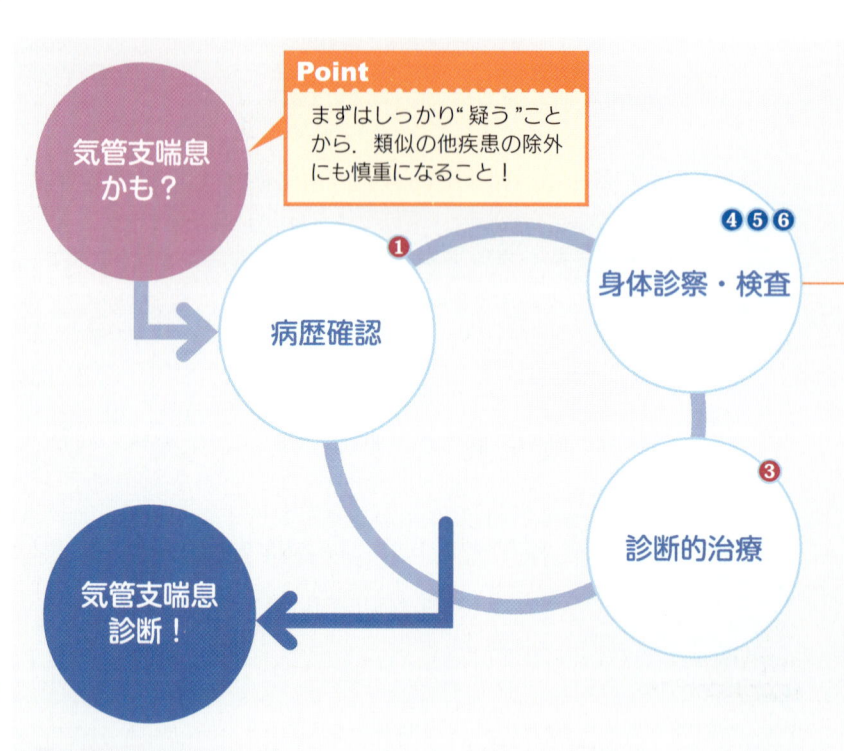

Point まずはしっかり"疑う"ことから，類似の他疾患の除外にも慎重になること！

気管支喘息かも？ → ❶病歴確認 → ❹❺❻身体診察・検査 → ❸診断的治療 → 気管支喘息診断！

❶ 喘息粘膜の状態イメージ

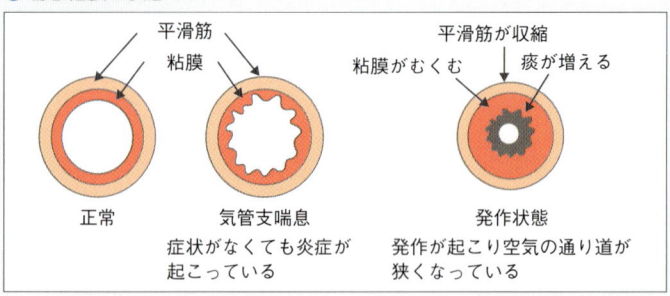

正常 — 平滑筋／粘膜
気管支喘息 — 症状がなくても炎症が起こっている
発作状態 — 平滑筋が収縮／粘膜がむくむ／痰が増える／発作が起こり空気の通り道が狭くなっている

❸ 自然経過

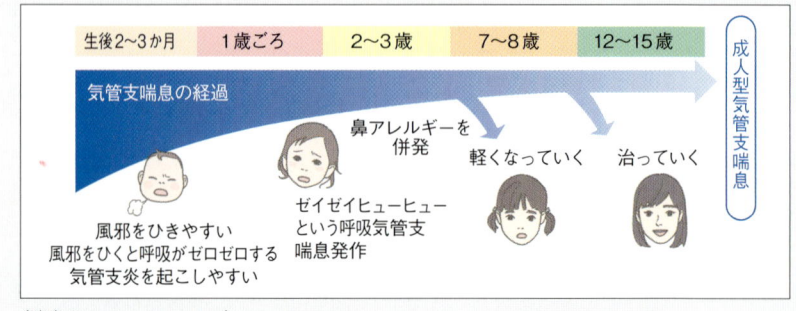

| 生後2〜3か月 | 1歳ごろ | 2〜3歳 | 7〜8歳 | 12〜15歳 | 成人型気管支喘息 |

気管支喘息の経過
- 風邪をひきやすい／風邪をひくと呼吸がゼロゼロする気管支炎を起こしやすい
- ゼイゼイヒューヒューという呼吸気管支喘息発作
- 鼻アレルギーを併発
- 軽くなっていく
- 治っていく

〈喘息の natural course〉
病歴聴取の上でも把握していることが肝要である．

気管支喘息

どのくらい Common なの？

- 日本でも約1割の成人において，それまでに喘息既往歴があるとされるほど Common な病態[1]．
- 注意すべきは重症の発作とともに死亡するケースもあるなど，プライマリ・ケアの現場での常日頃の，そして発作時の双方の対応ともが非常に重要となる．
- 小児喘息は増加し続けており，今後の社会においても対応が重要な common disease の代表格である．

Turning Point！
喘息の紹介適応は以下の通り
1) 大発作，呼吸不全
2) 中発作かつ以下の場合
   ア) 乳児なら原則入院
   イ) 重篤な発作既往（＋）
   ウ) 2時間程度の外来治療で改善しない
   エ) 中発作が前日より続き，睡眠障害（＋）
3) 合併症の存在
   肺炎，無気肺，縦隔気腫，気胸，皮下気腫など

❷ 鑑別診断

○先天異常，発達異常に基づく喘鳴
- 大血管奇形
- 先天性心疾患
- 気道の解剖学的異常
- 喉頭，気管，気管支軟化症
- 線毛運動機能異常

○感染症に基づく喘鳴
- 鼻炎，副鼻腔炎
- クループ
- 気管支炎
- 細気管支炎
- 肺炎
- 気管支拡張症
- 肺結核

○その他
- 過敏性肺炎
- 気管支内異物
- 心因性咳嗽
- 声帯機能異常
- 気管，気管支の圧迫（腫瘍など）
- 肺浮腫
- アレルギー性気管支肺アスペルギルス症
- cystic fibrosis
- サルコイドーシス
- 肺塞栓症

❹ 発作強度の判断

		小発作	中発作	大発作	呼吸不全
呼吸の状態	喘鳴	軽度	明らか	著明	減少または消失
	陥没呼吸	なし～軽度	明らか	著明	著明
	呼気延長	なし	あり	明らか*	著明
	起坐呼吸	横になれる	座位を好む	前かがみになる	あり
	チアノーゼ	なし	なし	可能性あり	不定
	呼吸数	軽度増加	増加	増加	
覚醒時における小児の正常呼吸数の目安		<2か月 <60/分 2～12か月 <50/分 1～5歳 <40/分 6～8歳 <30/分			
呼吸困難感	安静時	なし	あり	著明	著明
	歩行時	急ぐと苦しい	歩行時著明	歩行困難	歩行不能
生活の状態	話し方	一文区切り	句で区切る	一語区切り	不能
	食事の仕方	ほぼ普通	やや困難	困難	不能
	睡眠	眠れる	時々目を覚ます	障害される	
意識障害	興奮状況	正	やや興奮	興奮	錯乱
	意識低下	なし	なし	ややあり	あり
PEF	（吸入前）	>60%	30～60%	<30%	測定不能
	（吸入後）	>80%	50～80%	<50%	測定不能
SpO_2（大気中）		≧96%	92～95%	≦91%	<91%
$PaCO_2$		<41 mmHg	<41 mmHg	41～60 mmHg	>60 mmHg

判定のためにいくつかのパラメーターがあるが，全部を満たす必要はない．
＊多呼吸のときには判定しにくいが，大発作時には呼気相の2倍以上延長している．
注）発作強度が強くなると乳児では肩呼吸ではなくシーソー呼吸を呈するようになる．呼気，吸気時に胸部と腹部の膨らみと陥没がシーソーのように逆の動きになるが，意識的に腹式呼吸を行っている場合はこれに該当しない．

❺ 発作強度判断の際のよくある誤解

① 「喘鳴が小さい＝軽い発作」
重症発作では，呼吸音減弱により喘鳴が小さくなる

② 「騒いでいる子どもは重症発作ではない」
呼吸困難があると，興奮して一見元気そうに見えることがある

③ 「SpO_2値が正常範囲内なら軽い発作」
センサーの位置によって高値を示すことがある
酸素投与下では，SpO_2値が正常範囲内であっても心拍数が高値を示す場合には重症発作の可能性がある

④ 「結構苦しそうだけど，$PaCO_2$が正常の範囲内なので安心」
中発作程度では過換気で$PaCO_2$はむしろ低値を示す．呼吸困難が強いときに$PaCO_2$が正常範囲内は，換気不全が進行しているサイン

Point 発作強度判断の際の誤認に注意！

❻ 診断において参考となる検査と病歴

①呼吸機能	：スパイログラム，フローボリューム曲線，ピークフロー（PFF），β_2刺激薬に体する反応性・可逆性
②気道過敏性試験	：アセチルコリン，メサコリン，ヒスタミン閾値，運動負荷試験
③気道炎症を示す成績	：鼻汁中や喀痰中の好酸球，呼気中NO濃度
④IgE	：血清総IgE値，特異的IgE抗体，即時型皮膚反応，抗原吸入負荷試験
⑤アレルギー疾患の家族歴，既往歴	

■コントロール状態を最近 1 か月程度の期間で判定.

❹ **コントロール状態の評価**
評価に際し，最近 1 年間の急性増悪による入院や全身性ステロイド薬投与などの重篤な発作，あるいは症状の季節性変動など，各患者固有の悪化因子（リスク）を考慮して治療方針決定の参考にする．
評価に際しては，服薬状況や吸入方法，環境整備などに関するアドヒアランスを確認し，必要ならば適宜，患者教育を行う．

❺ 良好な状態が 3 か月以上持続し安定していることが確認されるまで治療内容を維持する．

❻ 比較的良好と判定される状態が 3 か月以上持続する場合は治療が不十分と判断しステップアップを検討する．

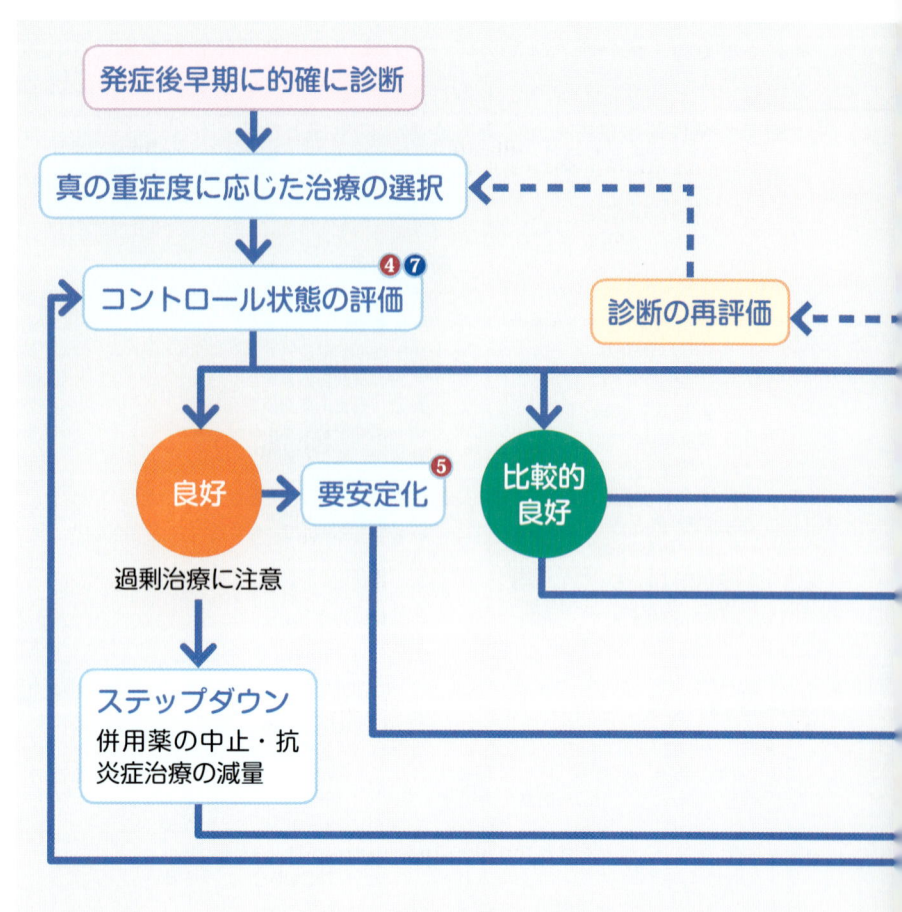

```
発症後早期に的確に診断
    ↓
真の重症度に応じた治療の選択 ←---┐
    ↓                              │
コントロール状態の評価 ❹❼      診断の再評価 ←---
    ↓           ↓                  ↑
  良好 → 要安定化❺   比較的良好 ---┘
    ↓
過剰治療に注意
    ↓
ステップダウン
併用薬の中止・抗炎症治療の減量
```

◎ 小児気管支喘息の長期管理に関する薬物療法プラン

2 歳未満

	治療ステップ 1	治療ステップ 2	治療ステップ 3	治療ステップ 4
基本治療	発作の強度に応じた薬物療法	ロイコトリエン受容体拮抗薬 and/or DSCG	吸入ステロイド薬（中用量）	吸入ステロイド薬（高用量）以下の併用も可 ロイコトリエン受容体拮抗薬
追加治療	ロイコトリエン受容体拮抗薬 and/or DSCG	吸入ステロイド薬（低用量）	ロイコトリエン受容体拮抗薬 長時間作用性 β_2 刺激薬（貼付薬あるいは経口薬）	長時間作用性 β_2 刺激薬（貼付薬あるいは経口薬） テオフィリン徐放製剤（考慮）（血中濃度 5～10μg/mL）

2～5 歳

	治療ステップ 1	治療ステップ 2	治療ステップ 3	治療ステップ 4
基本治療	発作の強度に応じた薬物療法	ロイコトリエン受容体拮抗薬 and/or DSCG and/or 吸入ステロイド薬（低用量）	吸入ステロイド薬（中用量）	吸入ステロイド薬（高用量）以下の併用も可 ・ロイコトリエン受容体拮抗薬 ・テオフィリン徐放製剤 ・長時間作用性 β_2 刺激薬の併用あるいは SFC への変更
追加治療	ロイコトリエン受容体拮抗薬 and/or DSCG		ロイコトリエン受容体拮抗薬 長時間作用性 β_2 刺激薬の追加あるいは SFC への変更 テオフィリン徐放製剤（考慮）	以下を考慮 ・吸入ステロイド薬のさらなる増量あるいは高用量 SFC ・経口ステロイド薬

❼ コントロール状態の評価

評価項目	コントロール状態 良好（すべての項目が該当）	比較的良好	不良（いずれかの項目が該当）
軽微な症状❽	なし	（≧1回/月）<1回/週	≧1回/週
明らかな喘息発作❾	なし	なし	≧1回/月
日常生活の制限	なし	なし（あっても軽微）	≧1回/月
β_2刺激薬の使用	なし	（≧1回/月）<1回/週	≧1回/週

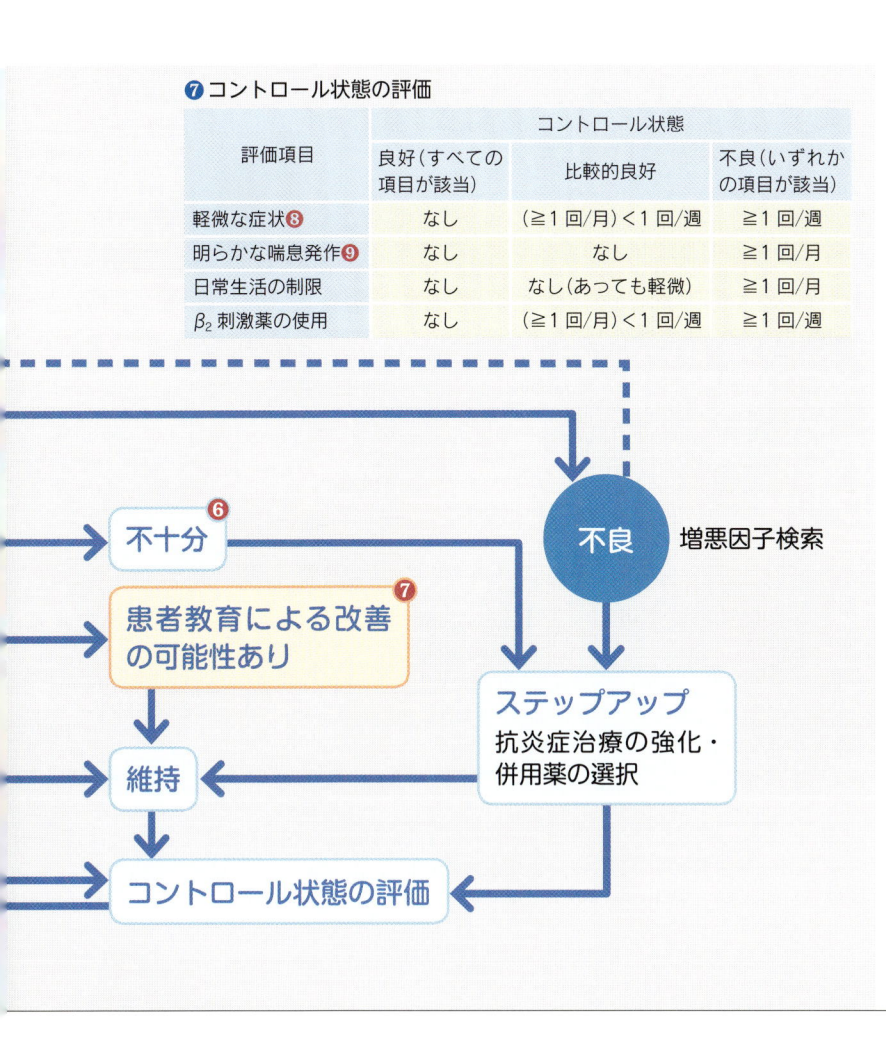

❼ 患者教育による改善効果が期待できる場合には，治療内容をステップアップせずに維持してもよい．

❽ 軽微な症状とは…
運動や大笑い，啼泣の後や起床時に一過性に見られるがすぐに消失する咳や喘鳴，短時間で覚醒することのない夜間の咳込みなど，見落とされがちな軽い症状を指す．

❾ 明らかな喘息発作とは…
咳込みや喘鳴が昼夜にわたって持続あるいは反復し，呼吸困難を伴う定型的な喘息症状を指す．可能な限りピークフロー（PEF）やフローボリューム曲線を測定し，「良好」の判定には，PEFの日内変動が20％以内，あるいは自己最良値の80％以上，1秒量（FEV1）が予測値の80％以上，β_2刺激薬反応性が12％未満であることが望ましい．

不十分 ❻
患者教育による改善の可能性あり ❼
維持
コントロール状態の評価

不良 増悪因子検索
ステップアップ
抗炎症治療の強化・併用薬の選択

6～15歳

	治療ステップ1	治療ステップ2	治療ステップ3	治療ステップ4
基本治療	発作の強度に応じた薬物療法	吸入ステロイド薬（低用量） ロイコトリエン受容体拮抗薬 and/or DSCG	吸入ステロイド薬（中用量）	吸入ステロイド薬（高用量） 以下の併用も可 ・ロイコトリエン受容体拮抗薬 ・テオフィリン徐放製剤 ・長時間作用性β_2刺激薬の併用あるいはSFCへの変更
追加治療	ロイコトリエン受容体拮抗薬 and/or DSCG	テオフィリン徐放製剤（考慮）	ロイコトリエン受容体拮抗薬 テオフィリン徐放製剤 長時間作用性β_2刺激薬の併用あるいはSFCへの変更	以下を考慮 ・吸入ステロイド薬のさらなる増量あるいは高用量SFC ・経口ステロイド薬

DSCG：disodium cromoglicate．一般的にはインタール吸入のことを指す．
SFC：salmeterol/fluticasone．一般的にはアドエア吸入のことを指す．

アレルギー性鼻炎・結膜炎
allergic rhinitis / conjunctivitis

森 洋平
三重大学大学院医学系研究科
家庭医学分野

どんな症候・疾患なの？

- 共に I 型アレルギーが関与する疾患で，鼻粘膜に炎症をきたすものはアレルギー性鼻炎，眼結膜に炎症をきたすものはアレルギー性結膜炎とされ，両方が合併する頻度は高い．
- アレルギー性鼻炎の場合には，発作性反復性のくしゃみ，水様性鼻漏，鼻閉が典型的な症状となる．
- アレルギー性結膜炎の場合には，掻痒感，眼脂，流涙，異物感などが典型的な症状となる．

❶ 病歴

両者の症状が合併し，典型的な病歴があれば，可能性高い．鑑別すべき類似疾患も念頭に置く．

共に通年性と季節性に分けられ，丁寧な問診による抗原が明らかになることがある．類似した鼻粘膜・眼結膜に炎症をきたす疾患があり，治療に苦渋する際には専門医への紹介を検討する．

▶ 診断アプローチ

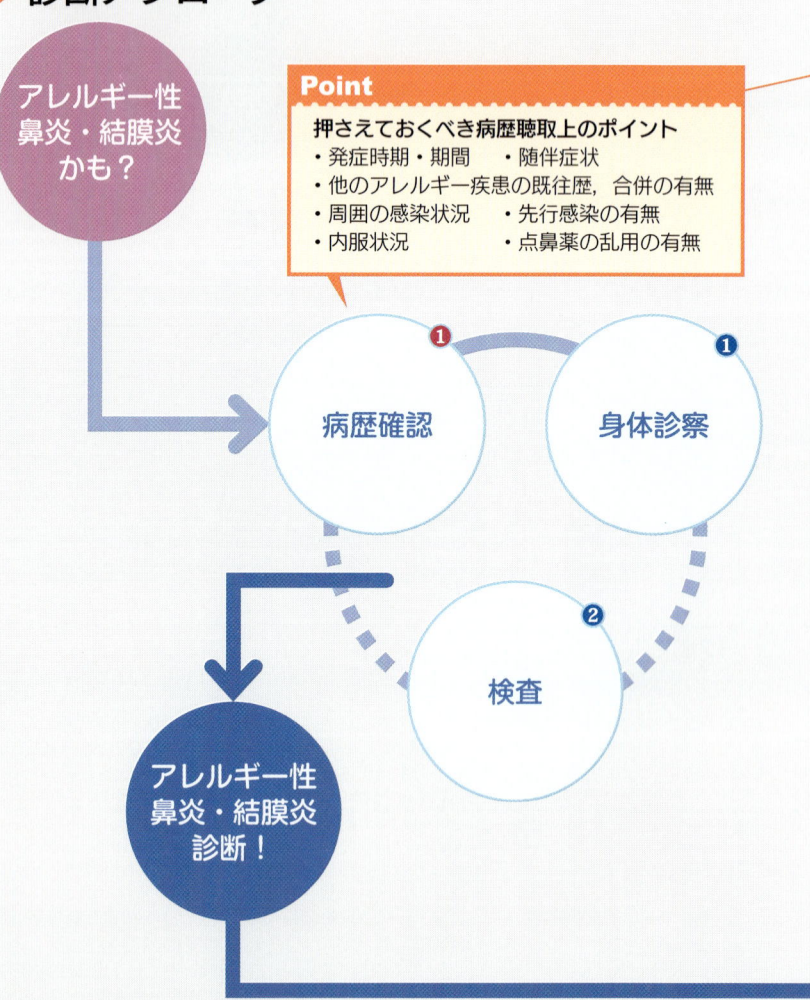

アレルギー性鼻炎・結膜炎かも？
→ 病歴確認 ❶ → 身体診察 ❶ → 検査 ❷ → アレルギー性鼻炎・結膜炎診断！

Point 押さえておくべき病歴聴取上のポイント
- 発症時期・期間
- 随伴症状
- 他のアレルギー疾患の既往歴，合併の有無
- 周囲の感染状況
- 先行感染の有無
- 内服状況
- 点鼻薬の乱用の有無

Point 診断に必須ではない
治療への反応が乏しかったり，診断に苦慮したり，治療に影響する特異的な抗原が疑われる場合には積極的に行う

❷ 検査

アレルギー性鼻炎	アレルギー性結膜炎
確定診断に寄与するもの	
血清特異的 IgE 抗体価 鼻汁中好酸球検査 誘発テスト，皮膚テスト	血清特異的 IgE 抗体価 涙液中総 IgE 抗体価，好酸球検査 皮膚テスト
他の疾患の診断に寄与するもの	
副鼻腔 X 線検査	アデノウイルス迅速検査 眼脂の塗抹検鏡

アレルギー性鼻炎・結膜炎　117

どのくらい Common なの？

- 疾患の性質上，正確な診断に基づいた大規模調査はほとんど存在しないが，アレルギー性鼻炎においては全人口の 39.4％[1]，アレルギー性結膜炎に関しては全人口の 15〜20％程度との報告[2]があり，近年も増加傾向であり，非常に Common な疾患である．
- 近年，発症の低年齢化が指摘されており，アレルギー性結膜炎に関しては 10 歳代にピークがあり年齢とともに減少する．
- 通年性ではダニ，季節性ではスギが代表的な抗原である．

Turning Point !
鑑別を考慮すべき類似疾患
- アレルギー性鼻炎
  副鼻腔炎，感冒，血管運動性鼻炎（本態性鼻炎），味覚性鼻炎，老人性鼻炎，薬物性鼻炎，多発血管炎性肉芽腫症（Wegener 肉芽腫症）
- アレルギー性結膜炎
  流行性角結膜炎（アデノウイルス），単純ヘルペス結膜炎，細菌性結膜炎，クラミジア結膜炎，ドライアイ，結膜弛緩症，結膜下出血

※以上はアレルギー性鼻炎・結膜炎に対しての治療で軽快するものもあるが，判断に迷う際や治療に難渋する際には専門医への紹介を考慮する

❷ 治療の前に
Ⅰ型アレルギーが関与するため，安易に投薬治療を開始せず，丁寧な問診により抗原を明らかにする姿勢が重要である．

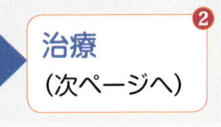

❶ どこを診るか？

アレルギー性鼻炎	アレルギー性結膜炎
・下鼻甲介粘膜の腫脹 ・鼻粘膜の蒼白(季節性では時に発赤) ・水様性鼻漏	・球結膜・眼瞼結膜の充血，浮腫，濾胞形成 ・乳頭形成

その他の疾患を示唆する所見			
副鼻腔炎	・膿性鼻漏 ・中鼻甲介粘膜の腫脹や発赤	細菌性結膜炎	・初期は片側性 ・膿性眼脂
		クラミジア結膜炎	・初期は片側性 ・耳前リンパ節腫脹 ・膿性眼脂
感冒	・咽頭発赤など	ウイルス性結膜炎	・耳前リンパ節腫脹 ・白色漿液性眼脂
多発血管炎性肉芽腫症（Wegener 肉芽腫症）	・鞍鼻，膿性鼻漏，鼻出血，血痰，口腔内潰瘍	結膜下出血	・出血斑（球結膜）

➡ 治療 ❷
（次ページへ）

▶治療アプローチ

アレルギー性鼻炎・結膜炎 → 治療が必要？ → No
↓ Yes
→ 薬物による治療
↓
非薬物による治療 ❸

❸ 抗原除去・回避法

ダニ対策
- 寝具天日干し
- 涼しく低湿度で風通しのよい部屋
- ペットを清潔に保つなど

花粉対策
- マスクやゴーグル
- 花粉が付きにくい衣服
- 外出時着用物は極力玄関で脱ぐ
- 外出後の手洗い・洗顔
- 寝具や洗濯物は外に干さないなど

> **Turning Point！**
> コントロール不良例へのステロイド内服や筋肉注射は利益が害を上回ることは少ない。仮に使用するとしても短期に留め、まずは使用前に患者と共に抗原除去・回避を検討したり、別の鑑別診断を考慮すべきである

❹ アレルギー性鼻炎の病型と重症度による薬物療法の適応

重症度	軽症	中等症		重症	
病型		くしゃみ・鼻漏型	鼻閉型または鼻閉を主とする充全型	くしゃみ・鼻漏型	鼻閉型または鼻閉を主とする充全型
通年性アレルギー性鼻炎					
治療	①、②、⑤のいずれか一つ	①、②、⑥のいずれか一つ．状況により①または②に⑥を併用する	①、②、⑤、⑥のいずれか一つ．状況により①、②、⑤に⑥を併用する	①+⑥	③または④+⑥．状況により、点鼻血管収縮薬を7日程度に限って使用
季節性アレルギー性鼻炎					
治療	①で開始し状況により⑤を追加	①+⑥	①+⑥+③または④	①+⑥	①+⑥+③または④．状況により、点鼻血管収縮薬を7日程度に限って使用

①〜⑦は右のカラムを参照．

(鼻アレルギー診療ガイドライン2013年版[1]を参考に作成)

アレルギー性鼻炎・結膜炎

アレルギー性結膜炎
❸ 抗アレルギー薬
❹ ステロイド薬

Point
ドライアイやコンタクトレンズ装用者には防腐剤の含まれない点眼薬が望ましい

Point
効果を比較検討した研究は少ないが、ヒスタミン＞メディエーターの報告が多い．両方の作用を有した点眼薬もあり

Point
眼圧上昇や感染症の悪化に注意
眼軟膏は就寝前使用

❸ 抗アレルギー薬
- 基本は点眼薬．メディエーター遊離抑制薬とヒスタミン H_1 受容体薬がある．
- 鼻炎合併例には内服併用も考慮．

❹ ステロイド薬
- 重症度により使い分け．
- 短期，局所（点眼や眼軟膏）を心がけ，効果が不十分ならば専門医へ紹介を．

❺ いつから内服？
抗ヒスタミン薬を症状出現時からでよい．

❻ 米国のガイドライン[3]では
①，⑥のみ推奨し③は初期治療としての使用を推奨していない．

アレルギー性鼻炎
❹❺❻
① 第2世代抗ヒスタミン薬
② メディエーター遊離抑制薬
③ 抗ロイコトリエン拮抗薬
④ 抗 PGD2・TXA2 薬
⑤ Th2 サイトカイン阻害薬
⑥ 鼻噴霧型ステロイド薬
⑦ その他（小青竜湯や鍼灸）

❺ コントロール不十分であれば専門医への紹介が望ましい

❺ 専門医により行われる治療

アレルゲン免疫療法	手術
急速法，通常法，舌下免疫療法	電気凝固法，レーザー手術，粘膜下下鼻甲介切術など

副鼻腔炎
sinusitis

上野 暢一
本輪西ファミリークリニック

どんな症候・疾患なの？

- 鼻副鼻腔の感染症で，鼻閉，鼻漏，後鼻漏，咳嗽といった呼吸器症状を呈し，頭痛，頬部痛，顔面圧迫感などを伴う疾患．
- 副鼻腔❶における急性炎症の多くは急性鼻炎に引き続き生じる．中耳炎，肺炎，気管支炎とともに"風邪がこじれた"状態といえる．
- 急性副鼻腔炎の診断は，臨床症状，鼻腔所見，画像診断，細菌検査や細胞診，鑑別すべき疾患との鑑別から行われる．

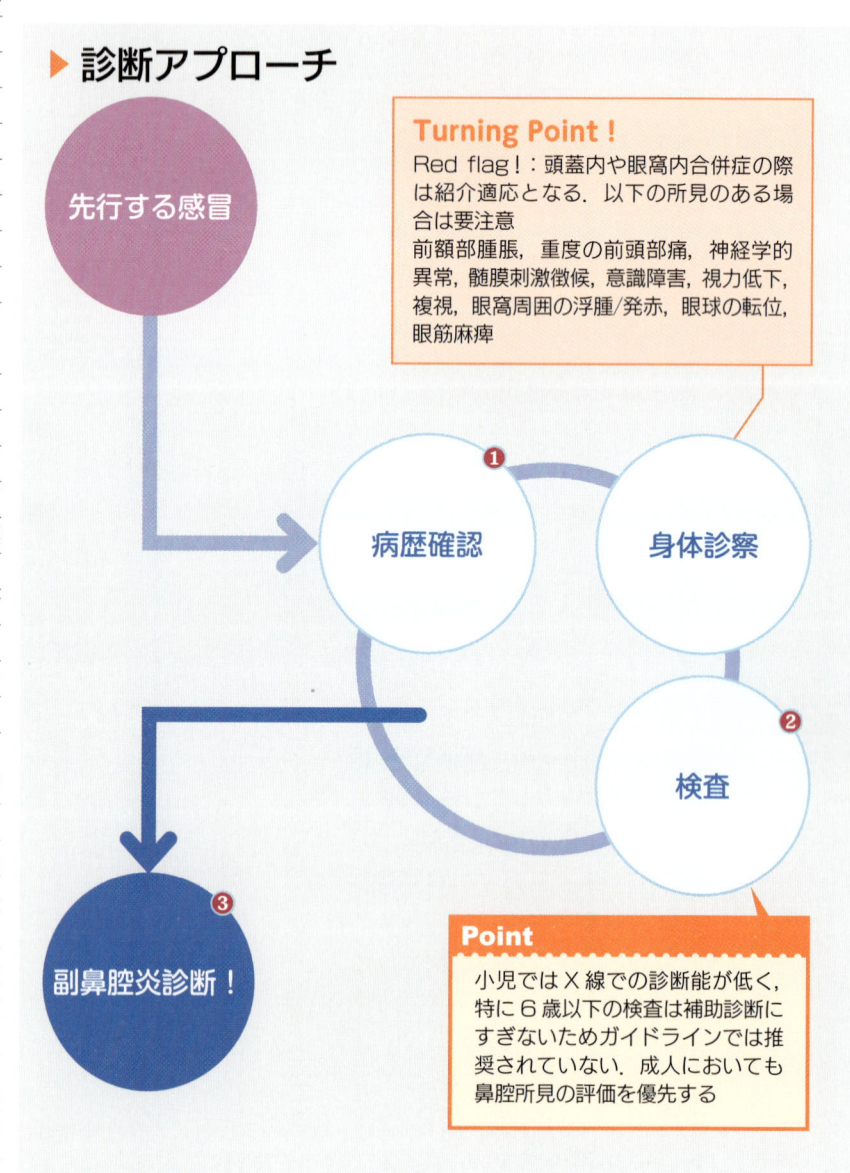

❶ 病歴確認では以下を確認したい
- 1か月以内の抗菌薬使用
- 免疫不全など依存症
- 喫煙歴
- アレルギー疾患の既往
- 副鼻腔炎の既往
- 下気道感染の除外
- （小児では）保育園児か？

❷ 検査
① 鼻腔内観察：鼻粘膜の発赤，中鼻道からの膿性鼻汁の流出
② 鼻腔X線写真：Waters法
③ CT：罹患洞とその程度を評価
④ MRI：陰影が貯留液か粘膜肥厚か判別可能
⑤ 血液検査：CRP，IgE（総/特異抗体）
※③以降は中等症・重症例を対象に検討．

❸ 急性鼻副鼻腔炎の臨床診断基準[4]
- 大症状：①膿性の鼻漏，②後鼻漏，③鼻閉，④顔面の圧迫感/圧迫痛，⑤発熱
- 小症状：①咳，②頭痛，③悪臭呼気，④耳痛，⑤歯痛，⑥倦怠感

2つの大症状あるいは1つの大症状と2つ以上の小症状がある場合

▶ 診断アプローチ

Turning Point !
Red flag！：頭蓋内や眼窩内合併症の際は紹介適応となる．以下の所見のある場合は要注意
前額部腫脹，重度の前頭部痛，神経学的異常，髄膜刺激徴候，意識障害，視力低下，複視，眼窩周囲の浮腫/発赤，眼球の転位，眼筋麻痺

先行する感冒 → 病歴確認 ❶ → 身体診察 → 検査 ❷ → 副鼻腔炎診断！❸

Point
小児ではX線での診断能が低く，特に6歳以下の検査は補助診断にすぎないためガイドラインでは推奨されていない．成人においても鼻腔所見の評価を優先する

どのくらい Common なの？

- 呼吸器症状を訴えて受診する小児の6〜7％が急性副鼻腔炎の診断基準を満たし[1]，18歳以上の成人の7人に1人近く（13.4％）が12か月以内に副鼻腔炎の診断を受けており，小児でも成人でも非常にCommonな疾患である[2].
- 抗菌薬による症状の改善を1人認めるために他の15人に対しては抗菌薬投与は不必要だったとする研究もあり[3]，抗菌薬の乱用を防ぐうえで重要である．

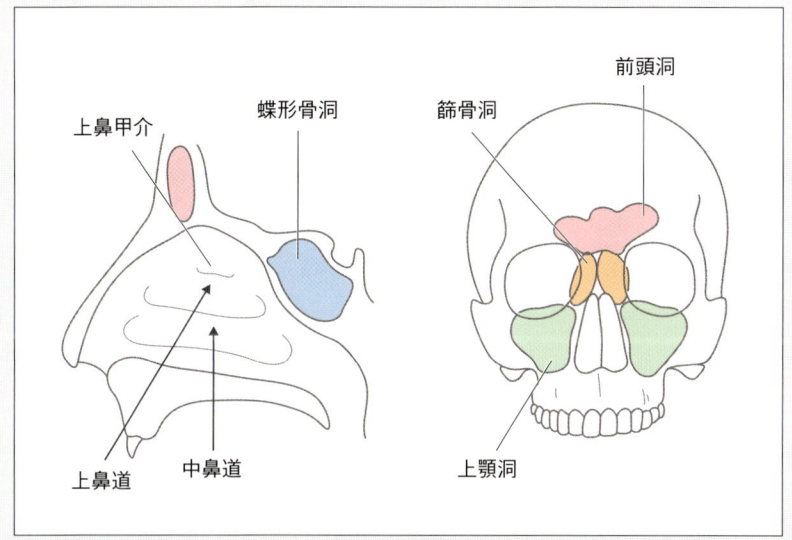

❶ 副鼻腔の解剖

上鼻甲介／蝶形骨洞／篩骨洞／前頭洞／上鼻道／中鼻道／上顎洞

左は頭蓋を正中で切断したところ．右は前方から見た図である．

■ 耐性菌のリスクとなる病歴

- 年齢が2歳未満，65歳以上のデイケア利用者
- 1か月以内の抗菌薬使用
- 5日以内の入院歴
- 合併症
- 免疫不全

■ 急性鼻副鼻腔炎からの分離菌

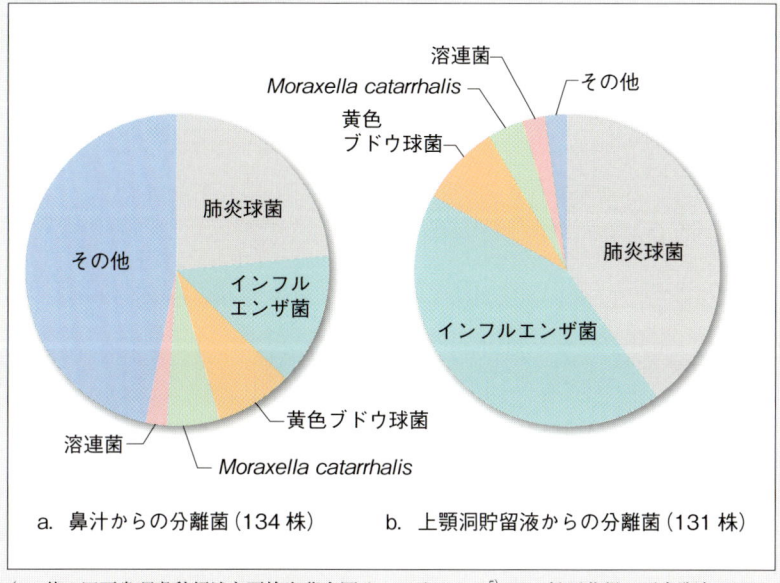

a. 鼻汁からの分離菌（134株）：その他／肺炎球菌／インフルエンザ菌／黄色ブドウ球菌／Moraxella catarrhalis／溶連菌

b. 上顎洞貯留液からの分離菌（131株）：肺炎球菌／インフルエンザ菌／黄色ブドウ球菌／Moraxella catarrhalis／溶連菌／その他

（a：第4回耳鼻咽喉科領域主要検出菌全国サーベイランス[5]，b：松原茂規．耳鼻臨床 2000；93：283[6] より）

■補助療法

・解熱鎮痛薬
・点鼻ステロイド
　軽症から中等症の場合に単独治療で用いられる．抗菌薬投与との併用でも症状改善に寄与する．本邦での適応疾患はアレルギー性鼻炎であることに注意．
・鼻洗浄
　単独で行われることはないが補助療法として有効．小児の急性副鼻腔炎で通常の治療に1日1〜3回15〜20 mLの生理食塩水での鼻腔洗浄を加えた場合に，より大きな症状改善が見られたと報告[7]．
※抗ヒスタミン薬と点鼻血管収縮薬は推奨されない．

▶ 治療アプローチ（急性副鼻腔炎[4]）

重症度のスコアリング ❷❸

❷ 小児のスコアリングと重症度分類

	症状・所見	なし	軽度/少量	中等以上
臨床症状	鼻漏	0	1（時々鼻をかむ）	2（頻繁に鼻をかむ）
	不機嫌・湿性咳嗽	0	1（咳がある）	2（睡眠が妨げられる）
鼻腔所見	鼻汁・後鼻漏	0（漿液性）	2（粘膿性少量）	4（中等量以上）

軽症：1〜3　　中等症：4〜6　　重症：7〜8

❸ 成人のスコアリングと重症度分類

	症状・所見	なし	軽度/少量	中等以上
臨床症状	鼻漏	0	1（時々鼻をかむ）	2（頻繁に鼻をかむ）
	顔面痛・前頭部痛	0	1（がまんできる）	2（鎮痛薬が必要）
鼻腔所見	鼻汁・後鼻漏	0（漿液性）	2（粘膿性少量）	4（中等量以上）

軽症：1〜3　　中等症：4〜6　　重症：7〜8

軽症

抗菌薬非投与　5日間経過観察
　→ 5日後に改善あり → 経過観察
　↓ 5日後に改善なし

小児：アモキシシリンまたはアンピシリン常用量　5日間投与
成人：
①アモキシシリンまたはアンピシリン常用量
②セフジトレンピボキシル，セフェピム，セフテラムピボキシル常用量
のいずれか5日間投与
　→ 改善あり → 経過観察
　↓ 改善なし

小児：アモキシシリンまたはアンピシリン高用量投与あるいはセフジトレンピボキシル，セフェピム，セフテラムピボキシル高用量を5日間投与
成人：薬剤感受性を考慮し，
①アモキシシリンないしはアンピシリン高用量
②セフジトレンピボキシル，セフェピム，セフテラムピボキシル高用量
③レスピラトリーキノロン常用量
のいずれかを5日間もしくはアジスロマイシン2g単回投与

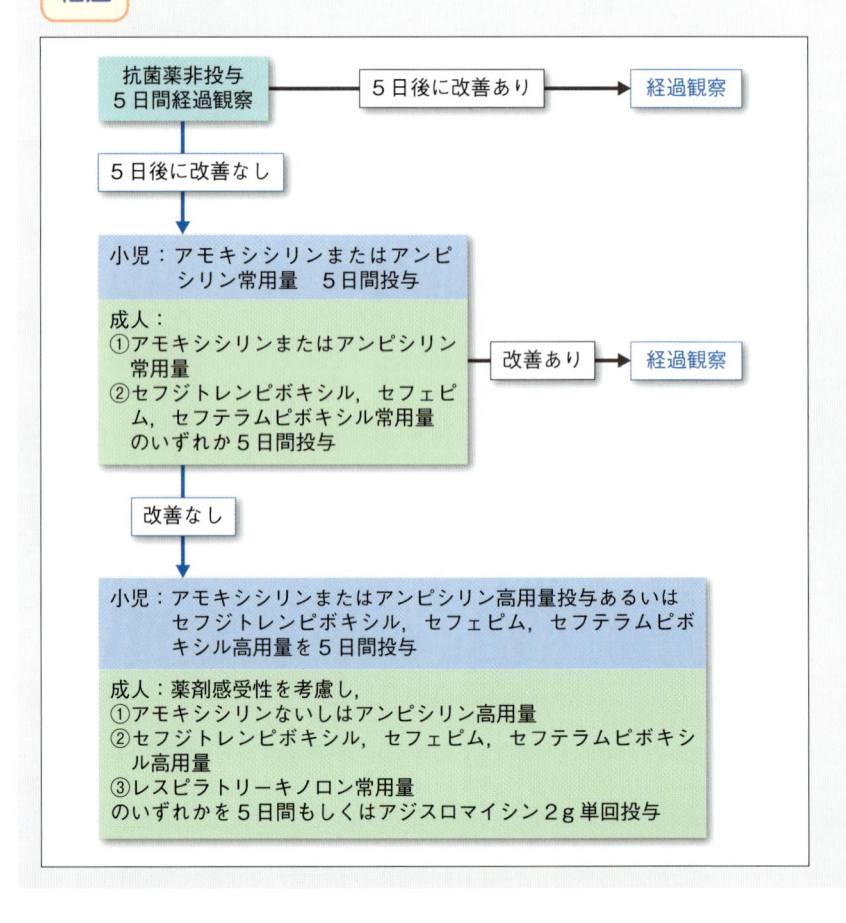

副鼻腔炎　123

中等症

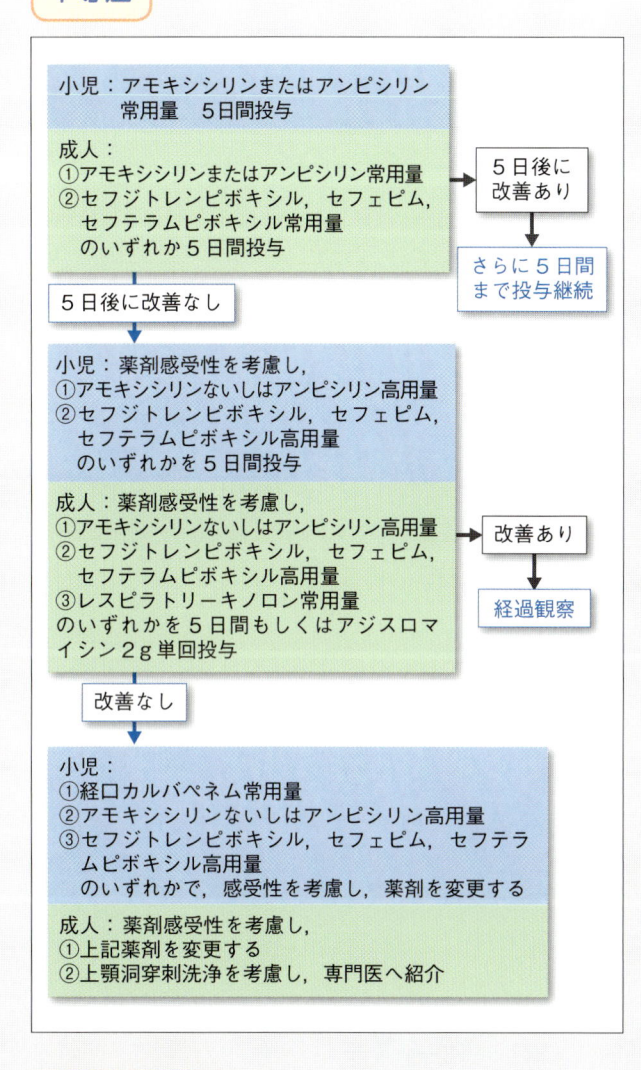

小児：アモキシシリンまたはアンピシリン
　　　常用量　5日間投与

成人：
①アモキシシリンまたはアンピシリン常用量
②セフジトレンピボキシル，セフェピム，
　セフテラムピボキシル常用量
のいずれか5日間投与

→ 5日後に改善あり → さらに5日間まで投与継続

5日後に改善なし

小児：薬剤感受性を考慮し，
①アモキシシリンないしはアンピシリン高用量
②セフジトレンピボキシル，セフェピム，
　セフテラムピボキシル高用量
のいずれかを5日間投与

成人：薬剤感受性を考慮し，
①アモキシシリンないしはアンピシリン高用量
②セフジトレンピボキシル，セフェピム，
　セフテラムピボキシル高用量
③レスピラトリーキノロン常用量
のいずれかを5日間もしくはアジスロマイシン2g単回投与

→ 改善あり → 経過観察

改善なし

小児：
①経口カルバペネム常用量
②アモキシシリンないしはアンピシリン高用量
③セフジトレンピボキシル，セフェピム，セフテラムピボキシル高用量
のいずれかで，感受性を考慮し，薬剤を変更する

成人：薬剤感受性を考慮し，
①上記薬剤を変更する
②上顎洞穿刺洗浄を考慮し，専門医へ紹介

Turning Point！
専門科（耳鼻科，感染症科）への紹介適応は以下の通り
・難治例
・免疫不全患者
・通常でない起炎菌，もしくは耐性菌
・真菌性副鼻腔炎
・院内感染
・閉塞の原因となったり，手術を要する解剖学的異常
・慢性副鼻腔炎を示唆する年3，4回の急性鼻副鼻腔炎発症

■プライマリ・ケアにおける慢性副鼻腔炎の対応

鼻閉や鼻汁ないしは後鼻漏，顔面痛や嗅覚低下の症状が12週以上続く場合は慢性副鼻腔炎が疑われる．慢性副鼻腔炎には様々な病態が含まれ，専門医への紹介が望ましい．

成人・重症

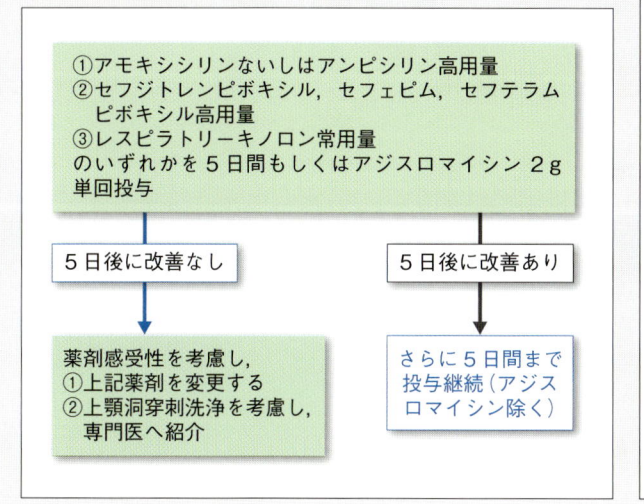

①アモキシシリンないしはアンピシリン高用量
②セフジトレンピボキシル，セフェピム，セフテラムピボキシル高用量
③レスピラトリーキノロン常用量
のいずれかを5日間もしくはアジスロマイシン2g単回投与

5日後に改善なし　／　5日後に改善あり

改善なし：
薬剤感受性を考慮し，
①上記薬剤を変更する
②上顎洞穿刺洗浄を考慮し，専門医へ紹介

改善あり：さらに5日間まで投与継続（アジスロマイシン除く）

小児・重症

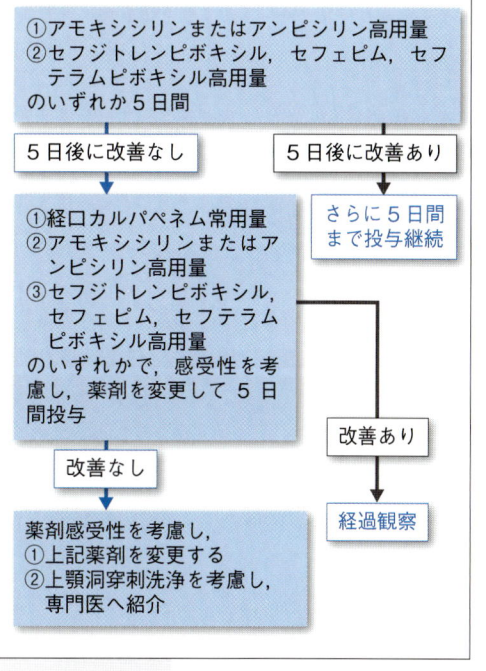

①アモキシシリンまたはアンピシリン高用量
②セフジトレンピボキシル，セフェピム，セフテラムピボキシル高用量
のいずれか5日間

5日後に改善なし　／　5日後に改善あり → さらに5日間まで投与継続

①経口カルバペネム常用量
②アモキシシリンまたはアンピシリン高用量
③セフジトレンピボキシル，セフェピム，セフテラムピボキシル高用量
のいずれかで，感受性を考慮し，薬剤を変更して5日間投与

改善なし：
薬剤感受性を考慮し，
①上記薬剤を変更する
②上顎洞穿刺洗浄を考慮し，専門医へ紹介

改善あり → 経過観察

心房細動
atrial fibrillation

三浦 太郎
富山大学医学部富山プライマリ・ケア講座

どんな症候・疾患なの？

- 心房各部分の高頻度・無秩序な電気的興奮により心室が不規則に収縮し，irregularly irregular（絶対的に不整）な脈拍を示す．
- 通常は頻脈傾向で，しばしば動悸や疲労感を訴える．
- 心電図上は不整な心室の収縮を伴う不規則なP波が認められる．
- 血栓を生じやすく，塞栓症への注意が必要．
- 高齢者に多く認められる，さまざまな原因が重なった複雑病❶である．

❶心房細動は複雑病―心房細動のリスクは多数ある❷
- 確立されたリスク因子：年齢，高血圧，心不全，心筋梗塞，弁膜症，男性，肥満，アルコール，甲状腺機能亢進症．
- 確立されつつあるリスク因子：①疾患；メタボリック症候群，睡眠時無呼吸症候群，慢性腎臓病，COPD，潜在性甲状腺機能亢進症．②身体的因子・生活習慣；高身長，喫煙，高レベルの耐久トレーニング．

▶ 診断アプローチ

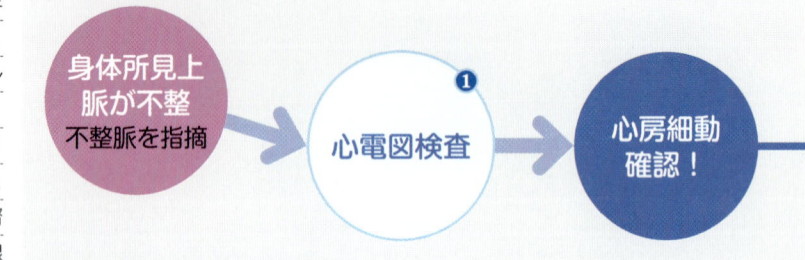

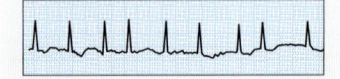

身体所見上 脈が不整 不整脈を指摘 → 心電図検査 ❶ → 心房細動確認！

❶ 心房細動

❷ 心房細動の旅モデル

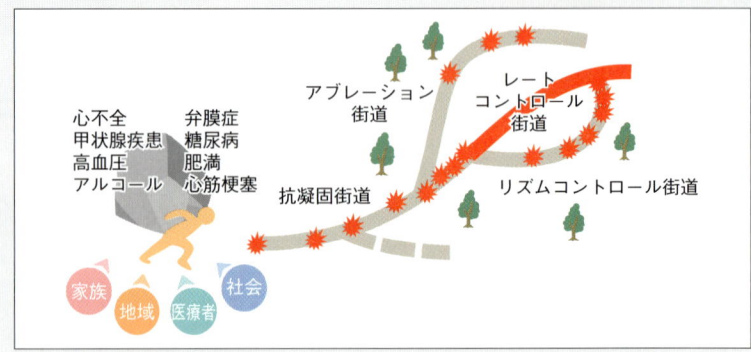

心不全　弁膜症
甲状腺疾患　糖尿病
高血圧　肥満
アルコール　心筋梗塞

アブレーション街道　レートコントロール街道
抗凝固街道　リズムコントロール街道

家族　地域　医療者　社会

プライマリ・ケアで心房細動を診る際は，個々の患者が持つさまざまな危険因子や個人的要因，その人を取り巻く環境に気を配りつつ（空間的な視点），人生の長い道のりを考えて（時間的な視点）診療を考えていく必要がある（図中の赤い色は発作を表す）．
（小田倉弘典．プライマリ・ケア医のための心房細動入門．日経BP社；2014[2]より）

どのくらい Common なの？

- 心血管疾患全国調査[3]では2000年に72.9万人が心房細動を有すると推定している．高齢者に多く認められ，これからも増加し続けると予想される．

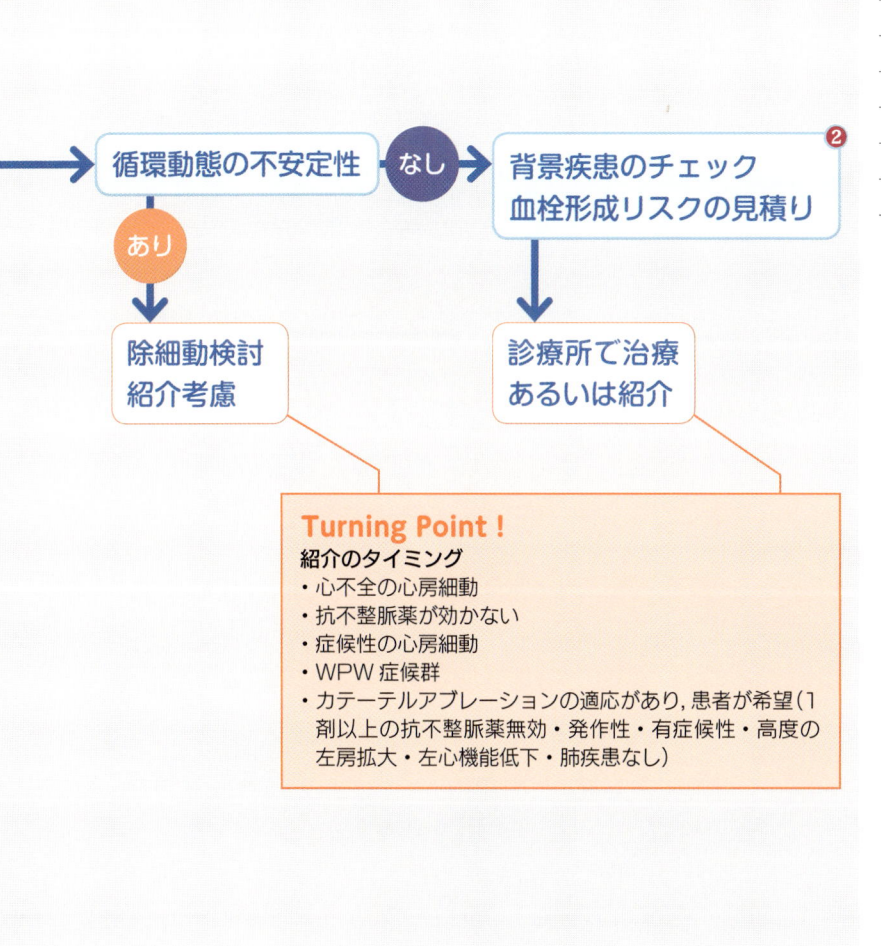

❷ 背景疾患のチェックと血栓形成リスクの見積り
- CHADS2 score ❸
- 聴診による弁膜症の有無
- 採血（BNP, TSH, 血算など）
- 胸部 X 線
- 既往歴（人工弁・リウマチ性心疾患）

```
循環動態の不安定性 ──なし──→ 背景疾患のチェック ❷
      │                      血栓形成リスクの見積り
     あり                           │
      ↓                             ↓
   除細動検討                   診療所で治療
   紹介考慮                     あるいは紹介
```

Turning Point !
紹介のタイミング
- 心不全の心房細動
- 抗不整脈薬が効かない
- 症候性の心房細動
- WPW 症候群
- カテーテルアブレーションの適応があり，患者が希望（1剤以上の抗不整脈薬無効・発作性・有症候性・高度の左房拡大・左心機能低下・肺疾患なし）

❸ CHADS2 score

C：Congestive heart failure（うっ血性心不全）	1点
H：Hypertension（高血圧）	1点
A：Age＞75（75歳以上）	1点
D：Diabetes mellitus（糖尿病）	1点
S：Stroke/TI の既往（脳卒中・TI の既往）	2点

心不全とは…心不全症状，心不全を示す検査所見および心不全に対する薬物治療のいずれかを満たすこと
高血圧とは…140/90 mmHg 以上もしくはその既往

❸ **アップストリーム治療**
- 高血圧,心不全,炎症などによる心房筋のリモデリングを予防・遅延させうる治療.これにより新規発症を予防(一次予防)あるいは,再発・慢性化を予防(二次予防)する可能性がある.

〈一次予防〉

クラス IIa
- 心不全や心機能低下例への心房細動の新規発症予防を目的とした ACE 阻害薬,ARB の投与
- 左室肥大を伴う高血圧例への,心房細動の新規発症予防を目的とした ACE 阻害薬,ARB の投与
- 心臓血管手術後に,心房細動の新規発症予防を目的としたスタチンの投与

クラス IIb
- 心不全などの器質的心疾患合併例への,心房細動の新規発症予防を目的としたスタチンの投与

クラス III
- 心疾患を合併していない例への,心房細動の新規発症予防を目的とした ACE 阻害薬,ARB,スタチンの投与

〈二次予防〉

クラス IIb
- 再発予防のための ACE 阻害薬,ARB の投与

❹ **リズムコントロール・レートコントロール**
- リズムコントロールもレートコントロールも生命予後は変わらない(AFFIRM 試験,J-RHYTHM 試験).患者の QOL を向上させる治療.
- しかし,脈拍数>130 以上の場合は頻脈性心不全に至る恐れがあるためコントロールが必要[2].

▶ 治療アプローチ

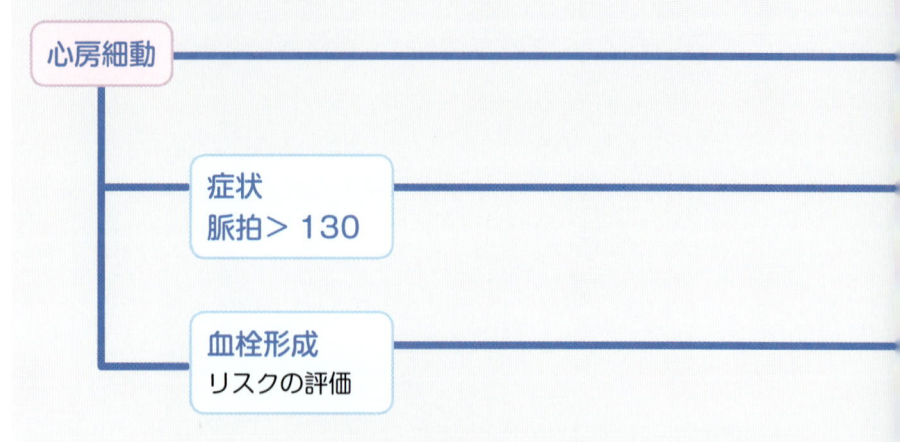

心房細動
- 症状 脈拍>130
- 血栓形成 リスクの評価

❹ 慢性期に発作を繰り返す心房細動へのアプローチ

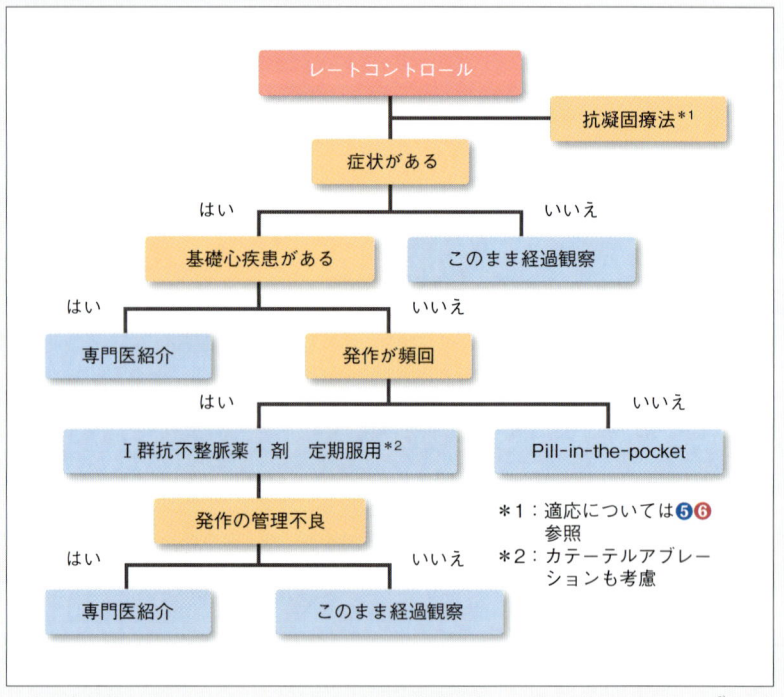

レートコントロール → 抗凝固療法*1

症状がある
- はい → 基礎心疾患がある
  - はい → 専門医紹介
  - いいえ → 発作が頻回
    - はい → I 群抗不整脈薬 1 剤 定期服用*2 → 発作の管理不良
      - はい → 専門医紹介
      - いいえ → このまま経過観察
    - いいえ → Pill-in-the-pocket
- いいえ → このまま経過観察

*1:適応については❺❻参照
*2:カテーテルアブレーションも考慮

(小田倉弘典. プライマリ・ケア医のための心房細動入門. 日経 BP 社;2014. p.220[2]より)

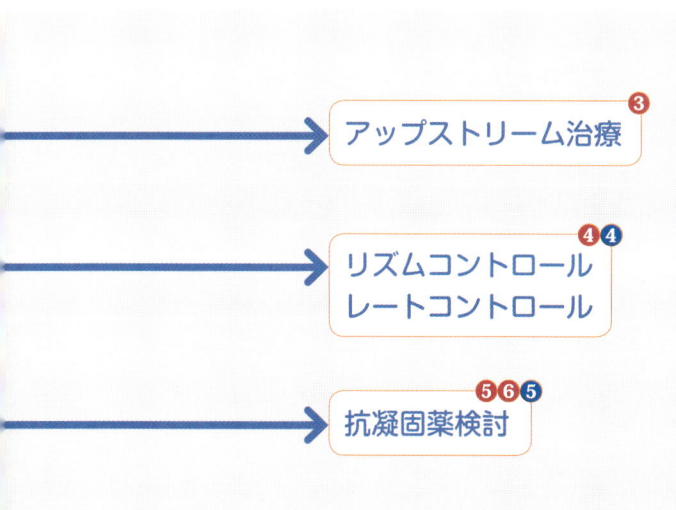

心房細動

→ アップストリーム治療 ❸

→ リズムコントロール ❹❹
　レートコントロール

→ 抗凝固薬検討 ❺❻❺

❺ 血中濃度の調整—ワルファリンの利用

- 適応：腎機能が低下していたり，高齢者，人工弁，重症弁膜症を有する場合．
- 至適PT-INR：＜70 2.0〜3.0，＞70 1.6〜2.6．
- 1〜2 mgから始め，至適PT-INRに到達するまで徐々に増量．
- 新規抗凝固薬に関してはいまだ定まったものはない．

❻ 抗凝固薬—NOACについて

　2011年にダビガトランが発売以来，さまざまなNOAC（新規経口抗凝固薬）が発売され従来からある抗凝固療法に選択の幅が広がった．ワルファリンと比較すると定期的に採血を行わなくてもよく，食べ物の制限がない，効果発現・消失までの時間が短いなどの利点があるが，薬価の差は大きい．NOACはそれぞれに特徴があり，勤務地の患者層に応じて採用・処方を決めるとよいであろう．

　80歳以上の高齢者において現状で副作用が少ない安全性の最も高いのはアピキサバン2.5 mg 1日2回とされる（ARISTOTLE試験）[4]．70歳以下の若年者においては現状で予防効果が最も高いものはダビガトラン150 mg 1日2回とされる（RE-LY試験）[5]．1日2回服用が難しい場合は，リバーロキサバン15 mg 1日1回もしくはエドキサバン60 mg 1日1回という選択肢がある．いずれも腎機能など禁忌を知り，定められた範囲で利用することが必要である．

❺ 心房細動における抗血栓療法

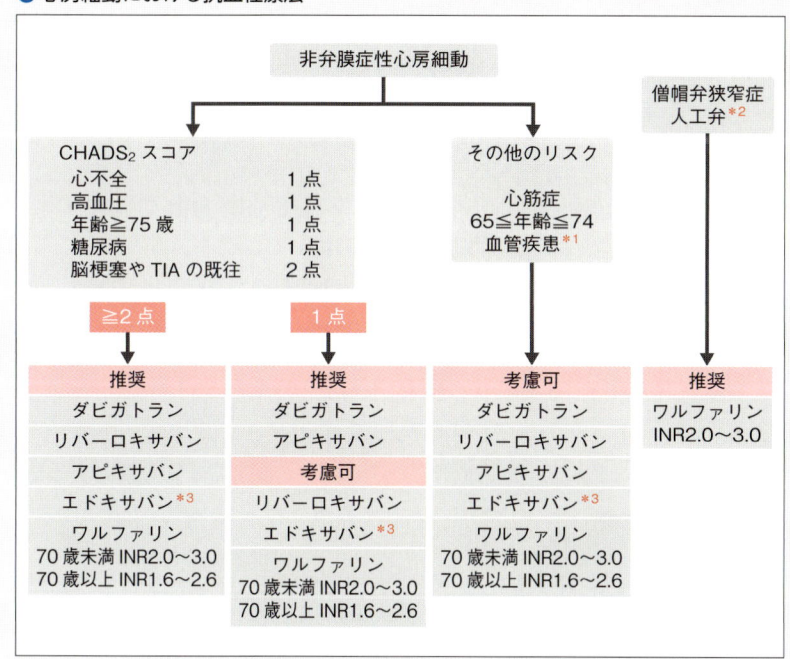

非弁膜症性心房細動

CHADS₂スコア
- 心不全　　　　　　　1点
- 高血圧　　　　　　　1点
- 年齢≧75歳　　　　　1点
- 糖尿病　　　　　　　1点
- 脳梗塞やTIAの既往　 2点

その他のリスク
- 心筋症
- 65≦年齢≦74
- 血管疾患[*1]

僧帽弁狭窄症
人工弁[*2]

≧2点（推奨）	1点（推奨）	考慮可	推奨
ダビガトラン	ダビガトラン	ダビガトラン	ワルファリン INR2.0〜3.0
リバーロキサバン	アピキサバン	リバーロキサバン	
アピキサバン	**考慮可**	アピキサバン	
エドキサバン[*3]	リバーロキサバン	エドキサバン[*3]	
ワルファリン 70歳未満 INR2.0〜3.0 70歳以上 INR1.6〜2.6	エドキサバン[*3] ワルファリン 70歳未満 INR2.0〜3.0 70歳以上 INR1.6〜2.6	ワルファリン 70歳未満 INR2.0〜3.0 70歳以上 INR1.6〜2.6	

同等レベルの適応がある場合，新規経口抗凝固薬がワルファリンよりも望ましい．
[*1]：血管疾患とは心筋梗塞の既往，大動脈プラーク，および末梢動脈疾患などをさす．
[*2]：人工弁は機械弁，生体弁をともに含む．
[*3]：2013年12月の時点では保険適応未承認．

（心房細動治療（薬物）ガイドライン（2013年改訂版）[1]より）

心不全
Heart failure

中島 徹
北星ファミリークリニック

どんな症候・疾患なの？

- 心臓の器質的/機能的異常により心臓のポンプ機能が低下し，末梢臓器の酸素需要に見合う血液を駆出できなくなった状態．
- 症状は多彩だが，いずれの患者でも等しく認められるものではなく，症状を自覚していない「隠れ心不全」にも注意する．

❶ 情報収集
- 自他覚所見❶，病歴，家族歴
- 心電図，胸部X線，血液検査，尿検査

❷ 検査
- 心エコー
- その他の画像検査（MRI，RI，CTなど）

Point
- エコーではEF<40〜50を境に収縮能を判断．
- 先天性心疾患，弁膜症，左室拡大，心膜疾患，肺高血圧症などの各所見にも注意．

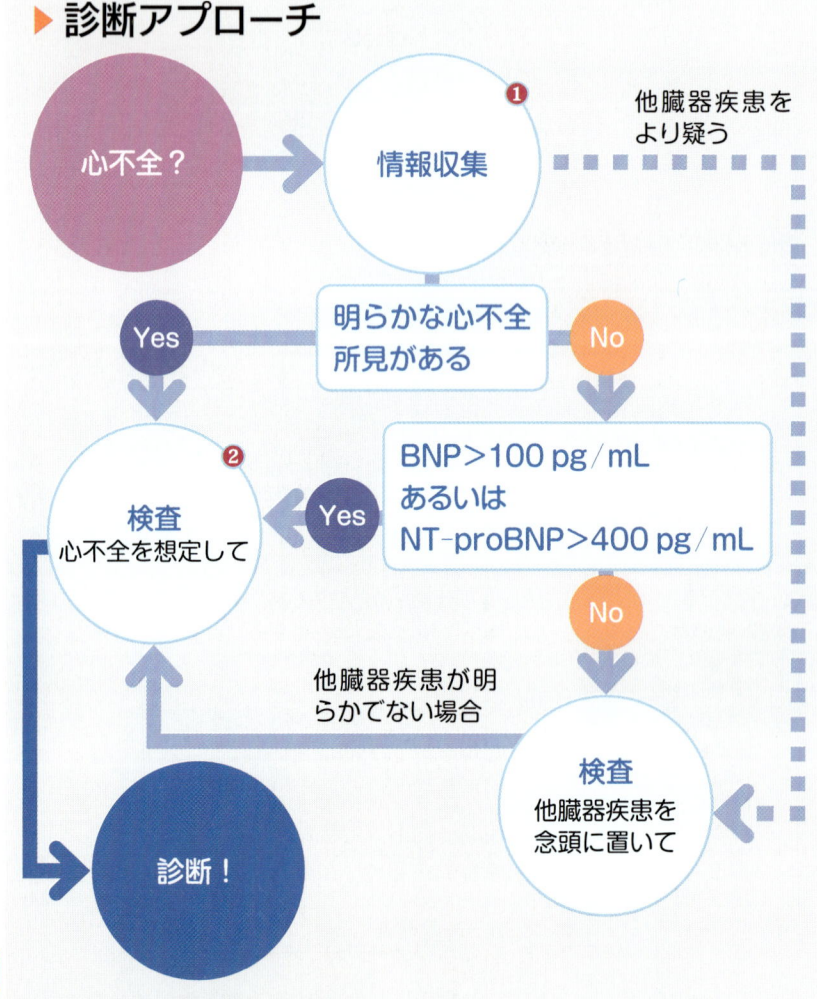

▶ 診断アプローチ

心不全？ → 情報収集 ❶
→ 他臓器疾患をより疑う

明らかな心不全所見がある
- Yes → 検査 心不全を想定して ❷
- No → BNP>100 pg/mL あるいは NT-proBNP>400 pg/mL
  - Yes → 検査 心不全を想定して ❷
  - No → 検査 他臓器疾患を念頭に置いて
    - 他臓器疾患が明らかでない場合 → 検査 心不全を想定して

→ 診断！

Point
症状はうっ血によるものと，末梢循環不全によるものに分けて考える．いずれの症状も，必ず認めるわけではないので注意！

❶ 急性心不全の自覚症状，他覚所見

うっ血症状と所見
　左心不全
　　症状：呼吸困難，息切れ，頻呼吸，起座呼吸
　　所見：水泡音，喘鳴，ピンク色泡沫状痰，Ⅲ音やⅣ音の聴取
　右心不全
　　症状：右季肋部痛，食思不振，腹満感，心窩部不快感，易疲労感
　　所見：肝腫大，肝胆道系酵素の上昇，頸静脈怒張，右心不全が高度なときは肺うっ血所見が乏しい
低心拍出量による症状，所見
　症状：意識障害，不穏，記銘力低下
　所見：冷汗，四肢冷感，チアノーゼ，低血圧，乏尿，身の置き場がない様相

(急性心不全治療ガイドライン (2011年改訂版)[2] より)

どのくらい Common なの？

- 日本の有病率は明らかにされていないが，米国の統計を引用し換算すると，日本に有病者は 250 万人，有症候者の有病率が 10 万人あたり 900 人程度と推計される[1]．
- 75 歳以上の高齢者から多発すると言われており，今後高齢化が進むに従って患者はさらに増加すると考えられている[1]．
- 診断，治療にあたっては日本循環器学会のガイドライン[2,3]が参考になる．

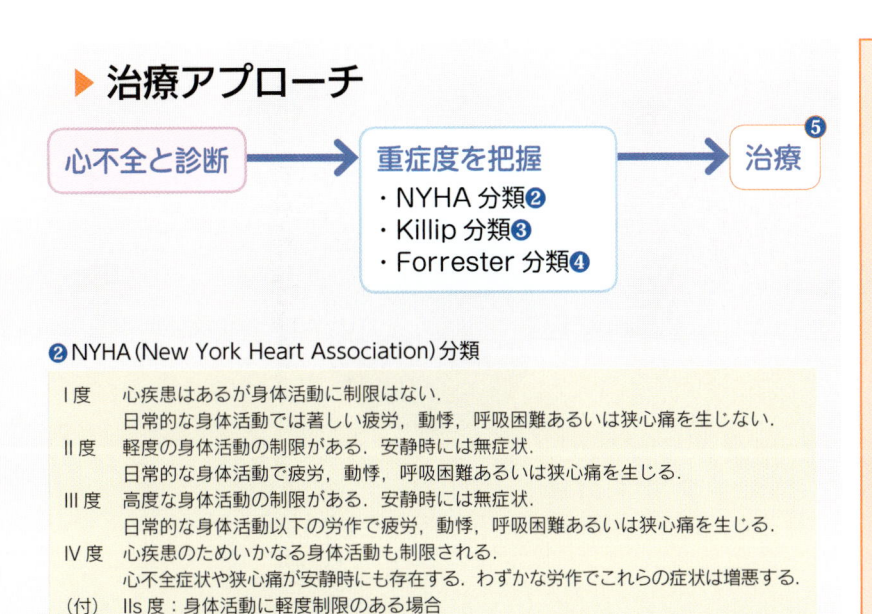

▶ 治療アプローチ

心不全と診断 → 重症度を把握
・NYHA 分類 ❷
・Killip 分類 ❸
・Forrester 分類 ❹
→ 治療 ❺

Turning Point！
以下のタイミングで紹介を考慮する．
- 急性の心筋障害が疑われる（臨床上または心電図上）
- 肺うっ血または重度の呼吸不全
- 重篤な内科疾患のある場合（肺炎など）
- 全身の浮腫
- 症状のある低血圧または失神
- 外来治療に反応しない場合
- 臨床的に重大な不整脈のマネジメント
- 外来治療マネジメントが困難な生活状況にある場合

❷ NYHA（New York Heart Association）分類

I 度	心疾患はあるが身体活動に制限はない．日常的な身体活動では著しい疲労，動悸，呼吸困難あるいは狭心痛を生じない．
II 度	軽度の身体活動の制限がある．安静時には無症状．日常的な身体活動で疲労，動悸，呼吸困難あるいは狭心痛を生じる．
III 度	高度な身体活動の制限がある．安静時には無症状．日常的な身体活動以下の労作で疲労，動悸，呼吸困難あるいは狭心痛を生じる．
IV 度	心疾患のためいかなる身体活動も制限される．心不全症状や狭心痛が安静時にも存在する．わずかな労作でこれらの症状は増悪する．
（付）	IIs 度：身体活動に軽度制限のある場合 IIm 度：身体活動に中等度制限のある場合

❸ Killip 分類（急性心筋梗塞における心機能障害の重症度分類）

クラス I	心不全の徴候なし
クラス II	軽度〜中等度心不全 ラ音聴取領域が全肺野の 50％未満
クラス III	重症心不全 肺水腫，ラ音聴取領域が全肺野の 50％以上
クラス IV	心原性ショック 血圧 90 mmHg 未満，尿量減少，チアノーゼ，冷たく湿った皮膚，意識障害を伴う

❹ Forrester 分類

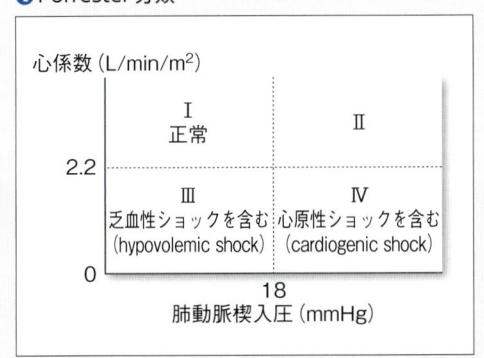

心係数（L/min/m^2）

	I 正常	II
2.2	III 乏血性ショックを含む (hypovolemic shock)	IV 心原性ショックを含む (cardiogenic shock)

0 ─── 18 肺動脈楔入圧（mmHg）

❺ 心不全の重症度からみた薬物治療指針

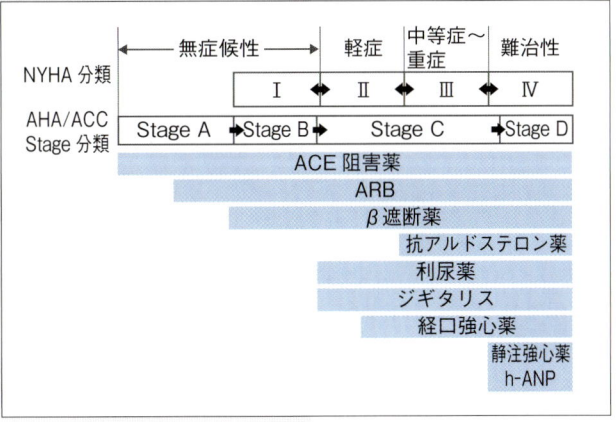

	無症候性	軽症	中等症〜重症	難治性
NYHA 分類		I	II　III	IV
AHA/ACC Stage 分類	Stage A	Stage B	Stage C	Stage D

- ACE 阻害薬
- ARB
- β遮断薬
- 抗アルドステロン薬
- 利尿薬
- ジギタリス
- 経口強心薬
- 静注強心薬 h-ANP

（慢性心不全治療ガイドライン（2010 年改訂版）[3]より）

高血圧症
hypertension

堀 みき
国民健康保険上川医療センター

どんな症候・疾患なの？

- 高血圧を有すると，心血管疾患（冠動脈疾患，うっ血性心不全，虚血性および出血性脳卒中，腎不全，末梢動脈疾患）の発症リスクは倍化する．
- 食塩・アルコール摂取，心理社会的ストレス，運動不足などの環境因子および遺伝的要因が高血圧に関与している．
- 高血圧患者のおよそ80～95％は本態性高血圧症と診断される．残りの5～20％の患者には，血圧上昇の原因となる特有の基礎疾患がみられる．

▶ 診断アプローチ

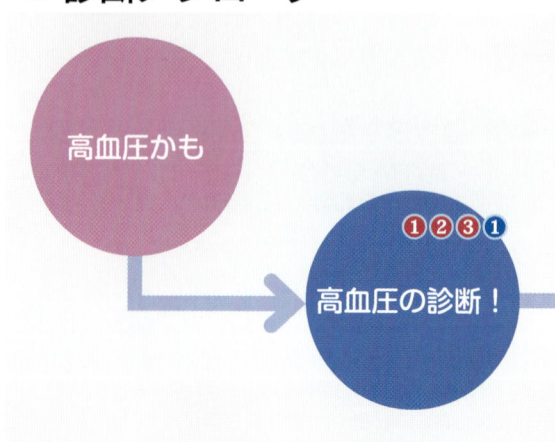

❶ 診断
- 診察室血圧と家庭血圧の間に診断の差がある場合，家庭血圧による診断を優先する．
- 家庭血圧測定には，上腕カフ血圧計を使用する．家庭血圧は原則2回測定し，週5～7日間の平均値を用いて診断する．

❷ 白衣高血圧
　白衣高血圧は持続性高血圧よりも臓器障害が軽度で心血管予後も良好だが，将来，高血圧や糖尿病へ移行するリスクが高い．

❸ 仮面高血圧
　仮面高血圧の臓器障害と心血管イベントのリスクは持続性高血圧と同程度．血圧の日内変動をターゲットとした治療については現時点ではエビデンスが乏しい❷．

❹ 病歴聴取
以下を確認しておこう．
- 高血圧歴と治療歴：過去の血圧レベル，高血圧の罹病期間と治療経過　降圧薬の有効性と副作用
- 既往歴：臓器障害，心血管疾患の有無
- 家族歴：高血圧，糖尿病，心血管疾患（発症の有無と発症年齢）
- 生活習慣：食事・運動習慣，飲酒，喫煙，睡眠，性格・精神心理状態
- 薬剤：非ステロイド性消炎鎮痛薬，漢方薬，経口避妊薬など

高血圧かも → 高血圧の診断！ ❶❷❸❶

❶ 血圧測定と高血圧診断手順

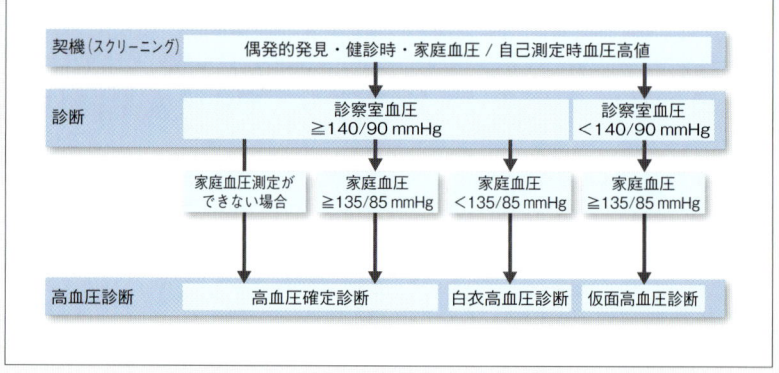

契機（スクリーニング）	偶発的発見・健診時・家庭血圧／自己測定時血圧高値			
診断	診察室血圧 ≧140/90 mmHg		診察室血圧 <140/90 mmHg	
	家庭血圧測定ができない場合	家庭血圧 ≧135/85 mmHg	家庭血圧 <135/85 mmHg	家庭血圧 ≧135/85 mmHg
高血圧診断	高血圧確定診断		白衣高血圧診断	仮面高血圧診断

（高血圧治療ガイドライン　2014[1]を参考に作成）

どのくらい Common なの？

- 日本における高血圧者数は，約4300万人と推定される[1].
- 高血圧に起因する死亡者数は年間約10万人．喫煙に続いて第2位の死因となっている[1].
- 日本における高血圧治療率（高血圧有病者のうち降圧薬服用者の割合）は60〜70歳代男女では50〜60％以上と上昇傾向だが，50歳代男女ではそれぞれ約40％，約30％と依然低値である[1].

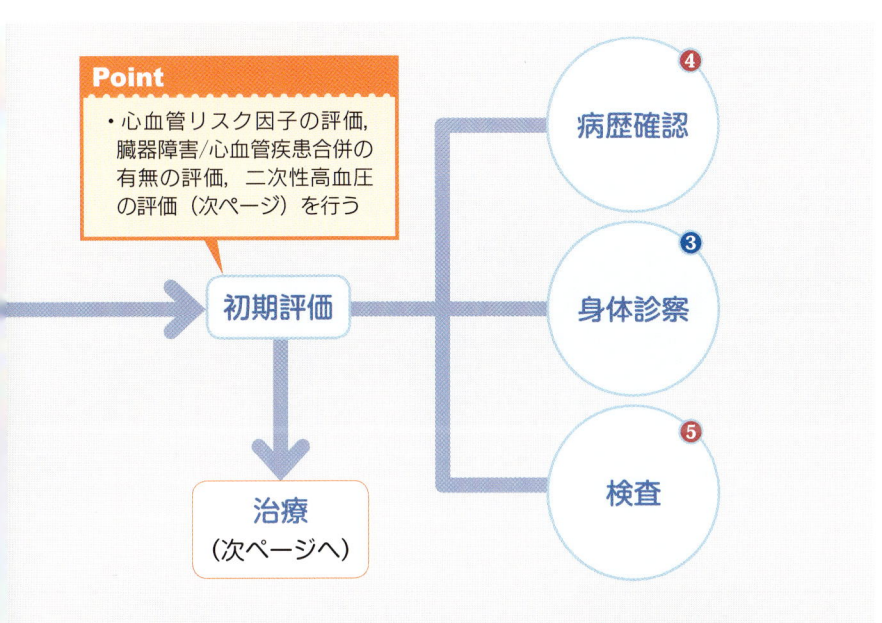

Point
- 心血管リスク因子の評価，臓器障害/心血管疾患合併の有無の評価，二次性高血圧の評価（次ページ）を行う

初期評価 → 治療（次ページへ）

❹ 病歴確認
❸ 身体診察
❺ 検査

❺ 検査
初診時，経過観察中に年数回実施する．

- 血液検査：血算，クレアチニン，尿酸，ナトリウム，カリウム，空腹時トリグリセライド，HDLコレステロール，総コレステロール，空腹時血糖，ALT，γGTP
- 尿一般検査
- 胸部X線写真
- 心電図

その他，頭部画像検査，眼底検査，心エコー，頸動脈エコー，ABI/PWVなどの特殊検査は必要に応じて行う．

❸ 身体所見の要点

1. 血圧・脈拍
   安静座位（初診時は血圧左右差と，血圧と脈拍の起立性変動）
2. 全身と肥満度
   身長・体重
   BMI [body mass index：体重(kg)/身長(m)^2]
     肥満　BMI ≧ 25 kg/m^2
   腹囲（臍周囲，立位測定）
     腹部肥満　男性 > 85 cm　女性 > 90 cm
   皮膚所見
     腹壁皮膚線状，多毛（Cushing症候群）
3. 顔面・頸部
   貧血，黄疸
   眼底所見
   甲状腺腫
   頸動脈血管雑音
   頸静脈怒張
4. 胸部
   心臓：心尖拍動とスリルの触知（最強点と触知範囲），心雑音，Ⅲ音，Ⅳ音，脈不整の聴診
   肺野：ラ音
5. 腹部
   血管雑音とその放散方向，肝腫大と圧痛，腎臓腫大（多発性嚢胞腎）
6. 四肢
   動脈拍動（橈骨動脈，足背動脈，後脛骨動脈，大腿動脈）の触知（消失，減弱，左右差），冷感，虚血性潰瘍，浮腫
7. 神経
   四肢の運動障害，感覚障害，腱反射亢進

❷ 仮面高血圧に含まれる病態とその因子

早朝高血圧
アルコール・喫煙
寒冷
起立性高血圧
血管スティフネスの増大
持続時間の不十分な降圧薬

昼間高血圧
職場での精神的ストレス
家庭での精神的ストレス
身体的ストレス

夜間高血圧
循環血液量の増加（心不全，腎不全）
自律神経障害（起立性低血圧，糖尿病）
睡眠時無呼吸症候群
抑うつ状態
認知機能低下
脳血管障害

診察室外血圧	仮面高血圧	高血圧
家庭血圧 135/85 mmHg	正常域血圧	白衣高血圧
昼間血圧 135/85 mmHg		
夜間血圧 120/70 mmHg		

140/90 mmHg 診察室血圧

（高血圧治療ガイドライン 2014[1]より）

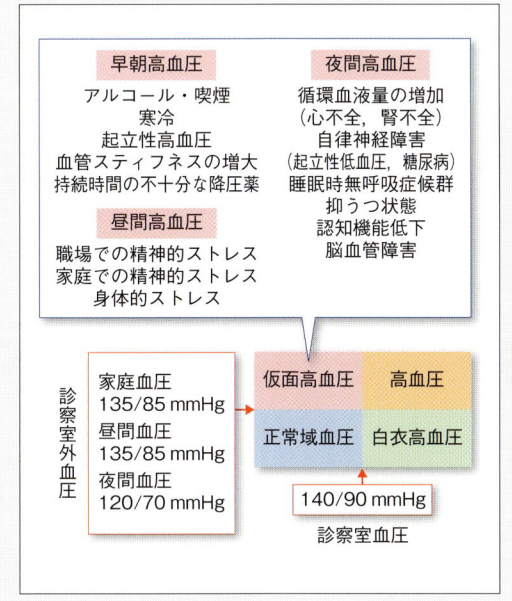

（高血圧治療ガイドライン 2014[1]より）

❻ リスクの層別化

高血圧患者の予後は，高血圧のみならず，高血圧以外の危険因子と高血圧による臓器障害/心血管病の程度が深く関与する．治療に際しては，危険因子と臓器障害について評価することが重要となる❹．

❼ 降圧目標の設定

- 心血管病のリスクが高い糖尿病，蛋白尿陽性の慢性腎臓病（CKD）では 130/80 mmHg 未満を降圧目標❺とする．
- 臓器障害を伴うことが多い後期高齢者では，150/90 mmHg 未満を降圧目標とし，重要臓器の血流障害をもたらす可能性があるので，慎重に降圧治療を進める．

▶ 治療アプローチ

❹ 診察室血圧に基づいた心血管リスク層別化

リスク層 (血圧以外の予後影響因子)	Ⅰ度高血圧 140-159/ 90-99mmHg	Ⅱ度高血圧 160-179/ 100-109mmHg	Ⅲ度高血圧 ≧180/ ≧110mmHg
リスク第一層 (予後影響因子がない)	低リスク	中等リスク	高リスク
リスク第二層 (糖尿病以外の1-2個の危険因子，3項目を満たすメタボリックシンドロームのいずれかがある)	中等リスク	高リスク	高リスク
リスク第三層 (糖尿病，慢性腎臓病，臓器障害/心血管病，4項目を満たすメタボリックシンドローム，3個以上の危険因子のいずれかがある)	高リスク	高リスク	高リスク

危険因子：高齢（65歳以上），喫煙，脂質異常症，肥満（BMI≧25），メタボリックシンドローム，若年（50歳未満）発症の心血管病の家族歴，糖尿病

臓器障害/心血管病：脳（脳出血・脳梗塞，無症候性脳血管障害，一過性脳虚血発作），心臓（左室肥大，狭心症，心筋梗塞，冠動脈再建術後，心不全），腎臓（蛋白尿・アルブミン尿，慢性腎臓病（CKD），確立された腎疾患（糖尿病性腎症，腎不全など）），血管（動脈硬化性プラーク，大血管疾患，末梢動脈疾患），眼底（高血圧性網膜症）

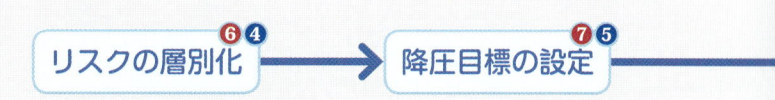

（高血圧治療ガイドライン 2014[1]より）

リスクの層別化 ❻❹ → 降圧目標の設定 ❼❺

❺ 降圧目標

	診察室血圧	家庭血圧
若年，中年，前期高齢者患者	140/90 mmHg 未満	135/85 mmHg 未満
後期高齢者患者	150/90 mmHg 未満 （忍容性があれば140/90mmHg未満）	145/85 mmHg 未満（目安） （忍容性があれば135/85mmHg未満）
糖尿病患者	130/80 mmHg 未満	125/75 mmHg 未満
CKD患者（蛋白尿陽性）	130/80 mmHg 未満	125/75 mmHg 未満（目安）
脳血管障害患者 冠動脈疾患患者	140/90 mmHg 未満	135/85 mmHg 未満（目安）

注：目安で示す診察室血圧と家庭血圧の目標値の差は，診察室血圧 140/90 mmHg，家庭血圧 135/85 mmHg が高血圧の診断基準であることから，この二者の差をあてはめたものである．

（高血圧治療ガイドライン 2014[1]より）

❻ 高血圧管理における生活習慣の修正

生活習慣の修正	推奨	降圧の程度（収縮期血圧）
減量	正常体重の維持（BMI：18.5-24.9）	10 kg減で5-20 mmHg
DASH食	飽和脂肪酸，コレステロールが少なく，果物，野菜，低脂肪乳製品が豊富な食事	8-14 mmHg
減塩	食塩6 g/日未満	2-8 mmHg
運動	ウォーキングなどの定期的な有酸素運動（1日30分以上，ほぼ毎日）	4-9 mmHg
節酒	アルコール（男性）14 g/日，女性7 g/日以下	2-4 mmHg

心血管リスク減少のため，禁煙も勧める．
降圧効果はそれぞれの量と時間によって変わるため，さらに高い効果を得られる場合もある．

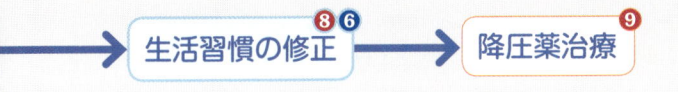

生活習慣の修正 ❽❻ → 降圧薬治療 ❾

❼ 二次性高血圧の年齢別の主な原因

年齢	二次性高血圧の割合	主な原因
小児（0-12歳）	70-85%	腎実質性高血圧 大動脈縮窄症
思春期（12-18歳）	10-15%	腎実質性高血圧 大動脈縮窄症
青年（19-39歳）	5%	甲状腺機能異常 線維筋性異形成 腎実質性高血圧
中年（40-64歳）	8-12%	原発性アルドステロン症 甲状腺機能異常 睡眠時無呼吸症候群 Cushing症候群 褐色細胞腫
高齢者（65歳以上）	17%	腎血管性高血圧 腎不全 甲状腺機能低下症

❽ 生活習慣の修正

生活習慣の修正はそれ自体で軽度の降圧が期待されるばかりでなく，降圧薬の作用増強や減量の一助となる❻．

❾ 降圧薬治療

降圧薬の心血管病抑制効果の大部分は，その種類よりも降圧度によって規定される．

第1選択薬は利尿薬，Ca拮抗薬，ACE阻害薬，ARB．
① 1日1回投与のものを優先
② 低用量から始める
③ 20/10 mmHg以上の降圧を目指す場合には初期から併用療法を考慮
④ 副作用をきたすことなく降圧効果を高めるために適切な組み合わせで併用
⑤ 投与した降圧薬の効果がない，あるいは忍容性が悪い場合には作用機序が異なる他の降圧薬に変更
⑥ 合併する疾患や病態により積極的適応を考慮し，禁忌や慎重投与に配慮し，さらに降圧薬以外の併用薬との相互作用に注意し適応する降圧薬を選択する

■ 二次性高血圧の除外

ある特定の原因による高血圧を二次性高血圧という❼．二次性高血圧は，原因を同定し治療することにより効果的に血圧を降下させることができるため，まず疑い，適切な診断に至ることが重要である．

二次性高血圧を示唆する特徴として，重症あるいは治療抵抗性高血圧であること，若年発症や急激な高血圧発症などが挙げられる．

評価の結果，二次性高血圧の可能性が高い場合，各施設で可能な検査を行った後，担当分野の専門医へ紹介する．

ウイルス性肝炎/肝硬変
viral hepatitis/liver cirrhosis

福井 慶太郎
まどかファミリークリニック

どんな症候・疾患なの？

- B型肝炎ウイルス（HBV）感染症は，急性肝炎，無症候性キャリア，慢性肝炎，肝細胞がんなど多彩な病態を示すため，症状も無症状から肝性脳症まで多様である．的確な状況判断から，専門医への紹介を含めた適切なケアを提供する必要がある．
- C型肝炎ウイルス（HCV）感染症は，急性肝炎後70％が慢性肝炎に移行し[1]，肝線維化から肝硬変や肝細胞がんを発症する．無症状なことが多く，適切なフォローアップと専門医との連携が必要である．

❶ 急性肝炎かも？

- 定義：
  急性の重症な肝障害＋肝性脳症＋PT-INR≧1.5（w/o 肝硬変，肝既存疾患）[6]
- 問診：
  倦怠感，食欲不振，嘔気／嘔吐，右季肋部痛，黄疸，掻痒を伴う皮疹など（特異的な症状はない）
- 身体所見：
  意識障害（肝性脳症として），黄疸，水疱（単純ヘルペスウイルスによる急性肝炎の30～50％），右季肋部の圧痛，肝腫大，腹水，起立性低血圧（血管内容量減少のため）
- 検査：
  PT-INR≧1.5，ALT上昇（上限の15倍以上が多い），ビリルビン上昇，血小板減少（≦15万/mm^3）

▶ 診断アプローチ

❶ HBVのスクリーニング

❶ HBVのスクリーニング対象者は？
- 全妊婦
- HCVキャリア
- HBs抗原陽性者の家族
- 血液透析患者
- 性感染症の既往がある者
- 複数の性交渉パートナーがいる者
- HIV感染者
- 男性間性交渉者
- HBs抗原陽性者と性交渉を持った者
- 違法薬物の静脈注射の経験がある者
- 刑務所に収監中の者

（Up to Date[3]より）

肝炎ウイルス検診 HBs抗原陽性（MAT） → HBs抗原（CLIA）／HBs抗体（CLIA） → ❷ 採血結果の解釈

健診

❶ 急性肝炎かも？

Point
急性肝炎は専門的治療をしなければ予後が悪いため，必ず専門医に紹介すること！（死亡率はHBVで1～2％，HCVで0.5％以下[4]）

肝炎ウイルス検診 HCV抗体（3rd） ＋ → HCV RNA定量（リアルタイムPCR法）

－ → 除外
－ → 既感染

❸ HCVのスクリーニング

❸ HCVのスクリーニング対象者は？
- HCVキャリアの母親から出生した児
- 針刺し事故でHCV陽性の血液に曝露した者
- 血液透析患者
- 1992年以前に輸血（あるいは臓器移植）を受けた者
- 1994年以前にフィブリノゲン製剤の投与を受けた者
- 1988年以前に血液凝固第Ⅷ因子，第Ⅸ因子製剤の投与を受けた者
- HCVキャリアと性交渉を持った者
- HIV感染者
- 刑務所に収監中の者

（Up to Date[5]より）

どのくらい Common なの？

- 日本での HBV 感染者（キャリア）は推定 130 万〜150 万人程度[1]．主な感染経路は垂直感染だが，1986 年から B 型肝炎母子感染防止事業による対策が始まり，それ以降のキャリアは激減している[2]．
- 日本での HCV キャリアは推定 150 万〜200 万人程度．慢性肝疾患（慢性肝炎，肝硬変，肝細胞がん）の 7 割が HCV 感染による[1]．

■HBV 感染症の自然歴

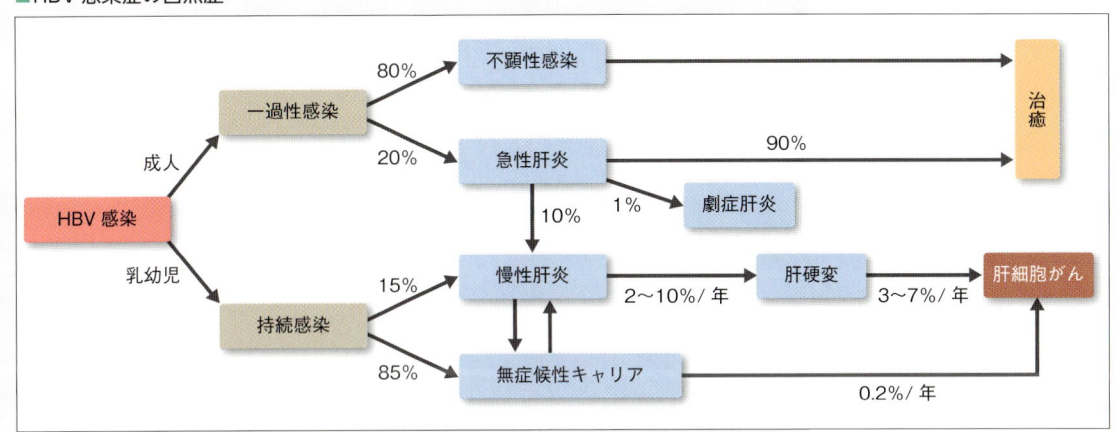

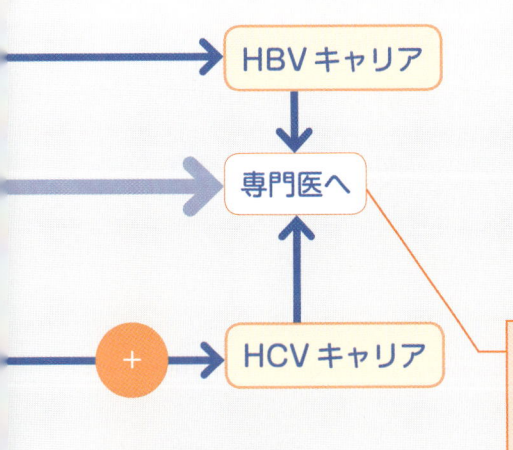

(文献 1, 7) を参考に作成

❷ 採血結果の解釈

HBs 抗原	HBs 抗体	解釈
−	−	未感染
+	+	感染状態※
−	+	感染後治癒 or ワクチン免疫あり*

※急性肝炎が考えられる場合は IgM-HBc 抗体を測定し，陽性であれば急性感染，陰性であれば慢性感染状態．
*この場合 HBc 抗体の有無で区別することができる．陽性であれば感染後治癒，陰性であればワクチンによる免疫がある状態．

Turning Point !
- 治療の適応，方法などが年々刷新されており，HBV 感染症，HCV 感染症が発覚したら，専門医へ紹介する！
- 急性肝炎は予後が悪いため，疑ったら専門医での入院加療へつなげる

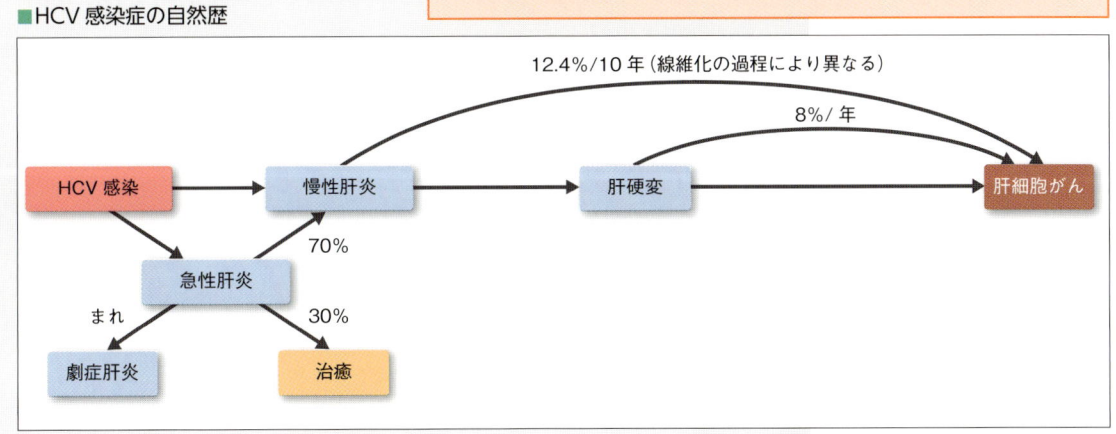

■HCV 感染症の自然歴

(慢性肝炎・肝硬変の診療ガイド 2013[1]) を参考に作成

▶ 治療アプローチ

HBV 感染症

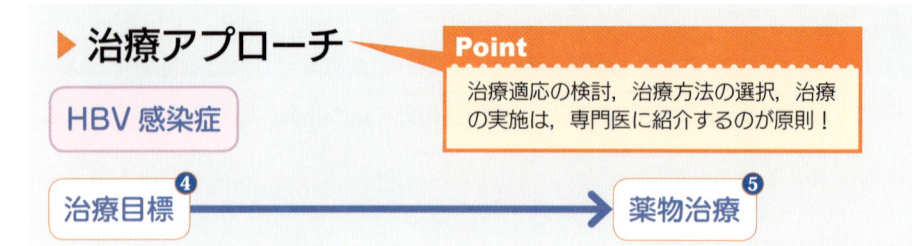

> **Point**
> 治療適応の検討，治療方法の選択，治療の実施は，専門医に紹介するのが原則！

治療目標 ❹ → 薬物治療 ❺

❹ HBV 感染症の治療目標

長期目標		
HBV の増殖を抑制し，慢性肝不全を回避し肝細胞がん発生を抑制する		
短期目標[7]		
患者の状態	慢性肝炎	肝硬変
ALT	30 U/L 以下を持続	30 U/L 以下を持続
HBe 抗原（陽性患者/陰性患者）	陰性化/陰性持続	陰性化/陰性持続
血中 HBV DNA 量 (log copy/mL)：リアルタイム PCR 法で	陰性	陰性

❺ HBV 感染症の薬物治療（詳細はガイドライン[7]，成書を確認）

- 抗ウイルス療法は，大きく「核酸アナログ」と「インターフェロン(IFN)」の 2 種類がある．
- 核酸アナログでは HBV DNA の陰性化が得られやすい．（予後改善と発がん抑制効果あり）
- IFN では 24〜48 週の治療を完遂することで，治療終了後に HBe 抗原セロコンバージョン(HBe 抗原消失・HBe 抗体出現)や HBs 抗原量の低下・消失が期待できる．（発がん抑制効果があるという研究とないという研究があり，確定的な結論は得られていない）

(B 型肝炎治療ガイドライン第 2 版[7]より)

▶ フォロー①

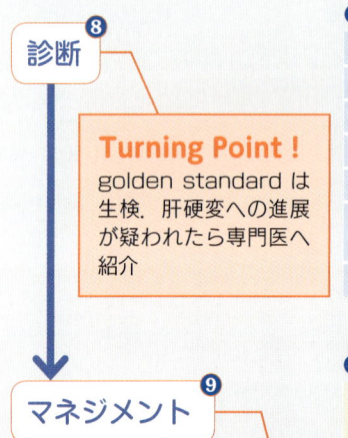

肝硬変のマネジメント

診断 ❽

> **Turning Point！**
> golden standard は生検．肝硬変への進展が疑われたら専門医へ紹介

❽ 肝硬変の診断

所見：腹水(LR7.2)，血小板数 16 万/mm³ 未満(LR6.3)，クモ状血管腫(LR4.3)

診断スコア：Bonacini スコア　7 点以上(LR9.4)

	0	1	2	3	4	5	6
ALT/AST 比	>1.7	1.2〜1.7	0.6〜1.2	0.6>			
PT-INR	1.1>	1.1〜1.4	>1.4				
血小板数 (万/mm³)	>34	28〜34	22〜28	16〜22	10〜16	4〜10	4>

画像検査：超音波検査

(Up to Date[10]より)

マネジメント ❾

> **Turning Point！**
> 肝硬変フォロー中に合併症の発症が疑われたら専門医へ紹介

❾ 肝硬変のマネジメント

- 抗ウイルス薬による治療：HBV キャリア，HCV キャリアであれば，専門医へ紹介し SVR を目指す．
- 予防接種の実施：肺炎球菌ワクチン，インフルエンザワクチン．
- 肝臓に害があるものを避けるよう指導：アルコール，ある種のサプリメント，市販薬など．
- 内服薬の調整：肝硬変により肝代謝，腎代謝が低下し副作用が出やすいため，内服量の調整や中止すべきか検討(成書参照)．
- 合併症の予防と早期発見．
  - 食道静脈瘤：上部消化管内視鏡検査による検査(1 回/年程度)．
  - 特発性細菌性腹膜炎：予防のため利尿薬で腹水を減らす．膀胱炎や蜂窩織炎などの局所細菌感染を早期に治療する．プロトンポンプインヒビターの使用によりリスクが上昇するので適応がなければ中止する．抗菌薬による予防投与を検討する．
  - 肝性脳症：予防のため便秘の解消(ラクツロース・シロップなどで)，低カリウム血症の是正，脱水の是正，腹水を一度に多量に抜きすぎない．
  - 門脈血栓症：吐血，黒色便，血便のときは食道静脈瘤破裂とともに疑う．黄疸，胆管疝痛，背部へ放散する腹痛．

(Up to Date[11]より)

HCV 感染症

```
治療目標 ❻ ───────→ 薬物治療 ❼
```

❻ 治療目標（詳細はガイドライン[8]，成書を確認）

長期目標
HCV を排除し，慢性肝疾患の長期予後の改善，つまり肝細胞がんと肝関連死を抑制する．（HCV RNA 定量（リアルタイム RT-PCR 法）で陰性）．

（C 型肝炎治療ガイドライン第 3.3 版[8]より）

❼ HCV 感染症の薬物治療

- 抗ウイルス療法は，大きく IFN，リバビリン，直接作用型抗ウイルス薬（Direct Acting Antivirals；DAAs）の 3 種類がある．
- 治療対象は，ALT 30 U/L 超，あるいは血小板数 15 万/mm³ 未満の全例．

（C 型肝炎治療ガイドライン第 3.3 版[8]より）

▶ フォロー②

肝細胞がんのサーベイランス

Point
- HBV DNA が持続陰性化（SVR；sustained virologic response）しても，発がんする可能性がある
- HCV RNA が持続陰性化（SVR）しても，SVR 後 10 年以内に発がんする可能性がある（約 1～4%）[8]

基本方針とエビデンス
- 基本方針：6 か月ごとの超音波検査＋ AFP の定期チェック（ただし偽陽性が多くなるので American Association for the Study of Liver Diseases は推奨していない）
- エビデンス：定期的なサーベイランスによる予後改善の効果は明確でない[9]

肝細胞がんサーベイランスの対象
- HBV キャリア，HCV キャリア，HBV の SVR 後，HCV の SVR 後 10 年まで
- 治療をドロップアウトした患者，治療の副作用が強くもう受けたくないと考えている患者，そもそも治療を拒否している患者

超音波検査
- 6 か月ごとに実施（観察研究で 3 か月と 6 か月を比較し，臨床的差はなし）
- 感度 60%，特異度 97%[12]

CT
- 単純 CT：感度 68%，特異度 93%[12]
- 造影 CT：感度 90%[13]
- 費用対効果の点から，アメリカでは超音波で直径 1 cm 以上の小結節が見つかったときの精査手段

AFP（alpha-fetoprotein）
- cut off を 20 μg/L 以上としたとき，感度 41～65%，特異度 80～94%（システマチック・レビュー[14]）
- 小さい HCC の 40% で AFP 基準値内．HCV キャリアは HCC 未発症でも 23% が AFP 10 以上

組み合わせ：AFP 単独では感度が低いため，超音波検査と組み合わせる．超音波＋ AFP：感度 71%，特異度 93%[15]＊（＊HBV 慢性肝炎のみでの研究結果）

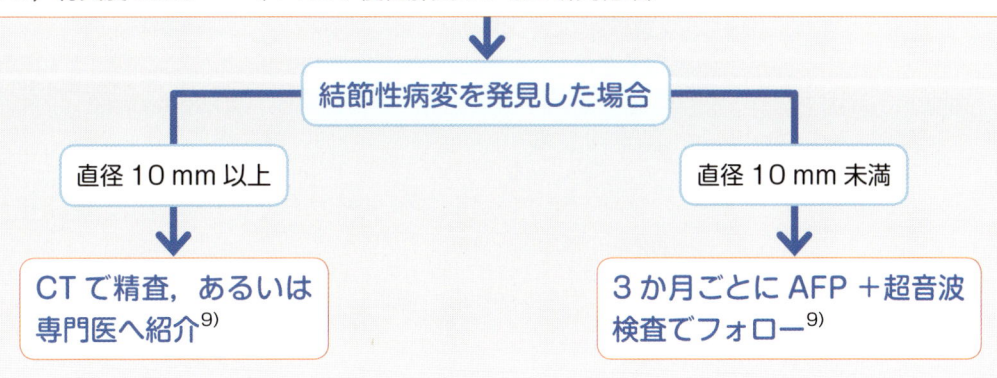

↓

結節性病変を発見した場合

- 直径 10 mm 以上 → CT で精査，あるいは専門医へ紹介[9]
- 直径 10 mm 未満 → 3 か月ごとに AFP ＋超音波検査でフォロー[9]

糖尿病
diabetes mellitus

永藤 瑞穂, 阪本 直人
筑波大学附属病院総合診療グループ

どんな症候・疾患なの？

- インスリン作用不足による慢性の高血糖状態を主徴とする代謝症候群. 遺伝性素因に生活環境因子および加齢が加わり発症する.

▶診断アプローチ

■ 初診時の評価を行う❶❷.

■ **特定健康診査・特定保健指導**
糖尿病などの生活習慣病予防のため, メタボリックシンドローム*❸の該当者・予備軍を抽出することを目的として, 特定健康診査・特定保健指導が行われる. 健診結果からリスクを判定し, 保健指導を行う（詳しくは厚生労働省HPを参照）. 該当者には発症予防目的に介入を開始する[2].

*メタボリックシンドローム：腹腔内内臓脂肪蓄積とインスリン抵抗性を基盤とし, 2型糖尿病や動脈硬化性疾患の危険因子が個人に集積した病態.

❸ メタボリックシンドローム診断基準

必須条件
　ウエスト周囲径
　　・男性≧85 cm
　　・女性≧90 cm
　　（内臓脂肪蓄積≧100 cm^{2}に相当）

必要条件（2項目以上該当）
　脂質代謝異常
　　・HDL-C<40 mg/dL
　　　　or/and
　　・TG≧150 mg/dL
　高血圧
　　・sBP≧130 mmHg
　　　　or/and
　　・dBP≧85 mmHg
　高血糖
　　空腹時血糖値≧110 mg/dL

初回検査

- 血糖値 HbA1c ともに糖尿病型
- 血糖値のみ糖尿病型
- HbA1cのみ糖尿病型

→ ・糖尿病の典型的症状
　・確実な糖尿病性網膜症
　のいずれか

　→ ある / なし

❶ 初診時チェックリスト（複数回の外来に分割して評価してもよい. 赤は初診時必須）

現病歴
● 代謝異常による症状
□口渇, □多飲多尿, □倦怠感, □体重変化, □その他

● 合併症症状
□視力低下, □四肢しびれ, □歩行時下肢痛, □足潰瘍・壊疽, □勃起障害, □無月経, □発汗異常, □下痢・便秘

既往歴
□かかりつけ医の有無
□内服薬
□健康診断, 眼科受診歴

● 糖代謝異常を引き起こす可能性のある疾患
□膵疾患, □内分泌疾患, □肝疾患, □胃切除

● 併存疾患
□高血圧, □脂質異常症, □高尿酸血症, □虚血性心疾患, □脳血管障害, □その他

● 妊娠・出産歴
□妊娠糖尿病の有無
□児の生下時体重（巨大児, 低出生体重児）

家族歴
□糖尿病
□虚血性心疾患
□悪性腫瘍
□その他

生活歴
□喫煙歴
□飲酒歴
□アレルギー歴
□職業
□体重
　□出生時
　□20歳時
　□過去最大体重（当時の年齢）
　□少年・青年期肥満の有無
　□最近の体重変化
□食事
　朝, 昼, 夕, 間食
□運動
□生活環境（独居, 単身赴任など）

身体所見
□身長・体重・BMI・腹囲
□眼底変化, □口腔内（う歯の有無）, □頸動脈血管雑音, □心雑音, □腸蠕動音, □手術痕, □足背・後脛骨動脈触知, □浮腫, □壊疽, □潰瘍, □足・爪白癬
<神経系> □振動覚（上肢/下肢）, □深部腱反射（ATR/PTR）, □touchテスト, □起立性低血圧

どのくらい Common なの？

- 男性の6人に1人は糖尿病といわれ（総患者数は270万人），糖尿病予備軍を含めると推定820万人のCommon disease[1]．
- 糖尿病有病者（HbA1c 6.5%（NGSP値）以上または糖尿病治療を受けているもの）は男性16.2%，女性9.2%（2013年）の割合で存在する[1]．

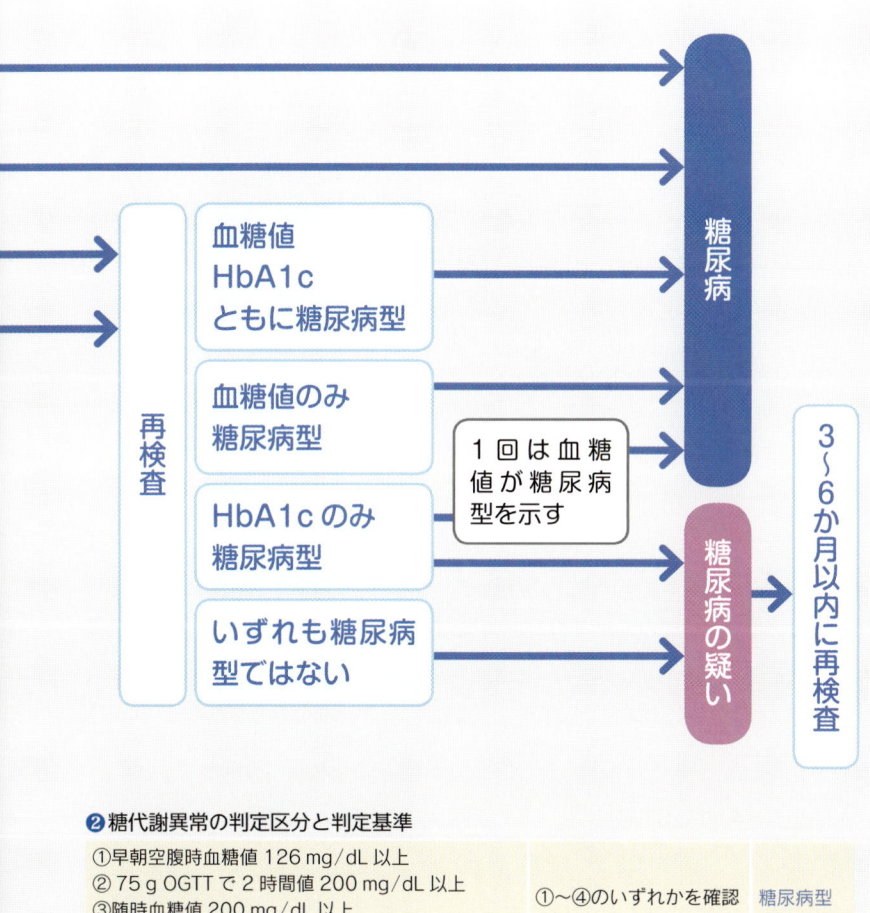

■境界型

- 75 g OGTTで糖尿病型にも正常型にも属さない血糖値を示す群．メタボリックシンドロームを呈するものが多い．糖尿病発症リスクだけではなく，冠動脈疾患のリスクグループでもある．
- 境界型は糖尿病に準ずる状態である．動脈硬化性疾患の合併の有無を評価するとともに危険因子を合併する場合はそれらに対して積極的に介入する[2] ❹．

❹境界型に対するマネジメント

- □動脈硬化性疾患の評価・介入（診療所では，実施可能な範疇で評価を行う）
  - 冠動脈疾患：ECG，UCG
  - 脳血管障害：頸動脈聴診，頸動脈エコー，頭部MRI，MRA，頭部CT
  - 末梢動脈疾患：ABI/PWV，下肢動脈エコー，MRA
- □生活習慣の改善
  - 肥満の解消（5%体重減），食事指導，運動指導，飲酒習慣，禁煙指導
- □耐糖能異常 follow
  - 3～6か月に1回程度で代謝状態を評価
- □高血圧，脂質異常症の改善
  - 生活指導で効果が得られない場合は薬物療法を

❷糖代謝異常の判定区分と判定基準

①早朝空腹時血糖値 126 mg/dL 以上 ② 75 g OGTTで2時間値 200 mg/dL 以上 ③随時血糖値 200 mg/dL 以上 ④ HbA1c 6.5%以上	①～④のいずれかを確認	糖尿病型
⑤早朝空腹時血糖値 110 mg/dL 未満 ⑥ 75 g OGTTで2時間値 140 mg/dL 未満	⑤および⑥	正常型
⑦上記いずれにも属さない場合		境界型

■ 75 g OGTT が推奨される場合■
糖尿病診断に必須ではない．まずは空腹時血糖または随時血糖を測定すべき．
1. 強く推奨される場合（現在糖尿病の疑いが否定できない）
   - 空腹時血糖値が 110-125 mg/dL
   - 随時血糖値が 140-199 mg/dL
   - HbA1c 6.0-6.4%
   ② 75 g OGTT 以外は境界型～正常型上限のグループ
2. 行うことが望ましいグループ（将来糖尿病を発症するリスクが高い）
   - 空腹時血糖値は 100-109 mg/dL
   - HbA1c 5.6-5.9%
   - 濃厚な糖尿病家族歴や肥満が存在するもの

（日本糖尿病学会編・著．糖尿病治療ガイド 2014-2015. p.19. 文光堂；2014[2]を参考に作成）

■血糖コントロール目標の設定

状況に合わせ，患者個別に目標を設定する．患者と目標を共有することが大事❺．

❶食事療法

摂取エネルギーの目標を設定し，カロリー制限，空腹時血糖，インスリン感受性を改善する．

- エネルギー摂取量
  ＝標準体重×生活強度
  - 標準体重(kg)
    ＝身長(m)²×22
  - 生活強度
    軽労作(デスクワーク)
    25-30 kcal/kg
    普通労作(立ち仕事)
    30-35 kcal/kg
    重い労作(力仕事)
    35〜kcal/kg

〈現在の食生活評価〉

- 摂取した食事を記録(1週間程度)．
- 摂取エネルギー量を概算．
→明らかな問題点がある場合は是正を図る．
①腹八分目，②食品の種類を多く，③脂肪控えめ，④食物繊維の多い食品，⑤3食規則正しく，⑥ゆっくりよく噛む．
- 栄養バランスの目安：炭水化物60％，タンパク質20％，脂質20％．
- 栄養教室への参加(あれば)．
- 初診時体重から5〜10％を目安に減量する．
- 糖尿病宅配食の利用検討．

❷運動療法

- 急性効果：ブドウ糖，脂肪酸の利用が促進され，血糖値が低下する．
- 慢性効果：インスリン抵抗性が改善する．
- 頻度：週3回以上(できれば毎日)．
- 運動負荷量：1回15-30分間，1日2回，1万歩/日，

右ページへ

▶ 治療アプローチ

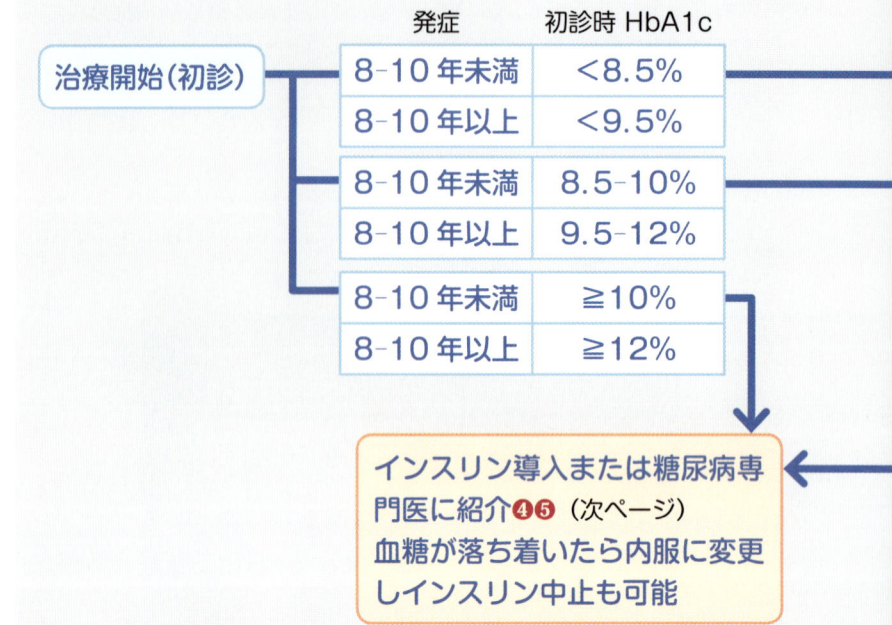

治療開始(初診)	発症	初診時 HbA1c
	8-10年未満	<8.5%
	8-10年以上	<9.5%
	8-10年未満	8.5-10%
	8-10年以上	9.5-12%
	8-10年未満	≧10%
	8-10年以上	≧12%

インスリン導入または糖尿病専門医に紹介❹❺（次ページ）
血糖が落ち着いたら内服に変更しインスリン中止も可能

❺血糖コントロール目標の設定

	血糖正常化	合併症予防	治療強化困難
目標 HbA1c(％)	6.0未満	7.0未満	8.0未満

高齢者の血糖コントロール	目標 HbA1c(％)
健康高齢者	7.0-7.5
多くの高齢者	7.5-8.0
多発併存疾患，健康状態不良，予後が限られている(10年未満)高齢者	8.0-9.0

患者の状態	より厳格 ← HbA1c目標値 → より寛容
・平均余命が長い ・罹病期間(8年目安)が短い ・合併症がない ・低血糖，他有害事象に関連する潜在的リスクが低い ・患者意識と予定される治療への取り組みが高い ・サポートシステムが利用可能	■個々の患者の状態(左記参考)に応じて，柔軟に目標となるHbA1cを設定する．

(American Diabetes Association. Diabetes Care 2015；38：S33-S40[3]より)

糖尿病

```
┌─────────────────────────┐
│ 食事療法❶，運動療法❷，生活習   │
│ 慣改善に向けて患者教育❸      │        ┌──────────┐
└─────────────────────────┘        │ 3～6か月で │
┌─────────────────────────┐ ←───── │ 目標達成せず│
│ 食事療法，運動療法，患者教育   │        └──────────┘
│ に加えて薬物療法❹❺（次ページ）│ ←──────────┐
│ を開始                    │            │
└─────────────────────────┘            │
                                        │
  ┌───────────────────────┐   ┌──────────┐
  │ 第1選択薬：ビグアナイド薬    │ ← │ 腎機能異常 │
  │ メトホルミン500 mg/日を夕食 │   │ なし かつ │
  │ 後1回または朝夕2回に分割   │   │ 75歳未満  │
  │ 3か月毎に500 mg/日ずつ増量可 │   └──────────┘
  └───────────────────────┘
            ↓ 追加として
  ┌───────────────────────┐
  │ 第2選択薬：DPP-4阻害薬     │
  │ いずれかの薬剤を通常量       │
  └───────────────────────┘
            ↓ 追加として
  ┌───────────────────────┐
  │ 第3選択薬                │
  │ グリクラジド20 mg/日       │
  │ グリメピリド0.5 mg/日 朝食後1回│
  └───────────────────────┘

  ┌───────────────────────┐   ┌──────────┐
  │ 第1選択薬：DPP-4阻害薬     │ ← │ 腎機能低下 │
  │ リナグリプチン5 mg/日      │   │ または    │
  │ テネリグリプチン20 mg/日   │   │ 75歳以上  │
  │（40 mgまで増量可）朝食後1回 │   └──────────┘
  └───────────────────────┘
            ↓ 内服希望が強いとき
            ↓ 追加として
  ┌───────────────────────┐
  │ SU薬                    │
  │ グリクラジド20 mg/日 朝食後1回，増量不可│
  │ ビグアナイド薬             │
  │ メトホルミン500 mg/日を夕食後1回または朝夕│
  │ 2回に分割                │
  │ 3か月毎に500 mg/日ずつ増量可│
  └───────────────────────┘
```

消費エネルギーとして160-240 kcal/日を目安とする．

・運動強度：楽～ややきつい程度．HR≦100-120 bpm（＜50歳），≦100 bpm（≧50歳）．

※運動療法を禁止・制限した方が良い場合
① 糖尿病の代謝コントロールが極端に悪い（空腹時血糖値≧250 mg/dL，尿ケトン体陽性）．
② 増殖網膜症による新鮮な眼底出血がある．
③ 腎不全の状態にある（Cre：男性≧2.5 mg/dL，女性≧2.0 mg/dL）．
④ 虚血性心疾患や心肺機能に障害がある．
⑤ 骨・関節疾患がある場合
⑥ 急性感染症
⑦ 糖尿病壊疽
⑧ 高度の糖尿病自律神経障害

❸ **糖尿病関連の患者教育リソース**

・糖尿病ネットワークHP：年末年始の過ごし方や間食指導など，かゆいところに手が届く資料も．
・テルモHP〔一般のお客様＞健康ガイド＞病気・症状について＞糖尿病〕：フットケアやシックデイなどをテーマに，マンガと図表でわかりやすく解説．冊子（紙）は注文可能（無償）．
・『Dr. 坂根のやる気がわいてくる糖尿病ケア』（坂根直樹著，医歯薬出版株式会社）：指導のコツをユニークでわかりやすく解説．患者さんが読んでも楽しく学べる．

フローチャートは文献5)を参考に作成

❻ 病態に合わせた経口血糖降下薬の選択

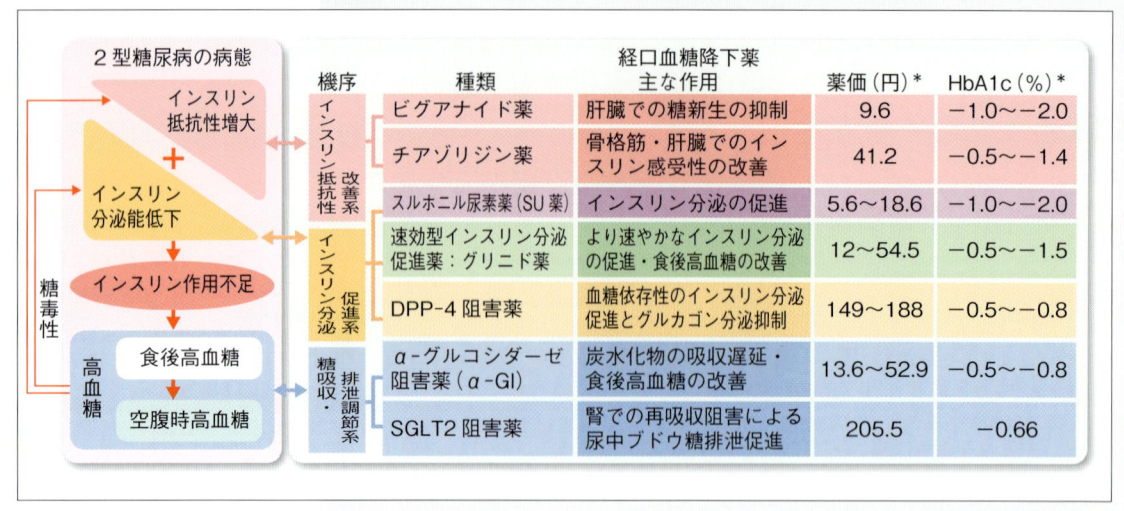

2型糖尿病の病態	機序	種類	経口血糖降下薬 主な作用	薬価（円）*	HbA1c（%）*
インスリン抵抗性増大	インスリン抵抗性改善系	ビグアナイド薬	肝臓での糖新生の抑制	9.6	−1.0〜−2.0
		チアゾリジン薬	骨格筋・肝臓でのインスリン感受性の改善	41.2	−0.5〜−1.4
インスリン分泌能低下	インスリン分泌促進系	スルホニル尿素薬（SU薬）	インスリン分泌の促進	5.6〜18.6	−1.0〜−2.0
インスリン作用不足		速効型インスリン分泌促進薬：グリニド薬	より速やかなインスリン分泌の促進・食後高血糖の改善	12〜54.5	−0.5〜−1.5
		DPP-4 阻害薬	血糖依存性のインスリン分泌促進とグルカゴン分泌抑制	149〜188	−0.5〜−0.8
食後高血糖	糖吸収・排泄調節系	α-グルコシダーゼ阻害薬（α-GI）	炭水化物の吸収遅延・食後高血糖の改善	13.6〜52.9	−0.5〜−0.8
空腹時高血糖		SGLT2 阻害薬	腎での再吸収阻害による尿中ブドウ糖排泄促進	205.5	−0.66

＊筆者追加項目．

（日本糖尿病学会編・著. 糖尿病治療ガイド 2014-2015. p.29. 文光堂；2014[2]）より改変）

❹ ガイドラインで推奨されるインスリン導入レジメン❼

・メトホルミンと併用して，基礎インスリンの導入から開始することが多い．
例）持効型を10単位/日または，0.1-0.2単位/kg/日から開始し，早朝空腹時血糖が目標に達成するまで増量．コントロール不足の場合，食前のインスリン（（超）速効型）を1-2単位ずつ追加して補正[2,4]．

❺ 専門医への紹介症例

1．血糖コントロールが不良
・HbA1c が初診で10%以上，または治療中で8%以上が6か月以上持続する場合．
・インスリン≧80単位導入してもコントロール不良，頻繁な低血糖エピソードがある．
2．1型糖尿病，あるいは疑われる場合
3．急性合併症（DKA, HUSなど）への対応が必要な場合
4．慢性合併症の検査・治療が必要な場合
・糖尿病性腎症：尿中アルブミン排泄量≧300 mg/gCr で顕性腎症に該当する場合

❼ インスリン製剤の種類と作用時間

インスリン製剤		効果発現	ピーク	持続
超速効型	リスプロ，アスパルト	5-10 min	0.5-1.5 hr	3-5 hr
速効型	レギュラーインスリン	0.5-1 hr	1-3 hr	5-8 hr
中間型	NPH	1-3 hr	4-10 hr	10-16 hr
持効型	グラルギン，デテミル デグルデク	1-2 hr	特になし	約24 hr >42 hr

（Amarican Diabetes Association. Diabetes Care 2015；38：S41-S48[4]）より）

❽ 糖尿病長期合併症マネジメント

長期合併症マネジメント	初診時	Follow up
細小血管障害		
糖尿病性網膜症	眼科専門医受診	
	網膜症がある場合, 厳格な血糖コントロールは行わない(HbA1c −0.5%/月のspeed)	眼科医の指示に応じて 異常あり → 1年未満 問題なし → 1年毎
糖尿病性腎症	尿中アルブミン(≧ 300 mg/gCr 時), GFR, 尿蛋白	
	①発症年数に比して顕性腎症を認める ②尿潜血の合併時は他の腎疾患との鑑別が必要.	異常なし → 半年-1年毎 腎症あり → 2か月毎
糖尿病性神経障害	神経障害スクリーニング	
	ISD, MNSI, touch テスト 足病変(壊疽, 白癬)の有無確認	自覚症状・足病変 → 受診毎 ISD, MNSI → 1年毎
大血管障害		
心筋梗塞 脳卒中 末梢動脈疾患	症状出現時は心エコー, 頸動脈エコー, ABI/PWV で精査を. 発症予防には普段の高血圧, 脂質異常症のコントロールが重要.(下記参照)	
がん	健康診断受診歴, 家族歴を確認	数年に一度は腹部CT, 上・下部内視鏡検査を検討する.

※ ISD: Italian Society of Diabetology, MNSI: Michigan Neuropathy Screening Instrument. いずれも神経障害スクリーニングツール, 成書参照.

(南郷栄秀. Gノート 2015；2：194[5]を参考に作成)

冠動脈疾患	脂質管理目標値(mg/dL)			
	LDL-C	HDL-C	TG	non-HDL-C
なし	<120	≧40	<150	<150
あり	<100			<130

■糖尿病合併高血圧の治療(目標：BP<130/80 mmHg)
生活習慣の修正・血糖管理と同時に降圧治療を開始する.
1) BP≧140/90 mmHg：降圧薬開始
2) BP 130-139/80-89 mmHg：生活習慣の修正を3か月を超えない範囲で試み, BP≧130/80 mmHg で降圧薬開始

① 第1選択薬：ARB または ACE 阻害薬
 ↓
② 用量増加または Ca 拮抗薬, 利尿薬の併用
 ↓
③ 3剤併用：ARB または ACE 阻害薬, Ca 拮抗薬, 利尿薬

---

5. 治療中の患者が妊娠した場合, および HbA1c 7.0% 以上で妊娠を希望する場合
6. 高度肥満の場合(BMI≧35)

〈紹介先〉
a) 開業している糖尿病専門医
 →入院加療が不要な患者
b) 市中総合病院の糖尿病専門医
 →教育入院や急性合併症の対応など入院加療が必要な場合や複数の併発症がある場合
c) 大学病院の糖尿病専門医
 →スリーブ状胃切除, 1型糖尿病での膵島移植術など最先端の特殊治療を希望している場合

❻ 内服薬 topics

- ビグアナイド：ヨード造影剤使用時は使用2日前から2日後まで投与中止. Cr≧男性 1.3 mg/dL, 女性 1.2 mg/dL, 75歳以上の高齢者に対する新規投与は推奨されない.
- チアゾリジン：水分貯留傾向があり下腿浮腫, 心不全, 心房細動が増加. 膀胱がんの発症リスクを高めるため, 膀胱がん治療中の患者には使用しない.
- SU薬：虚血性心疾患のリスクを上げ, 死亡率を上げる可能性あり, グリクラジドか少量のグリメピリドを使用. 高齢者と腎機能低下患者は低血糖のリスクが高いので原則使用を避ける.
- SGLT2阻害薬：上市間もない薬であり, 専門医が安全な使用法を確立してからの使用を推奨する.

■長期合併症マネジメントについて❽に示す.

脂質異常症
dyslipidemia

森下 真理子

どんな症候・疾患なの？

- 脂質異常症は動脈硬化性疾患の最も重要な危険因子の一つである．
- 原発性（家族性含む）と二次的な原因による脂質異常症に分類される．
- 推奨される治療の強度は冠動脈疾患および冠動脈疾患の危険因子の有無によって異なる．
- 個々の患者の冠動脈疾患リスクだけではなく，他疾患・全身状態・ライフスタイル・考え方等を加味した診療を行うことが求められる．

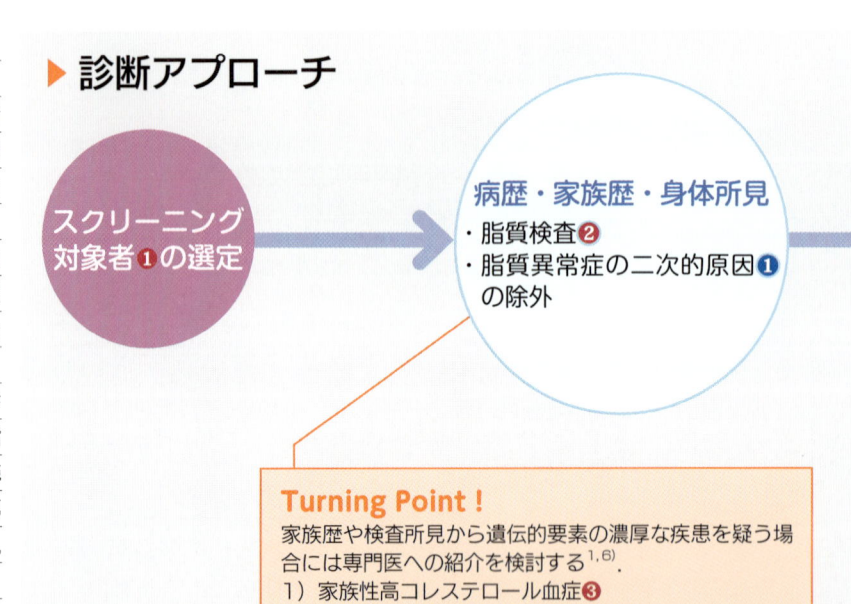

❶ スクリーニング対象者

日本では，
- 40歳以上男女：年1回行われる特定健診に脂質に関する血液検査が含まれる（2016年2月現在）．
- 20～39歳：職場健診，自治体健診，人間ドックで脂質異常症のスクリーニングを受ける機会がある．
- 小児：小児生活習慣病健診として約2割の自治体で脂質に関する血液検査が実施されている（学校保健；第306号，平成26年5月，日本学校保健会）．

諸外国では，脂質異常症に関するガイドライン（以下 GL）でリスクに応じてスクリーニングを開始する年齢が設定されている．⇒文献5, 6）参照．また USPSTF（米国予防医学作業部会），カナダ，オーストラリア等については web 上で GL 閲覧可能．

❷ 脂質検査

「動脈硬化性疾患予防ガイドライン2012年版」では空腹時 T-C, TG, HDL-C を測定し Friedwald の式を用いて LDL-C 値を算出することが推奨されており，高 LDL-C 血症は LDL-C>140 mg/dL としている．概要は「脂質異常症治療のエッセンス」（日本動脈硬化学会・日本医師会）を参照．

他国 GL では T-C, HDL-C の測定（空腹の必要なし）を行

▶ 診断アプローチ

スクリーニング対象者❶の選定 → 病歴・家族歴・身体所見
- 脂質検査❷
- 脂質異常症の二次的原因❶の除外

Turning Point !
家族歴や検査所見から遺伝的要素の濃厚な疾患を疑う場合には専門医への紹介を検討する[1,6]．
1) 家族性高コレステロール血症❸
2) 著明な TG 血症（TG>500 mg/dL），著明な低 HDL-C 血症（HDL-C<30 mg/dL），高 HDL-C 血症（HDL-C>80 mg/dL）についても遺伝学的検討が必要なことがある[1]．

❶ 主な脂質異常症の二次的原因

糖尿病，アルコール多飲，胆汁うっ滞性肝疾患，ネフローゼ症候群，慢性腎不全，甲状腺機能低下症，肥満，薬剤性（サイアザイド利尿薬・β遮断薬・グルココルチコイド・経口避妊薬・クロザピン・オランザピン・抗HIV薬等），喫煙

妊娠に伴う一過性の脂質異常症は治療の必要はない[1]．
（日本動脈硬化学会．動脈硬化性疾患予防ガイドライン2012年版[1], NICE guideline（CG181）；2014[6]を参考に作成）

右ページへ

脂質異常症　145

どのくらい Common なの？

- 脂質異常症が疑われる人は男性 22.3％，女性 17.7％（「平成 22 年国民健康・栄養調査結果の概要」より）．
- 総コレステロール 240 mg/dL 以上の者の割合は男性 10.3％，女性 16.8％（薬剤内服中含む，「平成 25 年国民健康・栄養調査結果の概要」より）．

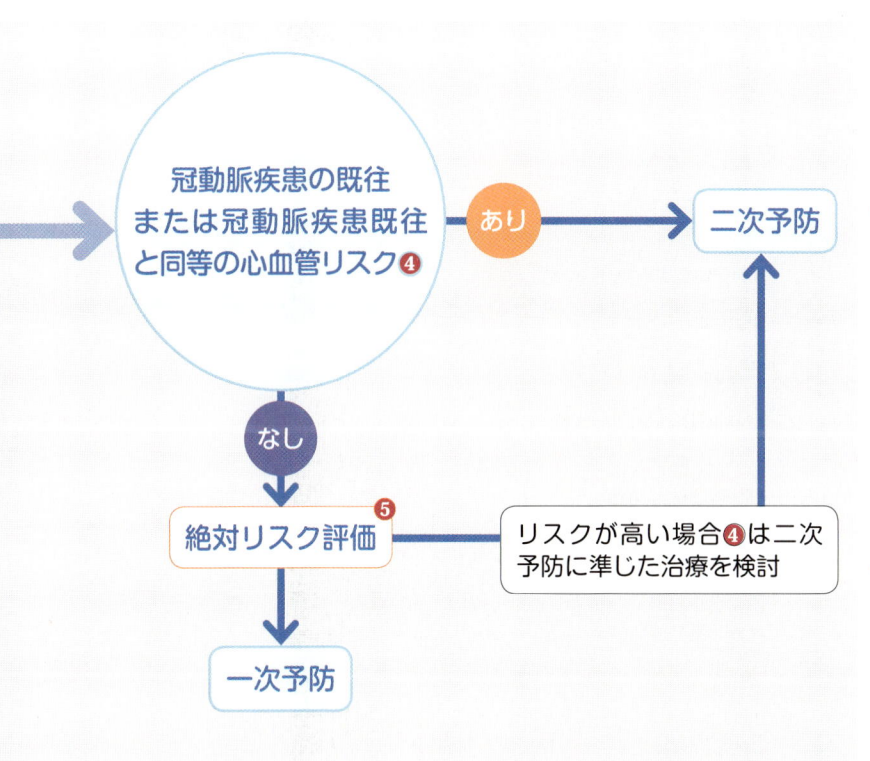

```
         ┌──────────────┐
         │ 冠動脈疾患の既往 │ あり
     →   │ または冠動脈疾患既往├──────→ 二次予防
         │ と同等の心血管リスク❹│             ↑
         └──────┬───────┘             │
               なし                    │
                ↓                      │
         絶対リスク評価❺  ← リスクが高い場合❹は二次
                ↓             予防に準じた治療を検討
            一次予防
```

❷ リスク評価式の例

他国のガイドライン	推奨されるリスク評価式
イギリス NICE（英国国立医療技術評価機構）ガイドライン[6]	QRISK2 リスク評価の結果が視覚的にわかりやすく表示される．
アメリカ ACC/AHA（米国心臓病協会/米国心臓病学会）ガイドライン 2013[5]	Pooled Cohort Equations（PCE）
ヨーロッパ ESC/EAS（欧州心臓病学会/欧州動脈硬化学会）ガイドライン	European SCORE charts 心血管死亡率の高い国群，低い国群で異なるリスクチャートを使用しリスク評価するようになっている．

う，とするものもある．

どの方法で検査を行うかは各医療機関内で話し合っておく必要がある．

❸ 家族性高コレステロール血症（FH）

ヘテロ接合体は日本人で約 500 人に 1 人，ホモ接合体は 100 万人に 1 人，常染色体優性遺伝疾患，早発性冠動脈疾患発症のリスクが高い[1]．LDL-C＞180 mg/dL 以上で疑う．診断基準については文献 1)を参照．

❹ リスクが高い場合

各 GL でリスク因子や LDL-C 値があげられており，リスクが高い場合は二次予防に準じた治療が推奨されている．

例：「動脈硬化性疾患予防ガイドライン 2012 年版」では糖尿病，慢性腎臓病，非心原性脳梗塞，末梢動脈疾患（PAD）がある場合に治療目標 LDL-C 値がより低く設定されている[1]．ACC/AHA GL2013 では 10 年冠血管疾患発症年リスク（10 y-ASCVD risk）7.5％以上あるいは LDL-C＞190 mg/dL で二次予防と同等の治療を勧めている[5]．

❺ 絶対リスク評価

日本を含め各国の GL では，冠血管疾患の発症（あるいは死亡）リスクを各々が推奨する「リスク評価式」で計算し，結果に応じて治療を検討することが推奨されている[1〜6]．「リスク評価

次ページ左へ

「式」の根拠となった調査研究が患者に適応できるかどうか確認する必要がある[2~4]（人種・居住地・疾患・評価式でわかること"10年間の冠動脈疾患発症率なのか死亡率なのか"等).

リスク評価式自体の妥当性については様々な議論があり，それもふまえた上で使用する必要がある．「動脈硬化性疾患予防ガイドライン2012年版」が推奨するNIPPON DATA80を利用する場合はホームページ上で計算可能，または文献1)参照．

絶対リスク計算後，追加リスクの有無を加味して3つのカテゴリーに分類する．それぞれ治療目標値❸が設定されている．概要は「脂質異常症治療のエッセンス」（日本動脈硬化学会・日本医師会）参照．NIPPON DATA80を用いたリスク評価については『なんごろく「脂質異常症」』[4]にも詳しい．日本人を対象としたリスク評価式は，ほかに「吹田スコア」「Globorisk」がある．

❻**生活習慣改善の援助・患者教育に有用な理論・方法**

トランスセオレティカルモデル（Prochaska and DiClemente, 1983）：個人の準備状態（無関心期，関心期等）について評価し，介入方法を変えることで，個人が行動を変える援助をするというモデル．その他行動科学と患者教育，メディカルインタビューについては「研修医イマイチ先生の成長日誌・行動科学で学ぶメディカルインタビュー」に詳しい．

動機付け面接法（Miller WR, Rollnick S）：対象者の考えや行動を変える援助のための面接技法．もとはアルコール依存症患者に対して開発されたが，今はひろく保健医療分野で使用されている．

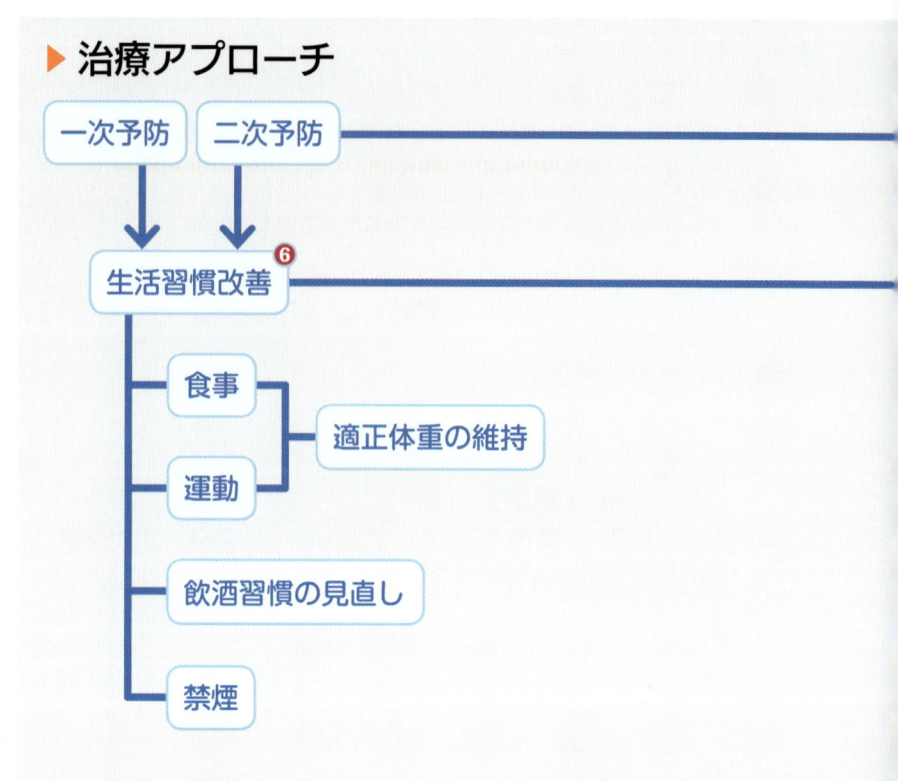

▶ 治療アプローチ

一次予防　二次予防
　　↓　　　↓
生活習慣改善 ❻
　├ 食事 ─┐
　│　　　 ├ 適正体重の維持
　├ 運動 ─┘
　├ 飲酒習慣の見直し
　└ 禁煙

❸ リスク区分別管理目標値

治療方針	管理区分	脂質管理目標値		
		LDL-C	HDL-C	TG
一次予防：生活習慣の改善を行った後，薬物療法の適応を考慮する	カテゴリーI	<160	>40	<150
	カテゴリーII	<140		
	カテゴリーIII	<120		
二次予防：生活習慣の改善とともに薬物療法を考慮する	冠動脈疾患の既往	<100	>40	<150

（日本動脈硬化学会編．動脈硬化性疾患予防ガイドライン2012年版．日本動脈硬化学会，2012[1]）より）

→ 薬物療法

Point
- 一次予防では生活習慣改善で十分なLDL-Cの低下を認めない場合，薬物療法を考慮する[1,2]
- 脂質管理目標については❽
- 一次予防の薬物療法については❾

◎**運動**[1,5]
- 脂質異常症だけではなく，高血圧，糖尿病の治療の一つとして多くのガイドラインで運動療法指針が示されている．
- １日30〜60分の中等度（ややきつい〜楽であると感じる状態の運動）を週３日（できれば毎日）行うことが推奨されている．

◎**食事療法**[1,2,7]
- エネルギー摂取量と消費量のバランスを考える．
- 脂肪エネルギー比20〜25％，炭水化物エネルギー比50〜65％．
- 飽和脂肪酸の摂取を減らし，不飽和脂肪酸の摂取を増やす．
   飽和脂肪酸：脂質の多い牛・豚肉類，ミルク，チーズ，バター等
   不飽和脂肪酸：青魚（さんま，まいわし，ぶり等）
- 伝統的な日本食（未精製穀類，海藻類，大豆，魚，野菜，果物，きのこなど含む）も推奨されている[1]．
- コレステロール摂取量と血中LDL-C濃度の関係については❼．

◎**禁煙**[1,6]
- 喫煙と受動喫煙を回避する．
- ニコチン依存症の薬物治療の適応があれば「禁煙外来」受診を検討．

◎**適正体重の維持**[1]
- 総エネルギー摂取量を減らし身体活動量を増やし標準体重を目標にする．
   標準体重＝身長(m)×身長(m)×22

◎**飲酒習慣の見直し**
- アルコール摂取は，男性：20g/日（日本酒換算１合），女性：10gまでが「節度ある適度な飲酒量」の目安[8]．

❼**コレステロール摂取量と血中LDL-Cの関係**

食事中のコレステロール摂取量と血中LDL-C濃度は個人差が大きくかならずしも相関するとはいえないが，日本動脈硬化学会では高LDL-C血症がある場合はコレステロール摂取量を制限することを勧めている．「コレステロール摂取量に関する声明」参照．

❽**脂質管理目標値について**

LDL-Cの管理目標値を決定するためのエビデンスが不十分であることを根拠にAHA/ACCガイドライン2013では目標値設定が撤廃された[5]．日本の「動脈硬化性疾患予防ガイドライン2012年版」では管理目標値が設定されているが，「管理目標値は到達努力目標である．」「LDL-C低下率20〜30％も目標値となり得る．」[1]とも記載がある[4]．

冠動脈リスクに加え，冠動脈疾患以外の疾患や全身状態，認知能，生命予後，ライフスタイル，考え方を加味した上で，治療の目標設定について主治医-患者間で話し合っていく必要がある．

❾**一次予防の薬物療法**

二次予防の薬物療法に比べ，弱い力価のスタチンを用いても心血管疾患発症率を下げられる可能性がある[2]（ただし，リスクに応じて検討が必要）．スタチンの強さ・価格については❹（次ページ）参照．

１剤目で副作用等により内服継続が難しくなった場合，薬物療法を続けるべきかどうか検討する[2]．

■薬物治療（高LDL-C血症に対して*）❹〜❼

- スタチンが第一選択薬である[1-6].
- 冠動脈疾患リスクに応じて力価の異なるスタチンを使い分ける[2-6].
- 副作用・薬剤相互作用・腎障害/肝障害時の用量調節や薬剤変更に注意する[1-6].
- スタチン以外の薬剤については明らかに総死亡率を低減するというエビデンスは不十分[2-4].

*他の脂質異常症について薬物治療の知見は限られている．高TG血症に対する薬物治療（フィブラート系薬剤）の意義には疑問が多い[4].

❹ スタチンの力価（LDL-Cの低下率）

強力価スタチン	中力価スタチン	低力価スタチン
LDL-C値を平均約50%以上低下させる1日量	LDL-C値を平均約30〜50%低下させる1日量	LDL-C値を平均約30%未満低下させる1日量
アトルバスタチン(40)〜80 mg ロスバスタチン 20(40) mg	アトルバスタチン 10(20) mg ロスバスタチン(5)10 mg シンバスタチン 20〜40 mg プラバスタチン 40(80) mg ロバスタチン 40 mg フルバスタチン XL 80 mg フルバスタチン 40 mg BID ピタバスタチン 2〜4 mg	シンバスタチン 10 mg プラバスタチン 10〜20 mg ロバスタチン 20 mg フルバスタチン 20〜40 mg ピタバスタチン 1 mg

上記表には日本では適応外の量も記載されているため注意が必要．赤字が日本で発売されている薬剤で，かつ通常使用可能な用量．日本でのLDL-C低下率についてはインタビューフォームを参照のこと．

（NICE guideline（CG181）；2014[6]，日本で使用可能な薬剤を赤字にした）

❺ 日本で発売されているスタチンの商品名と1剤型での薬価

一般名	商品名	薬価	後発品
ピタバスタチン	リバロ	63.2円/1 mg	●
プラバスタチン	メバロチン	50.5円/1 mg	●
シンバスタチン	リポバス	112.4円/1 mg	●
フルバスタチン	ローコール	38.9円/1 mg	●
アトルバスタチン	リピトール	65.5円/1 mg	●
ロスバスタチン	クレストール	68.1円/1 mg	×

（南郷栄秀．なんごろく「脂質異常症」．The SPELL；2014[4]を参考に作成）

◎特別な配慮が必要な患者層[1-3]

- 高齢者：
  脂質異常症の治療に関する主要な研究では75歳以上が除外されており，高齢者に関する知見は限られているが，特に二次予防では薬物治療が有効であることがわかっている．年齢のみならず，ADL，認知能，生命予後，薬剤相互作用，副作用を考慮した上で治療を検討する[2,3].
- 心不全・末期腎不全（ESRD）/透析中：
  収縮期心不全患者ではスタチン投与を開始しても利益がない可能性がある．透析中のスタチン開始は勧められない．心不全・末期腎不全/透析中，共に既にスタチンが開始されている場合は継続する[3].
- 小児：
  二次性脂質異常症の可能性を除外し，遺伝的要因の可能性について考える．生活習慣改善は可能な限り開始する．日本では小児FHヘテロ接合体患者に対し，何歳から治療を始めるべきかのエビデンスは確立していない[1].

❻ スタチンの副作用

- 肝障害：スタチン内服により肝酵素上昇をきたすことがあるが重篤な肝障害はまれ．
- 筋傷害：筋肉に関連する副作用は筋肉痛，筋力低下から横紋筋融解症まで多様．CPK値は上昇することもあれば上昇しないこともある❼．
- 腎障害：強力価スタチン使用開始と急性腎障害の関連を指摘した後向き観察研究があるが，スタチンを使用した複数のRCTを分析した結果，強力価スタチンと重篤な腎障害には関連がないとした研究もある．
- 糖尿病：強力価のスタチンで糖尿病を発症する可能性が指摘されている．
- 上記以外の副作用もあり各薬剤毎に添付文書を確認されたい．薬剤相互作用や腎障害・肝障害時の用量調節についても確認が必要．
- 個々の冠動脈疾患リスクに応じてスタチンを使い分ける必要はあるが，できるだけ低力価のスタチンを使用することで副作用を減らすことができる可能性がある[3,4]．
- 妊婦・妊娠予定の女性・授乳中の女性には投与禁忌．

❼ スタチンの筋傷害をきたしやすい要因

- スタチンの種類・量（プラバスタチン・フルバスタチンは筋傷害を起こしにくい）
- 神経筋疾患（ALS，重症筋無力症など）
- 甲状腺機能低下症
- 急性/慢性腎不全
- 閉塞性肝疾患
- 遺伝的要因・薬剤併用時（フィブラート系薬剤，アミオダロン他）
- 高齢（特に女性）
- 過量の飲酒・過度の運動
- 大量グレープフルーツジュース摂取

(文献1-4, 6)を参考に作成)

■ フォローアップ[1,2]

- スタチン開始前にCPKと肝酵素を測定する．
- 筋肉痛・筋力低下等の筋症状について確認する．
- スタチンのLDL-Cに対する効果は数週間であらわれるので開始後や投与量・薬剤変更後6週間程度で効果判定のための脂質検査を行う．
- 定期的な肝酵素・CPKのモニタリングは必要ないとする文献もあるが，個々の薬剤の添付文書を参照．
- スタチン開始後もLDL-Cが十分に低下しなければ専門医への紹介を検討する．

痛風
Gout

北山 周
北山医院

どんな症候・疾患なの？

- 関節内に析出した尿酸塩結晶が起こす関節炎．
- 間欠的な急性単関節炎であり痛風発作と呼ばれる．
- 典型例は大酒飲みの中年男性で夜間に第一中足趾節間関節炎（足の親指の付け根の痛みと腫れ）や足関節炎として発症．
- 再発性の関節炎発作，痛風結節，間質性腎症，尿酸結石を含む疾患．

❶ 病歴

- 痛みは数時間でピークに達する．
- 同様の症状を繰り返している場合，発作の間は無症状（24時間以内に痛みはピークに達する，2週間以内に消失する，夜間に痛み発作が多い）．
- 飲酒量．
- 尿酸を下げる薬や利尿薬の使用開始．
- 痛風の既往，健診などで尿酸高値指摘の有無．
- ※発作を繰り返している場合，多関節炎として発症する場合がある．
- ※高齢者では多関節炎，利尿薬の使用，腎機能低下が見られ，女性の割合も増加する．

❷ 身体診察所見

- 頻度の高い部位：
  第一中足趾節間関節（足の親指付け根），中足部，足関節，膝関節，手関節，肘関節（体温の低い部位に結晶析出するため，体幹近くの股関節，腰部，肩関節はまれ）．
- 関節炎所見：
  発赤，熱感，腫脹，圧痛．
- 痛風結節（異物反応に関連した尿酸ナトリウムの沈着）が耳介部，関節伸側の軟部組織に見られる．

▶ 診断アプローチ

痛風発作かも？

Point 疑うポイントは…
- 初発の発作は85〜90％が単関節炎，60％が第一中足趾節間関節炎
- 急性発症でぶつけたなどの思い当たる原因がない
- 同様の発作を繰り返している
- 高尿酸血症を指摘されたことがある
- 女性では閉経後で利尿薬を使用していることが多い

❶ 病歴確認
❷ 身体診察
❸ 検査

痛風の診断確定！

❷ 白血球に貪食される尿酸ナトリウム結晶（偏光顕微鏡所見）

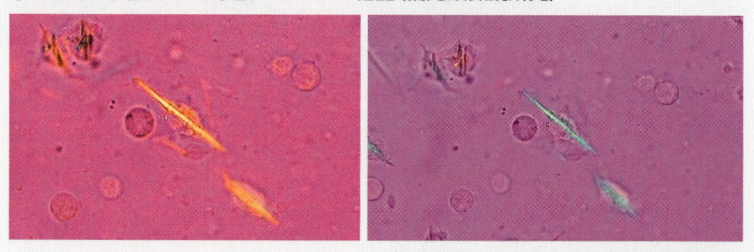

（写真提供：大船中央病院内科 須藤博先生）

どのくらいCommonなの？

- 日本全国で痛風の罹患者は約87万人，男女比は男：女＝9：1（2004年）[1]．
- 男性では50～60歳代が多く，女性は閉経後発症で90％以上で利尿薬を内服している[2]．
- 家族歴は40％で認められ，多くが2回以上の発作を起こす[2]．
- 高尿酸血症は特に男性では増加傾向であるという報告あり（2004年）[1]．

❶ 痛風の診断予測

評価項目	スコア
男性	2.0
以前の急性発作歴	2.0
1日以内の発症	0.5
関節部の発赤	1.0
中足趾節間関節病変	2.5
高血圧か心血管リスク*	1.5
血清尿酸値5.88 mg/dL以上	3.5

＊心血管リスク
狭心症，心筋梗塞，心不全，脳血管障害，一過性脳虚血発作，末梢血管疾患

関節穿刺診断との相関関係
4以下：2.2％
4.5～7.5：31.2％
8以上：82.5％

関節検査できないときのclinical prediction rule.
（Janssens HJ, et al. Arch Intern Med 2010；170：1120-1126[3]より）

■ 鑑別疾患

- 蜂巣炎；化膿性関節炎（皮膚所見，白癬や傷の有無，免疫低下をきたす基礎疾患の有無，全身状態の悪化，関節穿刺液の培養）
- 偽痛風（高齢者，変形性関節症が基礎にある，頻度は膝関節・手関節・足関節の順，X線では石灰化，穿刺液でピロリン酸カルシウム検出）
- 関節リウマチ（「関節リウマチ」p.196参照）
- 慢性鉛中毒症（鉛痛風）

Point
化膿性関節炎を疑う場合は必ず除外を！

❸ 検査

- 採血
  尿酸値は男性7 mg/dL以上，女性6 mg/dL以上で痛風発作は起きうるが，発作中は非発作時と比較し低値となる（発作時の尿酸値が低くても痛風発作は否定できない）．
- 関節液検査
  関節液中に尿酸ナトリウム結晶❷を同定できれば確定診断となる．偏光顕微鏡にて光の方向と水平で黄色，垂直で青色の変化（感度95％，特異度97％）．グラム染色でも針状の結晶が見られる．
- 単純X線写真
  軟部組織の非対称性腫脹，overhanging margin（骨棘様の変化）．

▶ 治療アプローチ

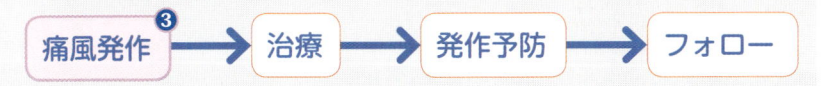

痛風発作❸ → 治療 → 発作予防 → フォロー

❸ 痛風と診断されたら

発作時の治療
- NSAIDs（疼痛改善するまでしっかり使う）．腎機能，消化管潰瘍に注意．
- 経口コルヒチン（初回0.5～1.0 mg投与，1時間後に0.5 mg投与）．高用量時に下痢など消化管症状の副作用が多くなる．
- ステロイドの関節注射または経口投与（プレドニン30 mg/日，5～10日間）．腎不全などNSAIDs投与不可時に使用．

発作予防
- 血清尿酸値を正常値に保つ（次ページ参照）．
- 経口コルヒチン0.5 mg-1.0 mg/日使用．尿酸降下薬の開始前もしくは開始と同時に開始．尿酸値6.0 mg/dL以下になってから6か月もしくは痛風結節が消失するまで使用．

フォロー
- 痛風発作の再燃の有無，尿酸値や腎機能・肝機能を定期評価する．
- 生活指導．

Point
急性期は尿酸値を下げないこと
尿酸が組織から動く際に痛風発作を起こす可能性があるため
発作の治療後2週間程度経過してから尿酸を下げる治療を開始する

❹ 高尿酸血症とはどんな疾患？

プリン体代謝産物である尿酸は摂取過剰・産生過剰か排泄低下によって高尿酸血症をきたす．

高尿酸血症では痛風をはじめ尿酸結石，間質性腎症などきたす可能性があるが，症状のない無症候性高尿酸血症も肥満，高血圧，脂質異常症などの基礎疾患を有することが多く（メタボリック症候群と関連が深い），冠動脈疾患や慢性腎臓病などの心血管系関連疾患を高頻度に合併する．これらがまた痛風発作のリスク因子となる．

高尿酸血症の定義：血清尿酸値 7.0 mg/dL 以上

❺ 問診・検査

- 問診

　尿酸産生過剰となる基礎疾患の有無（骨髄増殖性疾患，溶血性貧血，ビタミン B_{12} 欠乏，乾癬，ダウン症など）

　薬剤（サイアザイド，ループ利尿薬，エタンブトール，シクロスポリン）

- 痛風発作の既往
- 尿酸結石の既往
- 検査：

　腎機能，糖尿病・脂質異常症の有無，尿検査

　悪性腫瘍の化学療法や放射線治療後の場合は急性高尿酸血症性腎症を疑い尿 pH や Ca，P などチェックを．

- 身体所見：

　画像にて痛風結節チェック．

- Stage 3 以上の CKD．

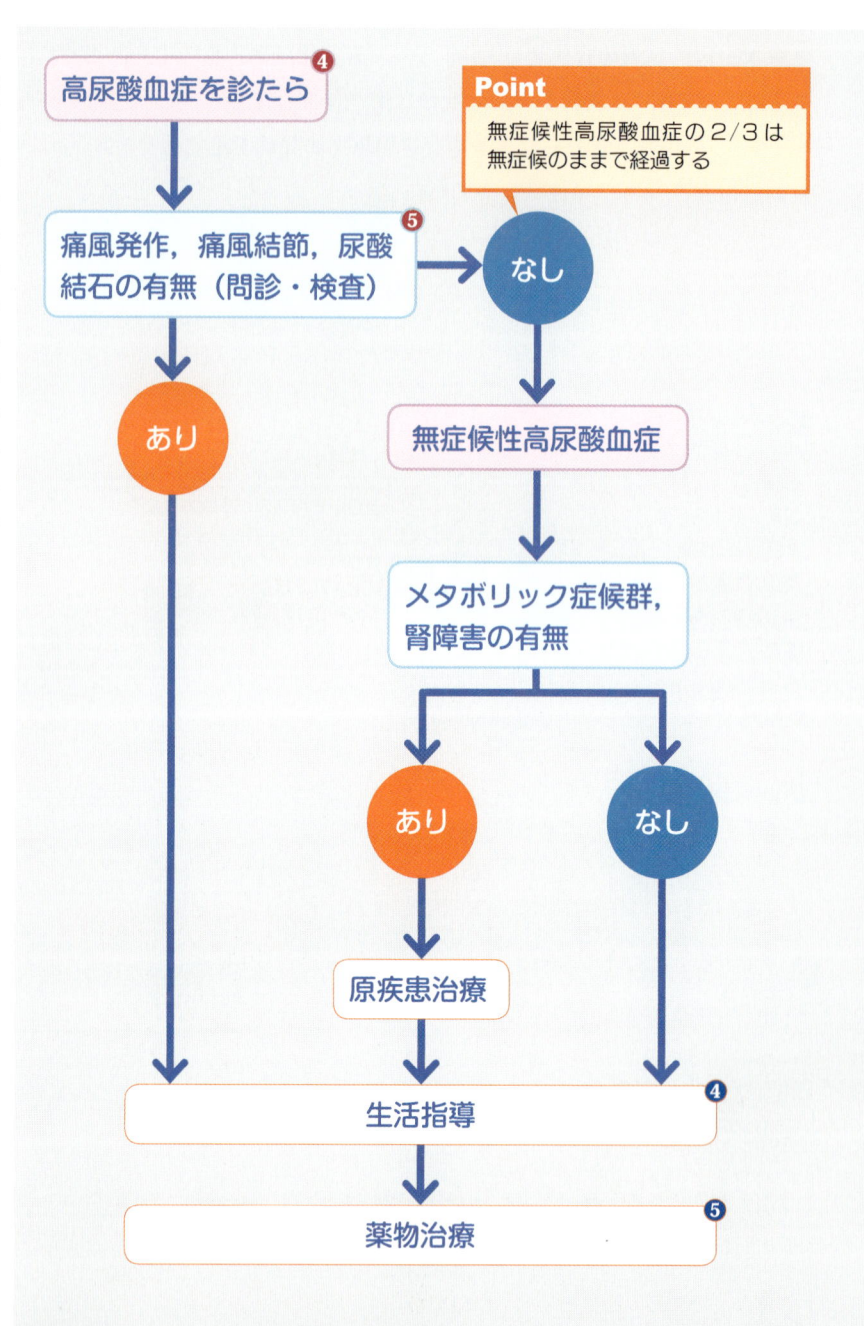

```
高尿酸血症を診たら ❹
        │
        ▼
痛風発作，痛風結節，尿酸結石の有無（問診・検査） ❺ ──→ なし
        │                                              │
       あり                                             ▼
        │                                      無症候性高尿酸血症
        │                                              │
        │                                              ▼
        │                                    メタボリック症候群，
        │                                      腎障害の有無
        │                                       │        │
        │                                      あり      なし
        │                                       │        │
        │                                       ▼        │
        │                                   原疾患治療    │
        │                                       │        │
        ▼                                       ▼        ▼
                          生活指導 ❹
                               │
                               ▼
                          薬物治療 ❺
```

Point: 無症候性高尿酸血症の 2/3 は無症候のままで経過する

❹生活指導 ― 特に無症候性高尿酸血症では生活指導が中心となる

食事療法

・減らす：カロリー，ジュースのとり過ぎ，肉類（特にレバー，ホルモン），エビ・イカ
・尿酸を下げる：乳製品，コーヒー，ビタミンC

飲酒の制限

・1日あたりビール500 mL以下，日本酒1合以下，ウイスキー60 mL以下
・週2日以上の禁酒

運動療法

・有酸素運動，週3回程度の軽い運動

❺薬物療法

アロプリノール （尿酸生成抑制）	50～100 mg/日で開始，下がらなければ4週ごとに50～100 mg増量．200～300 mg/日まで． 注意： （Ccr＜20 mL/分：MAX 200 mg/日，Ccr＜3～20 mL/分：MAX 100 mg/日） ※HLA-B5801保有者では重症薬疹発症リスクが高い． 　HLA-B5801保有率は漢民族で20～30％，日本人・西洋人で1～2％．
フェブキソスタット （尿酸生成抑制）	10 mg/日から開始，2週間後20 mg，6週後に40 mgへ尿酸値をみて増量．MAX 60 mg/日． 注意： 腎機能低下例，アロプリノールアレルギー例に使用可．
トピロキソスタット （尿酸生成抑制）	1日2回，20 mg/回から開始，2週間以降で40 mg/回，維持量として6週以降で60 mg/回へ尿酸値をみて増量．MAX 80 mg/回． 注意： 腎機能低下例，アロプリノールアレルギー例に使用可．
プロベネシド （尿酸排泄促進）	尿酸排泄低下にて用いる． 24時間尿で尿酸排泄600～700 mg/日以下で低排泄と判断するが，アロプリノールだけでは尿酸値コントロールできない場合に併用する． 0.5～2 g/日を分2～4で使用． ※禁忌：腎機能障害（Ccr＜50 mL/分），腎結石（尿酸結石）

◎**無症候性高尿酸血症の薬物療法**

　日本のガイドライン[1]では合併症（腎障害，尿酸結石，メタボリック症候群，虚血性心疾患，糖尿病）がある場合は8.0 mg/dL以上，合併症がなくても9.0 mg/dL以上で薬物療法開始考慮とある．

　無症候性高尿酸血症の治療は諸外国では尿酸降下薬による長期投与リスクが利点を上回るとして推奨されていない．（アロプリノール：発疹2％，肝機能障害5％，全身過敏0.1～0.4％の報告あり．）

　上記のことを知った上で病態，患者背景や理解度を確認しながら投薬判断を．

　副作用に注意が必要であるが，eGFR＜60 mL/min/1.73 m^2（CKD Stage 3-4）で高尿酸血症があればアロプリノール，フェブキソスタットともに腎機能予後を有意に改善させるデータがある[4,5]．

骨粗鬆症
osteoporosis

松田 真和[1], 井上 真智子[1,2]
[1] 静岡家庭医養成プログラム
[2] 浜松医科大学地域家庭医療学講座

どんな症候・疾患なの？

- 骨密度の低下と骨質の劣化により骨強度が低下することを特徴として，骨の脆弱性が増大することによって骨折リスクが高まる疾患である．
- 原発性骨粗鬆症は，加齢や閉経，生活習慣要因，遺伝的要因などが複合的に関与した多因子疾患である．
- 骨折や骨格の変形などの身体障害は，疼痛，精神的負担，運動機能低下，ADL低下，不動化（寝たきり）を招き，QOLの低下や生命予後の短縮につながる（大腿骨近位部骨折後1年間の死亡リスクは，男性で3.7倍，女性で2.9倍）[1]．

❶ 骨粗鬆症・骨折のリスク因子

加齢，低BMI，低栄養（カルシウムやビタミンDの不足，極端な食事制限），（脆弱性）骨折の既往，大腿骨近位部骨折の家族歴，喫煙，飲酒（アルコール30 g/day以上），運動不足，転倒，など

❷ 医療面接での聴取内容

- 月経歴
- 続発性骨粗鬆症や低骨量をきたす疾患の既往歴，薬剤使用歴
- 過去の骨粗鬆症検査，骨折の既往，身長や姿勢の変化
- 骨折のリスク因子
- 生活様式（喫煙，飲酒，食事，運動）
- 骨粗鬆症や骨折の家族歴

❸ DXA (dual-energy X-ray absorptiometry)

診断のためには腰椎と大腿骨近位部の2部位で測定する．腰椎ではL2～L4の平均値を用いるが，退行性変化や圧迫骨折のある椎体は除き，1椎体しか適さない場合には腰椎では評価しない．大腿骨近位部ではtotal hipと頸部のうち骨密度の低い方で評価する．これらの測定が困難な場合には，前腕骨DXA（非利き腕の橈骨1/3遠位端）で評価する．

治療効果の検出感度は腰椎正面DXAが優れている．腰椎の退行性変化や圧迫骨折で正確に評価できない場合には大腿骨

▶ 診断アプローチ

骨粗鬆症を考慮すべき患者 ❶

- 脆弱性骨折*を有する（可能性のある）者
- 骨強度低下をきたす疾患に罹患している者
- 骨強度低下をきたす薬物を投与されている者
- 65歳以上の女性
- リスク因子のある閉経後の女性
- 70歳以上の男性
- リスク因子のある50歳以上の男性

*脆弱性骨折：低骨量が原因で軽微な外力により発生した骨折

身体診察 医療面接 ❷

Point
治療の効果発現には18～24か月以上を要するため，高齢者では生命予後を考慮して対象を選択する

骨評価
DXA ❸ や脊椎X線

診断 ❶❷

❶ 原発性骨粗鬆症の診断基準（2012年度改訂版・抜粋）

I. 脆弱性骨折あり	1.	椎体骨折または大腿骨近位部骨折あり
	2.	その他の脆弱性骨折があり，骨密度がYAMの80％未満
II. 脆弱性骨折なし		骨密度がYAMの70％未満または-2.5 SD以下

YAM (young adult mean)：若年成人（腰椎は20-44歳，大腿骨近位部は20-29歳）の骨密度平均値に対する実測値の割合（％）．

❷ WHOの骨密度による診断カテゴリー

正常	骨密度がTスコア≧-1
低骨量状態（骨量減少）	骨密度が-1＞Tスコア＞-2.5
骨粗鬆症	骨密度がTスコア≦-2.5
重症骨粗鬆症	骨密度がTスコア≦-2.5で，脆弱性骨折あり

Tスコア：若年成人（30歳）の骨密度の平均値を基準とした実測値の隔たり（SD：標準偏差）．

❸ 続発性骨粗鬆症の原因

内分泌性	副甲状腺機能亢進症，クッシング症候群，甲状腺機能亢進症，性腺機能不全など
栄養性	胃切除後，神経性食欲不振症，吸収不良症候群，ビタミンC欠乏症，ビタミンAまたはD過剰
薬物	ステロイド薬，抗痙攣薬，ワルファリン，性ホルモン低下療法治療薬，SSRI，メトトレキサート，ヘパリンなど
不動性	全身性（臥床安静，対麻痺，廃用症候群，宇宙旅行），局所性（骨折後など）
先天性	骨形成不全症，マルファン症候群
その他	糖尿病，関節リウマチ，アルコール多飲（依存症），慢性腎臓病（CKD），慢性閉塞性肺疾患（COPD）など

原発性骨粗鬆症と同様の骨代謝異常をもたらす原因は多彩である．これらの原因については，病歴聴取や診察ならびにスクリーニング検査などを駆使して，慎重に検討することが重要である．

（骨粗鬆症の予防と治療ガイドライン2015年版[1]より）

骨粗鬆症

どのくらい Common なの？

- 日本の40歳以上で骨密度に基づく有病率は，腰椎（L2～L4）で男性3.4％，女性19.2％，大腿骨頸部では男性12.4％，女性26.5％と推定されており，患者数は1200万人を超える[1]．
- 40歳以上の年間発生率は男性で0.6％，女性で2.3％との報告がある[2]．

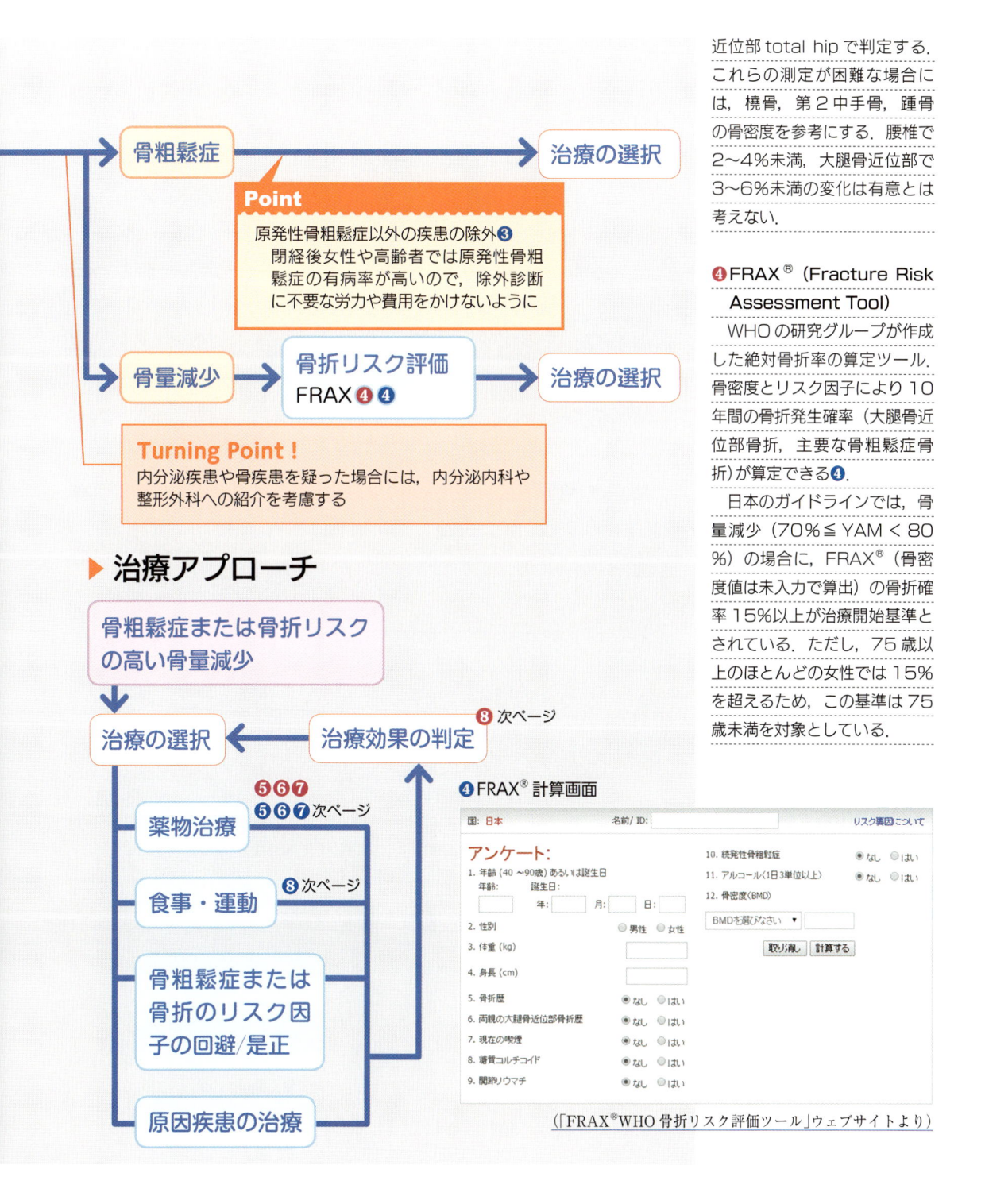

近位部total hipで判定する．これらの測定が困難な場合には，橈骨，第2中手骨，踵骨の骨密度を参考にする．腰椎で2～4％未満，大腿骨近位部で3～6％未満の変化は有意とは考えない．

❹FRAX® (Fracture Risk Assessment Tool)

WHOの研究グループが作成した絶対骨折率の算定ツール．骨密度とリスク因子により10年間の骨折発生確率（大腿骨近位部骨折，主要な骨粗鬆症骨折）が算定できる❹．

日本のガイドラインでは，骨量減少（70％≦YAM＜80％）の場合に，FRAX®（骨密度値は未入力で算出）の骨折確率15％以上が治療開始基準とされている．ただし，75歳以上のほとんどの女性では15％を超えるため，この基準は75歳未満を対象としている．

図の内容

骨粗鬆症 → 治療の選択

Point
原発性骨粗鬆症以外の疾患の除外❸
閉経後女性や高齢者では原発性骨粗鬆症の有病率が高いので，除外診断に不要な労力や費用をかけないように

骨量減少 → 骨折リスク評価 FRAX❹ → 治療の選択

Turning Point !
内分泌疾患や骨疾患を疑った場合には，内分泌内科や整形外科への紹介を考慮する

▶治療アプローチ

骨粗鬆症または骨折リスクの高い骨量減少
→ 治療の選択 ← 治療効果の判定 ❽次ページ
- 薬物治療 ❺❻❼次ページ
- 食事・運動 ❽次ページ
- 骨粗鬆症または骨折のリスク因子の回避/是正
- 原因疾患の治療

❹FRAX®計算画面

（「FRAX®WHO骨折リスク評価ツール」ウェブサイトより）

■治療の目的と意義は？

個人の骨折リスクを総合的に評価して，今後の骨折を予防することで骨格機能およびQOLを維持・改善させる．

薬物治療は，骨強度の低下により増大した骨折リスクを部分的に抑制するにすぎない．

食事や運動，骨強度低下に関わる生活習慣病だけでなく，転倒など骨強度に依存しない骨折リスク因子にも留意する．

❺ 原発性骨粗鬆症の薬物治療の対象

- 原発性骨粗鬆症の診断基準を満たす者
- 骨密度がYAM80％未満でFRAX®での10年間の主要骨折率が15％以上の者
- 骨密度がYAM80％未満で大腿骨近位部骨折の家族歴のある者

❻ 薬剤処方について

多くの場合でビスホスホネート製剤が第一選択薬となるが，閉経後女性ではSERMも候補となる．服薬方法や副作用（リスク）を考慮して薬剤を選択する．

カルシウムやビタミンD摂取が不十分となりやすい高齢者では，これらの併用も有効である．ビタミンD製剤は単独投与でも骨折抑制が期待できる．

処方薬剤の増加は服薬アドヒアランスの低下につながり得る．

❼ ビスホスホネートと顎骨壊死について

服薬開始前に，未治療齲歯や歯周病がないかを確認して，侵襲的歯科治療は全て終わらせておく．服薬前から服薬後まで継続的に口腔ケアするように指導して，定期的な歯科受診を勧める．

右ページへ

❺ 骨粗鬆症治療薬

分類	薬物名	商品名	剤形
ビスホスホネート薬	アレンドロン酸	フォサマック	錠：5 mg, 35 mg
		ボナロン	錠：5 mg, 35 mg 錠 経口ゼリー：35 mg 点滴静注バッグ：900 μg
	リセドロン酸	ベネット	錠：2.5 mg, 17.5 mg, 75 mg
		アクトネル	錠：2.5 mg, 17.5 mg, 75 mg
	ミノドロン酸	リカルボン	錠：1 mg, 50 mg
		ボノテオ	錠：1 mg, 50 mg
	イバンドロン酸	ボンビバ	静注シリンジ：1 mg
活性型ビタミンD3薬	アルファカルシドール	ワンアルファ	錠：0.25 μg, 0.5 μg, 1.0 μg 内用液：0.5 μg/ml
		アルファロール	カプセル：0.25 μg, 0.5 μg, 1.0 μg 内用液：0.5 μg/ml 散：1 μg/g
	カルシトリオール	ロカルトロール	カプセル：0.25 μg
	エルデカルシトール	エディロール	カプセル：0.5 μg, 0.75 μg
カルシウム薬	L-アスパラギン酸カルシウム	アスパラカルシウム	錠：200 mg（Caとして22.3 mg）
	リン酸水素カルシウム	リン酸水素カルシウム	散（Caとして233 mg/g）
SERM	ラロキシフェン	エビスタ	錠：60 mg
	バゼドキシフェン	ビビアント	錠：20 mg
副甲状腺ホルモン	テリパラチド	テリボン	皮下注用：56.5 μg
		フォルテオ	皮下注キット：600 μg
抗RANKLモノクローナル抗体	デノスマブ	プラリア	皮下注シリンジ：60 mg

カルシトニン薬：国内では「骨粗鬆症における疼痛」が適応となり，骨折抑制と疼痛改善に有効とされている．

❻ 骨代謝マーカー

	マーカー	略語	検体（測定法）	最小有意変化
骨形成マーカー	骨型アルカリホスファターゼ	BAP	血清（EIA）	9.0％
	I型プロコラーゲン-N-プロペプチド	P1NP	血清（RIA）	12.1％
骨吸収マーカー	I型コラーゲン架橋N-テロペプチド	NTX	血清（EIA）	16.3％
			尿（EIA）	27.3％
	I型コラーゲン架橋C-テロペプチド	CTX	血清（EIA）	23.2％
			尿（EIA）	23.5％
	酒石酸抵抗性酸性ホスファターゼ	TRACP-5b	血清（EIA）	12.4％
	デオキシピリジノリン	DPD	尿（EIA）	23.5％
骨マトリックス関連マーカー	低カルボキシル化オステオカルシン	ucOC	血清（ECLIA）	32.2％

❽ 食事・運動

食事：カルシウム 800-1200 mg/day…牛乳，乳製品，小魚，緑黄色野菜，大豆
　　　ビタミンD 400-800 IU（10-20 μg）/day…魚類（サケ，イワシ，サンマ），きのこ類
　　　ビタミンK 250-300 μg/day…納豆，緑色野菜
運動：荷重負荷運動…ウォーキング，ジョギング，階段昇降，太極拳，ダンス，テニス など
　　　筋力強化運動…ウエイトトレーニング，ピラティス，ブートキャンプトレーニング など
　　　バランス運動…開眼片足立ち，スクワット など

用法用量	推奨グレード 骨密度	推奨グレード 椎体骨折	推奨グレード 非椎体骨折	推奨グレード 大腿骨近位部骨折	注意点や副作用	
1回5mg 1日1回 1回35mg 1週1回	A	A	A	A	内服薬：起床時に180 mLの水で服用．服用後30分間は上体を起こして，他のものを経口摂取しない． 静注薬：逆流性食道炎や嚥下困難の患者でも投与できる．	胃炎/食道炎など上部消化管障害に注意する． 顎骨壊死や非定型骨折の発生頻度は少ないが，5年以上の長期投与と関連が指摘されている．
1回900μg 4週1回	A	A	A	A		
1回2.5mg 1日1回 1回17.5mg 1週1回 1回75mg 4週1回	A	A	A	A		
1回1mg 1日1回 1回50mg 4週1回	A	A	C	C		
1回1mg 1か月1回	A	B	C			
1回0.5-1.0μg 1日1回	B	B	B	C	ビタミンD：1μg＝40IUだが，活性型ビタミンDの力価はこれよりも高くなっている．	高カルシウム血症に注意する．転倒抑制効果も期待できる．
1回0.25μg 1日2回	B	B	B	C		
1回0.75μg 1日1回	B	B	B	C		
1回200-400mg 1日3回	B	B	B	C	カルシウム摂取不足に使用する．Caとして500 mg以上を1回に内服しない．	便秘をきたした場合は減量する．
1回1g 1日3回	B	B	B	C		
1回60mg 1日1回	A	A	B	C	血栓症リスクに注意する．	ほてりや乳房緊満をきたすこともあるが，数か月で慣れるといわれている．
1回20mg 1日1回	A	A	B	C		
1回56.5μg 1週1回	A	A	A		第一選択薬ではない．投与期間に制限がある．	自己注射の指導が必要である．
1回20μg 1日1回	A	A	A			
1回60mg 6か月1回	A	A	A	A	低カルシウム血症がないか治療開始前に確認する．	低カルシウム血症，顎骨壊死，非定型骨折を起こす可能性もある．

薬物に関する「有効性の評価（A,B,C）」
骨密度上昇効果 A：上昇効果がある B：上昇するとの報告がある C：上昇するとの報告はない
骨折発生抑制効果（椎体，非椎体，大腿骨近位部それぞれについて） A：抑制する B：抑制するとの報告がある C：抑制するとの報告はない

(骨粗鬆症の予防と治療ガイドライン2015年版[1]を参考に作成)

❼ 骨代謝マーカーを用いた骨粗鬆症治療薬の治療効果評価のフローチャート

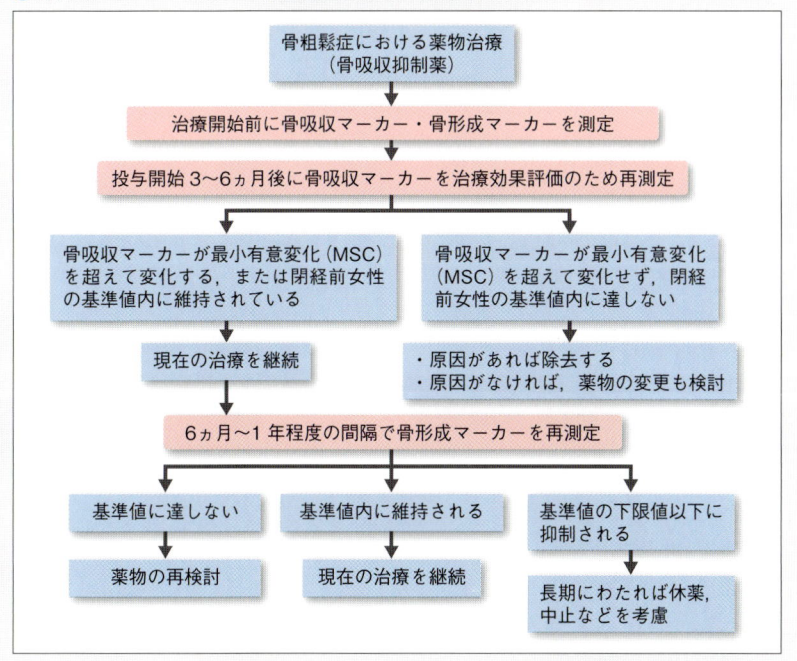

```
骨粗鬆症における薬物治療
（骨吸収抑制薬）
        ↓
治療開始前に骨吸収マーカー・骨形成マーカーを測定
        ↓
投与開始3～6ヵ月後に骨吸収マーカーを治療効果評価のため再測定
        ↓
┌───────────────────────┬───────────────────────┐
骨吸収マーカーが最小有意変化       骨吸収マーカーが最小有意変化
(MSC)を超えて変化する，または閉経前  (MSC)を超えて変化せず，閉経前
女性の基準値内に維持されている      女性の基準値内に達しない
        ↓                              ↓
現在の治療を継続                ・原因があれば除去する
                              ・原因がなければ，薬物の変更も検討
        ↓
6ヵ月～1年程度の間隔で骨形成マーカーを再測定
        ↓
┌──────────┬──────────┬──────────┐
基準値に達しない  基準値内に維持される  基準値の下限値以下に抑制される
    ↓              ↓              ↓
薬物の再検討      現在の治療を継続    長期にわたれば休薬，
                                中止などを考慮
```

(骨粗鬆症診療における骨代謝マーカーの適正使用ガイドライン[7]より)

歯肉の腫脹や感染，治癒傾向のない口腔粘膜潰瘍，義歯性潰瘍，骨の露出，歯の動揺や脱落，歯や歯周組織の疼痛，顎部や口唇の知覚異常があれば，速やかに服薬を中止する．

服薬中に侵襲的な歯科処置が必要な場合，処置の前後3か月間は服薬を中止する．

❽ 治療開始後のフォローについて

栄養摂取（カルシウムやビタミンD），運動，骨折リスクや転倒リスクの回避・是正，その他の生活習慣の改善が継続できているか確認する．

薬物治療中には，正しく服薬できているか確認する．定期的に（少なくとも1年に1度），薬剤選択やその必要性について検討する．また，2年毎または医学的状況次第で，骨密度測定と血液・尿検査により治療効果を評価する．

背部痛，身長低下，姿勢変化があるとき，胸部X線で椎体骨折を疑うときには，椎体X線を再検する．

薬物治療の期間は患者個人により異なるが，ビスホスホネートの投与期間は5年間が目安とされている．

薬物治療中止後も，骨折や転倒のリスク，生活習慣や慢性疾患の状態について継続的に観察して，定期的な骨密度測定，状況に応じて椎体X線や骨代謝マーカー測定も考慮する．

甲状腺機能亢進症・低下症
hyperthyroidism
hypothyroidism

玉木 千里
京都協立病院 内科

どんな症候・疾患なの？

- 甲状腺ホルモンの分泌異常に伴い，多様な症状を呈する疾患である．
- 甲状腺ホルモン異常は，大きく甲状腺中毒症と甲状腺機能低下症の2つに分けられる❶．
- わが国では甲状腺中毒症のうち，甲状腺機能亢進症と破壊性甲状腺炎（主に無痛性甲状腺炎と亜急性甲状腺炎）の2種類で9割超を占める．臨床上，特に問題になるのは，Basedow病と無痛性甲状腺炎の鑑別である．
- 甲状腺機能低下症はわが国ではほとんどが橋本病であるが，Basedow病に対する ^{131}I 内用療法など医原性のものも増加している．

❶ 病歴確認，身体診察

- 薬剤歴
- ヨード摂取習慣（根昆布療法，昆布・海苔の過剰摂取，イソジンガーグルでのうがい）
- 妊娠の有無
- 眼症状，甲状腺腫，結節の有無
- 家族歴

Point：甲状腺機能にはさまざまな薬剤が関連する．近年インターフェロンや分子標的薬など甲状腺機能に影響する薬剤も増えており，使用されている薬剤にも注意が必要！❷

❷ 身体所見，家族歴

眼球突出，眼瞼腫脹，複視，前脛骨粘液水腫→これらを認めればまずBasedow病と診断可能．Basedow病の30％に眼症を認める．喫煙者に多い．

頸部を伸展しても甲状腺が見えない場合は，甲状腺腫は否定してもよい．

側方から視診し2mm以上突出していれば甲状腺腫と判断する．

高齢者のBasedow病では，若年者と比較し甲状腺腫は伴いにくい．一方，高率に心房細動，眼症状を合併する．

自己免疫的甲状腺疾患のおよそ半数で，主に女系の甲状腺疾患家族歴を認める．

▶ 診断アプローチ

Point
甲状腺機能低下と甲状腺中毒症状の違いを認識する
- 甲状腺機能異常症を鑑別にあげた場合は❶の項目をチェックする！
- ただし高齢者の甲状腺機能異常の症状は非典型であることに注意！

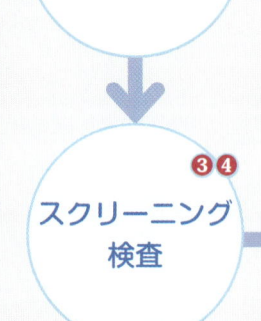

甲状腺疾患を疑わせる手がかりをキャッチする
↓
❶❷ 病歴確認 身体診察
↓
❸❹ スクリーニング検査

❸ スクリーニング検査

- 甲状腺機能亢進症を疑えばTSHを，甲状腺機能低下症を疑えばTSHとFT₄を測定する．
- 中枢性甲状腺機能低下症はTSHが十分上昇しない可能性があるため，FT₄も測定する．
- 血算，電解質(Ca含む)，肝機能，アルカリホスファターゼ，クレアチニンキナーゼ，脂質代謝なども併せてチェック．
- 診察で結節を認めたときは，甲状腺エコーにて確認する．

❶ 甲状腺機能異常を疑う病歴および身体所見

分類	甲状腺機能低下	甲状腺機能亢進
活動性	緩慢	活発
精神状態	うつ傾向，認知機能低下，中枢神経症状	落ち着きのなさ，イライラ，疲れやすい
食欲	低下	増加
体重	増加	低下（時に増加）
便通	便秘	頻便または軟便
月経	過多	過少
熱耐性	寒がり，低体温，発汗低下	暑がり，微熱，発汗亢進
心拍数	徐脈	頻脈，動悸，心房細動
血圧	拡張期血圧上昇	脈圧増大
皮膚	冷たく乾燥	暖かく湿潤
毛髪	粗雑	細く軟らかい
その他	嗄声，難聴，巨舌，手根管症候群，こむらがえり，アキレス腱反射弛緩相遅延，白斑，白髪	振戦，眼裂開大，眼球突出，脱力，周期的四肢麻痺，全般性皮膚色素沈着

（上田剛士．内科診断リファレンス．医学書院；2014．p.316[1]）より）

どのくらい Common なの？

- Basedow 病も橋本病も女性に5〜10倍多く，20〜60歳が好発年齢．
- 日本人成人での健康診断 1,818 人において，約 10％に甲状腺異常を認めた．その内訳は顕性甲状腺機能低下症は 0.7％，潜在性甲状腺機能低下症は 5.8％，顕性甲状腺機能亢進症は 0.7％，潜在性甲状腺機能亢進症は 2.1％[2]．
- 甲状腺腫は成人女性の 0.5〜1.0％でみられるが，半数以上は甲状腺機能が正常[3]．ただし，びまん性甲状腺腫の場合，甲状腺機能が正常であっても半数近くは甲状腺自己抗体を有しており，将来甲状腺機能異常をきたす可能性を秘めている．

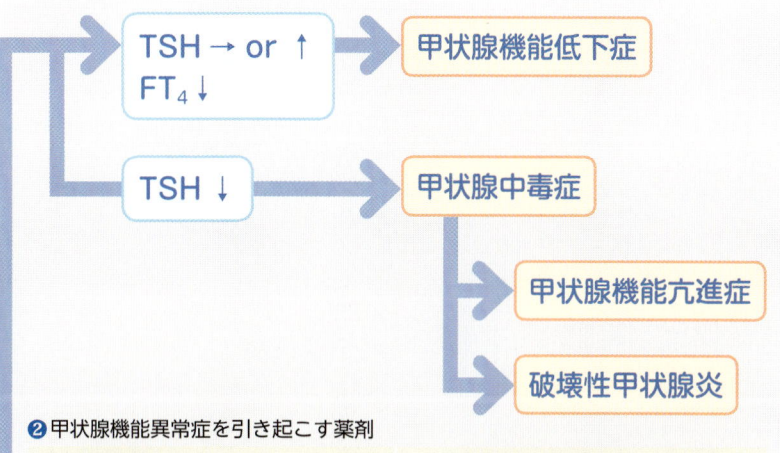

```
TSH → or ↑
FT4 ↓           →  甲状腺機能低下症

TSH ↓           →  甲状腺中毒症
                →  甲状腺機能亢進症
                →  破壊性甲状腺炎
```

❷ 甲状腺機能異常症を引き起こす薬剤

[1] 甲状腺中毒症
  A. Basedow 病と無痛性甲状腺炎の両方を引き起こすもの
    (1) インターフェロン製剤（コペガス，レベトール）
    (2) アミオダロン（アンカロン）
    (3) ゴナドトロピン放出ホルモン誘導体
  B. Basedow 病を引き起こすもの
    (1) 抗ヒト免疫不全ウイルス薬：免疫再構築症候群の一つとして起こす
  C. 無痛性甲状腺炎を引き起こすもの
    (1) 分子標的薬：スニチニブリンゴ塩（スーテント），ソラフェニブ（ネクサバール），アキシチニブ（インライタ）
  D. 甲状腺ホルモンが混入している「健康食品」「やせ薬」：承認された医薬品には．個人輸入の漢方薬などに甲状腺ホルモンが含まれているものがある

[2] 甲状腺機能低下症
  A. 甲状腺ホルモンの合成や分泌を抑制するもの
    (1) 過剰のヨード摂取：ヨード含有うがい薬や造影剤
    (2) アミオダロン（アンカロン）
    (3) 炭酸リチウム（リーマス）
    (4) インターフェロン製剤（コペガス，レベトール）
    (5) インターロイキン-2（イムネース，セロイク），マクロファージコロニー刺激因子
    (6) エチオナミド（ツベルクリン），パラアミノサリチル酸（ニッパスカルシウム）
    (7) サリドマイド（サレド）
    (8) 分子標的薬：スニチニブリンゴ塩（スーテント），ソラフェニブ（ネクサバール），アキシチニブ（インライタ）
  B. TSH の合成，分泌を抑制する薬剤：一般的には TSH の範囲は 0.08〜0.4 μIU/mL であり機能低下症までには陥らない
    (1) ドパミン塩酸塩（アイロム）

  (2) ドブタミン塩酸塩（ドブトレックス，ドブポン）
  (3) 副腎皮質ステロイド薬（プレドニゾロン）
  (4) 酢酸オクトレオチド（サンドスタチン）
  C. 甲状腺ホルモンの代謝を促進するもの
    (1) フェノバルビタール（フェノバール）
    (2) リファンピシン（リファジン）
    (3) フェニトイン（アレビアチン，ヒダントール）
    (4) カルバマゼピン（テグレトール）
  D. 甲状腺ホルモン結合蛋白（TBG）を増加させるもの
    (1) エストロゲン
    (2) 選択的エストロゲン受容体モジュレーター（エビスタ，ノルバデックス）
    (3) フルオロウラシル（5-FU）
  E. 腸管からの甲状腺ホルモンの吸収を阻害する薬剤
    (1) コレスチラミン（クエストラン），コレスチミド（コレバイン）
    (2) 水酸化アルミニウム（アルミゲル）
    (3) 炭酸カルシウム，グルコン酸カルシウム（カルチコール末），ポリカルボフィルカルシウム（ポリカルボフィル Ca）
    (4) 硫酸鉄（フェロ・グラデュメット），スクラルファート（アルサルミン），活性炭，塩酸セベラマー（フォスブロック，レナジェル），ボラプレジンク（プロマック）
    (5) オメプラゾール（オメプラゾール，オメプラゾン）
    (6) シプロフロキサシン（シプロキサン）
  F. その他
    (1) highly active anti-retroviral therapy（HAART 療法）
    (2) 性腺刺激ホルモン放出ホルモン誘導体：酢酸ゴセレリン（ゾラデックス）
    (3) 経腸栄養剤：製剤中に含まれているヨードの不足のためである
    (4) メシル酸イマチニブ（グリベック）

( )内は商品名．

❹ 検査に関して，さらに知っておくとよいこと
- 甲状腺刺激レセプター抗体（TRAb）は甲状腺機能と，甲状腺刺激抗体（TSAb）は眼症状と関連性が強い．
- 近年尿中ヨウ素測定が保険収載され，無痛性甲状腺炎との鑑別に有用である．
- Basedow 病でも，抗 TPO 抗体，抗 Tg 抗体陽性のケースが高頻度（50〜80％）にみられる．
- TSH＜0.002 U/L，FT_3≧10 pg/mL，FT_3/FT_4≧3 であれば破壊性甲状腺炎よりも Basedow 病の可能性が高い．
- サイログロブリン値は，漢方ややせ薬などに混入している外因性甲状腺ホルモンの摂取による甲状腺中毒症の際に低値となるため，鑑別に役立つことがある．
- 70 歳以上の高齢者では，TSH の基準値の上限が上昇するため，健常人を潜在性甲状腺機能低下症と判断誤らぬよう注意する．
- 急性期疾患罹患時に TSH が変動することはよくあることで，入院患者では採血すれば甲状腺機能異常は 9.3〜17.2％でみられるが，85〜92％は再検すると正常化し，実際の甲状腺機能異常の頻度は 1〜2％程度と推測されている[4]．

（吉村 弘．日内会誌 2014；103：855-861[6] より）

❺ 甲状腺中毒症を認めたら

TSH 値が基準値以下, FT₃, FT₄ が基準値以上であることを確認すれば, 甲状腺中毒症と考え, TRAb を調べる.

わが国では, 甲状腺中毒の約8割が Basedow 病で, 亜急性甲状腺炎と無痛性甲状腺炎を併せると9割を超える.

一般に, TRAb が陽性であれば Basedow 病の可能性が高いが, 無痛性甲状腺炎や亜急性甲状腺炎でもまれに陽性になることがあるので注意を要する.

亜急性甲状腺炎は, 甲状腺部の疼痛, 赤沈亢進, CRP 陽性などの所見から鑑別は難しくない.

時に無痛性甲状腺炎との鑑別が難しい場合がある. このような場合には❹の FT₃/FT₄ 比や尿中ヨウ素測定が有用となる.

甲状腺シンチグラフィが必要となるのは, TRAb が陰性で, エコー上結節を認めた場合, すなわち機能性甲状腺結節が疑われるときである. この場合, 抗甲状腺薬での寛解は期待できないため, アイソトープ治療や手術の適応となる.

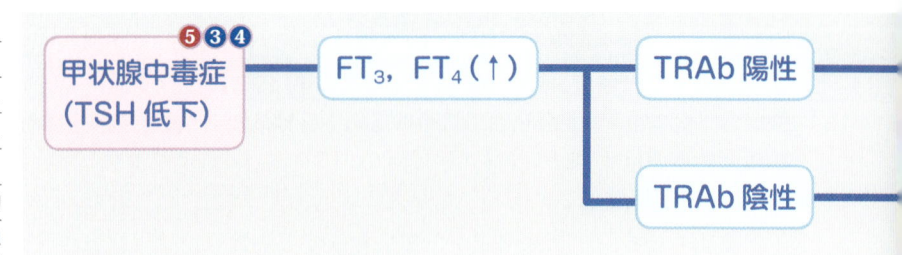

❺❸❹ 甲状腺中毒症 (TSH 低下) → FT₃, FT₄ (↑) → TRAb 陽性 / TRAb 陰性

❸ 甲状腺中毒症の原因疾患による分類

1. 甲状腺でホルモン産生が高まる場合 (甲状腺機能亢進症)
   (1) Basedow 病
   (2) TSH 産生下垂体腫瘍
   (3) ヒト絨毛性ゴナドトロピン (human chorionic gonadotropin: hCG) による
      (a) 妊娠初期の一過性甲状腺機能亢進症
      (b) 胞状奇胎
      (c) 悪性絨毛上皮腫
   (4) 甲状腺機能結節
      (a) 機能性単結節性甲状腺腫 (Plummer 病)
      (b) 機能性多結節甲状腺腫
      (c) 機能性甲状腺癌
2. 甲状腺の破壊による甲状腺ホルモンの漏出
   (1) 亜急性甲状腺炎
   (2) 無痛性甲状腺炎
   (3) 橋本病の急性増悪
   (4) 急性化膿性甲状腺炎
   (5) 放射線による甲状腺炎
3. 外部からの甲状腺ホルモンの摂取
   (1) 甲状腺ホルモン薬の過剰摂取
   (2) やせ薬, 漢方薬中に甲状腺ホルモン剤
   (3) 食肉に甲状腺の混入 (ハンバーガー甲状腺中毒症)
4. 他臓器での甲状腺ホルモン産生
   (1) 卵巣甲状腺腫 (類皮嚢胞腫)
   (2) 濾胞癌の転移先でのホルモン産生

(吉村 弘. 内科 2010；105：1514-1518[5]より)

❹ 2012 年初診の未治療甲状腺中毒症の疾患別患者数

疾患	患者数	(%)
Basedow 病	1,090	80.3
Basedow 病＋亜急性甲状腺炎	1	0.1
亜急性甲状腺炎	129	9.5
無痛性甲状腺炎	108	8.0
妊娠初期一過性甲状腺機能亢進症	13	1.0
機能性単結節性甲状腺腫	9	0.7
機能性多結節性甲状腺腫	6	0.4
アミオダロン誘発性甲状腺中毒症	1	0.1
計	1,357	

(吉村 弘. 日内会誌 2014；103：855-861[6]より)

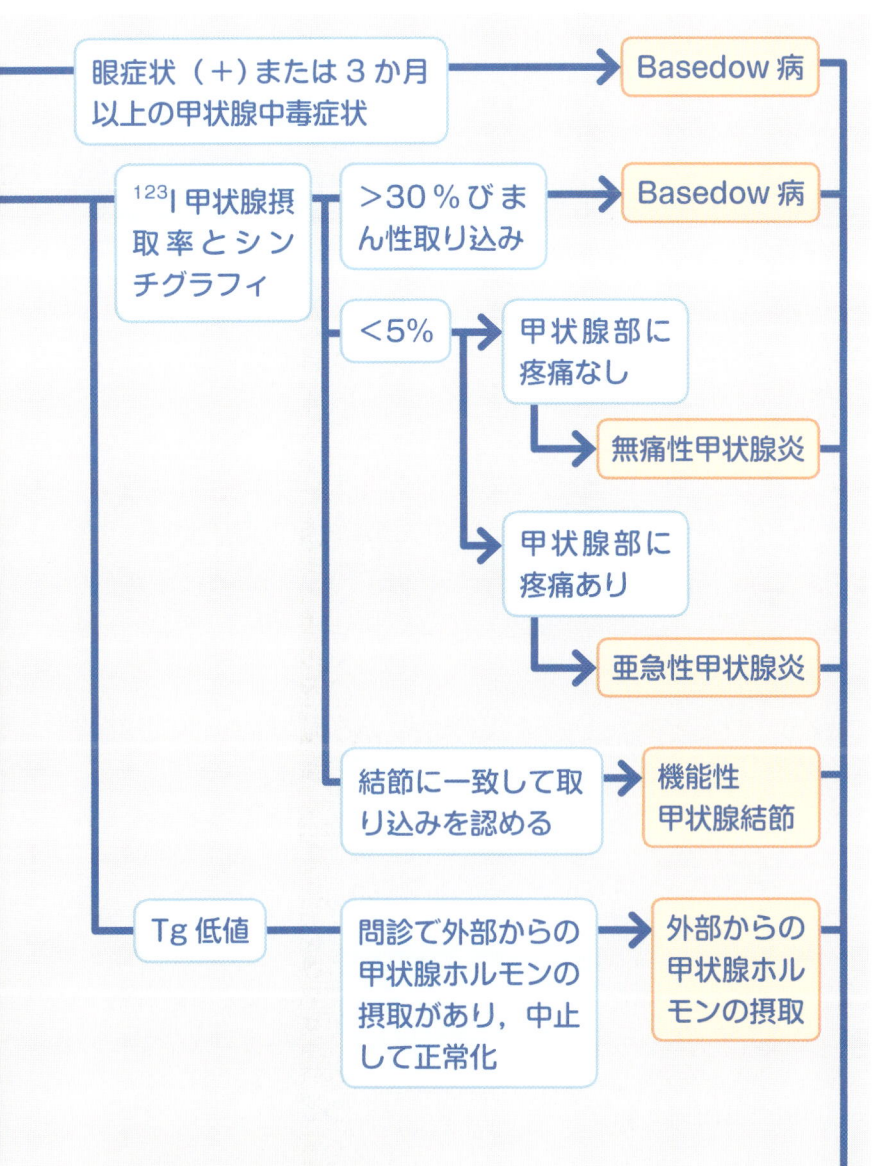

甲状腺機能亢進症・低下症　161

```
眼症状（＋）または3か月        → Basedow 病
以上の甲状腺中毒症状

¹²³I甲状腺摂    >30％びまん性取り込み → Basedow 病
取率とシン
チグラフィ    <5% → 甲状腺部に疼痛なし → 無痛性甲状腺炎
                 → 甲状腺部に疼痛あり → 亜急性甲状腺炎

              結節に一致して取り込みを認める → 機能性甲状腺結節

Tg 低値      問診で外部からの甲状腺ホルモンの摂取があり，中止して正常化 → 外部からの甲状腺ホルモンの摂取
```

■甲状腺クリーゼ

- 10～30％が死に至る重篤な病態．
- 意識変容（特に落ち着きの無さ），体温≧38℃，心拍数≧120/分，甲状腺腫が感度の高い症候．
- 治療は①ステロイド投与と補液による循環動態の改善，②PTUやMMIによるT_4からT_3への変換を予防，に留意して行う．

▶ 治療アプローチ

甲状腺中毒症の治療について

- 詳細は成書に譲るが，Basedow病については，メルカゾール（MMI）が第一選択．他にアイソトープ治療，手術療法の選択もある．
- 妊娠予定者，妊娠8週目まで，授乳中はプロピルチオウラシル（PTU）を選択する．
- 抗甲状腺薬（MMI，PTUとも）の副作用は少なくないことを認識し，患者にもそれを説明する．
  → 軽度な副作用：皮疹（5.6％），関節痛，筋肉痛，発熱，軽度肝機能障害
  → 重度な副作用：無顆粒球症（0.14％），多発関節炎，重症肝障害，ANCA関連血管炎

Turning Point !
専門医へ紹介すべき病態

- 甲状腺クリーゼが疑われるとき
- 不適切TSH分泌症候群（SITSH）の状態が続くとき
- 抗甲状腺薬の効果不良や副作用の出現時
- 機能性多結節性甲状腺腫
- Basedow病と甲状腺炎との鑑別が困難なとき
- 眼症の合併
- 妊娠中・妊娠希望者
- 小児

❻ 甲状腺機能低下症を認めたら

甲状腺機能低下症を認めたら，原因検索を行う．TgAb および TPOAb を測定し，どちらかが陽性であれば，慢性甲状腺炎(橋本病)と診断する．わが国では，甲状腺機能低下症の原因の約半数が慢性甲状腺炎で，次に Basedow 病の治療による医原性や甲状腺摘出後といった病態が続く．

TgAb，TPOAb がともに陰性で，びまん性甲状腺腫を認めるときは，ほとんどが橋本病であるが，まれに Tg 遺伝子異常のことがある．また，FT_4 が基準値以下と著明に低下している割に TSH があまり上昇しないときは，中枢性甲状腺機能低下症を疑う．

FT_4 が高値であっても，TSH が抑制されない場合は，不適切 TSH 分泌症候群（SITSH）と呼ばれる．このようなときは，検査キットを変えて再検してみて，それでも甲状腺機能異常が変わらなければ，TSH 産生下垂体腫瘍や甲状腺ホルモン不応症の鑑別が必要となる．

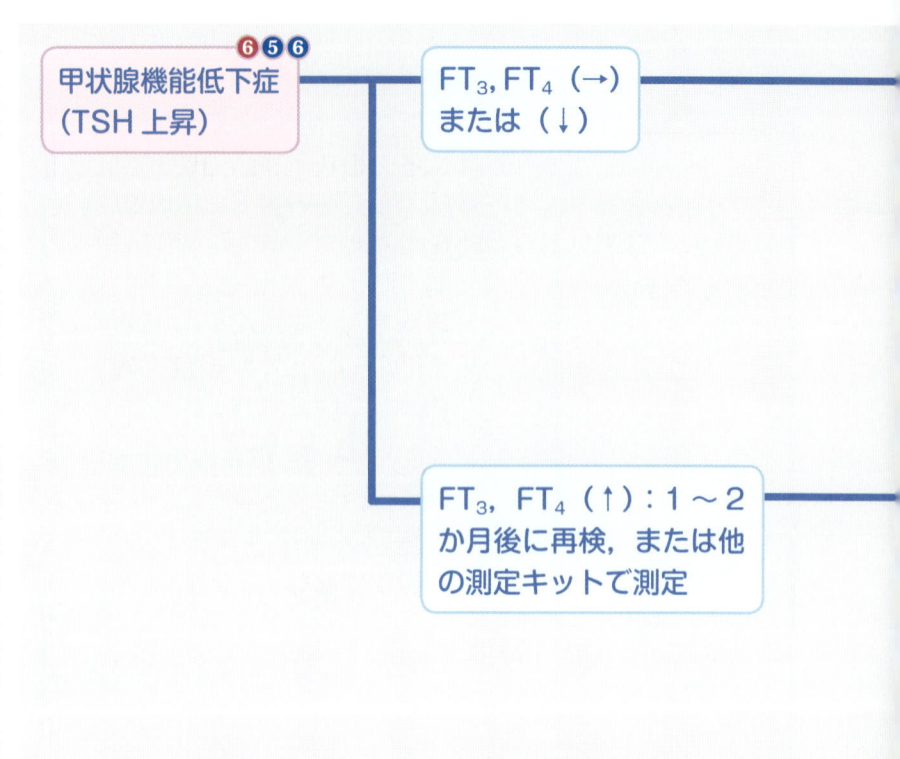

❻❺❻
甲状腺機能低下症
(TSH 上昇)
→ FT_3, FT_4（→）または（↓）
→ FT_3, FT_4（↑）：1〜2 か月後に再検，または他の測定キットで測定

❺ 甲状腺機能低下症の原因

1. 原発性
   (1) 慢性甲状腺炎
   (2) 先天性甲状腺機能低下症：無形成，異所性，甲状腺ホルモン合成障害(Tg，TPO 遺伝子異常など）
   (3) 阻害型抗 TSH レセプター抗体
   (4) 一過性甲状腺機能低下症：無痛性甲状腺炎，亜急性甲状腺炎，産後甲状腺機能低下症
   (5) 医原性：甲状腺手術後(Basedow 病，甲状腺腫瘍)，Basedow 病 [131]I 内用療法，頸部への放射線照射後
   (6) 甲状腺浸潤性疾患：アミロイドーシス，サルコイドーシス，ヘモジデローシス，悪性リンパ腫
   (7) ヨード過剰と欠乏：昆布などのヨウ素を大量に含む食事で起こる．甲状腺ホルモンの材料であるヨウ素の欠乏でも起こる
2. 中枢性甲状腺機能低下症：下垂体(TSH 分泌不足)または視床下部(TRH 分泌不足)が原因の甲状腺機能低下症
   (1) 下垂体性：下垂体腫瘍，下垂体の虚血性疾患(Sheehan 症候群など)，リンパ球性下垂体炎，結核，トキソプラズマ症，全脳放射線照射など
   (2) 視床下部性：視床下部の腫瘍，血管病変

TRH：thyrotropin-releasing hormone.

(吉村　弘．日内会誌 2014；103：855-861[6]より)

TgAb または TPOAb 陽性	→	橋本病．妊婦では TRAb を測定し，阻害型 TRAb によるものを rule out
TgAb，TPOAb ともに陰性	→	ほとんどは橋本病．まれに Tg 遺伝子異常など．FT_4 基準値以下で，FT_4 に比べて TSH の上昇が軽度の場合は中枢性を疑う
SITSH が変わらず	→	TSH 産生下垂体腫瘍，甲状腺ホルモン不応症の鑑別に進む
SITSH が消失	→	経過観察

▶ 治療アプローチ

甲状腺機能低下症の治療について

- 詳細は成書に譲るが，T_4 製剤（チラーヂンS）の補充療法を行う．
- 潜在性甲状腺機能低下症では，基本的には治療は不要だが，次の際にはホルモン補充療法を考慮する．すなわち，①甲状腺機能低下症による症状を認める，②妊婦，③排卵異常による不妊，④抗 TPO 抗体高値で顕性甲状腺機能低下症へ高率に移行すると推定される．

❻ 甲状腺機能低下症の原因別頻度

慢性甲状腺炎	104
Basedow 病	25
抗甲状腺薬治療中	22
^{131}I 内用療法後	3
阻害型抗 TSH レセプター抗体	2
無痛性甲状腺炎回復後	5
亜急性甲状腺炎回復後	1
甲状腺術後	26
甲状腺原発悪性リンパ腫	1
クレチン症	1
ヨード過剰摂取	4
薬剤性	1
萎縮性甲状腺炎	1
中枢性	7
不明	14
	192

対象は 2011 年 1 月から 2 月初診患者 3,032 例．甲状腺機能低下症は 192 例．

（吉村　弘．日内会誌 2014；103：855-861[6]より）

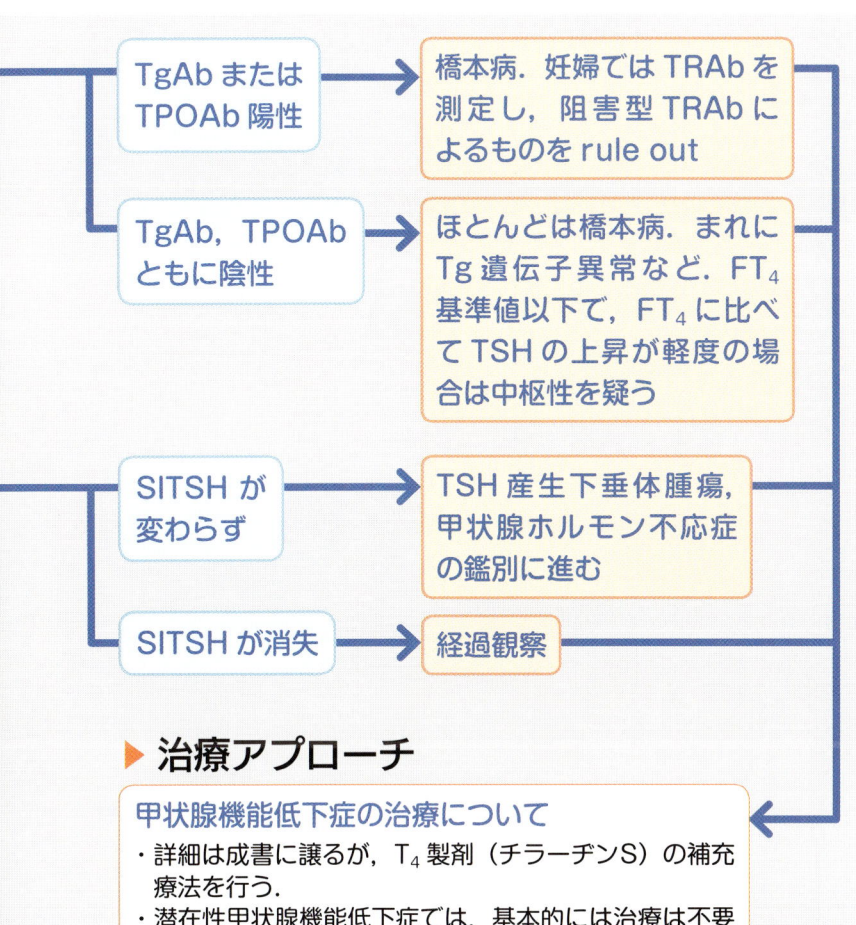

更年期障害
climacteric disturbance

小倉 和也
はちのへファミリークリニック

どんな症候・疾患なの？

- 欧米では主に閉経前後の卵巣機能の低下により，卵巣ホルモンが低下することで起こる，ほてりなどの症状をさす(狭義の更年期障害).
- 日本では，「閉経の前後5年間を更年期といい，この期間に現れる多種多様な症状の中で，器質的変化に起因しない症状を更年期症状と呼び，これらの症状の中で日常生活に支障をきたす病態を更年期障害とする」と定義され，より広い意味で用いられることが多い．

❶ 身体疾患を除外する際の注意点

複数の器質的疾患❶，精神疾患，狭義の更年期障害，広義の更年期障害が並存する場合がある．一部の症状の原因がすべての症状の原因であると決めつけないよう注意する．

治療中も常に他の疾患の可能性を念頭に症状を確認する．

■ 傾聴も治療のうち！

時間的に可能な範囲でさまざまな愁訴や背景の説明をしっかりと傾聴することが大切である．診断の基盤となるだけでなく傾聴そのものも治療の一環と考えたい．

▶ 診断アプローチ

更年期障害の疑い → ❶ 身体疾患の除外 → ❷ 精神科疾患の除外

Point
- 更年期障害の疑いで受診する女性は多く，その症状は多彩であるため，除外診断を十分に行わないまま更年期障害とされている場合も散見される
- 時間的制約の中でさまざまな愁訴について鑑別することは困難ではあるが，身体疾患や専門的治療が必要な精神疾患が見過ごされる可能性があることを常に自覚しておきたい

Turning Point !
下記のような疾患を疑った場合には，早期に精神科専門医への紹介を検討する
- 統合失調症：幻聴・幻覚を伴う場合などに考慮する
- 双極性障害：抑うつエピソードが急激に改善する場合，問診にて躁状態のエピソードがある場合などで考慮
- 境界型人格障害：自傷行為，男女関係のトラブルのエピソードが多い場合などでは注意が必要

どのくらい Common なの？

- 正確な頻度は定かではないが，40〜65歳の女性の約半数が肩こり，易疲労感など広義の更年期障害を疑わせる症状を有するともいわれる．
- 欧米ではほてり（ホットフラッシュ）の頻度が高いが，日本では約2割と比較的少ない[2]．
- 日本では社会文化的背景からそれ以外の愁訴の割合が高く，広義の更年期障害として扱われるケースは欧米より多い．

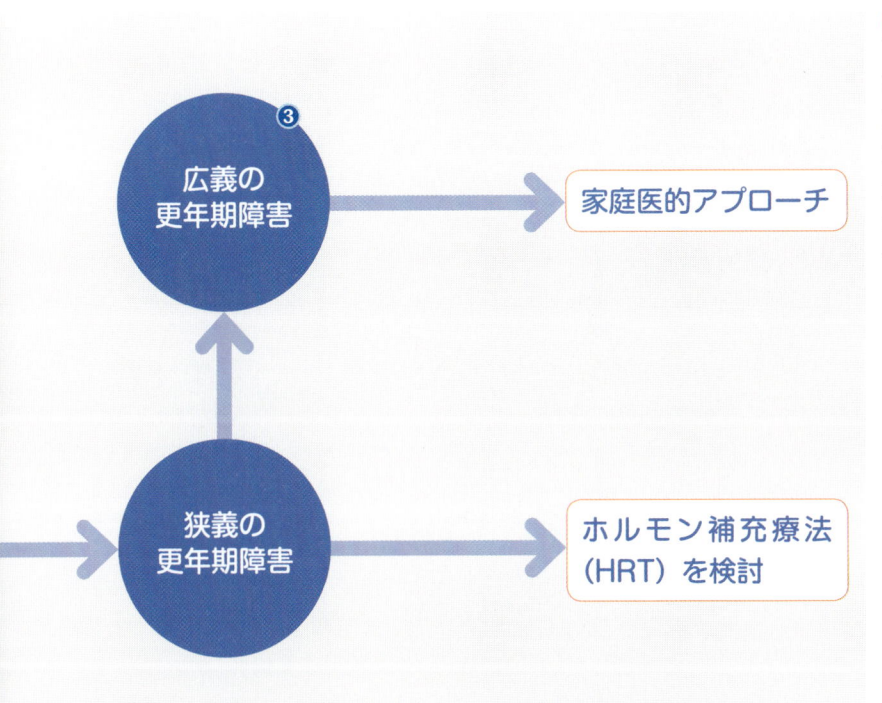

■ 閉経の診断は？

定義上は12か月間月経がないことであるが，12か月未満の場合や子宮摘出後ではFSH値40 IU/mL以上かつエストラジオール20 ng/mL以下を一つの目安とする．

❸ 広義の更年期障害 → 家庭医的アプローチ

狭義の更年期障害 → ホルモン補充療法（HRT）を検討

❶ 器質的疾患

よくみられる疾患
・貧血
・甲状腺機能低下症・亢進症

まれだが見逃してはいけない疾患
・悪性腫瘍（脳腫瘍・消化器がんなど）
・薬剤性パーキンソン症候群
・膠原病関連疾患
・線維筋痛症
・慢性疲労症候群

❷ 精神科疾患

よくみられる疾患
・うつ病
・パニック障害

まれだが見逃してはいけない疾患
・統合失調症
・双極性障害
・境界型人格障害

❸ 広義の更年期障害の症状

①肩こり，②疲れやすい，③頭痛，④のぼせ，⑤腰痛，⑥汗をかく，⑦不眠，⑧イライラ，⑨皮膚瘙痒症，⑩動悸，⑪気分が沈む，⑫めまい，⑬胃もたれ，⑭腟乾燥感

❷ HRTは婦人科・乳腺外科と連携で！

- HRTのリスクとベネフィットをよく説明した上で選択．
- 治療はガイドラインに従う．
- 婦人科・乳腺外科との連携が原則．婦人科疾患の除外と定期検診，乳がんの定期検診が必要．
- 治療は5年以内が一般的．

❸ HRTの禁忌

- 重度の活動性肝疾患
- 現在の乳がんとその既往
- 現在の子宮内膜がん，低悪性度子宮内膜間質肉腫
- 原因不明の不正性器出血
- 妊娠が疑われる場合
- 急性血栓性静脈炎または血栓塞栓症とその既往
- 冠動脈疾患既往者
- 脳卒中既往者

■ よく使われる抗不安薬・抗うつ薬など

- ロフラゼプ酸エチル（メイラックス）：作用時間が長く，少量を定期内服で用いると有効．
- クロキサゾラム（セパゾン）：不安時の頓用として用いても習慣になりにくい．
- エスシタロプラムシュウ酸塩（レクサプロ）：用量が一定で開始・休薬がしやすい．
- パロキセチン塩酸塩水和物（パキシル）：動悸や肩こりなどの症状に有効．比較的効果発現が早い．
- 塩酸セルトラリン（ジェイゾロフト）：消化器系の副作用が少ない．
- スルピリド（ドグマチール）：食欲不振や消化器症状に効果が高い．乳汁分泌などの副作用に注意し，可能な限り少用量・短期使用を心がける．
- アモキサピン（アモキサン）：SSRIなどと少量併用することで有効な場合がある．

▶ 治療アプローチ（HRTの適応と管理 ❷❹）

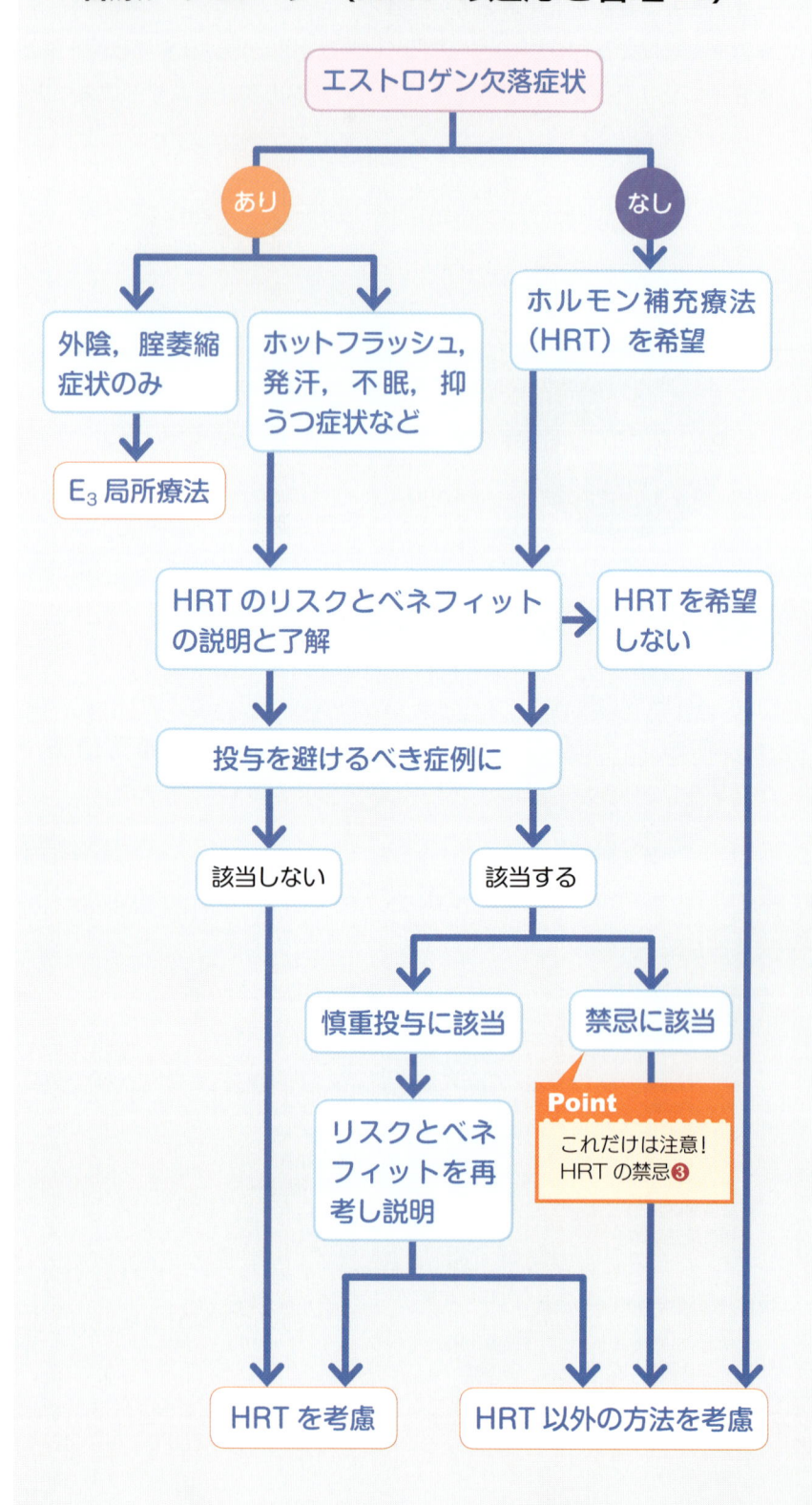

```
エストロゲン欠落症状
├─ あり
│   ├─ 外陰，腟萎縮症状のみ → E₃局所療法
│   └─ ホットフラッシュ，発汗，不眠，抑うつ症状など
└─ なし
    └─ ホルモン補充療法（HRT）を希望
          └─ HRTを希望しない → HRT以外の方法を考慮

→ HRTのリスクとベネフィットの説明と了解
→ 投与を避けるべき症例に
    ├─ 該当しない → HRTを考慮
    └─ 該当する
         ├─ 慎重投与に該当 → リスクとベネフィットを再考し説明 → HRTを考慮
         └─ 禁忌に該当 → HRT以外の方法を考慮
```

Point これだけは注意！HRTの禁忌❸

フローチャートは文献1)を参考に作成

❹ HRT 投与前・中・後の管理法

投与前		○HRT の目的の確認（治療か，予防か？） ○問診にて禁忌や慎重投与症例でないことを確認 ○HRT 投与法の選択 ○投与前検査 〈必須項目〉●血圧，身長，体重 　　　　　　●血算，生化学検査（肝機能，脂質）[1]，血糖 　　　　　　●内診および経腟超音波診断，子宮頸部細胞診（1 年以内），子宮内膜がん検診[2] 　　　　　　●乳房検査[3] 〈選択項目〉以下の項目はオプション検査として考慮しても良い． 　　　　　　●骨量測定，●心電図，●腹囲，●甲状腺機能検査，●凝固系検査[4]，●生化学検査（追加）， 　　　　　　●心理テスト ○インフォームド・コンセント
投与中	毎回	○問診：症状の変化やマイナートラブル（出血，乳房腫脹，血栓症の有無など）を含めた症状の聴取
	年に 1〜2 回	○HRT 継続について検討 ○投与中検査　●血圧，身長，体重 　　　　　　　●血算，生化学検査（肝機能，脂質）[1]，血糖
	1 年ごと	○投与中検査　●内診および経腟超音波診断，子宮頸部細胞診，子宮内膜がん検診[2] 　　　　　　　●乳房検査[3]
投与終了後		○投与終了後検査（HRT 中止後 5 年までは婦人科がん検診および乳房検査を勧める） 　　　　　　　●内診および経腟超音波診断，子宮頸部細胞診，子宮内膜がん検診 　　　　　　　●乳房検査[3]

[1] ALT, AST, LDH, T-Chol or LDL-C, TG, HDL-C（Ca, P, ALP, CPK, Cr はオプションとする）．
　血算，生化学検査，血糖については，約 6 か月以内に特定健康診査やドックにて検査済みの場合には代用可．
[2] 原則的には子宮内膜細胞診（組織診）を行う．病理学的検索が不可能な場合には経腟超音波診断法で子宮内膜厚を測定する．
[3] 触診および画像検査（マンモグラフィーまたは超音波診断）を行う．
[4] 検査することが望ましいが，血栓症を予測できる特異的なマーカーは現在のところない．

（日本産婦人科学会・日本女性医学学会．ホルモン補充療法ガイドライン 2012 年度版[1]より）

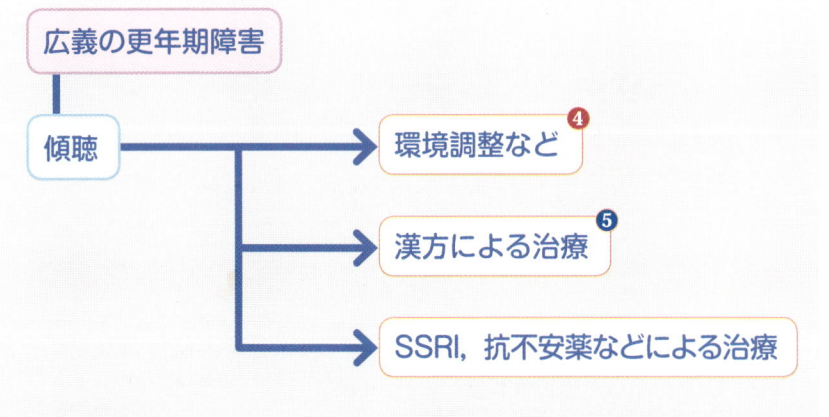

```
広義の更年期障害
  │
  ├─ 傾聴 ──→ 環境調整など ❹
  │        ──→ 漢方による治療 ❺
  │        ──→ SSRI，抗不安薬などによる治療
```

❺ 漢方薬の活用

- **加味逍遙散**
  体力中等度からやや虚弱．のぼせまたは冷えのぼせがありイライラや不安など多彩な愁訴がある．愁訴の多い更年期女性にまず用いられる．
- **当帰芍薬散**
  色白痩せ型で虚弱な女性のめまい，肩こり，冷えなどを主とする更年期の愁訴に用いる．
- **桂枝茯苓丸**
  比較的体力がある女性ののぼせ，めまい，下腹部痛などを主とする更年期の愁訴に用いる．

❹ 環境調整など

広義の更年期障害においては，その背景に「空の巣症候群」や「夫源病」などと呼ばれる状態が存在する場合がある．

中には，いわゆるモラルハラスメントや DV，職場でのパワーハラスメントなどに該当するケースが存在することにも注意すべきである．患者には自覚がないことがあり，疑われる場合には，しかるべき相談窓口を紹介することも大切である．

ライフサイクルの変化に対する理解の促しが必要なケース
- 子育て不安
- 空の巣症候群
- 介護によるストレス
- 夫の退職後の生活の変化

など

貧血
anemia

和田 幹生
市立福知山市民病院大江分院
地域医療研修センター

どんな症候・疾患なの？

- 末梢血中のヘモグロビン（Hb）濃度が低下した状態で，WHOの定義では，成人男性で13 g/dL未満，成人女性で12 g/dL未満である．ただし，高齢者や妊婦では11 g/dL未満とすることが一般的である．
- 貧血は症候名として理解し，その原因を検索することが重要である．
- 多くの患者は無症状で，健診を初めとするスクリーニング検査で気づかれることも多い．

■貧血の原因

赤血球の産生低下，破壊の亢進，血液の喪失により生じる．

①産生低下
- 合成障害：鉄欠乏性貧血，再生不良性貧血，骨髄浸潤，骨髄抑制（薬物や放射線など），感染・腫瘍・炎症による二次性貧血など
- 成熟障害：ビタミンB_{12}欠乏，葉酸欠乏，サラセミア，骨髄異形成症候群，鉄芽球性貧血など

②破壊の亢進
- 先天性：遺伝性球状赤血球症，鎌状赤血球症，サラセミアなど
- 後天性：AIHA, TTP, PNH，微小血管障害性溶血性貧血など

③血液の喪失：消化管や性器などからの出血，外傷など

❶病歴では以下を確認したい

- 倦怠感，易疲労感，動悸，息切れなど貧血性疾患に付随する症状
- 症状の出現速度：日単位か月/年単位か
- 出血を示唆：黒色便の有無，月経の状態
- 既往歴：炎症性疾患，慢性腎不全，肝胆道系疾患
- 食事内容（偏食の有無や異食），薬物やアルコールの摂取
- 手術歴：特に胃
- 上部/下部内視鏡検査の受診歴
- 家族歴：貧血の家族歴の有無
- 職業歴：鉛や有機溶剤等への曝露

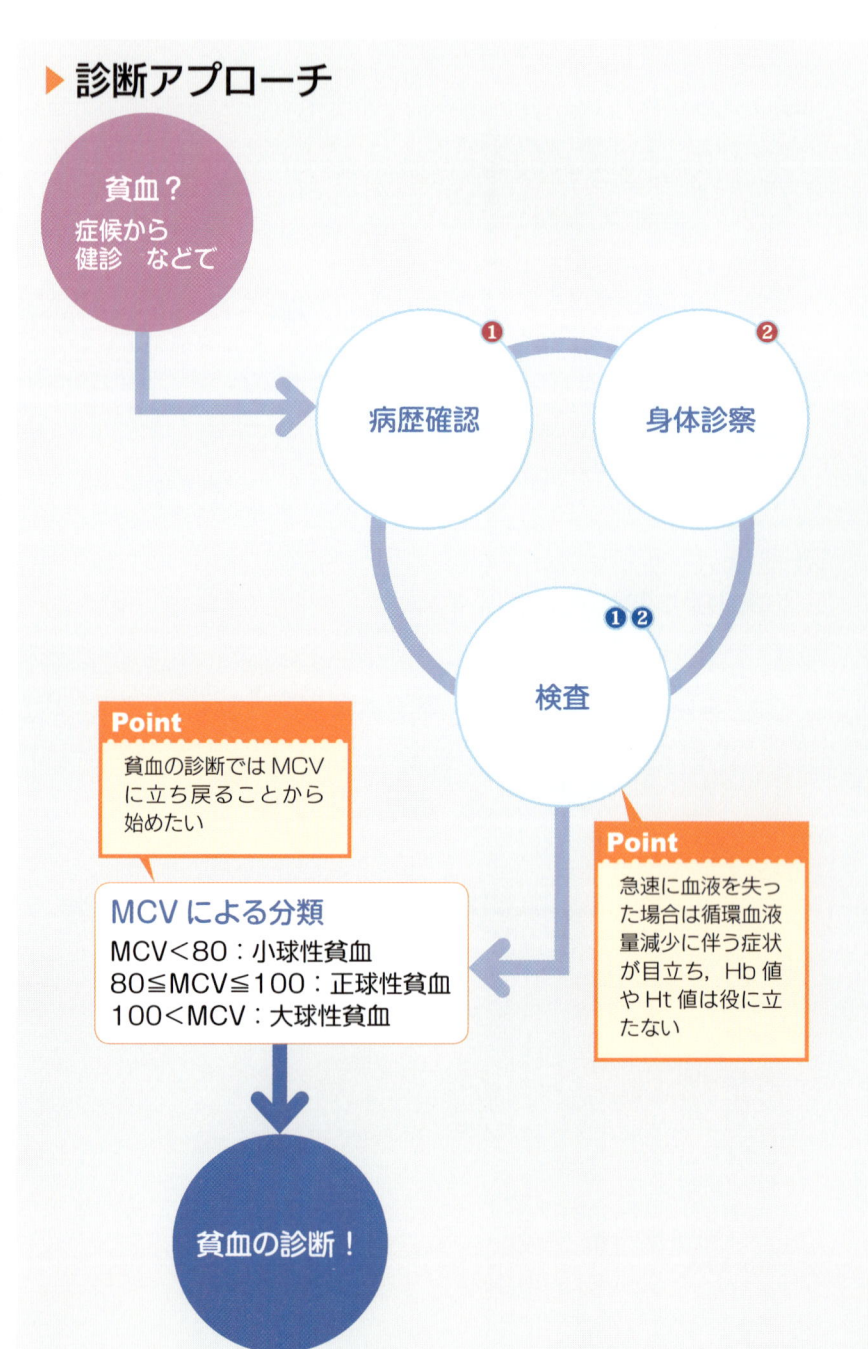

▶診断アプローチ

貧血？
症候から
健診 などで

→ ❶ 病歴確認 ↔ ❷ 身体診察
        ↓   ↓
        ❶❷ 検査

Point
貧血の診断ではMCVに立ち戻ることから始めたい

Point
急速に血液を失った場合は循環血液量減少に伴う症状が目立ち，Hb値やHt値は役に立たない

MCVによる分類
MCV<80：小球性貧血
80≦MCV≦100：正球性貧血
100<MCV：大球性貧血

↓

貧血の診断！

どのくらい Common なの？

- 20〜70 歳の日本人では，男性で 4.6％程度，女性で 13.7％に貧血を認める[6]．
- 特に 40 歳代女性では 25％程度を占める[7]．
- 最も多いのは鉄欠乏性貧血で，貧血全体の 40％以上を占める．
- 高齢者の貧血では背後に何らかの原疾患が隠れていることが多い．

❶ 検査

血球検査
- 赤血球数：ヘモグロビン(Hb)，ヘマトクリット(Ht)，網赤血球数
- 赤血球指数：平均赤血球容積(MCV)，平均赤血球ヘモグロビン(MCH)，平均ヘモグロビン濃度(MCHC)
- 白血球数：白血球分画，好中球過分葉
- 血小板数
- 血液塗抹検査：赤血球の形態，芽球の有無

血液生化学検査
- 鉄動態：血清鉄，血清フェリチン，総鉄結合能(TIBC)または不飽和鉄結合能
- 必要に応じて：LDH，ビタミン B_{12}，葉酸，ビリルビン，ハプトグロビンなど

骨髄検査
- 汎血球減少や循環血液中の異形細胞の存在で検討
  自施設で実施するかは要検討

❷ RPI（網赤血球産生指数）

RPI＝網赤血球(%)×(Ht/45)/RMT も参考になる．
　RMT：成熟期間による補正
　　　RMT＝1.0 for Ht ≧40％
　　　RMT＝1.5 for Ht 30 to 39.9％
　　　RMT＝2.0 for Ht 20 to 29.9％
　　　RMT＝2.5 for Ht＜20％
貧血の程度による補正が必要ではあるが，RPI が 2 未満で貧血に対する骨髄の反応低下，3 以上で骨髄の正常反応（＝溶血や失血を示唆）を示す．

❷ 身体診察

全身や臓器への障害を検討し，患者の重症度を推測する．

診察項目：
- バイタルサイン（急激な貧血が疑われる時には特に重要）
- 起立性低血圧
- 手掌や顔面，眼球結膜の蒼白＊
- 舌炎の有無，舌乳頭の萎縮
- 収縮期機能性雑音
- リンパ節腫大
- 肝脾腫
- 爪変形の有無
- 直腸診

＊眼球結膜の蒼白：下眼瞼結膜前縁が後縁に比べて赤みが強くなければ蒼白と判断．特異度は高いが感度は低い．

＊手掌皮溝蒼白：感度 8％，特異度 99％であり診断には使用可能であろう[8]．

Turning Point !

施設や時間帯によっても対応可能な原疾患の範囲が異なるので確認すること
紹介が検討されるのは，
- 出血性の疾患などが疑われ自施設で対応（精査/加療）が困難な時
- 血液疾患が疑われる場合
- 診断に苦慮する症例
- 予想される治療経過から逸脱する症例

などが考えられる

■治療の原則

必ず原疾患を明らかにしたうえで原因に応じた治療を行う．安易な鉄剤やビタミンの投与は，以後のマネージメントを混乱させミスリードしてしまうため厳に慎む．ましてや漫然とした鉄剤静脈注射は論外である．ただし，高齢者ではACP（advance care planning：いわゆる大方針）も検討．どこまで検索を行いどこまで治療を行うかの決定も重要である．

■閉経前女性では月経による失血が圧倒的に多い．一方，50歳以上の男性あるいは閉経後の女性で無症状の鉄欠乏性貧血の患者のうち，29％が上部消化管に，33％が下部消化管に原因があり（重複が6％），29％に悪性疾患が認められたとする報告もある[9]．

❹ 正球性貧血の主たる鑑別疾患

- 鉄欠乏性貧血の早期
- 炎症や慢性疾患による二次性貧血：感染症，炎症性疾患，悪性腫瘍など
- 骨髄抑制：再生不良性貧血，赤芽球ろう，癌の骨髄浸潤，造血器腫瘍
- 慢性腎不全
- 内分泌疾患：甲状腺機能低下症，下垂体機能低下症
- 大球性貧血と小球性貧血の合併

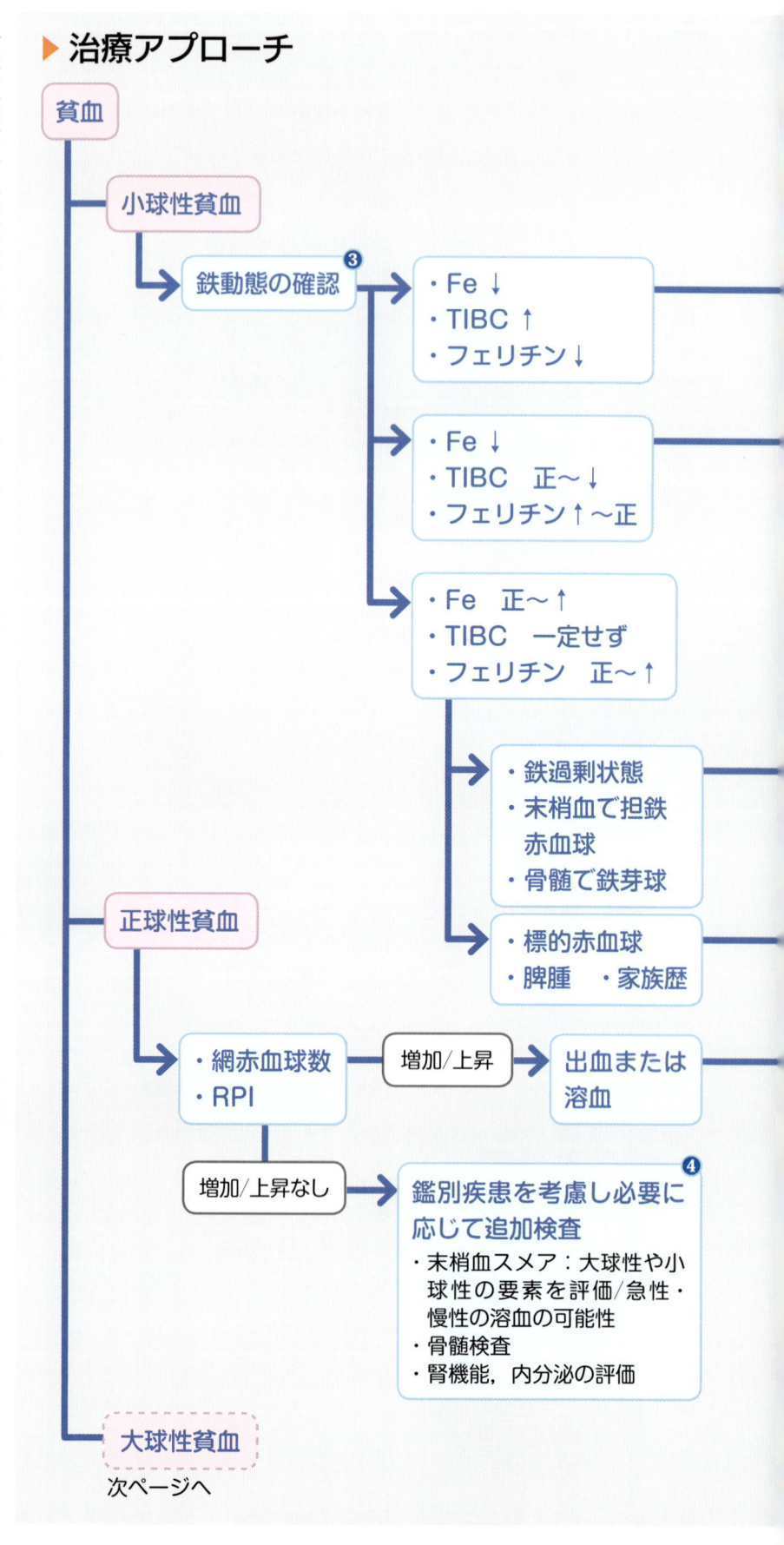

▶治療アプローチ

貧血
├─ 小球性貧血 → 鉄動態の確認 ❸
│   ├─ ・Fe↓ ・TIBC↑ ・フェリチン↓
│   ├─ ・Fe↓ ・TIBC 正〜↓ ・フェリチン↑〜正
│   └─ ・Fe 正〜↑ ・TIBC 一定せず ・フェリチン 正〜↑
│   ├─ ・鉄過剰状態 ・末梢血で担鉄赤血球 ・骨髄で鉄芽球
│   └─ ・標的赤血球 ・脾腫 ・家族歴
├─ 正球性貧血 → ・網赤血球数 ・RPI
│   ├─ 増加/上昇 → 出血または溶血
│   └─ 増加/上昇なし → 鑑別疾患を考慮し必要に応じて追加検査 ❹
│   - 末梢血スメア：大球性や小球性の要素を評価/急性・慢性の溶血の可能性
│   - 骨髄検査
│   - 腎機能，内分泌の評価
└─ 大球性貧血（次ページへ）

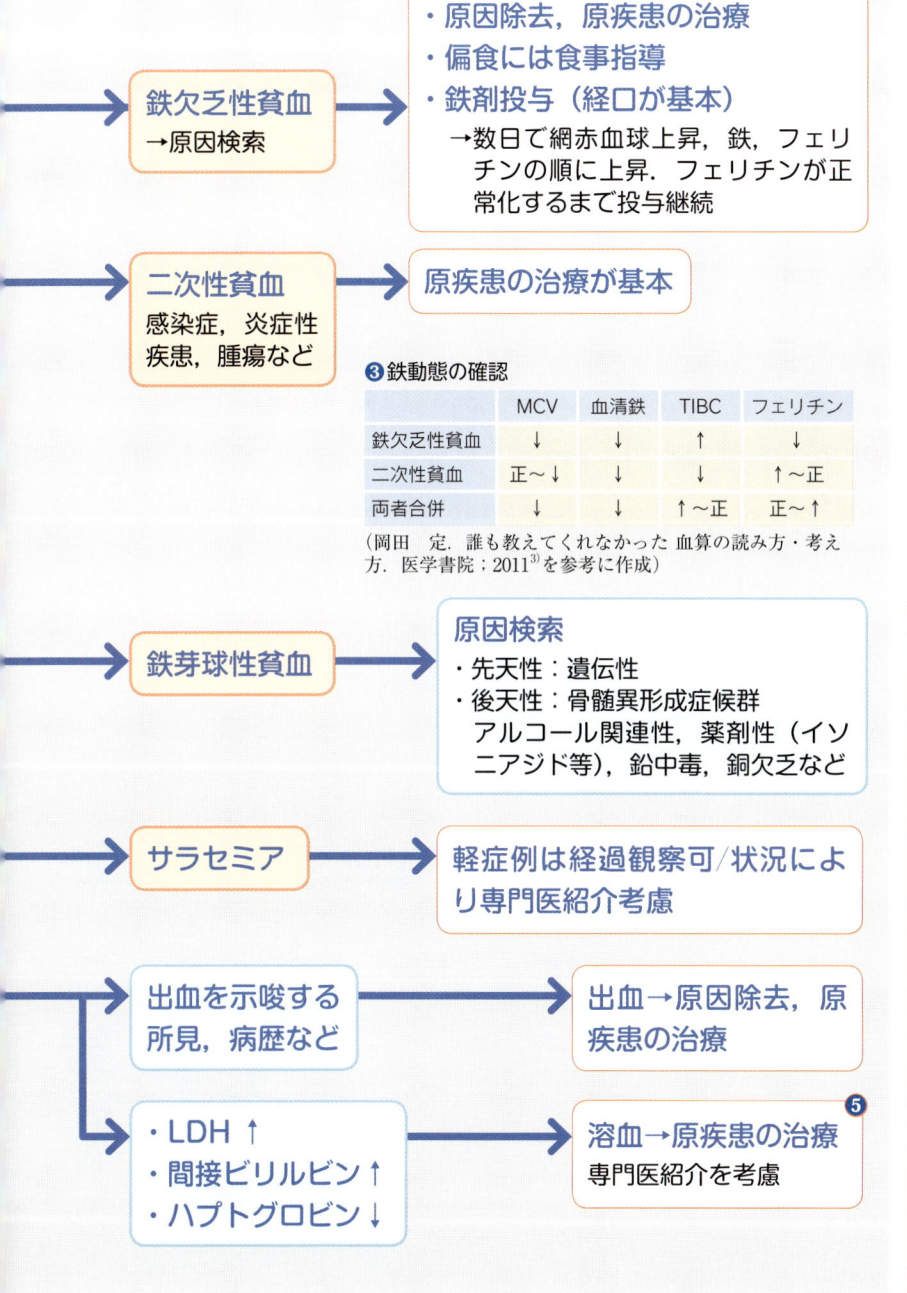

```
┌─────────────┐      ┌──────────────────────────┐
│ 鉄欠乏性貧血 │─────→│ ・原因除去，原疾患の治療 │
│ →原因検索    │      │ ・偏食には食事指導         │
└─────────────┘      │ ・鉄剤投与（経口が基本）   │
                     │  →数日で網赤血球上昇，鉄，フェリ │
                     │   チンの順に上昇．フェリチンが正 │
                     │   常化するまで投与継続          │
                     └──────────────────────────┘

┌─────────────┐      ┌──────────────────┐
│ 二次性貧血   │─────→│ 原疾患の治療が基本 │
│ 感染症，炎症性│      └──────────────────┘
│ 疾患，腫瘍など│
└─────────────┘
```

❸ 鉄動態の確認

	MCV	血清鉄	TIBC	フェリチン
鉄欠乏性貧血	↓	↓	↑	↓
二次性貧血	正〜↓	↓	↓	↑〜正
両者合併	↓	↓	↑〜正	正〜↑

（岡田 定．誰も教えてくれなかった 血算の読み方・考え方．医学書院；2011[3]を参考に作成）

```
┌─────────────┐      ┌──────────────────────────┐
│ 鉄芽球性貧血 │─────→│ 原因検索                   │
└─────────────┘      │ ・先天性：遺伝性             │
                     │ ・後天性：骨髄異形成症候群    │
                     │   アルコール関連性，薬剤性（イソ│
                     │   ニアジド等），鉛中毒，銅欠乏など│
                     └──────────────────────────┘

┌─────────────┐      ┌──────────────────────────┐
│ サラセミア   │─────→│ 軽症例は経過観察可/状況によ │
└─────────────┘      │ り専門医紹介考慮           │
                     └──────────────────────────┘

┌─────────────┐      ┌──────────────────┐
│ 出血を示唆する│─────→│ 出血→原因除去，原 │
│ 所見，病歴など│      │ 疾患の治療        │
└─────────────┘      └──────────────────┘

┌─────────────┐      ┌──────────────────┐ ❺
│ ・LDH ↑      │─────→│ 溶血→原疾患の治療 │
│ ・間接ビリルビン↑│   │ 専門医紹介を考慮   │
│ ・ハプトグロビン↓│   └──────────────────┘
└─────────────┘
```

❺ 主な溶血性貧血

血管外での破壊/溶血

血球内の異常
- 酵素異常：G6PD 欠損症，pyruvate kinase 欠損症 等
- 異常ヘモグロビン症：鎌状赤血球症，サラセミア，不安定ヘモグロビン 等
- 膜異常：遺伝性球状赤血球症，楕円赤血球症 等

血球外の異常
- 肝疾患 脾機能亢進
- 感染症：バルトネラ，バベシア，マラリア 等
- 酸化薬剤：亜硝酸化合物，アニリン色素 等
- 化学物質など：鉛，銅，蛇咬傷，クモ咬傷
- 自己免疫性溶血性貧血（AIHA）

血管内での破壊/溶血

- 微小血管障害性溶血性貧血：血栓性血小板減少性紫斑病（TTP），溶血性尿毒症症候群
- 発作性夜間ヘモグロビン尿症（PNH）
- 発作性寒冷ヘモグロビン尿症
- 感染症（クロストリジウム，重症マラリア）
- 蛇咬傷
- 輸血反応：ABO 不適合
- 銅中毒，Wilson 病
- 人工弁

■ 巨赤芽球性貧血と非巨赤芽球性貧血

・巨赤芽球性貧血
　（骨髄に巨赤芽球出現）
　　ビタミン B_{12} 欠乏症
　　葉酸欠乏症
・非巨赤芽球性貧血
　　アルコール性
　　肝疾患
　　甲状腺機能低下症
　　骨髄異形成症候群
　　網赤血球の増加
　　→急性の出血や溶血

■ MCV による見積り

100-110：飲酒，甲状腺機能低下，HIV，造血障害
115-129：巨赤芽球性貧血と造血障害が半々程度
130 以上：大部分が巨赤芽球性貧血で一部が造血障害疑い

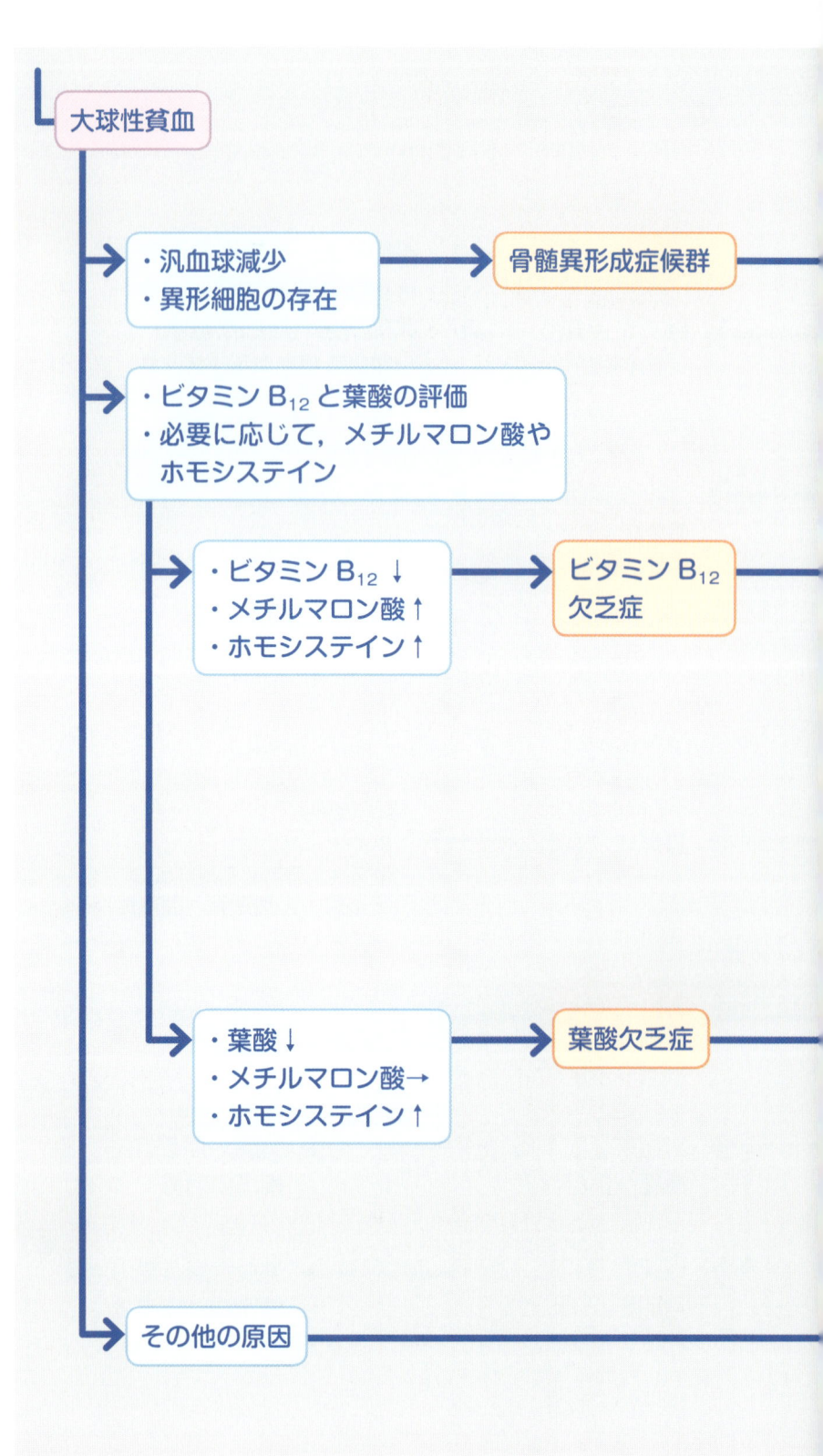

大球性貧血

→ ・汎血球減少
　・異形細胞の存在　→　骨髄異形成症候群

→ ・ビタミン B_{12} と葉酸の評価
　・必要に応じて，メチルマロン酸やホモシステイン

→ ・ビタミン B_{12} ↓
　・メチルマロン酸↑
　・ホモシステイン↑　→　ビタミン B_{12} 欠乏症

→ ・葉酸↓
　・メチルマロン酸→
　・ホモシステイン↑　→　葉酸欠乏症

→ その他の原因

> **Point**
> 血液内科が不在の場合，患者等に誰がどのように説明するかは意識したい

→ **末梢血スメア再検**
骨髄検査も考慮されるが，高齢者に多く，赤血球や血小板輸血による補助療法が主体となることが多い

→ **原因検索**
- 吸収障害：胃切後数年で発症，炎症性腸疾患
  - 悪性貧血の鑑別：抗胃壁抗体，抗内因子抗体を評価
- 過剰消費：blind loop症候群など
- 摂取不足：アルコール依存や低栄養など

→ ビタミンB_{12}の筋注が一般的だが，1〜2 mg/日の経口投与も有効と言われている

> **Point**
> 胃切後数年たってからも発症する．胃癌の術後フォローが終了した後に，誰が継続的にフォローするかについては要注意である

→ **原因検索**
- 摂取不足：アルコール依存など
- 吸収障害：経口避妊薬，抗痙攣薬，アルコールなど
- 利用障害：メトトレキサート，ST合剤など
- 需要亢進：妊娠，溶血，悪性腫瘍など

→ 葉酸の5〜15 mg/日程度の経口投与．吸収障害の場合も有効

→
- アルコール性（貧血になる以前からMCVは100〜110程度を示し，大球性を示す主たる原因となる）
- 肝疾患
- 甲状腺機能低下症
- 網赤血球の増加（出血や溶血→原因検索）

フローチャートは文献1〜5)を参考に作成

慢性腎臓病
chronic kidney disease (CKD)

榎原　剛
本輪西ファミリークリニック

どんな症候・疾患なの？

- 腎機能低下もしくは腎臓の障害を示唆される所見が慢性的（3か月以上）に持続するものすべてを含む疾患．
- 慢性腎臓病（CKD）は心血管疾患（cardio vascular disease：CVD）および末期腎不全（end-stage kidney disease：ESKD），感染症，悪性腫瘍，および死亡率との高い関連がある．
- CKD発症のリスクが高い群では，発症前から高血圧，糖尿病などの治療や生活習慣の改善を行い，CKD発症予防に努めることが重要．

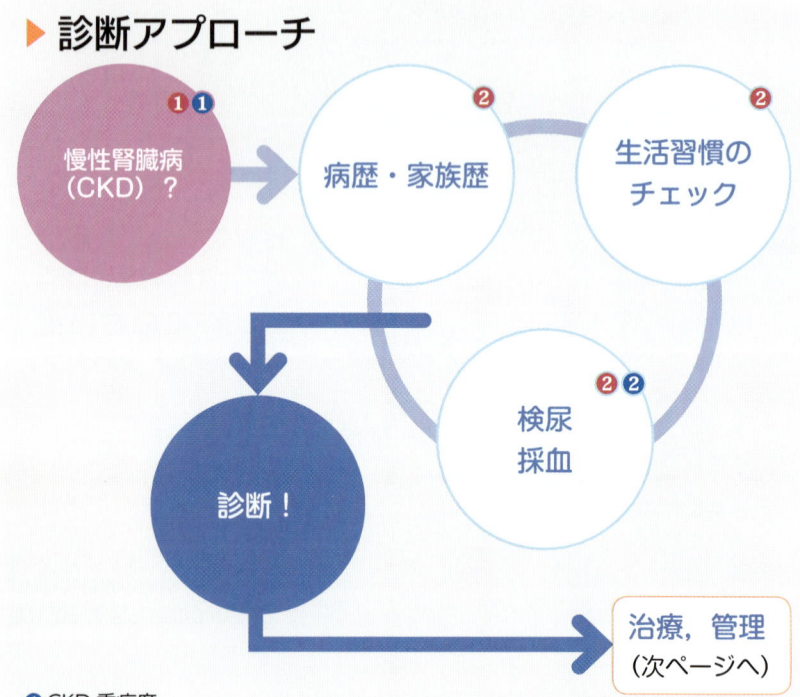

❶ CKDの定義

1) 尿異常，画像診断，血液，病理で腎障害の存在が明らか，特に0.15g/gCr以上の蛋白尿（30mg/gCr以上のアルブミン尿）の存在が重要．
2) 糸球体濾過量（GFR）が60 mL/min/1.73 m² 未満に低下している．

のいずれか，または両方が3か月以上持続する状態．

❷ CKD患者の医療面接時のチェックリスト

1) 検尿異常履歴：尿蛋白，血尿，尿糖
2) 肉眼的血尿自覚の有無
3) 腎泌尿器疾患の既往歴：糸球体腎炎，腎盂腎炎，ネフローゼ症候群，膀胱炎，尿路結石，腎不全など
4) 腎疾患の家族歴
5) CKDリスク因子の既往：高血圧，糖尿病，脂質異常症，肥満，メタボリック症候群，関節リウマチなど
6) CKDリスク因子の家族歴
7) 過去の検査データ確認
8) 出産歴のある女性における妊娠高血圧症候群の既往
9) 生活習慣について：喫煙，飲酒，運動習慣，サプリメント，健康食品，漢方薬の摂取
10) 服薬・薬物療法歴：常用薬やOTCの使用（解熱鎮痛薬，抗リウマチ薬，ビタミンD，Ca，抗菌薬，造影剤投与の既往，降圧薬）

▶ 診断アプローチ

❶慢性腎臓病（CKD）？ → ❷病歴・家族歴 → ❷生活習慣のチェック → ❷検尿採血 → 診断！ → 治療，管理（次ページへ）

❶ CKD重症度

原疾患	蛋白尿区分		A1	A2	A3
糖尿病	尿アルブミン定量 (mg/日) 尿アルブミン/Cr比 (mg/gCr)		正常	微量アルブミン尿	顕性アルブミン尿
			30未満	30〜299	300以上
高血圧 腎炎 多発性嚢胞腎 移植腎 不明，その他	尿蛋白定量 (g/日) 尿蛋白/Cr比 (g/gCr)		正常	軽度蛋白尿	高度蛋白尿
			0.15未満	0.15〜0.49	0.50以上
GFR区分 (mL/分/1.73 m²)	G1	正常または高値	≧90		
	G2	正常または軽度低下	60〜89		
	G3a	軽度〜中等度低下	45〜59		
	G3b	中等度〜高度低下	30〜44		
	G4	高度低下	15〜29		
	G5	末期腎不全（ESKD）	<15		

重症度は，原疾患・GFR区分・蛋白尿区分を合わせたステージにより評価する．CKDの重症度は死亡，末期腎不全，心血管死亡発症のリスクを緑のステージを基準に，黄，オレンジ，赤の順にステージが上昇するほどリスクは上昇する．

（KDIGO CKD guideline 2012を日本人用に改変）

（日本腎臓学会編．CKD診療ガイド2012[2]．p.3, 表2より）

どのくらい Common なの？

- 透析や腎移植を必要とする ESKD 患者は増加し続けている．
- 2013 年には日本の透析維持患者は約 31 万 4 千人となっている[1]．
- 日本の 2005 年における CKD 患者数は 1,330 万人と成人人口の約 13％と頻度が高い疾患である[2]．

❷ 検査値による CKD のステージ分類

検査項目	A1	A2	A3	
アルブミン尿	正常	微量アルブミン尿	顕性アルブミン尿	（ネフローゼ）
アルブミン排泄量(mg/日)	<30	30〜299	≧300	≧2,000
アルブミン/Cr 比(mg/gCr)	<30	30〜299	≧300	≧2,000
蛋白尿	正常	軽度	高度	（ネフローゼ）
蛋白排泄量(g/日)	<0.15	0.15〜0.49	≧0.50	≧3.5
蛋白/Cr 比(g/gCr)	<0.15	0.15〜0.49	≧0.50	≧3.5
試験紙法での目安	(−)〜(±)	(−)〜(2+)	(1+)〜(3+)	(3+)〜(4+)

（日本腎臓学会編．CKD 診療ガイド 2012[2]．p.25, 表 11 より）

Point
- 蛋白尿，アルブミン尿は CVD のリスク因子
- 排泄量が増すごとに CVD 発症リスク上昇

■高リスク患者

- 加齢
- CKD 家族歴
- 過去の健診における尿異常，腎機能異常，腎形態異常
- 脂質異常症
- 高尿酸血症
- NSAIDs などの常用薬
- 耐糖能異常，糖尿病
- 肥満，メタボリック症候群
- 膠原病，感染症，尿路結石など

Point
高リスク患者は，CKD 発症前から生活習慣病の管理や生活習慣の改善などの介入を考慮して経過を注意深く観察する

■他のリスク因子

- 加齢，喫煙
- 脂質異常
- 貧血，尿毒素
- 高尿酸血症
- 肥満
- メタボリック症候群
- 骨，ミネラル代謝異常

❸集学的かつ計画的な治療，集人的な治療(総合診療医，専門医，看護師，薬剤師，栄養士，家族)が重要．

❹CKD 管理の目的
1) 腎機能を保持し腎不全進行を抑える．
2) 高血圧，腎性貧血など合併症の治療を行い QOL を保つ．
3) 心血管イベントの発生・再発を防ぐ．
4) ESKD に陥った人に腎代替療法(移植，透析，腹膜透析)の選択と準備の支援．

▶ 治療アプローチ

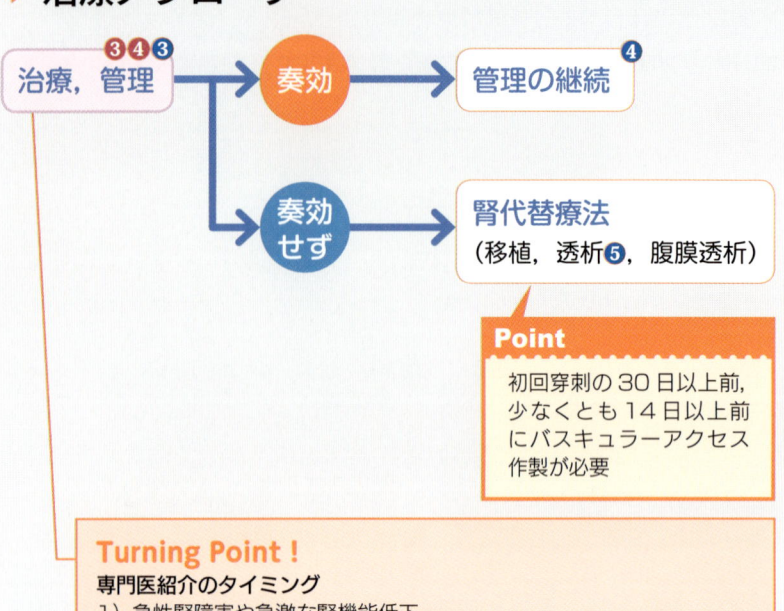

治療，管理 ❸❹❸ → 奏効 → 管理の継続 ❹

治療，管理 → 奏効せず → 腎代替療法（移植，透析❺，腹膜透析）

Point
初回穿刺の 30 日以上前，少なくとも 14 日以上前にバスキュラーアクセス作製が必要

Turning Point！
専門医紹介のタイミング
1) 急性腎障害や急激な腎機能低下
2) GFR 50 mL/分/1.73 m² 未満
3) 高度な蛋白尿（尿蛋白/Cr 比 0.50 g/gCr 以上，または 2+以上）
4) 蛋白尿と血尿がともに陽性（1+以上）

※紹介した後も総合診療医と専門医で連携しながら集学的に治療が必要

❹CKD 患者のフォローアップ

注意点
①eGFR の低下や蛋白尿の増加を認める場合は治療内容を再考する
②急性増悪の原因として過労，脱水，感染や薬剤を考慮
③血圧コントロール不良の場合は腎臓専門医と相談のうえ，食塩過剰に注意しながら降圧薬の種類や投与量を変更する❻
④糖尿病の治療では低血糖に注意する

かかりつけ医フォローアップ検査項目
実施間隔
ステージ G1〜G2：3〜6 か月ごと，ステージ G3〜G5：1〜3 か月ごと
検査項目
ステージ G1〜G2：蛋白尿定性または蛋白尿定量(g/gCr)，血尿，血清 Cr，eGFR
ステージ G3〜G5：蛋白尿定性または蛋白尿定量(g/gCr)，血尿，血清 Cr，eGFR，BUN, UA, Alb, Na, K, Cl, Ca, P, Hb, FBS, HbA1c (DM 患者のみ)，尿 Alb(3 か月ごと)

血圧測定：毎診察時
胸部 X 線/ECG：適宜

❻高血圧の治療

原疾患	A1	A2	A3	治療
糖尿病	目標血圧 130/80 mmHg	A1 A2〜3		RA 系 RA 系
非糖尿病	目標血圧 140/90 mmHg	A1 A2〜3		RA 系，CCB or 利尿薬 RA 系

「エビデンスに基づく CKD 診療ガイドライン 2013[3)]」において
赤：推奨グレード A，青：推奨グレード B

❸ CKD の治療

治療的介入	具体的治療
①生活習慣の改善	減量, 禁煙, 予防接種(インフルエンザ, 肺炎球菌)
②栄養・食事指導	食塩制限, ステージ・個別性に応じた蛋白制限, 代謝性アシドーシスの是正
③高血圧治療	ACE 阻害薬, ARB による降圧, 食塩制限
④尿蛋白, 尿中 Alb の減少	ACE 阻害薬, ARB による降圧, スタチンによる脂質異常治療
⑤糖尿病の治療	厳格な血糖コントロール(HbA1c<7.0)
⑥脂質異常症の治療	スタチン, スタチン+エゼチミブ療法による脂質降下療法
⑦貧血治療	Hb10～12 g/dL を目標とする貧血治療
⑧骨・ミネラル代謝異常の治療	血清 P, Ca, PTH 濃度の是正
⑨高尿酸血症の治療	高尿酸血症の是正
⑩尿毒症毒素の治療	球形吸着炭の使用
⑪CKD 原因への治療	ステロイドや免疫抑制薬の使用 など

「エビデンスに基づく CKD 診療ガイドライン 2013[3)]」において
赤:推奨グレード A, 青:推奨グレード B

(日本腎臓学会編. CKD 診療ガイド 2012[2)]. p.50, 図 27 より)

❹ 透析開始基準

慢性腎不全透析導入基準について❹

I. 臨床症状
1. 体液貯留(全身性浮腫, 高度の低蛋白血症, 肺水腫)
2. 体液異常(管理不能の電解質・酸塩基平衡異常)
3. 消化器症状(悪心, 嘔吐, 食思不振, 下痢など)
4. 循環器症状(重篤な高血圧, 心不全, 心包炎)
5. 神経症状(中枢・末梢神経障害, 精神障害)
6. 血液異常(高度の貧血障害, 出血傾向)
7. 視力障害(尿毒症性網膜症, 糖尿病性網膜症)

上記 1～7 のうち	点数
3 個以上当てはまる場合を高度	30
2 個以上当てはまる場合を中等度	20
1 個以上当てはまる場合を軽度	10

II. 腎機能

血清クレアチニン(mg/dL) (クレアチニンクリアランス mL/分)	点数
8 以上(10 未満)	30
5～8 未満(10～20 未満)	20
3～5 未満(20～30 未満)	10

III. 日常生活

日常生活障害度	点数
・尿毒症症状のため起床できないものを高度	30
・日常生活が著しく制限されるものを中等度	20
・通勤, 通学あるいは家庭内労働が困難となった場合を軽度	10

※注意
年少者(10 歳以下)
高齢者(65 歳以上)   10 点加算
高度な全身性血管障害合併症のあるもの

⬇

合計 60 点以上を透析導入とする

(厚生省科学研究班. 透析導入ガイドラインの作成に関する研究. 1992. pp.125-132[4)] より)

❺ ちなみに UpToDate[5,6)] では

- eGFR>15 mL/min/1.73 m² 患者:ESKD に関連する症状を有していたとしても通常は薬物療法にて管理することができるために透析を開始しない.
- eGFR 5～15 mL/min/1.73 m² の無症候性患者:ESKD 関連の徴候や症候の出現を短期間でフォローするが, そのようなものがなければ透析を開始しない.
- eGFR 5～15 mL/min/1.73 m² で ESKD 関連症状がある患者:このような患者では, まずは他の原因疾患の除外を行い, 特に eGFR>10 の場合は可能であれば透析以外の医学的治療を試す. 徴候や症候が薬物療法に抵抗性の場合は透析を開始する(透析の絶対適応の場合以外).
- eGFR<5 mL/min/1.73 m² 患者:ESKD 関連の徴候や症候の出現に関わらずほとんどの場合で透析を開始する.

尿路感染症
urinary tract infection

渡邉 力也
市立福知山市民病院総合内科

どんな症候・疾患なの？

- 膀胱・尿管・腎臓という尿路に何らかの原因で細菌が感染し症状を起こしている状態である*．
- 上部尿路：腎盂腎炎（腎膿瘍），下部尿路：膀胱炎，尿道炎，前立腺炎に大まかに分類し，解剖学的に異常のない単純性と解剖学的・機能的な異常（閉塞など）がある複雑性に分類される．
- 起炎菌として，*E. coli*, *Klebsiella pneumoniae*, *Staphylococcus saprophyticus* が多い．

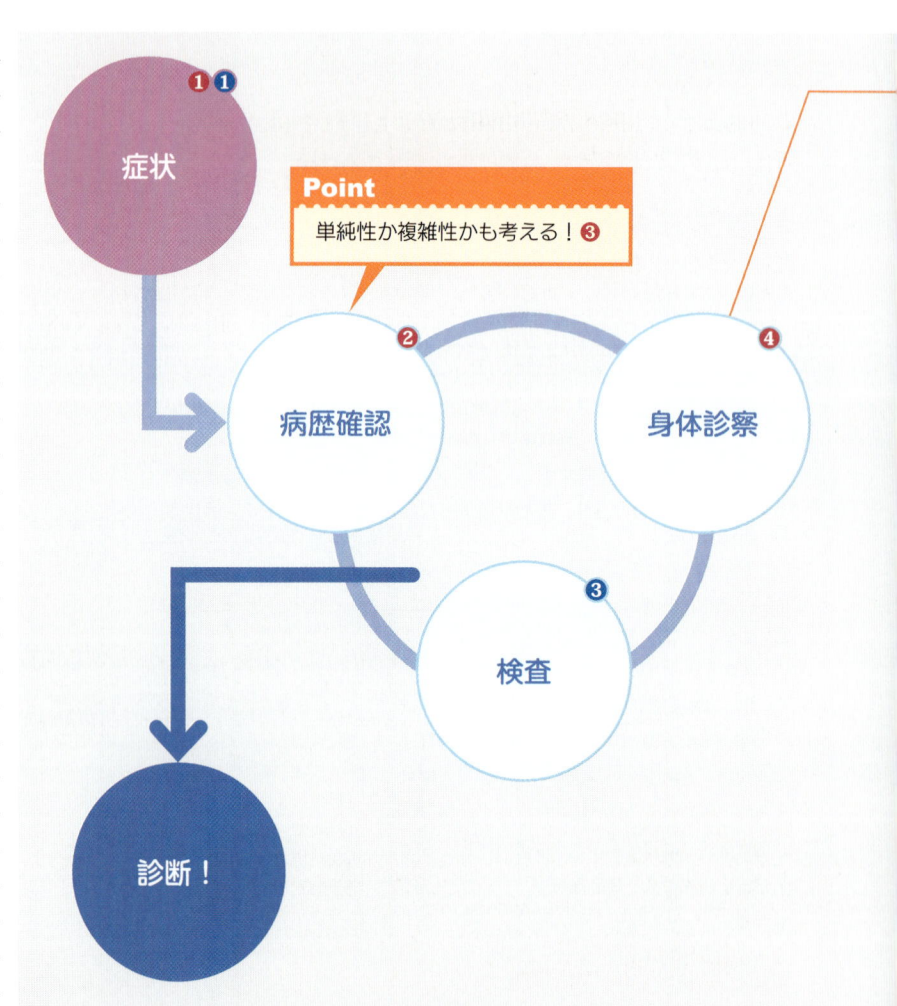

＊尿路に細菌がいても症状を起こさない「無症候性細菌尿」もある．

❶症状

- 急性膀胱炎
  下部尿路症状：排尿困難，尿意切迫，下腹部の不快感・痛み，頻尿，排尿時痛，恥骨上部痛，（頻度は低いが）肉眼的血尿．
  ※発熱は必ずしも伴わないことに注意！
- 腎盂腎炎
  発熱，悪寒（悪寒戦慄に至ることも），側腹部痛，悪心・嘔気・嘔吐，腰背部痛．
- 前立腺炎
  排尿困難，頻尿，疼痛，発熱，悪寒．
- 尿道炎
  排尿痛，尿道口からの排膿．

❷病歴

性交渉歴，殺精子剤の使用，1年以内の新しい性交渉パートナー，過去の尿路感染歴，一等親内の女性での尿路感染症の家族歴，妊娠の有無（無症候性細菌尿を治療するかどうかに関わる），神経因性膀胱，前立腺肥大（複雑性尿路感染症かどうかの判断）．

Point: 単純性か複雑性かも考える！❸

フロー: 症状❶ → 病歴確認❷ → 検査❸ / 身体診察❹ → 診断！

❶ 尿路感染症を疑わせる症状

症状	LR＋（95% CI）
排尿時痛	1.5（1.2-2.0）
頻尿	1.8（1.1-3.0）
血尿	2.0（1.3-2.9）
発熱	1.6（1.0-2.6）
側腹部痛	1.1（0.9-1.4）
背部痛	1.6（1.2-2.1）
膣分泌物	0.34（0.14-0.86）
膣の被刺激性	0.24（0.06-0.93）

（Bent S, et al. JAMA 2002；287：2701[7] より）

どのくらい Common なの？

- 一般的に男性より女性が多いが，50歳以降は尿路感染症の発生率は同程度になる[5].
- 女性においては32歳までの間に約50％で罹患経験あり[5].
- 性活動期においては0.5〜0.7人/人年の頻度で罹患[5].

> **Turning Point！**
> 以下の場合は泌尿器科への紹介を検討したい．
> ・尿の流れを阻害する閉塞・異物・機能的問題がある場合
> ・治療開始後72時間以上経過しても解熱せず，検索の結果膿瘍や閉塞があることが判明した場合
> ・尿道炎・前立腺炎を疑う場合：尿道炎の場合は性感染症の合併も念頭に入れての紹介ができるとよい
> ※近隣の後方病院では複雑性の対応をどの科が対応しているか（原則泌尿器科であるが，地域によっては泌尿器科がなく総合診療科，もしくは各種内科で対応せざるを得ない施設もあるため）は確認しておきたい

❷ 腎盂腎炎のリスクファクター[5]

リスク	オッズ比（95% CI）
30日以内に週3回以上の性交渉歴	5.6（2.8-11）
最近の尿路感染症	4.4（2.8-7.1）
糖尿病	4.1（1.6-10.9）
最近の失禁	3.9（2.6-5.9）
1年以内に新たな性交渉パートナー	2.2（1.4-3.6）
最近の殺精子剤の使用	1.7（1.1-2.5）
母親の尿路感染症既往	1.6（1.1-2.5）

❸ 検査

■尿検査：簡易検査[6]
・膿尿＝尿中白血球の存在
白血球エラスターゼ反応をみると感度75-91％，特異度41-87％程度である
偽陽性・偽陰性となるケースがあることに注意
尿路結石，膵炎，虫垂炎でも偽陽性となる
高度の蛋白尿，採尿後の経過時間が長い場合は偽陰性となる
・亜硝酸検査＝尿中に細菌が存在
105 CFU/mL以上の細菌尿に対する感度：34-42％，特異度94-98％である
（CFU：colony forming unit：培地上に1個の集落（コロニー）を形成する基本単位）
硝酸還元能のない緑膿菌・ブドウ球菌・腸球菌・カンジダでは偽陰性となる
※尿簡易検査では陽性＝尿路感染症というわけではないことに注意！
（※無症候性細菌尿の概念）

■尿グラム染色・培養
1視野あたり細菌1個認める場合，105 CFU/mLに相当．
同時に培養検査も提出すること

■血液培養
腎盂腎炎と診断する場合，血液の塊である腎臓へ細菌感染が起きていることからも，菌血症/敗血症に至るリスクは高い．敗血症の最も多い原因は尿路感染症とされており，忘れずに採取を．
悪寒戦慄をきたしている場合も血液培養採取の条件である．
（検体採取が不可能な時を除き，抗菌薬投与前に培養検査提出が必須であるため，培養検査ができない際は後方病院への紹介を検討）

■腹部エコー
水腎症の有無を確認：閉塞があるかどうか

❸ 単純性か複雑性か

複雑性：尿の流れを障害する解剖学的問題（腫瘍，前立腺肥大，尿路結石），異物（膀胱カテーテル，尿路結石），機能（神経因性膀胱，膀胱尿管逆流）の問題がある場合，宿主の免疫学的問題（糖尿病，悪性腫瘍，好中球減少，免疫抑制剤使用など）を有する場合も複雑性として対応．

単純性：上記以外は単純性として対応．

❹ 身体所見

膀胱炎では特異的所見に欠ける．

腎盂腎炎❷ではCVA叩打痛で陽性になるが，ほかにも陽性となりうる疾患は多い．
（例：腎梗塞，憩室炎，肝炎，胆嚢胆管炎，肝膿瘍，胸膜炎，Fitz-Hugh-Curtis症候群，膵炎，筋骨格系由来の疼痛など）．

■感染症治療の原則

　グラム染色で確認し得た起因菌に対して効果のある抗菌薬を用いていく．一般的にはグラム陰性桿菌（E. coli, Klebsiella pneumoniae）によることが多く，それらに感受性のある抗菌薬を用いる．

　しかし，E. coli, Klebsiella pneumoniae についてはESBL（extended-spectrum β-lactamase）産生菌が増えつつあるため，地域の感受性率については確認しておく必要がある．そのためにも後方病院・近隣医療機関と日常的に連携をとり，感受性一覧は確認しておきたい．

■無症候性時の治療適応

　腎盂腎炎の場合では治療開始後 72 時間以内は発熱が続く可能性はあるが，治療がうまくいっていないとは限らない（腎盂腎炎は小膿瘍の集合体である）．

　ただ，Turning Point でも記載したが，72 時間を超えても解熱しない場合は起因菌の感受性を再確認するとともに，腎実質の膿瘍形成や，腎周囲膿瘍といった抗菌薬が届かない病変がないか，尿路の閉塞・狭窄がないかを検索する（腹部超音波，造影 CT など）．

　この時点で泌尿器科に紹介を検討してもよい．

■無症候性時の治療適応

　無症候性細菌尿では原則的に治療不要．しかし，
①妊婦
②泌尿器科関連の手術前
③小児
④好中球減少時
では治療対象となる．

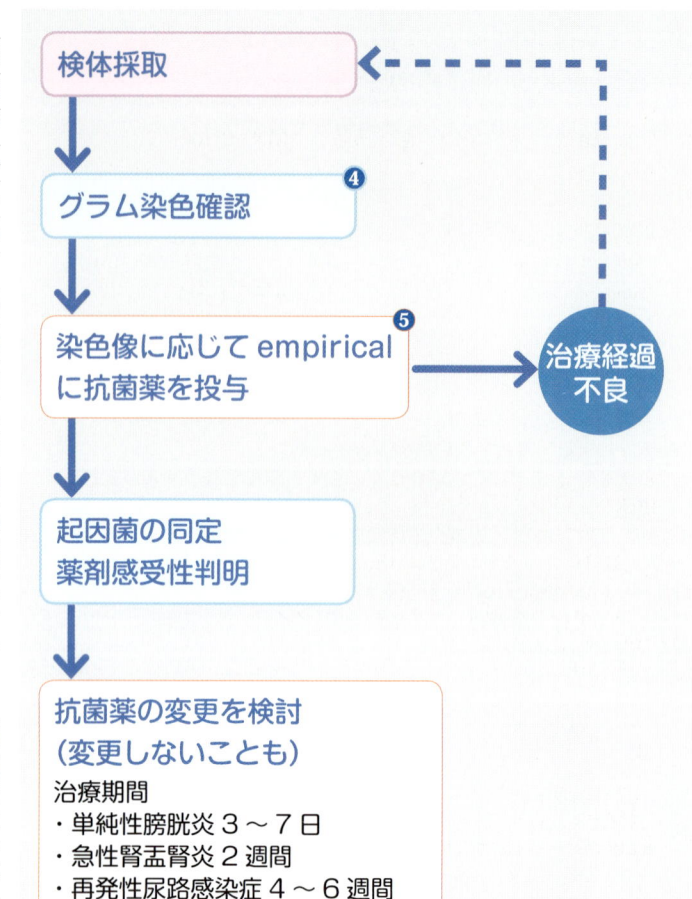

```
検体採取
  ↓
グラム染色確認 ④
  ↓
染色像に応じて empirical に抗菌薬を投与 ⑤ → 治療経過不良
  ↓
起因菌の同定
薬剤感受性判明
  ↓
抗菌薬の変更を検討
（変更しないことも）
治療期間
・単純性膀胱炎 3〜7 日
・急性腎盂腎炎 2 週間
・再発性尿路感染症 4〜6 週間
・前立腺炎 4 週間
```

❹ グラム染色にて確認される菌体と第1選択薬

グラム染色像	推定される主な起因菌	第1選択薬
中型陰性桿菌 (GNR-M)	E.coli, Klebsiella pneumoniae Enterobacter spp, Citrobacter spp	CTRX, CTM CTX, CTRX
陰性双球菌 (GNDC)	Neisseria gonorrheae	ABPC, SBTPC, CTRX
陽性球菌塊状 GPC-cluster	Staphylococcus saprophyticus Staphylococcus aureus	CEZ CEZ（MRSAではVCM）
陽性球菌連鎖状 (GPC-chain)	Enterococcus spp	ABPC + GM
小型陰性桿菌 (GNR-S)	Pseudomonas aeruginosa 他のブドウ糖非発酵グラム陰性桿菌	CAZ, AZT, LVFX CPFX
陽性で大型 (GP-huge)	真菌	多くは定着．治療不要
細菌を認めない (No organism)	治療途中 Chlamydia trachomatis など	AZM, DOXY

GNR：グラム陰性桿菌，GNDC：グラム陰性双球菌，GPC：グラム陽性球菌．
ABPC：アンピシリン，SBTPC：スルタミシリン，CEZ：セファゾリン，CTM：セフォチアム，CTX：セフォタキシム，CTRX：セフトリアキソン，CAZ：セフタジジム，AZT：アズトレオナム，LVFX：レボフロキサシン，CPFX：シプロフロキサシン，AZM：アジスロマイシン，DOXY：ドキシサイクリン．
（藤本卓司．感染症レジデントマニュアル第2版．医学書院：2013 より[2]）

❺ 実際の抗菌薬投与について（代表例）

診療所セッティングでは頻回に経静脈的に抗菌薬投与することは現実的に難しい．選択肢としては，1回/日で投与可能なCTRXが選択肢に挙がる．
経静脈抗菌薬 ⇒ 経口抗菌薬へ対応させている．
CTRX：2 g/回　24時間毎（腎機能による調節はほとんど必要ない）
内服では
ABPC ⇒ AMPC（アモキシシリン）：250 mg～1 g/回　3回/日
SBTPC ⇒ CVA/AMPC（アモキシシリン・クラブラン酸）：375 mg/回　3～4回/日
CTM ⇒ CXM-AX（セフロキシムアキセチル）：125 mg～500 mg/回　2回/日
CEZ ⇒ CEX（セファレキシン）：250 mg～1 g/回　4回/日
LVFX：500 mg/回　1回/日
AZM：500 mg/回　1回/日，もしくは 2 g（徐放製剤）・単回
DOXY：100 mg/回　2回/日

> **Point**
> LVFXの乱用に注意！❺

■ カテーテル関連尿路感染症

1週間～10日，膀胱カテーテル留置例では半数の症例で尿路感染症を生じるが，多くは無症候性細菌尿．

カンジダ尿が出現した，重症感のある菌血症を疑わせる症例であれば，院内感染の尿路感染症として治療を開始．治療期間は10～14日間だが，重症でなければ7日程度でも可．

❺ 2つの問題点からLVFXの乱用に注意！

- LVFX耐性大腸菌の増加という問題
- 結核菌にも「効いてしまう」ため結核感染症をマスクしうるという問題

特に陳旧性肺結核像を有している患者や高齢者では免疫力低下に伴い発病する可能性もある．LVFX乱用により，治療の必要な局面で耐性化してしまっているという状況は避けたい．また，発熱の原因が尿路感染症ではなく結核（特に肺外結核）であった場合も，診断が遅れる原因ともなる（特に無症候性細菌尿の場合に起こりうる）[8]．

真菌感染症（白癬, カンジダ）
mycosis

堀 哲也
国民健康保険上川医療センター

どんな症候・疾患なの？

● 真菌感染症は，ヒトの皮膚に感染する浅在性真菌症と，免疫機能不全の患者などに発症する日和見感染としての深在性真菌症に大きく分類されるが，ここでは浅在性真菌症の白癬❶とカンジダ❷の2つを取り上げる．

❶ 白癬

皮膚糸状菌が皮膚に寄生して生じるもので，病原性のある皮膚糸状菌には，3つの属 (Trichophyton, Microsporum, Epidermophyton) がある．その中でも，Trichophyton rubrum, T. mntagrophytes, Epidermophyton fluccosum の感染によって生じるものが多い．生じる部位によってそれぞれ名称❶がある．

❷ カンジダ

病原性のある Candida 属の菌種は7〜10種類❷存在するが，大分部は Candida albicans によるとされる．

ヒトの皮膚や粘膜に常在しており，全身的，または局所的に感染防御能が低下した際に発症する．

病変部位と症状から皮膚カンジダ症，粘膜カンジダ症，特殊型の3つに大きく分類され，さらにさまざまな病型に分類される．

■ 真菌感染のリスクファクター

- 小児，高齢者
- 基礎疾患：糖尿病，広範囲熱傷，低栄養状態，HIV感染，各種癌，血液疾患など
- 医学的要因：ステロイド外用，抗菌薬長期投与，放射線皮膚障害，化学療法など

❸ 臨床所見

- 白癬：境界明瞭で，輪状に中心治癒傾向を示す皮疹が典型的である．　右ページへ

▶ 診断アプローチ

真菌症かも？ → 病歴確認 → 身体診察 ❸ → 検査 KOH法 ❹ → 真菌症診断！

❶ 白癬 (tinea) の分類

浅在性白癬 tinea superficialis
- 足白癬　tinea pedis
- 爪白癬　tinea unguium
- 手白癬　tinea manus
- 股部白癬　tinea cruris
- 体部白癬　tinea corporis
- 顔白癬　tinea faciei
- 頭部白癬　tinea capitis
- 異型白癬　tinea incognito

深在性白癬 tinea profunda
- Celsus 禿瘡　kerion celci
- 白癬菌性毛瘡　sycosis trichophytica
- 白癬菌性肉芽腫　granuloma trichophyticum

白癬疹 trichophytid

（清水 宏．あたらしい皮膚科学．2005．p.467[1]より）

❷ ヒトから培養される Candida 属菌種の主な Candida 菌種

- Candida albicans
- C. tropicalis
- C. guilliermondii
- C. krusei
- C. kefyr
- C. glabrata
- C. parapsilosis
- C. lusitaniae
- C. zeylanoides
- C. glabrata

（清水 宏．あたらしい皮膚科学．2005．p.472[1]より）

■ 癜風について

Malassezia furfur という酵母様真菌が原因となる浅在性感染症で，90％以上の成人で常在している．20歳代前後の男女に好発し，体幹に淡褐色斑あるいは脱色素斑を呈する．イミダゾール系抗真菌薬の外用により，2週間程度で比較的容易に治癒する[1]．

真菌感染症（白癬，カンジダ）　183

どのくらい Common なの？

- 白癬：白癬菌は世界中に生息し，きわめて一般的にみられる真菌感染症である．感染部位によって年齢や性別に差があり，頭部白癬は3～7歳の小児に最も多くみられ，爪白癬は，高齢者に多い．股部白癬は，ほとんど男性のみに認められ，足白癬も女性より男性に多い[2]．
- カンジダ：酵母様真菌の *Candida* 属は，ヒトの皮膚や粘膜の常在菌であり，消化管や外陰部に分布している．単に病変から培養されただけではカンジダ症と診断することはできない．

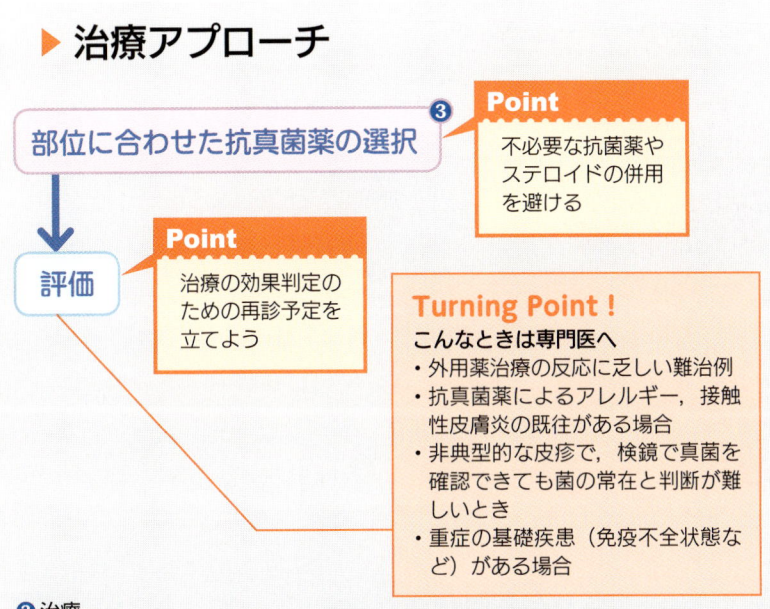

▶治療アプローチ

❸ 部位に合わせた抗真菌薬の選択

Point 不必要な抗菌薬やステロイドの併用を避ける

→ 評価

Point 治療の効果判定のための再診予定を立てよう

Turning Point！
こんなときは専門医へ
- 外用薬治療の反応に乏しい難治例
- 抗真菌薬によるアレルギー，接触性皮膚炎の既往がある場合
- 非典型的な皮疹で，検鏡で真菌を確認できても菌の常在と判断が難しいとき
- 重症の基礎疾患（免疫不全状態など）がある場合

- 頭部白癬：境界明瞭な鱗屑斑で，脱毛を生じることが一般的である．
- 体部白癬：境界明瞭な輪状で瘙痒と鱗屑を伴い，中心治癒傾向を示す皮疹を呈する．
- 股部白癬：紅斑性，膿性の不連続な鱗屑境界局面を作り，通常，瘙痒性である．
- 足白癬：足趾間の皮膚の剝離，浸軟，瘙痒から始まり，足縁から足底に及ぶ鱗屑と瘙痒を伴う皮疹を生じる．足底の過角化を生じることが多い．
- 爪白癬：爪の肥厚，変色が見られる[2]．
- カンジダ：発汗や不潔が誘因となって，皮膚と皮膚が擦れあう部位（間擦部：会陰部，殿部，頭頸部，腋窩，乳房下部など）に境界明瞭な紅斑を形成，辺縁に鱗屑を生じ，ときにびらん面を呈する．軽い瘙痒あるいは疼痛を訴えることがある[1]．粘膜カンジダ症のうち，口腔，舌，咽頭に生じる鵞口瘡については，粘着性，無痛性で，孤立性または融合性の白斑（白苔）を特徴とする[2]．女性の性器カンジダ症は痛みがあり，白色の米の研ぎ汁様またはカッテージチーズ様の帯下を伴う．

❸ 治療

抗真菌薬について

現在，広く使われているイミダゾール系，トリアゾール系抗真菌薬をまとめてアゾール系抗真菌薬という．アゾール系抗真菌薬は，広い抗菌スペクトルを有しており，真菌の細胞膜のエルゴステロール合成を阻害する．しかし，薬物の代謝酵素である肝臓のチトクロームP-450のヘム蛋白に結合するため，薬物相互作用に注意する必要がある[3]．

白癬

通常，抗真菌薬の外用療法が有効である．しかし，頭部白癬の場合は，外用薬の効果が薄いため，抗真菌薬の内服を第一選択として，幹部の清潔と乾燥を保つ．爪白癬も外用薬では根治が難しく，抗真菌薬の内服が有効である．足白癬については，趾間から足底に広く塗布し，約1か月投与するが，家庭内の白癬菌を除去しない限り，再感染を繰り返す可能性がある[3]．

- 表皮（顔，体部，股部，手，足）白癬：ラノコナゾール（アスタット軟膏）　1日1回　患部に塗布／テルビナフィン（ラミシールクリーム1%）　1日1回　患部に塗布
- 頭部白癬：テルビナフィン（ラミシール錠125 mg）　1日1回　食後（2～4週間）
- 爪白癬：テルビナフィン（ラミシール錠125 mg）　1日1回　食後（6か月間）

カンジダ

皮膚カンジダ症の場合は，入浴や清拭による病変の清潔，乾燥，イミダゾール系などの抗真菌薬の外用が有効である．口腔カンジダ症では，アムホテリシンBシロップによるうがいや，ミコナゾールゲル経口用を用いる．女性の性器カンジダ症では，ミコナゾール膣錠を用いる．重症例では，抗真菌薬の経口投与，点滴静注が必要になることもある．

- 皮膚カンジダ症：ラノコナゾール（アスタット軟膏）　1日1回　患部に塗布／テルビナフィン（ラミシールクリーム1%）　1日1回　患部に塗布
- 口腔カンジダ症：アムホテリシンBシロップ（ファンギゾンシロップ100 mg/mL）　1回0.5～1 mL，1日2～4回　食後経口服用／ミコナゾールゲル（フロリードゲル経口用）　1日10～20 g（ミコナゾールとして200～400 mg）を4回に分けて塗布
- 性器カンジダ症：ミコナゾール（フロリード膣坐剤100 mg）　1日1回　（1週間）／クロトリマゾール（エンペシド膣錠100 mg）　1日1回　（1週間）

❹ KOH法

検体（皮膚の鱗屑，帯下，爪など）を複数採取してスライドガラスに載せ，20% KOH溶液を1～2滴垂らし，カバーガラスをかぶせて数分間加熱（アルコールランプなど）してから直接検鏡する．

認知症
dementia

吉田 伸
飯塚病院総合診療科

どんな症候・疾患なの？

- メディカル：一度正常に発達した知的機能に脳の後天的な器質的障害によって生じる持続的な認知機能（知的機能）の低下，そして日常生活に支障をきたす「器質的疾患」．
- ナラティブ：「今は，頭の中全体にぼんやり霧がかかっていて，何をするにも大変な努力とコントロールが必要だ．大変な努力を払わなくては，いつも間違ってしまう」[1]．

❶ 加齢／認知症のもの忘れの鑑別

加齢に伴うもの忘れ
- 体験の一部分を忘れる
- 記憶障害のみがみられる
- もの忘れを自覚している
- 探しものも努力して見つけようとする
- 見当識障害はみられない
- 取り繕いはみられない
- 日常生活に支障はない
- きわめて徐々にしか進行しない

認知症のもの忘れ
- 全体を忘れる
- 記憶障害に加えて判断の障害や実行機能障害がある
- もの忘れの自覚に乏しい
- 探しものも誰かが盗ったということがある
- 見当識障害がみられる
- しばしば取り繕いがみられる
- 日常生活に支障をきたす
- 進行性である

（東京都高齢者対策推進室．痴呆が疑われたときに―かかりつけ医のための痴呆の手引き．1999[6]を参考に作成）

▶ 診断アプローチ

カットオフ値
HDS-R　20/21
MMSE　23/24

HDS-R（改訂長谷川式簡易知能評価スケール）
MMSE（Mini Mental State Examination）

認知症の疑い → ❶ 認知症？
- あり → ❷ 鑑別？ → 4型／4型以外の原因の可能性
- なし → 加齢／MCI

❷ 外来でのスクリーニング（Mini-Cog）

ステップ1	患者に「関連のない3つの単語」を記憶するように指示する．正しく覚えられたかを確認するために復唱させる	下記の単語リストは臨床研究で有効が確認されている バナナ，夜明け，椅子 娘，天国，山 村，キッチン，赤ちゃん 川，国，指 船長，庭，絵 リーダー，季節，テーブル
ステップ2	患者に時計の文字盤を書くように指示する．文字盤の数字が記入されたら，次に11時10分（または8時20分）の針を書き込むように指示する	正しい回答「すべての数字がほぼ正しい位置にあり」かつ「針が11と2（または8と4）を指していること」．記載は3分以内で拒否は異常と判定
ステップ3	ステップ1の3単語を思い出させる	
判定	陰性（障害は否定的） ・3単語想起可能 ・1〜2単語想起可能＋時計描画正常	陽性（認知機能障害疑い） ・1〜2単語想起＋時計の描画が異常 ・単語想起不可能（0単語）

施行時間 2〜4分．

DSM-Ⅳ-TR による認知症診断基準の要約

A. 多彩な認知障害の発現．以下の2項目がある．
1) 記憶障害（新しい情報を学習したり，以前に学習していた情報を想起する能力の障害）
2) 次の認知機能の障害が1つ以上ある：
   a. 失語（言語の障害）
   b. 失行（運動機能は障害されていないのに，運動行為が障害される）
   c. 失認（感覚機能が障害されていないのに，対象を認識または同定できない）
   d. 実行機能（計画を立てる，組織化する，順序立てる，抽象化すること）の障害

B. 上記の認知障害は，その各々が，社会的または職業的機能の著しい障害を引き起こし，また，病前の機能水準からの著しい低下を示す．

C. その欠損はせん妄の経過中にのみ現れるものではない．

※この基準は記憶障害を必須としているが，前頭側頭型認知症，前頭側頭葉変性症等のように記憶障害を中核症状としない認知症疾患には適応が困難．

（塩田正喜．Hospitalist 2015；3：471-479[7]を参考に作成）

注：USPSTFによる高齢者の認知症スクリーニングの推奨度[8]はI*声明（2014）．

*推奨度I：「現存のエビデンスはその介入によって生じる利益と不利益のバランスを評価するのに十分ではない．エビデンスが欠如している，質が低い，もしくは矛盾していて利益と不利益のバランスを判定することができない」

どのくらい Common なの？

- 日本の高齢化率は 26.7%（2015年）[2]．
- 高齢者人口の約 15%（439万人）が認知症（2010年）[3]．
- 認知症の有病率は年齢が5歳高まるとほぼ倍増する．
- 海外のプライマリ・ケア医療機関のレビューでは，65歳以上の認知症患者の 50～60% が診断されておらず，その多くが軽度～中等度であった[4]．
- 欧州では認知症の発症から診断まで平均 20 か月かかっている[5]．

コモンな鑑別疾患
- アルコール多飲
- 薬物 ❸
- せん妄 ❹
- うつ病（偽性認知症）
- 脱水症

治療可能な認知症
- VitB12／VitB1／葉酸／ニコチン酸欠乏症
- 甲状腺機能低下，副腎不全・血糖異常
- 肝性尿症／尿毒症・電解質異常（低 Na, 高 Ca）
- 感染症（HIV／神経梅毒）
- 正常圧水頭症，硬膜下血腫，脳腫瘍

（文献 10, 11）を参考に作成）

アルツハイマー型認知症（AD）
- 近時記憶障害が緩徐に進行
  （遅延再生，時間見当識，野菜語想起）
- アパシー，物盗られ妄想
- 取り繕いや振り向き現象
- 失語，失行，失認，遂行機能障害

レビー小体型認知症（DLB）
- 症状動揺性，遅延再生は可能
- 幻視（幻聴，誤認妄想）
- パーキンソニズム（<1年）
- 薬剤過敏性
- ^{123}I-MIBG 心筋シンチ異常

脳血管性認知症（VaD）
- 段階的進行
  （CVD後3か月以内の認知症出現）
- CT／MRI で脳血管障害の存在
- 神経症状（早期歩行障害，尿失禁）

前頭側頭型認知症（FTD）
- 性格変化，万引き，盗食
- 意味性認知症，復唱困難
- 記憶障害は比較的軽度
- 前頭／側頭葉限局性脳萎縮

（文献 9, 10, 11, 12, 14）を参考に作成）

❸ 認知機能低下を誘発しやすい薬剤

向精神薬	向精神薬以外の薬剤
抗精神病薬 催眠薬・鎮静薬 抗うつ薬	抗 Parkinson 病薬 抗てんかん薬 循環器病薬（降圧薬，抗不整脈薬，利尿薬，ジギタリス） 鎮痛薬（オピオイド，NSAIDs） 副腎皮質ステロイド 抗菌薬，抗ウイルス薬 抗腫瘍薬 泌尿器病薬（過活動膀胱治療薬） 消化器病薬（H_2 受容体拮抗薬，抗コリン薬） 抗喘息薬 抗アレルギー薬（抗ヒスタミン薬）

（日本神経学会．認知症疾患治療ガイドライン 2010．pp.38-43[12] より）

❹ せん妄とうつ病の特徴

	せん妄	うつ病
発症	数時間～数日で急激に発症．夜間や夕刻に悪化	日時はある程度明確，何らかの契機がある
経過	急速に進行し，日内・日差変動あり	急速に進行し，日内・日差変動あり
持続	数時間～数週間	数時間～数週間
もの忘れの訴え方	注意力と集中力が低下	自分で強調する
自己評価	困難	自分の能力低下を嘆く
言語理解・会話	支離滅裂な会話	困難でない
答え方	一定しない	否定的答え「わからない，できない」など
思考内容	錯覚，幻覚，妄想，興奮を伴う	自責的，自罰的
失見当	あり．変動する	軽度な割に ADL 障害が強い
記憶障害	様々な程度で障害され，変動する	軽度な割に ADL 障害が強い 最近の記憶と昔の記憶が同様に障害

（文献 10, 13）を参考に作成）

❶ 軽度の時期の支援のポイント

①教育的支援：病気の理解，自分での創意工夫，家族への早期からの教育的介入

②安全の確認：火の元，薬の飲み忘れ・二度飲み，消費者被害，合併症発生時の対応

③心のケア：尊厳，継続的相談，非薬物療法，ぴあグループ，カウンセリング

④家族支援：家族の相談，介護者の会

⑤将来を考える機会：生き方の理解，アドバンス・ケア・プランニング，任意後見制度

❷ 中等度の時期の支援のポイント

①生活のコーディネート：適切なサービス導入，金銭管理，家族間の役割の調整

②家族支援の強化：相談場所，体調管理，今後起こりうることを説明，介護不安・ストレス

③療養の場の決定：ケアつきの住まい

④行動心理兆候の対応：接し方，環境整備，レスパイト，非薬物療法，薬剤，総合的な対応

⑤合併症予防：全身管理，突然死の防止，リスクファクター管理，診察回数を増やす，訪問看護導入，歯科治療

⑥心のケア：役割をもつ（できることを奪われない），できることに着目，自立支援（コミュニケーション）

▶ 治療アプローチ

■ アルツハイマー型認知症 FAST スケールでステージング

ステージ	機能	一般用語
1	困難なし	正常
2	自覚症状（もの忘れ）	軽度
3	仕事に支障をきたす	中等度
4	複雑な手順（切符の購入）が困難，iADL（買い物，家事，会計，炊事，交通）が困難	中等度～高度
5	介助なしでは適切に洋服を選び着ることができない，入浴になだめすかすなど説得が必要なことがある	高度
6	ADL ができない，かつ失禁	高度
7	A：6 語以下しか話さない B：1 語しか話さない C：歩けない D：座れない E：笑顔がない F：昏睡	高度～終末期
↓ 6 か月以内に死亡する予測因子，米国ではホスピス入所適応		
7C＋	誤嚥性肺炎感染症（UTI，Sepsis），褥瘡多発（3，4 度），持続する発熱，6 か月以内に体重 10％ 減少	

（文献 10, 15）を参考に作成）

■ 病型ごとの薬物治療（グレードは認知症疾患治療ガイドライン 2010 より）

AD（以下 4 剤はグレード A）

	ドネペジル	ガランタミン	リバスチグミン	メマンチン
作用機序	AChE 阻害	AChE 阻害 APL 作用	AChE 阻害 BuChE 阻害	グルタミン酸 NMDA 阻害 神経保護作用
対象病期	軽度～高度 AD	軽度～中等度 AD	中等度～高度 AD	
効果	認知機能改善	認知機能低下抑制 興奮，脱抑制などの BPSD の抑制	認知機能低下抑制 興奮などの BPSD の抑制	言語・注意・実行機能・視空間認知機能障害の抑制，攻撃性・行動障害などの BPSD の進行抑制
代謝	肝代謝	肝代謝	腎排泄	腎排泄
主な副作用	消化器症状，増量時に精神症状	消化器症状	皮膚症状，消化器症状	めまい，不穏や混乱など
剤形	錠剤，口腔内崩壊錠，細粒，ゼリー	錠剤，口腔内崩壊錠，液剤	貼付剤	錠剤
用法	1 日 1 回 3 mg ↓ 1-2 W 5 mg 10 mg	1 日 2 回 8 mg ↓ 4 W 以上 16 mg ↓ 4 W 以上 24 mg	1 日 1 回 4.5 mg ↓ 4 W 以上 9 mg ↓ 4 W 以上 13.5 mg ↓ 4 W 18 mg	1 日 1 回 5 mg ↓ 1 W 以上 10 mg ↓ 1 W 以上 15 mg 20 mg

（平原佐斗司編著．認知症ステージ別アプローチ入門．中央法規；2013[10]）を参考に作成）

VaD

認知機能障害：上記 4 剤は治療確立していない（B～C1），降圧療法（B）ほか血管リスク管理

DLB

認知機能障害：ドネペジル※，リバスチグミン（B）
※少量がいい[12]
パーキンソニズム：レボドパ（C1）

FTD

行動障害：確立していない
SSRI がグレード C1

認知症　187

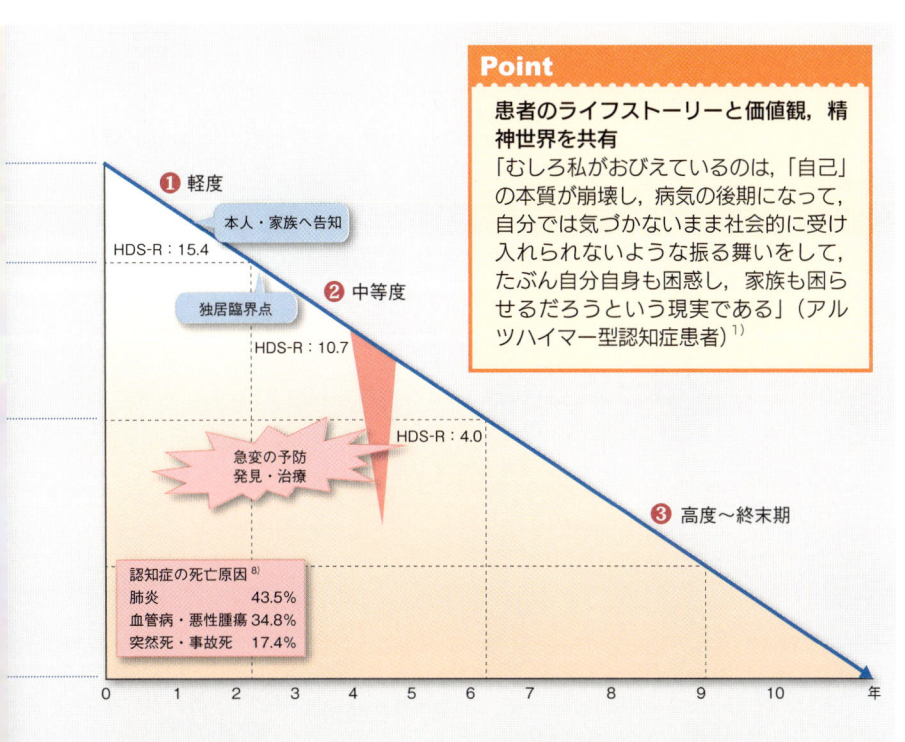

❶ 軽度
HDS-R：15.4
本人・家族へ告知
独居臨界点
❷ 中等度
HDS-R：10.7
急変の予防
発見・治療
HDS-R：4.0
❸ 高度～終末期

認知症の死亡原因[8]
肺炎　　　　　　43.5%
血管病・悪性腫瘍　34.8%
突然死・事故死　17.4%

Point
患者のライフストーリーと価値観，精神世界を共有
「むしろ私がおびえているのは，「自己」の本質が崩壊し，病気の後期になって，自分では気づかないまま社会的に受け入れられないような振る舞いをして，たぶん自分自身も困惑し，家族も困らせるだろうという現実である」（アルツハイマー型認知症患者）[1]

◎ BPSDへの対応
薬物以外のアプローチが基本[10,17]
①介護者・家族への教育的支援
②介護サービスとレスパイトの導入
③BPSD要因の除去（薬剤，合併症）
④環境改善
⑤尊厳の維持と創造
一例：ユマニチュード
見る（正面から），話す（ケアの様子を言葉にする），触れる（5歳の子以上の力は使わない），立つ（ふたりで介助）
薬物的治療
介護負担などを考え，抑制系薬剤を検討[14]
・AD，VaD：グラマリール
・DLB：抑肝散
・FTD：ウインタミン
薬剤の副作用をみて，短期間使用に努める
・非定型抗精神病薬および定型抗精神病薬の使用により死亡率や脳血管リスクは同等に高まる（エビデンス：高，推奨度：強）[16]
・抗精神病薬の使用量が多く，使用期間が長いほど副作用が出現しやすい（エビデンス：低，推奨度：強）[16]

❸ 高度から終末期の支援のポイント
①ケア形態変更：通所中心→訪問系サービス（訪問介護・訪問看護）
②診療形態変更：外来→訪問診療，訪問看護（必須）
③合併症の管理・治療：感染症，転倒
④意思決定支援：意思決定者選定，療養の場，緩和ケア中心，延命治療の方針，家族の心のケア
⑤苦痛評価，症状緩和：呼吸苦，嚥下障害，褥瘡，発熱，痛み等
⑥具体的な延命治療の選択：経管栄養，点滴など，合併症の治療，感染症の治療

■ 緩和ケア：人工栄養療法の選択
本人の求めたケアゴールを家族・介護者と共有しながら
・デバイス使用しない：予後2週間前後
・末梢皮下点滴：予後2～3か月以内
・胃瘻：予後1年前後，誤嚥は減らない

■ 略語
・MCI (mild cognitive impairment)：軽度認知障害
・HDS-R：改訂 長谷川式簡易知能評価スケール
・BPSD (behavioral and psychological symptoms of dementia)：認知症の行動と心理症状
・AD (Alzheimer's disease)：アルツハイマー病
・VaD (vascular dementia)：血管性認知症
・DLB (dementia with Lewy bodies)：レビー小体型認知症
・FTD (frontotemporal dementia)：前頭側頭型認知症

不安障害
（パニック障害含む）
anxiety disorder

村井 紀太郎
若草ファミリークリニック

どんな症候・疾患なの？

- 「不安」と「恐怖」は警戒を示す信号である．警戒する対象が不明瞭であるのが「不安」であり，警戒する対象が明瞭であるのが「恐怖」である．
- 病的な不安は自律神経反応を引き起こし，様々な身体症状（筋緊張，倦怠感，不眠，胸痛，呼吸困難，気道閉塞感など）が起こる．
- 不安障害は全般性不安障害，パニック障害，外傷後ストレス障害，恐怖症，強迫性障害などが含まれ，DSM-5 などの診断基準が用いられ診断される．

❶ 不安障害かも？

- 全般性不安障害やパニック障害は身体症状を生じやすいため，「身体症状の原因が不安障害である」と発想することが大事である．
- 全般性不安障害では患者は通常身体症状のため受診し，不安のためではない．
- 器質疾患の除外も慎重に進める！

❷ 病歴確認

病歴では以下を確認したい．
- 精神疾患の既往と家族歴
- アルコール摂取量（アルコール乱用の可能性）
- 服薬（薬物乱用の可能性）
- パニック発作の有無（パニック障害）❶
- 予期不安と広場恐怖の有無（パニック障害）
- 多数の説明できない身体症状（頭痛，疲労，不眠，肩こりなど）（全般性不安障害）❷
- 神経質と自称すること（全般性不安障害）❷
- 外傷的な出来事の有無（外傷後ストレス障害）
- 特定の対象に対する恐怖の有無（恐怖症）
- 強迫観念と強迫行為の有無（強迫性障害）❸
- 抑うつ気分と興味の消失の有無（気分障害の共存を確認）

▶ 診断アプローチ

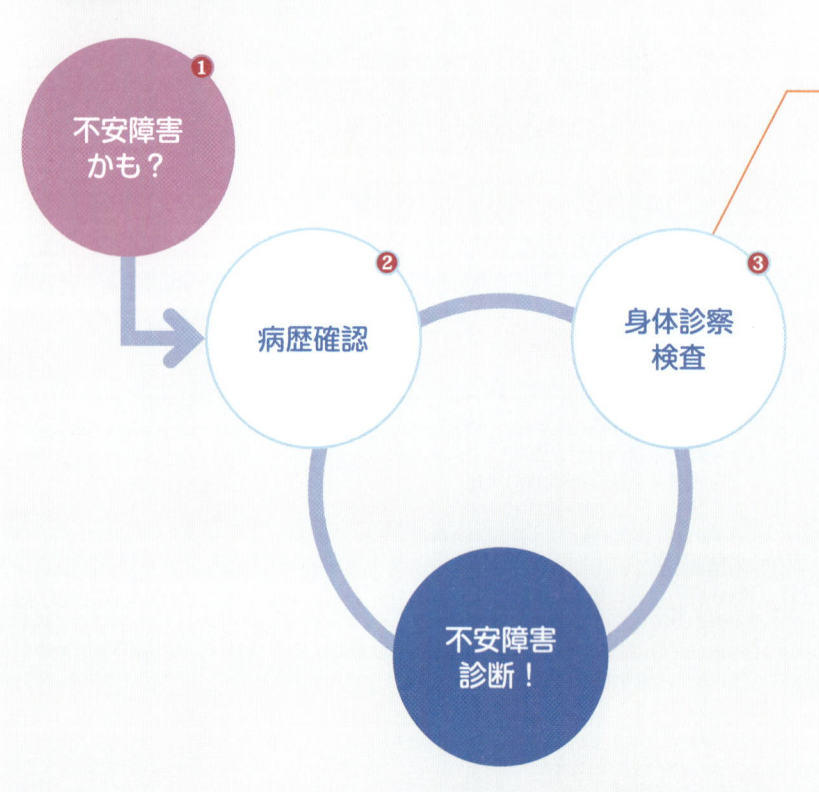

❶ 不安障害かも？ → ❷ 病歴確認 → ❸ 身体診察検査 → 不安障害診断！

❶ パニック発作：徴候と症状

パニック発作では以下の症状のうち 4 項目以上が同時に起こり 10 分以内にその頂点に達する．
- 動悸，心悸亢進，または心拍数の増加
- 発汗
- 身震いまたは震え
- 息切れ感または息苦しさ
- 窒息感
- 胸痛または胸部の不快感
- 嘔気あるいは突然の消化器症状
- めまい感やふらつき
- 現実感消失または離人症状
- コントロールを失うことに対する，または気が狂うことに対する恐怖
- 死ぬことに対する恐怖
- 異常感覚
- 冷感または熱感

❸ 強迫観念と強迫行為の定義

強迫性障害は強迫観念または強迫行為のいずれかを伴い，これにより二次的に著しい機能障害を呈している．
- 強迫観念：不安を増強させる，反復的，持続的な思考，衝動，または心象で，これらは度を超しており苦痛を伴っている．
- 強迫行為：不安を減弱させる，反復的行動，または心の中の行為であり，患者は過剰という認識を持ちながらも強迫観念に反応して，それを行うように駆り立てられていると感じている．

不安障害（パニック障害含む）

どのくらい Common なの？

- 不安障害は精神疾患の中で最もよく見られるものである．4人に1人が少なくとも1つの不安障害の診断基準に合致し，17.7％の年間有病率があると報告されている[1]．
- プライマリ・ケアの領域で最も多い不安障害は全般性不安障害とパニック障害で，それぞれプライマリ・ケア診療所を訪れる患者の8％という報告がある[2]．

Turning Point !
専門医紹介のポイントは以下の通り
(1) 希死念慮を伴ううつ病や双極性障害を合併している場合
(2) 強迫性障害を疑う場合
(3) 外傷後ストレス障害を疑う場合
(4) 治療に反応しない場合

❷ GAD-7 *

ここ2週間の中で，どれくらい，下記の問題に悩まされていましたか？				
点数	全くない(0点)	数日(1点)	週の半分以上(2点)	毎日(3点)
神経質になっていたり，不安と感じたり，イライラしていましたか？	( )	( )	( )	( )
心配することを止めたり，心配することをコントロールすることが難しかったですか？	( )	( )	( )	( )
色々な出来事について取り越し苦労をしていましたか？	( )	( )	( )	( )
くつろぐことがなかなかできませんでしたか？	( )	( )	( )	( )
じっと座っていることが難しいほど落ち着きませんでしたか？	( )	( )	( )	( )
すぐに悩んだり過敏になりましたか？	( )	( )	( )	( )
何か悪いことが起こるような気がして怖かったですか？	( )	( )	( )	( )
合計点	( )	( )	( )	( )

* GAD-7 では最初の2項目について評価
0～4点はなし，5～9点は軽度，10～14点は中等度，15～21点は重度．

❹ パニック発作に類似した病態を示す一般身体疾患

- 心疾患(上室性頻拍，狭心症など)
- 肺疾患(喘息発作，慢性閉塞性肺疾患，肺梗塞など)
- 内分泌疾患(甲状腺機能亢進症，褐色細胞腫，カルチノイド症候群など)
- 神経疾患(アカシジア，振戦，脳腫瘍など)
- 物質乱用(コカイン，アンフェタミン，エクスタシー，アルコール離脱など)
- カフェイン(大量摂取)
- 薬物(抗うつ薬，テオフィリン，交感神経刺激薬など)
- 生薬・サプリメント(マテ茶，麻黄)
- 電解質異常(低カルシウム血症，低マグネシウム血症など)
- 睡眠障害(睡眠時無呼吸症候群，夜驚症など)

❸ 身体診察・検査

器質疾患❹除外のための身体診察と検査

- 診察：眼瞼結膜，甲状腺，心音，肺音，上下肢
- 採血：血算，電解質，肝機能，腎機能，甲状腺，血糖，赤沈
- 胸部X線
- 心電図

■ 共存症

- パニック障害と全般性不安障害の共存率は40％と高い．
- パニック障害の約50％の患者は大うつ病性障害を併発している．
- 何らかの精神疾患と全般性不安障害の共存率は90％である．うつ病が全般性不安障害とパニック障害の両者を共存している頻度は50％以上ある．

■治療

全般性不安障害・パニック障害に対する治療は精神療法と薬物療法による❺❻.

▶ 治療アプローチ

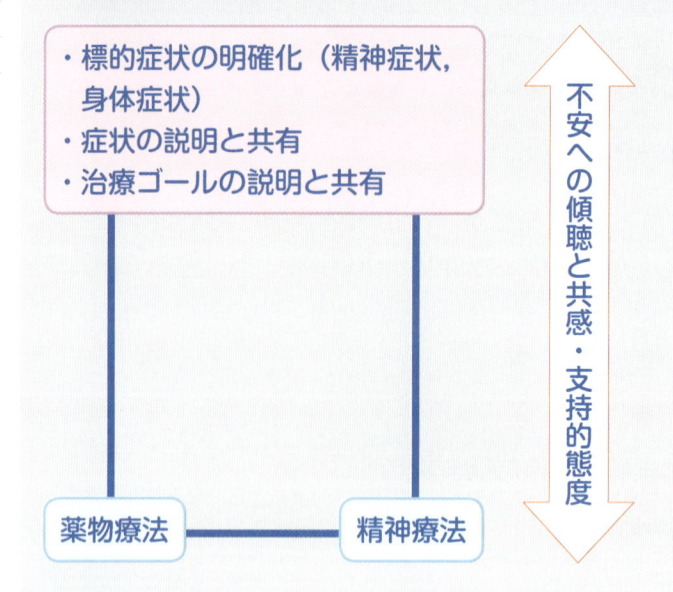

・標的症状の明確化（精神症状，身体症状）
・症状の説明と共有
・治療ゴールの説明と共有

薬物療法 ── 精神療法

不安への傾聴と共感・支持的態度

❺ 全般性不安障害・パニック障害に対する治療

精神療法
　認知行動療法❼
薬物療法
　選択的セロトニン再取り込み阻害薬
　　薬物治療の中心となる．
　　投与開始時は不安やパニック症状を誘発する可能性があるため少量から開始する．
　　ベンゾジアゼピン系薬物と併用して開始されることが多い．
　三環系抗うつ薬
　ベンゾジアゼピン系薬物❽

❻ 診断閾値以下の不安に対する治療

精神療法
　認知行動療法
　支持的精神療法
　対人関係療法
薬物療法
　抗ヒスタミン薬
　ベンゾジアゼピン系薬物

❼認知行動療法

心理教育
- パニック発作や不安による身体症状とその際に発生する思考，感情，行動との相互作用に焦点をあてて説明する．
- パニック発作発生や身体症状増強の引き金となる事項を明らかにすることはパニック発作をコントロールするための出発点となる．

パニックの持続的な監視
- 症状を記載した日記に基づいて行なう．パニック発作の長さ，発現期間，頻度，発作のきっかけや可能性のある誘因，発作前や発作中の思考と感情を含め記載してもらう．
- これらの思考や認識は歪んでいることが多く，患者はこの歪みに立ち向かうことでパニック発作を理解し，その後に症状をコントロールできるようになる．

呼吸訓練
- 腹式呼吸訓練法を実施することで，パニック発作の悪化を防ぐことができる．

認知再構成法
- 症状日記などでわかる認知の歪みを分析し，事実に基づいた情報を集めるように指導する．

恐怖のきっかけへの曝露
- 認知行動療法の最後に行われる技法である．
- パニック発作や不安による身体症状がコントロールできるようになった場合，そのきっかけとなる事柄に直面させる．

❽ベンゾジアゼピン系薬物の使用法

注意点
- 依存の可能性（物質依存の病歴）について十分に評価してから使用する．

使用法
- 全般性不安障害やパニック障害では抗うつ薬と併用して数週から数か月投与され，抗うつ薬の効き目が現れた時点で漸減中止されることが多い．
- 毎日の服用が必要になる場合は半減期が短い場合は離脱症状を経験するようになるため，中間的な半減期をもつ薬物を使う．

薬物の中止
- 半減期が短い薬物は1～2週おきに量を漸減していく．
- 半減期が長い薬物は隔日投与，2日間隔投与，3日間隔投与と投与日を延長していく．
- 全般性不安障害やパニック障害で中止することは難しい．
- 投与期間が6か月以内であれば比較的短時間の漸減でよい．

パーキンソン病
Parkinson disease (PD)

井階 友貴
福井大学医学部地域プライマリケア講座/
高浜町国民健康保険和田診療所

どんな症候・疾患なの？

- 安静時振戦，筋強剛，無動・寡動，姿勢反射障害の4徴に代表される運動障害をきたす神経難病．
- 中脳黒質のドパミン神経細胞が緩徐に細胞死に至る神経変性疾患．
- 精神症状（抑うつ，認知機能障害など），自律神経障害などの非運動症状も伴う．

■早期発見と鑑別が重要

頻度の低くないパーキンソニズムを呈する患者の早期発見は，その原因により根治や効率的な治療・リハビリにつなげることができる．
パーキンソン病とパーキンソン病関連疾患および二次性パーキンソニズムとの鑑別が重要である．

❶病歴聴取：診断と鑑別のために確認！

- 4徴（安静時振戦，筋強剛，無動・寡動，姿勢反射障害）に関わる病歴：動作緩慢，突進，無表情，すくみなど❶
- 家族歴，血族婚

Point！：PDの約1割に家族性が関連

- 頭部外傷，脳血管障害，中枢神経感染症の既往
- 薬物内服歴
- 職業歴（マンガンの曝露など）
- 抑うつ，睡眠障害，幻視，便秘，嗅覚低下の有無

Point！：先行症状として重要

❷神経所見：4徴に関わる診察を！

- 安静時振戦：4〜6Hz，一側一肢から始まる．
- 筋強剛：歯車様の関節
- 無動・寡動：仮面様顔貌，動作緩慢，小字症，すくみ，小刻み歩行，突進現象など
- 姿勢反射障害：患者を後方に引っ張る（pull試験）→転倒

▶診断アプローチ

パーキンソン病かも？

Point
診察室に入ってくる様子からもcheck！
- 表情は？（仮面様顔貌）
- 歩行は？（小刻み歩行/手の振りの低下・消失）
- 動作や反応は？（動作緩慢）
- 書きものは？（小字症，書字緩慢）

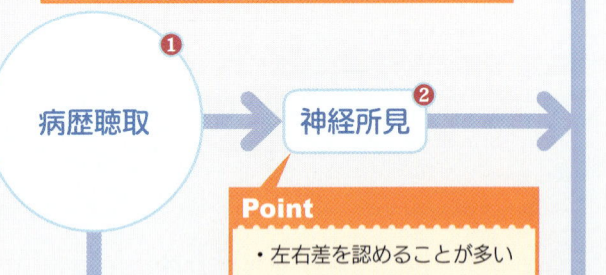

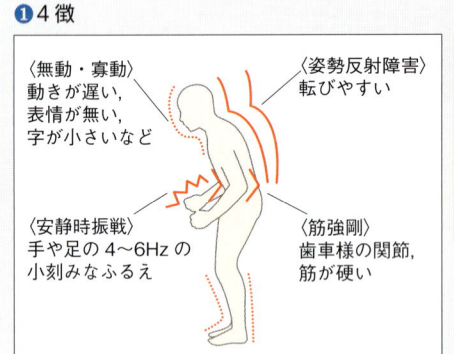

❶ 病歴聴取 → ❷ 神経所見

Point
- 左右差を認めることが多い

→ ❸ 画像検査

Point
以下の所見はPDらしくない！
- 著明な脳室拡大
- 著明な大脳萎縮
- 著明な脳幹萎縮
- 広範な白質病変

❶4徴

〈無動・寡動〉動きが遅い，表情が無い，字が小さいなど
〈姿勢反射障害〉転びやすい
〈安静時振戦〉手や足の4〜6Hzの小刻みなふるえ
〈筋強剛〉歯車様の関節，筋が硬い

❷鑑別診断

パーキンソン病関連疾患/神経変性疾患
- レビー小体型認知症
- 多系統萎縮症
- 大脳皮質基底核変性症
- ハンチントン病
- 遺伝性脊髄小脳変性症
- 歯状核赤核ルイ体萎縮症
- アルツハイマー型認知症
- 前頭側頭葉型認知症　など

二次性パーキンソニズム
- 薬剤性パーキンソニズム*
- 血管性パーキンソニズム
- 中毒性パーキンソニズム
- 脳炎後パーキンソニズム
- 水頭症
- 慢性硬膜下血腫
- 脳腫瘍
- 慢性外傷性脳症
- 代謝異常に伴うもの（Wilson病，副甲状腺機能低下症，肝不全など）　など

どのくらい Common なの？

- 有病率は一般人口で 0.3％，65～69 歳で 0.5～1％，80 歳以上で 1～3％程度とされ，高齢者層で 100 人に 1 人以上となり，神経難病だが Common な神経疾患である[1]．
- 神経変性疾患のうち，アルツハイマー型認知症に次いで頻度が高く，特定疾患医療受給者数では，潰瘍性大腸炎に次いで多い．
- パーキンソン病関連疾患や二次性パーキンソニズムを合わせるとさらに有病率が高く，プライマリ・ケア医がパーキンソン病診療に習熟することに大きな意義がある．

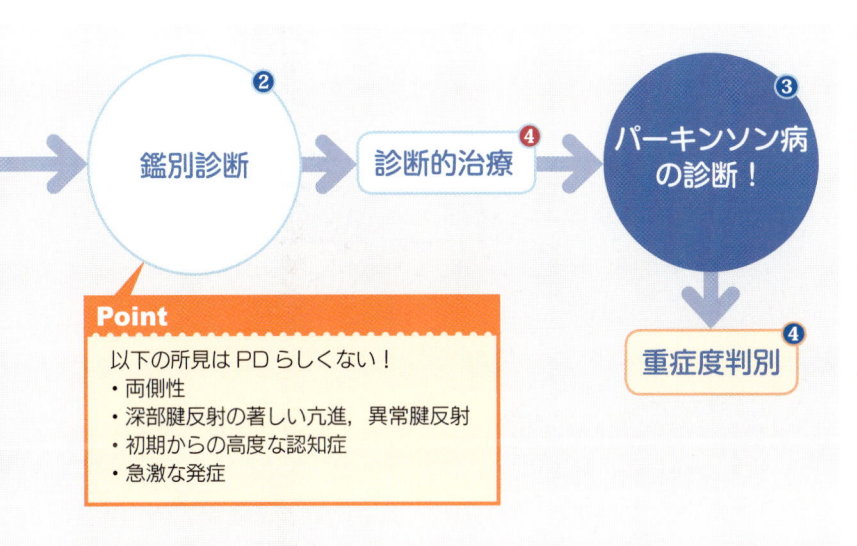

❷ 鑑別診断 → 診断的治療 ❹ → ❸ パーキンソン病の診断！ → 重症度判別 ❹

Point
以下の所見は PD らしくない！
- 両側性
- 深部腱反射の著しい亢進，異常腱反射
- 初期からの高度な認知症
- 急激な発症

❹ Hoehn & Yahr の重症度

- 0 度：パーキンソニズムなし
- 1 度：一側性パーキンソニズム
- 2 度：両側性パーキンソニズム
- 3 度：軽～中等度パーキンソニズム．姿勢反射障害あり
- 4 度：高度障害を示すが，歩行は介助なしにどうにか可能
- 5 度：介助なしにはベッド又は車椅子生活

（厚生労働省．平成 27 年 1 月 1 日施行の指定難病（新規）[2] より）

Point
- 特定疾患医療費補助の対象は 3 度以上！

❸ 画像検査

PD に特異的な画像所見はない．

頭部 MRI，ドパミントランスポーター RI 検査，MIBG 心筋シンチグラフィー，DaTscan などが鑑別に有用．

❹ 診断的治療

抗パーキンソン病薬にて自覚症状や神経所見に明らかな改善あり．

❸ 診断基準

以下の診断基準を満たすものを対象とする．（疑い症例は対象としない．）
1. パーキンソニズムがある．※1
2. 脳 CT 又は MRI に特異的異常がない．※2
3. パーキンソニズムを起こす薬物・毒物への曝露がない．
4. 抗パーキンソン病薬にてパーキンソニズムに改善がみられる．※3

以上 4 項目を満たした場合，パーキンソン病と診断する．
なお，1，2，3 は満たすが，薬物反応を未検討の症例は，パーキンソン病疑い症例とする．

※1 パーキンソニズムの定義は，次のいずれかに該当する場合とする．
　(1) 典型的な左右差のある安静時振戦（4～6 Hz）がある．
　(2) 歯車様筋固縮，動作緩慢，姿勢反射障害のうち 2 つ以上が存在する．

※2 脳 CT 又は MRI における特異的異常とは，多発脳梗塞，被殻萎縮，脳幹萎縮，著明な脳室拡大，著明な大脳萎縮など他の原因によるパーキンソニズムであることを明らかに示す所見の存在をいう．

※3 薬物に対する反応はできるだけドパミン受容体刺激薬又は L-dopa 製剤により判定することが望ましい．

（厚生労働省．平成 27 年 1 月 1 日施行の指定難病（新規）[2] より）

＊パーキンソニズムを起こす薬剤
　○抗精神病薬
　　・フェノチアジン系（クロルプロマジン，レボメプロマジン，ペルフェナジン）
　　・ブチロフェノン系（ハロペリドール，ピモジド）
　　・非定型抗精神病薬（リスペリドン，ペロスピロン，オランザピン，クエチアピン）
　○消化器用薬
　　・ベンザミド系（メトクロプラミド，スルピリド）
　○その他
　　・チアプリド
　　・レセルピン　など

❺ 治療の開始時期は？

薬物治療を遅らせる利点は明らかでない．症状の程度や日常生活での不自由さを考慮して開始する．

非運動症状（排尿障害，便秘，起立性低血圧，睡眠障害など）に対応することでQOLの向上につながる❺．

Point！：PDの治療開始の柱は，L-ドパとドパミンアゴニスト

❻ 治療開始薬物❻選択の大原則

- 70歳未満→ドパミンアゴニスト
- 70〜75歳以上の高齢者，認知機能障害，精神症状，早急に症状改善が必要→L-ドパ
- 運動症状（4徴）に最も効果が優れているのはL-ドパ．しかし，長期内服でさまざまな治療合併症（wearing off, on-off, ジスキネジア，ジストニア❼）が出現しやすいため，ドパミンアゴニストの選択が検討されるべき．

❼ 薬の増減の指標は？

- 症状を確認しながら増減．
- 治療副作用❽にも注意し，場合によりL-ドパ→ドパミンアゴニストへの変換を検討する．

❽ 治療副作用は？

- L-ドパ製剤，ドパミンアゴニスト製剤とも，消化器症状や循環器症状を主徴とする．
- 突発的睡眠，傾眠，調節障害，注意力・集中力・反射機能などの低下が起こりうる→自動車運転などの危険を伴う機械操作はNG！
- ドパミンアゴニストのうち麦角製剤のものは，弁膜閉鎖不全が無いかcheck＆定期的にfollow必要！

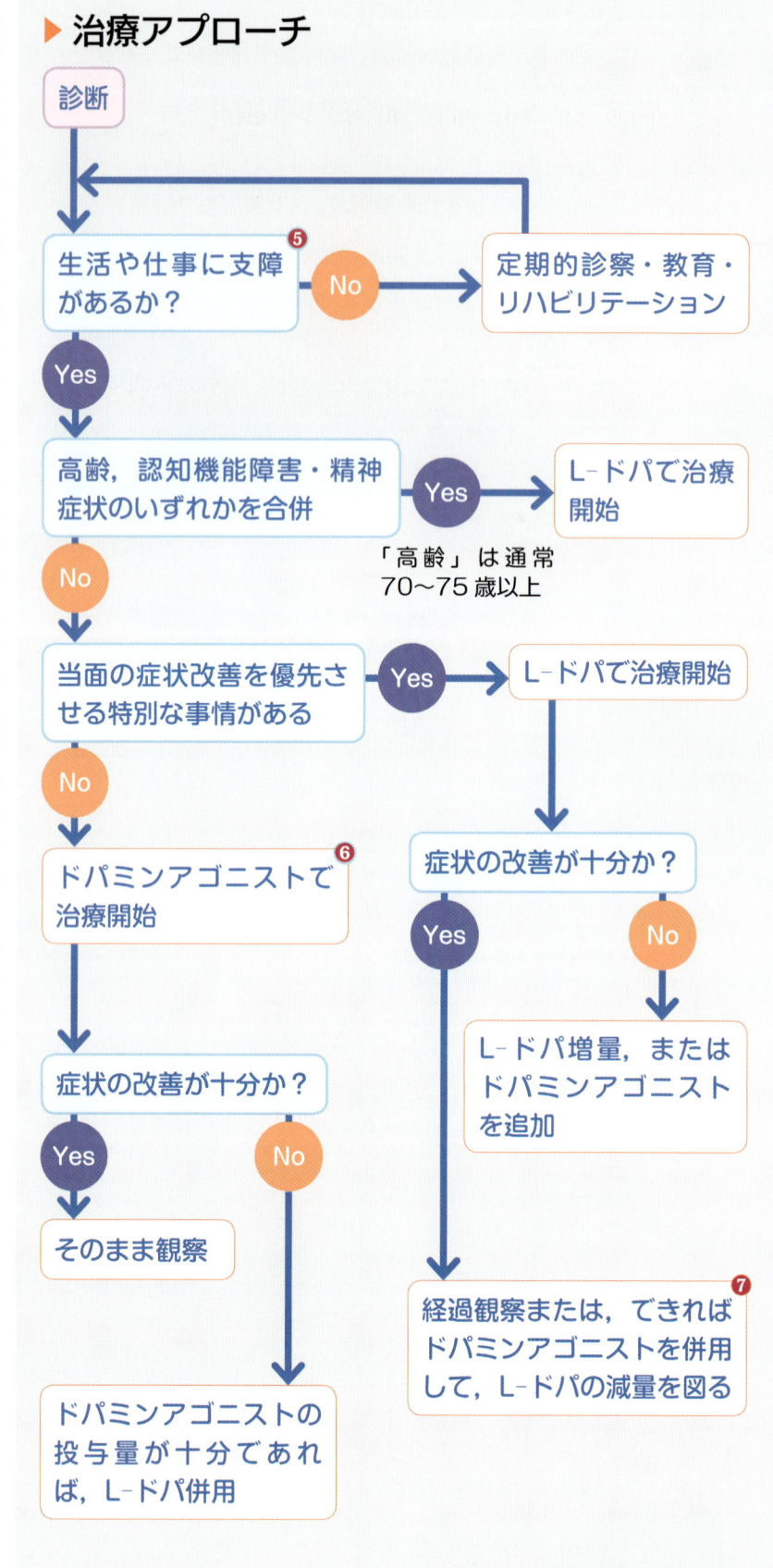

▶ 治療アプローチ

[フローチャート]

診断
↓
生活や仕事に支障があるか？ ❺
- No → 定期的診察・教育・リハビリテーション
- Yes ↓

高齢，認知機能障害・精神症状のいずれかを合併
- Yes → L-ドパで治療開始
- No ↓

「高齢」は通常70〜75歳以上

当面の症状改善を優先させる特別な事情がある
- Yes → L-ドパで治療開始 → 症状の改善が十分か？
  - Yes → 経過観察または，できればドパミンアゴニストを併用して，L-ドパの減量を図る ❼
  - No → L-ドパ増量，またはドパミンアゴニストを追加
- No ↓

ドパミンアゴニストで治療開始 ❻
↓
症状の改善が十分か？
- Yes → そのまま観察
- No → ドパミンアゴニストの投与量が十分であれば，L-ドパ併用

フローチャートは文献3)を参考に作成

❺非運動症状への対応

○排尿障害
- 6割以上が夜間頻尿，他　尿意切迫感，日中頻尿
- L-ドパを使用，反応が悪ければ抗コリン薬，SSRI/SNRIを検討

○便秘
- PD患者の7～8割に認める
- 水分・食物繊維摂取，緩下剤(センノシドなど)，消化管運動促進剤(ドンペリドン，大建中湯など)で対応

○起立性低血圧
- PD患者の6割に認める，高齢者，長期罹患，重症ほど起こりやすい
- 降圧剤や利尿剤の中止検討，弾性ストッキング利用，フルドロコルチゾン，ミドドリン，アメジニウム投与を検討

○睡眠障害
- 抑うつ症状，夜間頻尿，夜間のoff症状によるものがあるので注意
- ベンゾジアゼピン系，三環系抗うつ薬，就寝前L-ドパ使用，貼布剤使用などを検討

❻抗パーキンソン病薬の種類と推奨

- L-ドパ，ドパミンアゴニスト以外の薬剤は，その特性を理解し必要時に使用する．

種類	例	早期	進行期	備考
L-ドパ	L-ドパ単剤	有効	有効	消化器症状，循環器症状に注意
L-ドパ・末梢性ドパ脱炭酸酵素阻害薬(DCI)配合剤	L-ドパ・カルビドパ合剤，L-ドパ・ベンセラジド合剤	有効	有効	消化器症状，循環器症状に注意
ドパミンアゴニスト	麦角アルカロイド系：ブロモクリプチン，ペルゴリド，カベルゴリン　非麦角アルカロイド系：タリペキソール，プラミペキソール，ロピニロール	有効	有効	麦角製剤の副作用に注意
MAO-B阻害薬	セレギリン	有効	有効	早期の治療導入にも使用可
COMT阻害薬	エンタカポン	不明	有効	on時間の延長に有効
ドパミン放出促進薬	アマンタジン	有効	不明	進行期ジスキネジアに有効
抗コリン薬	トリヘキシフェニジル，ピペリデン，ピロヘプチン，プロフェナミン，メチキセン，マザチコール	おそらく有効	不明	認知症，高齢者には使用を控えるべき
ノルアドレナリン前駆物質	ドロキシドパ	おそらく有効	おそらく有効	起立性低血圧に有効
その他の薬剤	ゾニサミド	有効	有効	off時間の短縮に有効
手術療法	①視床腹中間核，②淡蒼球内節，③視床下核に対しての破壊術/刺激術	一部有効	一部有効	①振戦に②③運動症状/運動合併症に有効

❼代表的治療合併症

- wearing off：投薬の効果が短くなり，内服前に症状が現れる．
- on-off：投薬の効果が突然現れたり弱くなったりする．
- ジスキネジア：手，足，口などの不随意運動
- ジストニア：手足，首，体幹などの異常姿勢

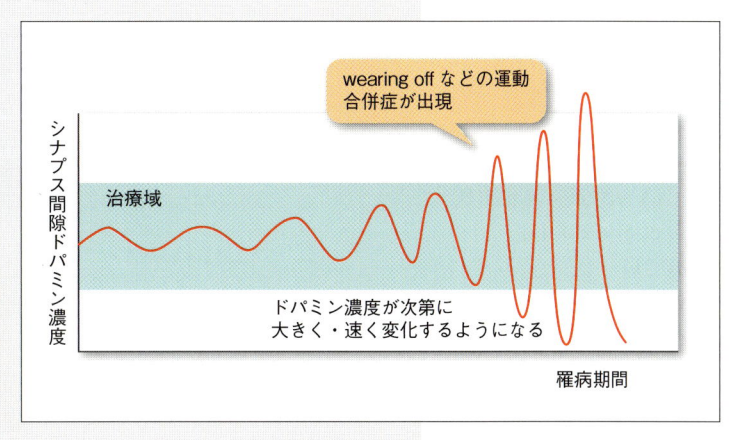

関節リウマチ
rheumatoid arthritis (RA)

向坊 賢二[1], 佐藤 健太[2]
[1] 道東勤医協釧路協立病院 総合内科
[2] 勤医協札幌病院内科

どんな症候・疾患なの？

- 自己免疫応答から関節の慢性炎症性病態が複数の関節に生じて進行性の破壊性関節炎に至る病態であり，主病変は関節滑膜である．
- 発症には遺伝要因と環境要因が関与している．遺伝要因の最大のものはHLA-DR遺伝子である．環境要因として性ホルモン（エストロゲン），喫煙（発症率増加），ウイルス感染などがある．

❶ 病歴では以下を確認
- 関節症状の経過（急性 or 慢性）
- 朝のこわばり
- 日光過敏症（SLE）
- 口腔内乾燥，眼乾燥（シェーグレン症候群）
- 家族歴（RA，膠原病）
- 既往歴（結核，悪性腫瘍）

❷ 関節炎の5大所見
① 関節腫脹：関節リウマチによる滑膜炎はブヨブヨと軟らかい感触，変形性関節症はゴツゴツと硬い感触．
② 関節痛：約4kgの圧力（検者の指が爪が白くなる程度）で疼痛あれば陽性．
③ 機能障害：朝のこわばり
④ 発赤
⑤ 熱感

❸ 初期評価＆専門医紹介に向けた検査のポイント
① メトトレキサート（以下MTX）の禁忌に該当するか．
② 予後不良因子があるか．
〈初期検査例〉
- HBs抗原，HCV抗体
- 生化学一般（腎機能，肝機能）
- 血算
- CRP，赤沈
- 抗CCP抗体，RA因子（定量），抗核抗体（蛍光抗体法）
- 検尿一般
- X線写真：胸部（初診は2R），手指2R，両手正面
- ＊MMP-3について
- 抗CCP抗体とMMP-3は同時算定不可．　右ページへ

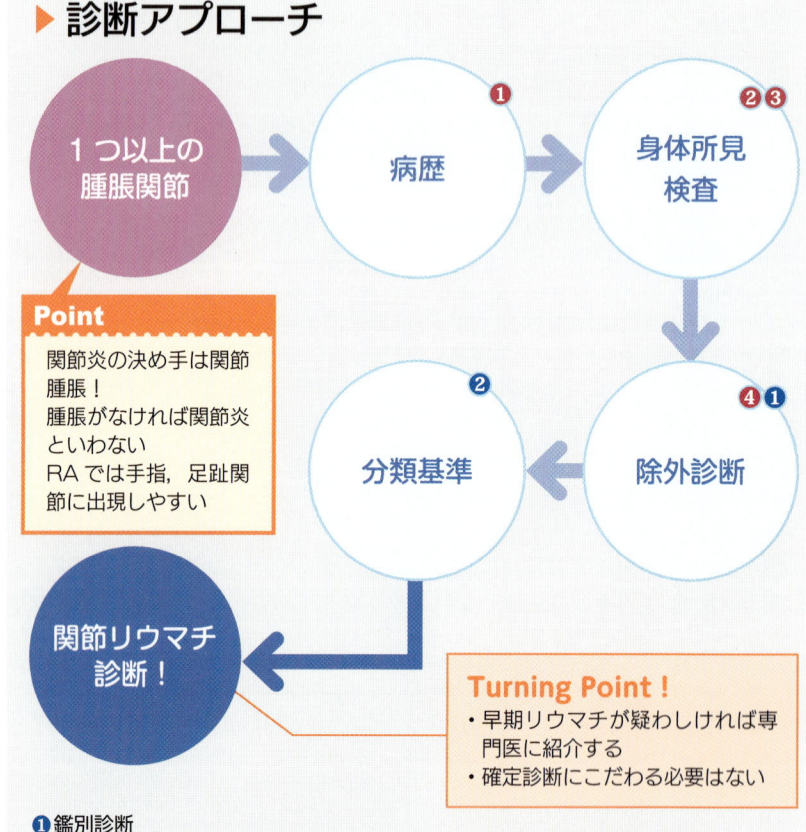

▶ 診断アプローチ

1つ以上の腫脹関節 → 病歴 ❶ → 身体所見検査 ❷❸ → 除外診断 ❹❶ → 分類基準 ❷ → 関節リウマチ診断！

Point
関節炎の決め手は関節腫脹！
腫脹がなければ関節炎といわない
RAでは手指，足趾関節に出現しやすい

Turning Point !
- 早期リウマチが疑わしければ専門医に紹介する
- 確定診断にこだわる必要はない

❶ 鑑別診断

鑑別難易度	鑑別診断名
高	1. ウイルス感染症に伴う関節炎（パルボウイルスB19，風疹ウイルスなど） 2. 全身性結合組織病（シェーグレン症候群，全身性エリテマトーデス（SLE），混合性結合織病，皮膚筋炎・多発筋炎，強皮症） 3. リウマチ性多発筋痛症 4. 乾癬性関節炎
中	1. 変形性関節症 2. 関節周囲の疾患（腱鞘炎，腱付着部炎，肩関節周囲炎，滑液包炎など） 3. 結晶誘発性関節炎（痛風，偽痛風など） 4. 血清反応陰性脊椎関節炎（反応性関節炎，掌蹠膿疱症性骨関節炎，強直性脊椎炎，炎症性腸疾患関連関節炎） 5. 全身性結合組織病（ベーチェット病，血管炎症候群，成人スティル病，結節性紅斑） 6. その他のリウマチ性疾患（回帰リウマチ，サルコイドーシス，RS3PEなど） 7. その他の疾患（更年期障害，線維筋痛症）
低	1. 感染に伴う関節炎（細菌性関節炎，結核性関節炎） 2. 全身性結合組織病（リウマチ熱，再発性多発軟骨炎） 3. 悪性腫瘍（腫瘍随伴症候群） 4. その他の疾患（アミロイドーシス，感染性心内膜炎，複合性局所疼痛症候群）

どのくらい Common なの？

- 関節リウマチの有病率は約 0.5〜1％といわれ，本邦では約 70 万人が罹患している[1]．
- 男女比は 1：3〜5 と女性に多く，発症年齢は女性では 40〜50 歳代にピークとなる[1]．
- 近年，関節リウマチの早期発見・早期治療による関節破壊を予防する重要性が強調されており，プライマリ・ケアの現場から適切なマネジメントを行っていくことが大切である．

❷ ACR/EULAR 関節リウマチ分類基準 2010

腫脹または圧痛のある関節数（診察，MRI，エコー）	
大関節の 1 か所	0
中・大関節の 2〜10 か所	1
小関節の 1〜3 か所	2
小関節の 4〜10 か所	3
最低 1 つの小関節を含む 11 か所以上	5
血清反応	
RA 因子，抗 CCP 抗体の両方が陰性	0
RA 因子，抗 CCP 抗体のいずれかが低値陽性	2
RA 因子，抗 CCP 抗体のいずれかが高値陽性	3
罹病期間	
6 週未満	0
6 週以上	1
炎症反応	
CRP，赤沈の両方が正常	0
CRP もしくは赤沈のいずれかが異常高値	1

6 点以上でリウマチ診断確定．
小関節：MCP，PIP，第 1IP，第 2-5MTP，手関節．
中・大関節：肩，肘，膝，股，足関節．
OA との鑑別のため，DIP，第 1CMC，第 1MTP は除外．
「最低 1 つの小関節を含む 11 か所以上」には，顎，肩鎖，胸鎖関節を含めることができる．

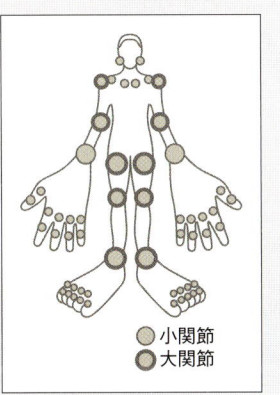

■ リウマチ合併症

臓器	合併症	留意点
筋・関節	筋力低下，環軸椎亜脱臼，関節変形，腱鞘炎	術前には頸椎 X 線必須
心	冠動脈疾患，心膜炎・心筋炎，心房細動	ベースの心電図は必ず取っておく 他のリスク因子への介入も重要
肺	胸膜炎，間質性肺炎，気管支拡張症，肺結核，器質化肺炎，薬剤性肺炎	聴診，胸部 X 線 呼吸機能検査（% DLCO：拡散能）血液検査（KL-6）などでフォロー
腎	膜性腎症，糸球体腎炎，二次性アミロイドーシス，薬剤性腎障害，糖尿病性腎症（ステロイド）	尿検査
血管炎	皮膚潰瘍，末梢神経障害，消化性潰瘍，糸球体腎炎	小-中型血管を犯す RA＋血管炎→悪性関節リウマチ
血液	貧血，Felty 症候群（RA＋好中球減少＋脾腫），リンパ増殖性疾患	悪性リンパ腫の発症頻度：2.5〜6 倍
眼	上強膜炎/強膜炎（まれに失明），角結膜炎	充血，眼痛，羞明感がある場合は必ず眼科に紹介する
全身	骨粗鬆症 シェーグレン症候群 アミロイドーシス リウマチ結節	骨密度測定 口腔内乾燥，乾燥性角結膜炎 腎（最多）＞消化管＞心筋 など 皮膚・肺・胸膜・心臓・心膜

- MMP-3 は診断基準には含まれない．
- 活動性マーカーとして利用することが多い．

❹ 関節炎と鑑別すべき病態

① 腱付着部炎：アキレス腱付着部，足底腱膜付着部，膝蓋腱付着部の圧痛 仙腸関節（Faber Patric テスト）．
② 筋肉痛：筋把握痛，徒手筋力測定で疼痛誘発．
③ 関節周囲皮膚炎（蜂窩織炎など）：関節牽引時，加重時の痛みが乏しい．
④ 骨痛：安静時痛，骨の叩打痛．

■ Common だが診断が難しい「ヒトパルボウイルス B19（HPV-B19）感染症」

- 60〜70 歳までに 70％が感染．
- 2/3 は不顕性で感冒症状のみ．
- 急性多関節炎．
- 成人では伝染性紅斑を伴いにくい．
- HPV-B19 IgM で診断．
- 基本的には 2〜14 日間程度で自然軽快するので，NSAIDs による対症療法を行う．

〈合併症〉
- 急性糸球体腎炎
- 血球減少（1-3 系統）
- 血清補体の低下
- 自己抗体（ANA，抗 ds-DNA 抗体，抗リン脂質抗体，PA-IgG など）の陽性化→SLE の診断基準を満たすことがあり注意．

■治療目標

治療目標は活動性評価❻における臨床的寛解である.

❸MTX投与禁忌

1) 妊婦または妊娠の可能性, 挙児希望, 授乳婦
2) MTXに過敏症の既往
3) 重症感染症
4) 重大な血液・リンパ系障害
   - 白血球<3,000/mm³
   - 血小板<50,000/mm³
   - 骨髄異形成症候群, 再生不良性貧血, 赤芽球癆
   - 過去5年以内にリンパ球増殖性疾患の診断, 治療歴がある
5) 肝障害
   - AST, ALT>基準値上限の2倍
   - B型orC型の急性・慢性活動性ウイルス性肝炎を合併
   - 肝硬変
6) 高度な腎障害
   - GFR<30 mL/分
7) 胸水, 腹水が存在
8) 高度な呼吸器障害

RA予後不良因子

抗CCP抗体陽性, RA因子陽性, 関節外症状(リウマチ結節, 血管炎, シェーグレン症候群, リウマチ肺など), X線で骨びらん

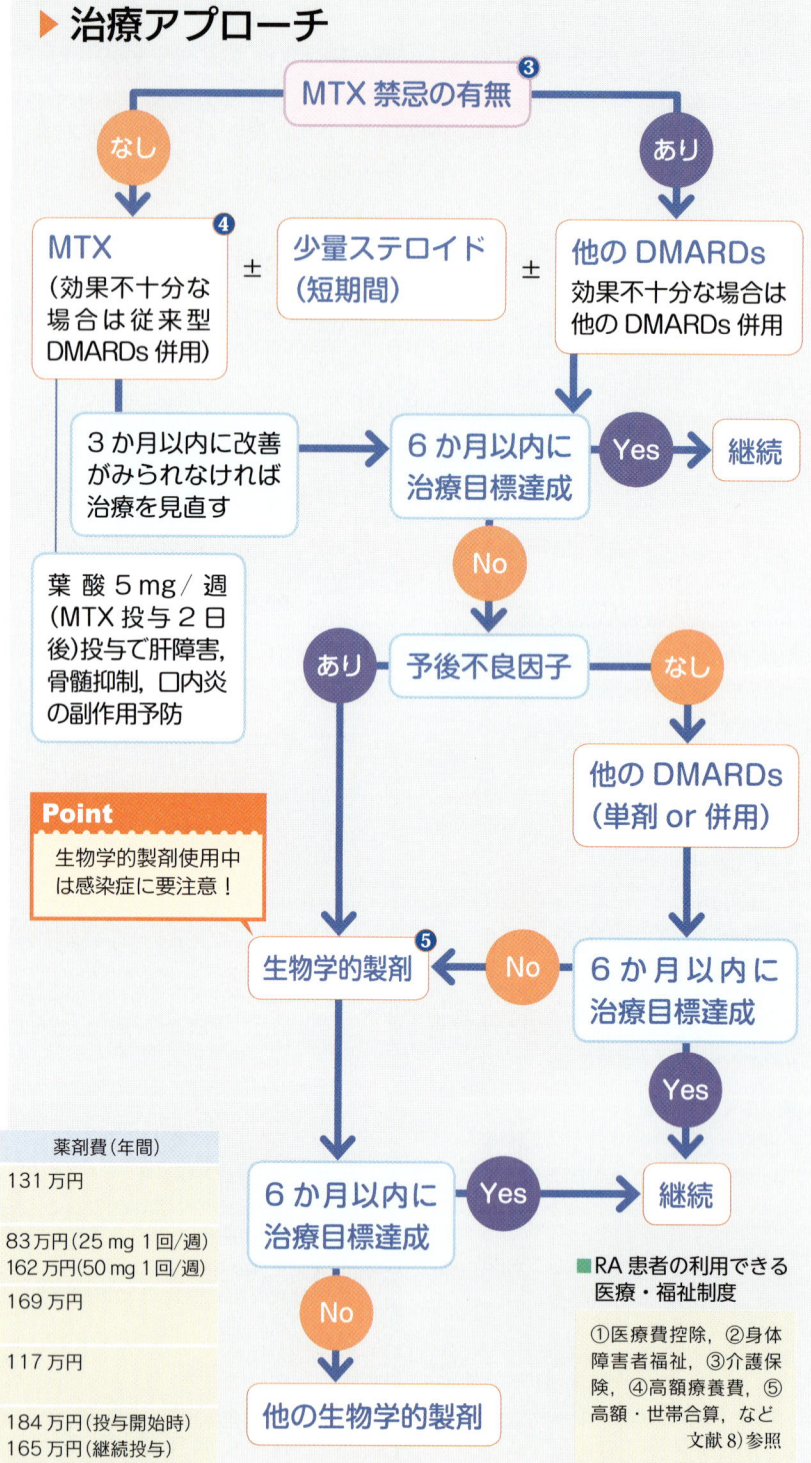

❺生物学的製剤

薬剤名(商品名)	投与法	薬剤費(年間)
インフルキシマブ(レミケード)	8週毎 静脈内注射	131万円
エタネルセプト(エンブレル)	週1～2回 皮下注射	83万円(25 mg 1回/週) 162万円(50 mg 1回/週)
アダリムマブ(ヒュミラ)	2週毎 皮下注射	169万円
トシリズマブ(アクテムラ)	4週毎 静脈内注射	117万円
セルトリズマブペゴル(シムジア)	2～4週毎 皮下注射	184万円(投与開始時) 165万円(継続投与)

投与禁忌	副作用
1. 活動性結核を含む重篤な感染症を有している 2. NYHA分類Ⅲ度以上の心不全 3. 悪性腫瘍, 脱髄疾患	1. 感染症(最重要) 2. B型肝炎再活性化 3. アレルギー

(関節リウマチ診療ガイドライン2014³⁾を参考に作成)
B型肝炎→文献5)参照
結核→文献6)参照

▶治療アプローチ

MTX禁忌の有無 ❸

- なし → **MTX**(効果不十分な場合は従来型DMARDs併用)❹ ± **少量ステロイド**(短期間)
- あり → **他のDMARDs** 効果不十分な場合は他のDMARDs併用

3か月以内に改善がみられなければ治療を見直す

葉酸5 mg/週(MTX投与2日後)投与で肝障害, 骨髄抑制, 口内炎の副作用予防

6か月以内に治療目標達成
- Yes → 継続
- No → 予後不良因子
  - あり → 生物学的製剤
  - なし → 他のDMARDs(単剤or併用)

6か月以内に治療目標達成
- Yes → 継続
- No → 生物学的製剤

6か月以内に治療目標達成 ❺
- Yes → 継続
- No → 他の生物学的製剤

Point
生物学的製剤使用中は感染症に要注意!

■RA患者の利用できる医療・福祉制度

①医療費控除, ②身体障害者福祉, ③介護保険, ④高額療養費, ⑤高額・世帯合算, など
文献8)参照

Turning Point!
以下の場合に専門医へ紹介する
- フォロー中に関節外症状が出現
- 治療開始6週間以内に関節炎が改善しない
- 初期治療で低疾患活動性に至らない
- 生物学的製剤の適応症例

❹ 代表的な DMARDs 製剤

薬剤名(商品名)	副作用	定期検査	薬剤費
メトトレキサート (リウマトレックス 2 mg)	間質性肺炎 肝障害 骨髄抑制 口内炎	投与開始から ・最初の 3 か月は 2〜4 週毎 ・次の 3 か月は 8〜12 週毎 ・その後は 3 か月毎	2 mg 錠　285.9 円 4574.4 円/月(4 週) ※ 8 mg/週の場合
サラゾスルファピリジン (アザルフィジン EN 250 mg or 500 mg)	薬疹, 発熱 胃腸障害 肝障害 骨髄抑制	投与開始から ・最初の 3 か月は 2〜4 週毎 ・次の 3 か月は 8〜12 週毎 ・その後は 3 か月毎	250 mg 錠　38.7 円 500 mg 錠　65.6 円 3936 円/月(30 日) ※ 1 g/日の場合
ブシラミン (リマチル 100 mg)	尿蛋白 薬疹	月 1 回(尿検査含む) 下記の場合は投与中止 ・白血球数＜3000/mm³ ・血小板＜10 万/mm³ ・尿蛋白：持続 or 増加傾向	50 mg 錠　40.5 円 100 mg 錠　67.9 円 6111 円/月(30 日) ※ 300 mg/日の場合
タクロリムス (プログラフ 0.5 mg)	頭痛 血圧上昇 腎障害 耐糖能異常	月 1 回 タクロリムス血中濃度測定 HbA1c, 腎機能検査	0.5 mg 錠　458.1 円 1 mg 錠　808.3 円 72747 円/月(30 日) ※ 3 mg/日の場合

定期検査：血算, 赤沈, 生化学, 肝機能, 腎機能, 尿検査.
(岸本暢将編. すぐに使えるリウマチ・膠原病診療マニュアル改訂版. 羊土社；2015. p.227[2])を参考に作成)

■ 薬物治療中の注意

①発熱, 咳嗽, 呼吸困難が出現した場合：
- 細菌性肺炎
- 結核
- ニューモシスチス肺炎
- 薬剤性肺障害
- 原疾患に伴う肺病変

などを想定して対処する.

②感染予防：
- 肺炎球菌ワクチン
- インフルエンザワクチン

■ リウマチ患者の発熱, CRP 上昇

リウマチ単独で 38℃台の発熱が起こることはまれである(活動性スコアに発熱は含まれていない).

リウマチが原因である場合, 関節所見の悪化がみられることが多い.

❺ 疾患活動性スコア比較

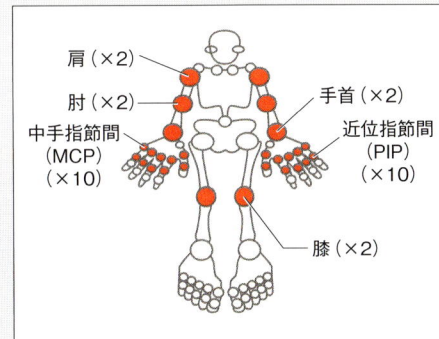

肩(×2), 肘(×2), 手首(×2), 中手指節間(MCP)(×10), 近位指節間(PIP)(×10), 膝(×2)

	低疾患活動性	中等度疾患活動性	高度疾患活動性	寛解
DAS28	＜3.2	3.2-5.1	＞5.1	＜2.6
SDAI	≦11	≦26	＞26	≦3.3
CDAI	≦10	≦22	＞22	≦2.8

$DAS28 = 0.56 \times \sqrt{(圧痛関節数)} + 0.28 \times \sqrt{(腫脹関節数)} + 0.7 \times \ln(CRP \text{ or } ESR) + 0.014 \times (VAS)$

※計算サイト　http://www.das-score.nl/
SDAI＝圧痛関節数＋腫脹関節数＋患者 VAS＋医師 VAS ＋ CRP
CDAI＝圧痛関節数＋腫脹関節数＋患者 VAS＋医師 VAS
DAS28：disease activity score 28 joints
SDAI：simplified disease activity index
CDAI：clinical disease activity index
VAS：visual analog scale

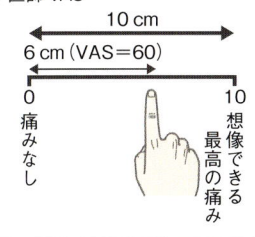

10 cm
6 cm (VAS＝60)
0　痛みなし　　10　想像できる最高の痛み

■ 機能的評価(年 1 回) Steinbrocker の機能分類

Class	状態
I	不自由なし
II	制限はあるが普通の活動はできる
III	仕事, 身の回りの動作に大きな制限がある(要介助)
IV	寝たきりか車椅子 身の回りのことがほとんどできない

■ 機能的評価(年 1 回：X 線) Steinbrocker の病期分類

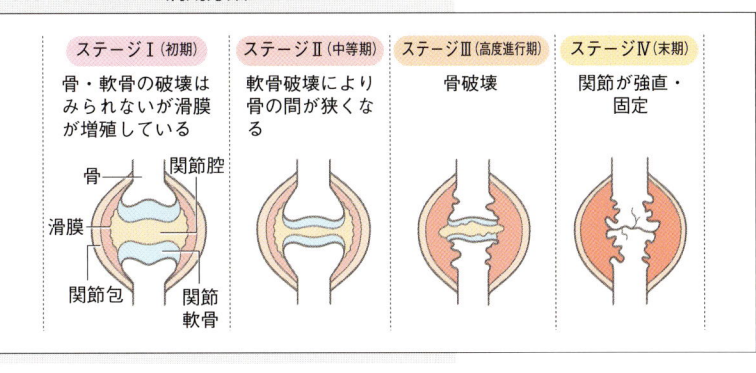

- ステージ I (初期)：骨・軟骨の破壊はみられないが滑膜が増殖している
- ステージ II (中等期)：軟骨破壊により骨の間が狭くなる
- ステージ III (高度進行期)：骨破壊
- ステージ IV (末期)：関節が強直・固定

骨, 関節腔, 滑膜, 関節包, 関節軟骨

肩関節疾患
shoulder disorder

加藤 光樹
まどかファミリークリニック

どんな症候・疾患なの？

- 肩関節疾患は肩の痛みを愁訴とするが，肩の痛みを愁訴とする疾患には肩関節外の病態が原因であるものも含まれる．
- 疼痛を有する肩関節疾患は，外傷性のものと非外傷性のものに大別されるが，後者の多くは加齢に伴う変性が主な原因である．
- 新たな肩の痛みの訴えのうち，6か月以内に完全な疼痛消失を認めるのは50％である[1]．

❶ X線検査
- 鎖骨骨折，上腕骨近位端骨折
- 肩関節脱臼
- 肩鎖関節脱臼

など

❷ 頚椎症性神経根症
首や肩甲骨周囲の違和感や重だるさで発症することが多く，続いて腕や手指のしびれが現れる．

❸ 肩甲上神経絞扼障害
オーバーヘッドスポーツをする若年者に多く，動作時に増悪する肩後部痛，棘上筋や棘下筋の萎縮などが特徴．

❹ 以下のように，肩の痛みという主訴が思わぬ疾患の原因であることもある．
- 胸痛がなく，強い肩痛と冷汗を認める心筋梗塞
- 呼吸器症状がなく，肩痛と上肢の浮腫で発見される肺尖部腫瘍

▶ 診断アプローチ

肩の痛み → 外傷性 → X線検査 ❶

Turning Point !
紹介を検討すべき病態
- がんの病歴と関連した疼痛：腫瘍によるがん性疼痛
- 発熱，肩関節の熱感・腫脹：化膿性肩関節炎
- 明らかな変形：脱臼・骨折
- 急激な知覚低下，筋力低下：重度な神経障害
- ドロップアームテスト陽性：急性の腱板断裂

非外傷性
↓
外因性
↓
- 漠然とした，びまん性の疼痛で，他の症状と関連している
  あるいは
  首や上腕に鋭い痛みが放散する
- 外因性と考えられる病歴が認められる
- 肩関節の可動では痛みが生じない

神経
- 頚椎症性神経根症（C5, C6）❷
- 肩甲上神経絞扼障害 ❸
- 腕神経叢障害
- 帯状疱疹
- 脊髄症
- 頚椎症

腹部
- 肝・胆道疾患
- 横隔膜刺激（脾損傷，子宮外妊娠破裂，消化管穿孔）

心血管
- 心筋梗塞 ❹
- 腋窩静脈血栓症
- 胸郭出口症候群

胸部
- 上葉肺炎
- 肺尖部腫瘍 ❹
- 肺塞栓症

どのくらい Common なの？

- 世界各国の疫学調査から，青年期以降の人口における肩の痛みの有病割合は20％程度である[2]．
- 仕事，家事，介護などに影響をきたすことからも，社会において対応が重要な Common disease といえる．

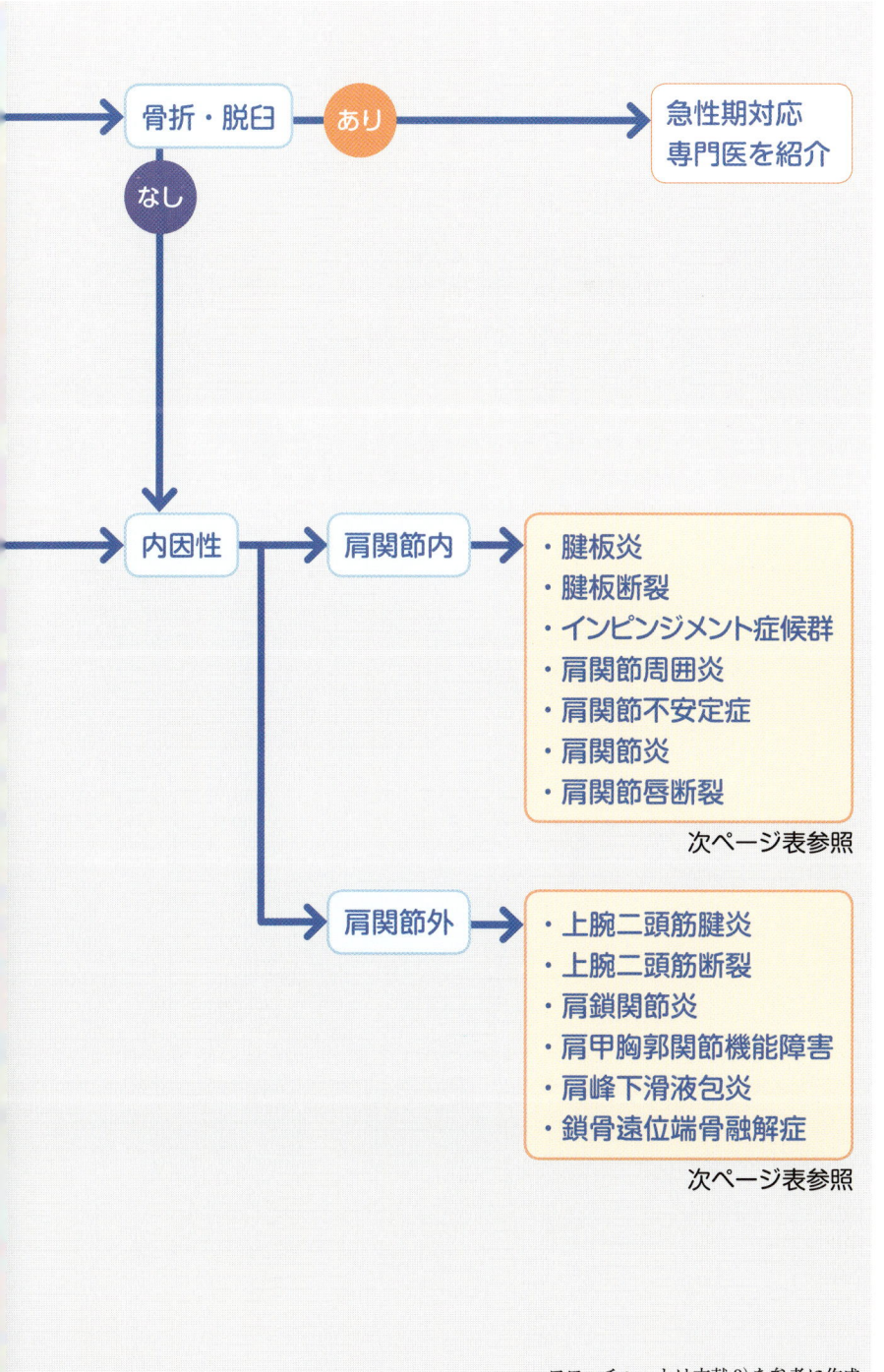

```
骨折・脱臼 ──あり──→ 急性期対応 専門医を紹介
  │
  なし
  ↓
内因性 ─→ 肩関節内 ─→ ・腱板炎
                    ・腱板断裂
                    ・インピンジメント症候群
                    ・肩関節周囲炎
                    ・肩関節不安定症
                    ・肩関節炎
                    ・肩関節唇断裂
                    次ページ表参照

       ─→ 肩関節外 ─→ ・上腕二頭筋腱炎
                    ・上腕二頭筋断裂
                    ・肩鎖関節炎
                    ・肩甲胸郭関節機能障害
                    ・肩峰下滑液包炎
                    ・鎖骨遠位端骨融解症
                    次ページ表参照
```

フローチャートは文献3)を参考に作成

■治療に際し

　少しでも疼痛を改善させるために，生活動作の指導，リハビリ，薬剤治療といった総合的なアプローチが求められる．その例としては以下のようなものがあげられる．

- 上腕二頭筋腱炎であれば患側上肢で重い物を持たないように指導し，どうしても使ってしまう場合はアイシングを忘れずに行うように伝える．
- 肩関節周囲炎であればストレッチとしてアイロン体操を指導する．

▶ 治療アプローチ

■ Common な病態

疾病	病歴	所見	治療
腱板炎・腱板損傷	・中年以降の患者 ・「手を伸ばすと痛い」「夜痛くなる」などの訴え	・肩峰下に圧痛あり ・passive ROM には制限なし ・ペインフルアークサイン陽性（肩関節外転時に 60～120°で疼痛が生じる） ・インピンジメントテスト（ニーア❶，ホーキンス❷）陽性 ・外転や外旋の筋力低下が強い場合，ドロップアームテスト❸陽性の場合は，超音波や MRI で腱板断裂の評価	・急性期は冷却，安静，NSAIDs 投与 ・必要に応じてリハビリテーション，消炎鎮痛処置，注射など
〈特殊な腱板炎〉 石灰沈着性腱板炎	・中年女性 ・急激発症の強い肩の痛み ・その他同上	・同上 ・X 線：腱板に一致した石灰化陰影	・急性期は冷却，安静，NSAIDs 投与 ・肩峰下滑液包へのステロイド注射❹も有効
肩関節周囲炎	・中年以降の患者 ・「肩が動かない」などの訴え ・腱板炎の既往，糖尿病の合併	・active および passive ROM に強い制限を認める	・可動域に関するリハビリテーションの実施 ・必要に応じて NSAIDs，消炎鎮痛処置，注射など
上腕二頭筋腱炎	・「物を持ち上げる際に肩が痛くなる」という訴え	・上腕骨結節間溝❺の圧痛 ・抵抗に対する肘関節の屈曲で疼痛誘発あり	・冷却，安静 ・必要に応じて NSAIDs ・腱鞘へのステロイド注射は腱断裂のリスクもあるため要相談
動揺肩	・40 歳未満に多い ・オーバーヘッドスポーツの選手	・アプリヘンジョンテスト❻陽性	・合併する腱板炎や滑液包炎が疼痛の原因の場合はその治療 ・リハビリテーション，支持構造強化のための筋力トレーニング ・脱臼を繰り返す場合は整形外科へ紹介，必要に応じて手術

ROM：range of motion（関節可動域）．

肩関節疾患

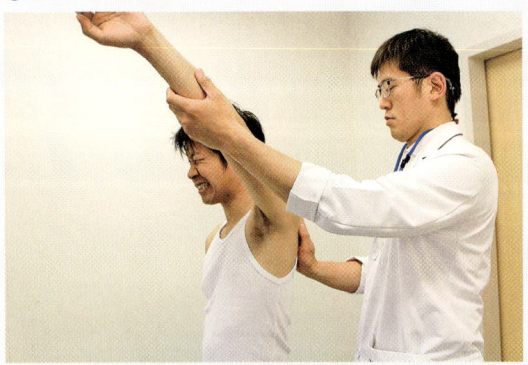

❶ ニーアテスト

腱板のインピンジメントを調べるテスト．検者は片手で患者の患側の肩甲骨を押さえ，患肢を回内位とした状態から他動的に肩関節を屈曲させ，疼痛誘発されれば陽性．

❷ ホーキンステスト

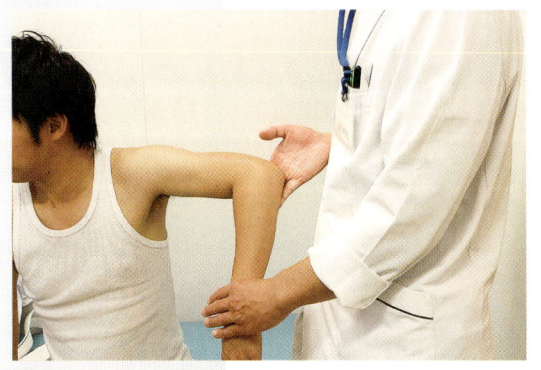

腱板のインピンジメントを調べるテスト．患側肩を90°屈曲位とし，肘を曲げた状態で肩関節を内旋強制させ，疼痛誘発されれば陽性．

❸ ドロップアームテスト

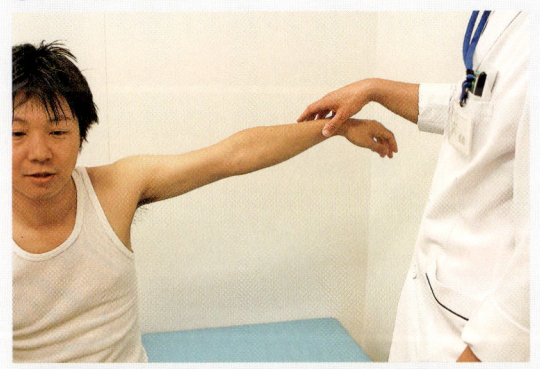

棘上腱の機能を調べるテスト．検者は患者の患側肩を他動的に90°外転させた位置から手を離し，患者が上肢を保持できず手が落ちてしまえば陽性．

❹ 肩峰下滑液包への注射（後方法）

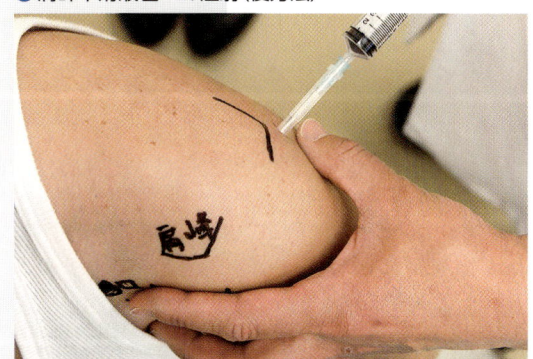

肩峰角から一横指尾側から，烏口突起に向けて刺入し滑液包へ至る．

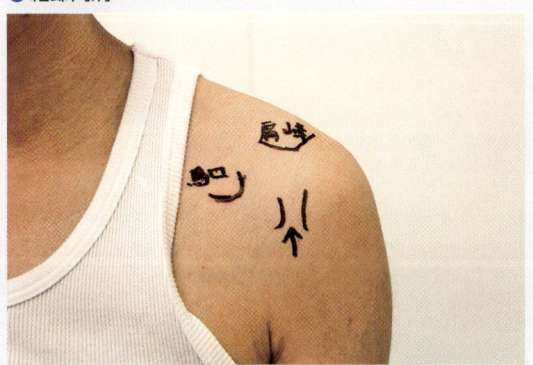

❺ 結節間溝

上腕骨の大結節（外側）と小結節（内側）の間の溝のことで，ここに上腕二頭筋の長頭腱が存在する．患者に肩関節の内旋・外旋を指示すると見つけやすくなる．

❻ アプリヘンジョンテスト

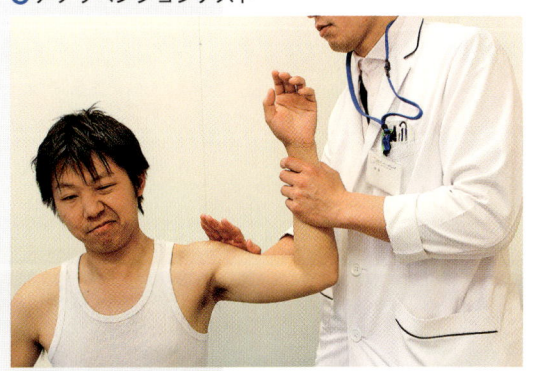

肩関節の前方不安定性を調べるテスト．肩関節90°外転位から，上腕骨頭を前方に押しつつ，外旋強制を行い，脱臼感・不安感・疼痛の訴えがあれば陽性．

変形性膝関節症
osteoarthritis of the knee

成島 仁人
津ファミリークリニック

どんな症候・疾患なの？

- 病態としては，膝関節の軟骨が変性・摩耗し，軟骨下骨の硬化や関節面近傍の骨棘形成などの増殖性変化が緩やかに進行し，最終的に関節変形に至る．
- 変形性膝関節症（膝OA）は，高齢と共に増加し，女性，肥満者に多い．日本人に最も多いのは内側型膝OAであり，下肢はO脚となる．
- 鑑別すべき疾患として，関節リウマチ（RA），大腿骨内顆骨壊死，痛風・偽痛風，感染性関節炎などが挙げられ，骨腫瘍もまれではあるが意識しておくべきである．

■ 膝OAの危険因子

- ≧50歳，女性，肥満．
- 外傷（手術含む）の既往，炎症性膝関節炎の既往，関節弛緩症．
- 職業上のあるいはレクリエーション上の活動．
- LOCOMOスタディによると，「高齢」「女性」「高BMI」「農村地域居住」「腰痛あり」が，「膝痛あり」に有意に影響していることが示された[3]．

❶ 症状・病歴確認

病歴ではいつから始まったか不明な場合が多い．また，安静時痛は原則出現せず，朝のこわばりはRAに比べると短時間（＜30分）である．

初期では，動き始めの痛みが特徴的で，立ち座り，階段の下りの関節痛で始まり，「椅子から立ち上がった時に痛みがあるが，数歩歩くと改善する」という訴えとなる．

進行期では，歩き始めだけでなく，立位や歩行時に痛みを生じるようになり，歩行距離に制限が出てくる．関節液が貯留したり，大腿四頭筋が萎縮したりして，可動域の制限が生じ，正座や階段の昇り降りが困難となる．

末期では，安静時にも痛みが取れず，関節の変形が目立ち，階段の昇り降りや歩行がさらに困難となる．

▶ 診断アプローチ

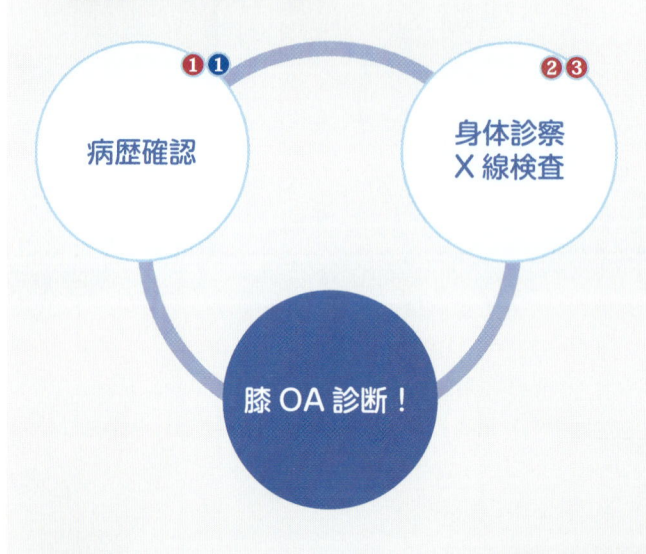

❶ 病歴確認 — ❷❸ 身体診察 X線検査 → 膝OA診断！

❶ ACR（American College of Rheumatology）クライテリア：Idiopathic OA of the Knee. Arthritis Rheum 1986

臨床クライテリア	臨床＋検査クライテリア	臨床＋X線クライテリア
膝関節の疼痛 ＋ ≧3/6	膝関節の疼痛 ＋ ≧5/9	膝関節の疼痛 ＋ ≧1/3 ＋ 骨棘
1. ＞50歳 2. 朝のこわばり＜30分 3. crepitus 軋轢音 4. 骨の圧痛 5. 骨性の突出 6. 触診可能な熱感なし	1. ＞50歳 2. 朝のこわばり＜30分 3. crepitus 軋轢音 4. 骨の圧痛 5. 骨性の突出 6. 触診可能な熱感なし 7. ESR（血沈）＜40 mm/時間 8. RF（リウマチ因子）＜1：40 9. 関節炎の滑液徴候 （クリア，粘張，白血球数＜2000/mm³）	1. ＞50歳 2. 朝のこわばり＜30分 3. crepitus 軋轢音
感度 95% 特異度 69% LR＋ 3.1 LR− 0.07	感度 92% 特異度 75% LR＋ 3.7 LR− 0.11	感度 91% 特異度 86% LR＋ 6.5 LR− 0.10

(https://www.rheumatology.org/practice/clinical/classification/oaknee.asp)

どのくらい Common なの？

- プライマリ・ケア医が膝痛を訴える患者に出会った時，高齢者では変形性膝関節症の頻度は圧倒的に高い．また，厚生労働省の国民生活調査によると，「変形性関節症」は，要支援・要介護の原因疾患として大きな要素を占めている[1]．
- 最近日本で実施された大規模コホート研究によると，X線検査で診断された「変形性膝関節症」の50歳以上の有病率は男性44.6％，女性66.0％とされており，非常にCommonな疾患であるといえる[2]．

❷ Rosenverg 撮影

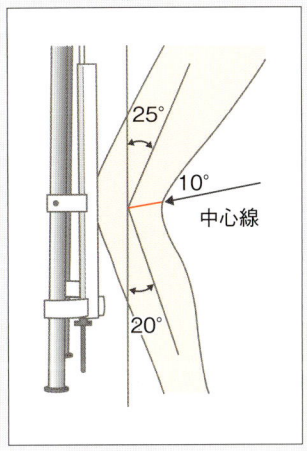

❸ Kellgren-Lawrence 分類

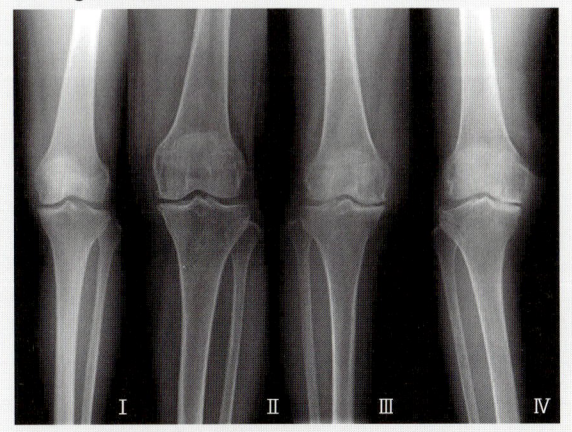

グレード0からⅣの5段階に分類される．
グレード0：正常
グレードⅠ：疑わしいわずかな骨棘
グレードⅡ：明確な骨棘，関節裂隙の狭小化の可能性
グレードⅢ：中程度の骨棘，関節裂隙の狭小化が明確，硬化像中程度
グレードⅣ：著明な骨棘，関節裂隙の狭小化が中程度，硬化像著明，関節輪郭の変形明確
☆グレードⅡ以上が変形性膝関節症として診断される．
ただし臨床上重要なのは，分類の重症度と膝関節の痛み症状とは必ずしも一致しないこと．疼痛が強い場合は，関節内の炎症が強いことを示している．

❷ 身体診察

入室する際の歩行状態を観察する．進行期では内反膝変形を呈することが多く，歩行時の外側動揺性を認める．患者が痛いのはどの部位かを，膝の構造（解剖）を思い浮かべながら触診する（「膝痛」p.102 参照）．骨棘形成があれば，骨性の突出として触知が可能．crepitus（軋轢音）は音というよりは，手に振動として感じられる．

膝 OA では通常，熱感は認められない．膝関節面は通常，膝周囲の筋肉・皮膚組織より正常では冷たいため，たとえば手背を大腿部に当てて比較し，関節面が温かければ熱感ありと考える．

関節液が貯留してくると，膝蓋跳動が陽性となる．

❸ X 線撮影

必ず2方向以上，膝蓋骨の異常を疑えば膝蓋骨軸位を含め3方向以上で撮影する．仰臥位では関節裂隙の狭小化の評価が不十分となるため，正面像は可能な限り立位（荷重）で行う．

さらに可能であれば軽度屈曲（大腿骨と脛骨のなす角が45°），X線の入射角を水平線から上方10°より入射させて撮影する（Rosenverg 撮影❷）．

Kellgren-Lawrence 分類にて診断を行う（グレードⅡ以上）❸．

■治療

Stepped-Care アプローチに沿って行う❹.

❹ 非薬物療法

- 日常生活の指導：膝に負担をかけないようにする．たとえば，ゆっくり歩く，重いものを持って長時間歩かない，しゃがんでの草取りを制限，疼痛が強い時には正座をしないなど．
- 運動療法：定期的な有酸素運動，下肢筋力の強化訓練*，可動域訓練**．疼痛緩和や膝の安定性の効果が出てくるまでに4週間ほどかかることが多い．

*特に膝関節への大腿四頭筋（❺のトレーニング）と股関節への中臀筋訓練を指導する．

**伸展制限があるときには，ハムストリングス，腓腹筋のストレッチを行う．

- 減量：肥満患者には5％程度を目途に減量を指示する．
- 歩行補助器具：杖は「健常側」に持つよう指導．膝両側に症状があれば，押し車や歩行器の使用を考慮する．
- 装具療法：中等度までの内側OAに対しては外側楔状足底板が日本ではよく使用される．膝関節に直接装着するサポーター型装具もあるが，高価でありコンプライアンスが問題となる．

❺ 薬物療法

a. アセトアミノフェン内服

NSAIDsよりも胃腸症状などの副作用の面で優れる．2011年にはアセトアミノフェンは1日4000 mgまでの使用が許可され，変形性関節症への適応も追加された．

肝機能障害に留意．アセトアミノフェンを含む市販薬との併用に注意が必要．

右ページへ

▶ 治療アプローチ

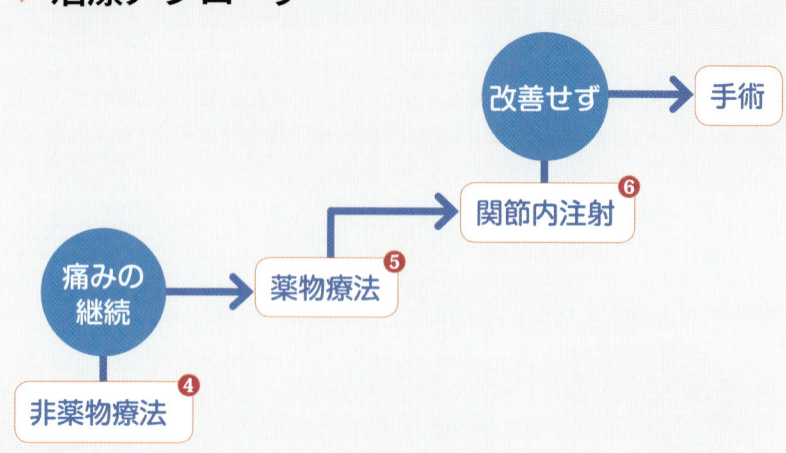

痛みの継続 → 非薬物療法 ❹ → 薬物療法 ❺ → 関節内注射 ❻ → 改善せず → 手術

治療の基本スタンス

- 現時点では関節軟骨の破壊を止める薬剤は存在せず，また再生を促進する薬剤もないことから，膝OAの管理・治療目的は疼痛の緩和と膝関節機能の維持・改善である．
- 保存療法では運動療法が最も推奨度が高く，下肢筋力強化訓練は特に有効性が高い．
- 薬物療法を含めた保存療法の組み合わせでも症状の改善が得られない場合には手術療法を考慮する．

❺ 大腿四頭筋のトレーニング

その1
1. あお向けに寝て，両膝の下に座布団などを入れる．
2. 膝の裏側で押さえるように力を入れる．

注）左右交互に行う．

その2
1. あお向けに寝て，片方の足を立てる．
2. 反対の足の膝を伸ばしたままで，立てた膝と同じ高さになるまで上げ，ゆっくりと下ろす．

注）腰痛がある場合は無理に行わない．

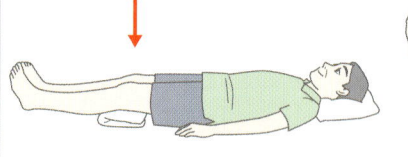

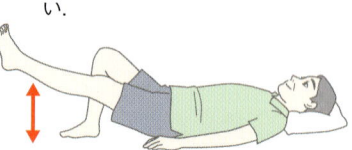

その3
1. 椅子に深く座り，片足ずつゆっくり伸ばしていき，ゆっくり下ろす．足首は曲げずに，力を抜く．股関節を使って上げないようにする．楽にできるようになったら，足首に重りをつけて負荷を増やしてみる．

注）この運動は，膝蓋-大腿骨（PT）関節にも大腿骨-脛骨（FT）関節にも力が加わるため，痛みがないことを確認したうえで行う．

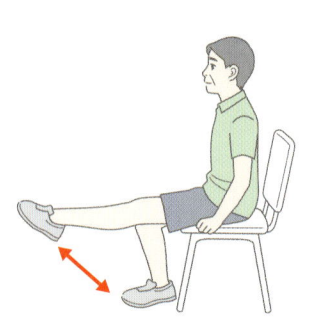

（人工関節の広場．筋力トレーニング http://www.hiroba-j.jp/kansetsu/training/を参考に作成）

❹ Stepped-Care アプローチ

	以下の治療でうまくいかなければ、人工関節への置換（手術）について話し合う ❼
	持続する関節炎に対してはヒアルロン酸の注射を考慮する ❻-b
	関節炎の急性増悪がみられる場合はステロイド注射を考慮する ❻-a
	（弱）オピオイド治療を考慮するが、薬物依存や乱用に注意を払う ❺-d
	中等度～高度の変形性膝関節炎に対してはグルコサミンとコンドロイチンの組み合わせを加える。3か月後に変化がなければ中止するが、効果があれば継続する ❺-c
	NSAIDs治療を開始する。市販のイブプロフェン、ナプロキセンで始め、効果がなければ別のNSAIDsへ変更する。可能であればジェネリックを使用する ❺-b
	アセトアミノフェンを開始する。効果があれば継続する、あるいはNSAIDsへステップアップする ❺-a
	治療の期間を通じて定期的な運動、肥満や過体重な患者に対しての減量、理学療法士による監督下でのリハビリ、副え具や副子固定 ❹

軽度　　中等度　　重度

変形性関節症に対して推奨される段階的な治療アプローチ.
（Sinusas K. Am Fam Physician 2012；85：49-56[4]）より）

❻ 関節内注射

a. ステロイド関節内注射（商品名ケナコルト）

関節液貯留が多い時、疼痛が強い時に用いる。短期的な鎮痛効果がある。感染やステロイド関節症の発症リスクとなるため、限定的な使用を心がける。

b. ヒアルロン酸関節内注射（商品名アルツ、スベニール）

短期的にはステロイド注射の鎮痛効果には劣るが、長期的な効果が見られるとされているものの、ガイドラインによって評価が分かれる※。日本において、より早期の段階でよく用いられる。通常週1回、5週連続して使用する。その後は休薬期間を置かないと保険請求上で査定されることがある。症状を評価して改善が不十分な場合や、中止後に症状悪化があれば、2～4週ごとに追加の注射をしてもよい。

※アメリカ整形外科学会のガイドラインでは2013年の改訂に伴い、ヒアルロン酸の注射は推奨されなくなっている。

❼ 手術療法の適応

関節痛、可動域制限、歩行障害の程度、X線画像などを総合的に勘案し手術適応を決める。

伸展・屈曲制限、内反変形、関節裂隙狭小化が強い場合には早めに手術を考慮する。

一方で、膝の変形が高度であっても、保存療法に反応する場合や、日常生活に大きな支障がない場合には行う必要はない。

a. 人工関節置換術（15～20年は良好に機能するとされている）

- 保存療法が奏効せず、ADLの障害が強い場合に選択される。
- QALY（生活の質で調整した生存年）として、COX2阻害薬の1/7程度となる。
- 傷んだ関節面だけを置換する単顆型の人工関節もあるが推奨度C（行うことを考慮してよい）である。

b. 骨切り術

- 特に若年者、スポーツ、労働などを希望する者に対して行われる。
- 内側型膝OAの場合、脛骨の外側を楔形にとり矯正するclosed wedge osteotomyと内側を切り開大させるopen wedge osteotomyがあり、最近では後者が普及してきている。

b. NSAIDsの使用

NSAIDs使用では膝OAの進行が止められないことから、抗炎症作用というよりは鎮痛作用を目的として使用されている。

消化管障害がある場合には、COX2選択的阻害薬か通常のNSAIDsにPPIもしくはミソプロストール（サイトテック）を追加処方する。

NSAIDsやカプサイシンを含む外用剤はNSAIDsの経口剤に追加もしくは代替薬として有用である。

c. グルコサミンやコンドロイチン硫酸の経口投与

疼痛緩和については推奨度I（結論が一様でない）、軟骨保護作用については推奨度D（推奨しない）となっている。

疼痛緩和について3～6か月で改善がない場合には中止することが推奨されている。

d. （弱）オピオイド治療

トラマドール塩酸塩（トラマール）やブプレノルフィンの貼付薬（ノルスパン）については、変形性関節症の適応が認可されている。

Turning Point！

専門医に紹介するタイミング（以下を自身の経験に合わせて選択する）

- 疼痛が強くて、ADL障害が強い
- 夜間の痛みや関節液が多く貯留している
- 経過中に急性の炎症症状が出現した
- 3か月程の保存療法を行った後も改善が見られない

捻挫・筋肉痛・骨折
sprain/muscle pain/fracture

小嶋 秀治
三重大学大学院医学系研究科
亀山地域医療学講座

どんな症候・疾患なの？

- 捻挫：関節固有の生理的な範囲以上，あるいは生理的な方向以外の外力が加わり関節包や靱帯の一部が損傷されるが，関節面相互の適合性が正常に保たれている状態．
- 筋肉痛：ここでは，全身疾患以外の原因による筋肉の痛みを扱う．
- 骨折：骨組織の連続性が完全にあるいは部分的に離断された状態．

❶ 病歴では以下を確認したい
- 受傷機転
- 受傷原因：低血糖，失神，てんかん，虐待など
- 認知能：病歴そのものの信頼性
- 既往歴：特に悪性腫瘍
- 手術歴：骨接合術，人工関節など

❷ 身体診察
- 皮膚の色調変化，腫脹・圧痛，関節可動域を，愛護的に評価（特に骨折が疑われる場合には，無理に動かさない）．
- PMS を必ず評価する．
  P：Pulse（血流）
  M：Motor（運動）
  S：Sensory（感覚）

❸ 検査
a. X 線検査
- Ottawa ルール❶❷などを参考に（膝・足ともに 5 歳以上），基本的には 2 方向．
- 例外：
  頸椎 3 方向
  （正面・側面・開口位）
  手舟状骨 4 方向（手関節正面・側面・特殊撮影 2 方向）
  膝関節 3 方向
  （正面・側面・軸位）
  足関節は斜位・腓骨軸位を状況に応じて追加．

b. 関節穿刺
- 関節腫脹（特に膝）があり，血腫を疑う場合には関節穿刺を行う．
  血腫のみ → 靱帯損傷
  脂肪滴を伴う → 骨折
  を考える．

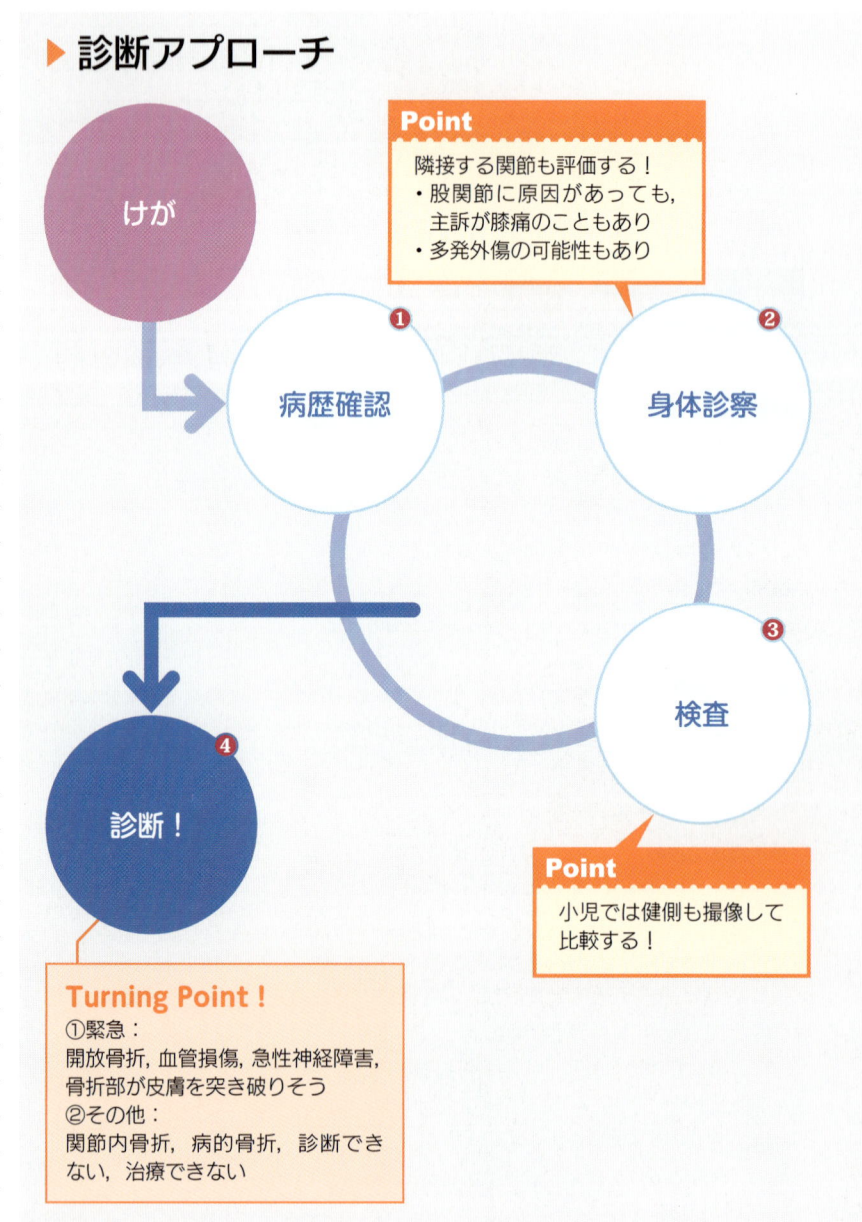

▶ 診断アプローチ

けが → ❶ 病歴確認 → ❷ 身体診察 → ❸ 検査 → ❹ 診断！

Point
隣接する関節も評価する！
- 股関節に原因があっても，主訴が膝痛のこともあり
- 多発外傷の可能性もあり

Point
小児では健側も撮像して比較する！

Turning Point！
①緊急：
開放骨折，血管損傷，急性神経障害，骨折部が皮膚を突き破りそう
②その他：
関節内骨折，病的骨折，診断できない，治療できない

どのくらい Common なの？

- 足関節捻挫を例にあげると，2.15人（15〜19歳では7.2人）/1000人・年の頻度で発生し，スポーツ関連が約半分を占める[1]．
- 椎体骨折は，白人女性を対象としたコホート研究で，平均14.9年間追跡した結果14.2％で新たに発生した[2]．
- 捻挫・筋肉痛・骨折は，あらゆる年齢層で生じる common disease である．

◎身に付けたい身体診察（special test を含む）
- anatomic snuff box（解剖学的嗅ぎタバコ入れ）の圧痛
- FDS（浅指屈筋腱）テスト，FDP（深指屈筋腱）テスト
    FDS；flexor digitorum superficialis
    FDP；flexor digitorum profundus
- Lachman テスト，McMurray テスト

❶ Ottawa 膝ルール

（以下1つ以上満たせば膝正面・側面・軸位を撮像）
1. 55歳以上
2. 膝蓋骨に限局する圧痛（他の膝の骨に圧痛がない）
3. 腓骨頭の圧痛
4. 膝を90°以上屈曲できない
5. 受傷直後と救急室（受診時）で荷重して4歩歩けない

❷ Ottawa 足関節ルール

①足関節（以下いずれかがあれば足関節正面・側面を撮像）
1. 外果先端から6cmまでの後方に圧痛
2. 内果先端から6cmまでの後方に圧痛
3. 受傷直後と救急室（受診時）で荷重できない

②足部（以下いずれかがあれば足部正面・斜位を撮像）
1. 第5中足骨基部に圧痛
2. 舟状骨に圧痛
3. 受傷直後と救急室（受診時）で荷重できない

c．その他

- 超音波検査も修得したい．
- MRI も選択肢の一つ．
- 骨盤より遠位（荷重関節）なら評価を終えるまで荷重させない．
- 骨折線だけでなく，fat pad sign などの徴候も探す．
- 小児虐待では全身骨スクリーニング（頭，脊椎，胸部2方向，骨盤正面，四肢正面）を行う．

❹ 診断

- 鑑別診断を解剖学的に考える．
  - 上腕骨近位端→肩甲骨，鎖骨
  - 橈骨遠位端→舟状骨
  - 大腿骨近位部→恥骨，寛骨臼
- 脊椎椎体骨折では，安易に「圧迫骨折」と診断しない．
  - 破裂骨折
- 小児で特に注意を要するもの
  - 骨端線損傷（Salter-Harris 分類）
  - 隆起骨折
  - 若木骨折
- 時間が経って明らかになる骨折がある．
  - 疲労骨折
  - 不顕性骨折
- 気をつけたい「捻挫」（特に手，手指，膝）
  - 手：舟状骨骨折
  - 母指：MP*関節尺側側副靱帯損傷
  - 手指：槌指（骨性・腱性），深指屈筋腱損傷
  - 膝：前十字靱帯損傷，後十字靱帯損傷，内側側副靱帯損傷，外側側副靱帯損傷，半月損傷

＊MP：metacarpophalangeal（中手指節間）

❺ 初期治療の基本は RICE（ライス）

R：Rest 安静
　　（患部の安静・固定・免荷）
I：Icing 冷却
　　（氷・保冷剤で冷却）
C：Compression 圧迫
　　（弾性包帯などでの圧迫）
E：Elevation 挙上
　　（患部を心臓より高く挙上）

❻ 治療を完結するとは

- 整復（必要に応じて）
- 最終的治療（キャストを巻くなど）
- リハビリテーション（受傷から終了までの計画を立てる理学療法士/作業療法士の存在）

■治療

各々の治療の要点を❸〜❼に示す.

▶ 治療アプローチ

初期治療 ❺ → 可能 → 治療の完結 ❻
　↓不可能　　　　　　　　↓不可能
　　　　　整形外科への紹介

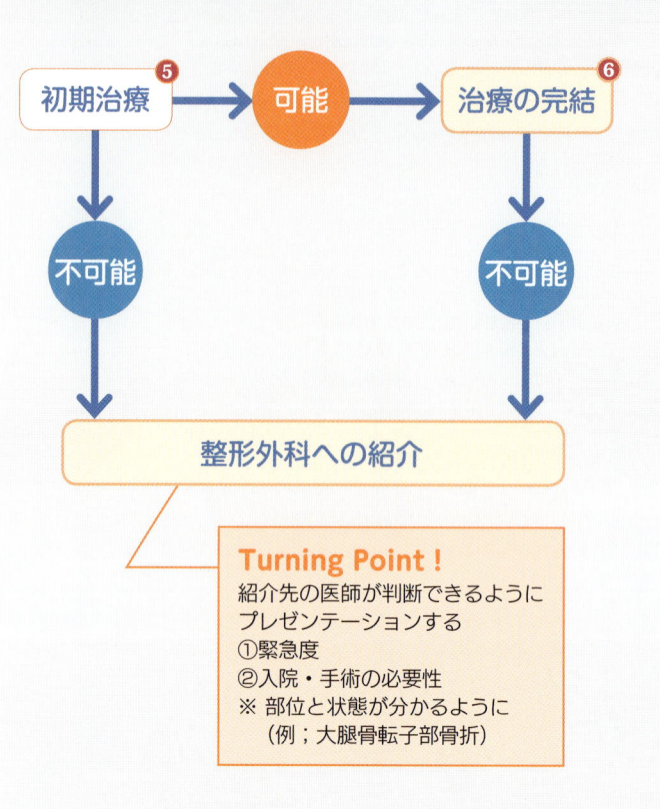

Turning Point！
紹介先の医師が判断できるようにプレゼンテーションする
①緊急度
②入院・手術の必要性
※部位と状態が分かるように
　（例；大腿骨転子部骨折）

❻ sugar tong splint　　　❼ U-shape splint

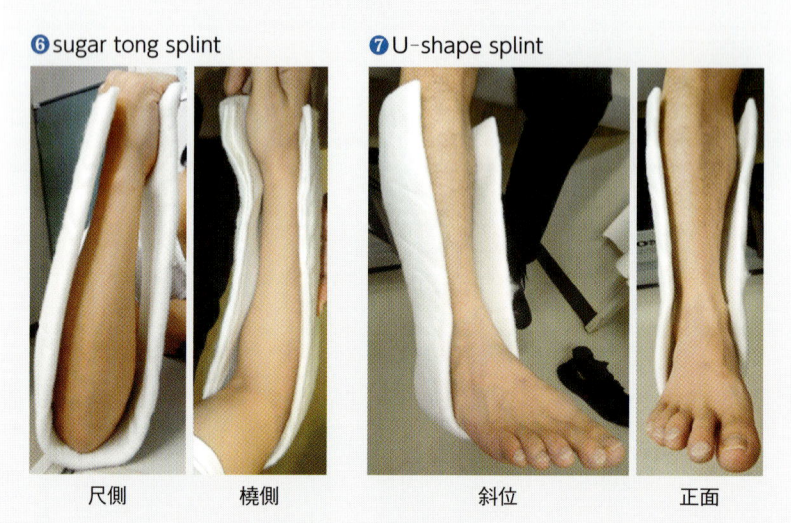

尺側　　橈側　　　　斜位　　正面

実際には，この上から弾性包帯を巻いて，密着させる．

❸ 筋肉痛（筋断裂）

診断	治療
筋肉痛	NSAID 外用・内服，疼痛誘発動作を回避
筋断裂	弾性包帯での圧迫固定

❹ 捻挫（肘内障，腱断裂を含む）

診断	治療
肘内障	整復：回内法が第1選択（有効性が高く，疼痛が少ない）
捻挫	固定：代表的には足関節捻挫 → U-shape splint ❼（足関節0°）
腱断裂	固定：代表的にはアキレス腱断裂 → 足関節底屈位での後方 splint

> **Point**
> 骨折が疑わしいがよくわからない場合には，最悪の事態を想定して固定する！

❺ 骨折

1. 体幹部　既製品を体の大きさに応じて使用

部位	固定具	注意点
鎖骨	鎖骨バンド	骨幹部骨折でなければ紹介
肋骨	胸部固定帯	無気肺を生じることがあり強く推奨されない 血胸・気胸に注意
頸椎	頸椎カラーなど	緊急で紹介・転送
胸椎・腰椎	胸部・腰部固定帯 コルセット（採型が必要）	膀胱直腸障害・神経麻痺などあればすぐ紹介 円背の影響などで装具着用による褥瘡発生もある
骨盤・股関節・大腿		手術が出来る医療機関へ紹介

2. 四肢

部位		固定方法	固定範囲	機能肢位（例外あり），注意点
上腕骨	近位部	三角巾と胸部固定帯		
	骨幹部	coaptation splint	肩峰から肘関節	
肘関節周囲 （上腕骨遠位部， 橈骨・尺骨近位部）		後方 splint	上腕から life line	肘関節屈曲90° 回内外中間位 手関節0°
手関節		sugar tong splint ❻	肘関節から life line	MP関節が屈曲できるように固定 尺骨神経麻痺に注意
中手骨		背側 splint	前腕から PIP 関節手前	手関節20°背屈，MP関節最大屈曲
手指，足趾		アルフェンス，buddy taping	原則通り	手指はボールを軽く握る状態
膝関節，下腿骨骨幹部		後方 splint	大腿2/3から足部	膝関節屈曲10〜20°，足関節0°
足関節		後方 splint	下腿2/3から足部	腓骨神経麻痺に注意

life line：近位手掌皮線と遠位手掌皮線の中間（MP関節の屈曲に支障がないようにする）
MP：metacarpophalangeal（中手指節間）
PIP：proximal interphalangeal（近位指節間）

> **Point**
> **固定の原則（四肢）**
> ①上下2関節を固定する！
> （例外；足関節では下腿2/3〜足部）
> ②機能肢位（良肢位）で固定する！
> （例外；手関節では0°）

付録

日常診療で利用できるアセスメントシート

- Health Maintenance Sheet 214
- 生活習慣調査票 216
- 持久力を高める方法 218
- 筋力を高める方法 220
- 柔軟性を高める方法 228
- 記録用紙 233
  （毎日の記録，毎週の計画，毎月の向上の記録）

Health Maintenance Sheet

日付：　　　　　　　　　　　　　　　　　　　　　　　　　　　記載者：

(1) 健康増進・リスクの回避・リスクの軽減：一次予防

共通

・規則正しい食生活をしていますか？	はい	いいえ
・歯磨きには歯磨き粉・歯間ブラシを使用していますか？	はい	いいえ
・定期的に運動はしていますか？	はい	いいえ
・自転車に乗る方はヘルメットを着用していますか？	はい	いいえ
・煙草を吸いますか？…小児であれば親の状況	いいえ	はい（　本/日，年）
・アルコールは飲みますか？	いいえ	はい（　杯/日）
・最近2週間に，落ち込んだり憂鬱になったことが何度かありましたか？ ・最近2週間に，何かするのにやる気がなかったり，楽しむことができないと感じたことが何度かありましたか？	いいえ	はい （左の2項目の中で1つでもあれば）
・住んでいるところに火災報知機はついていますか？	はい	いいえ
・（騒音について）	はい	いいえ

女性のみ

・クラミジア，淋菌の検査をしたことがありますか？：16-39歳	はい	いいえ
・風疹の予防接種は受けていますか？：妊娠予定の女性	はい	いいえ
・葉酸のサプリメントを飲んでいますか？：妊娠予定の女性	はい	いいえ
・虐待を受けた場合，どこに相談すればよいかご存知ですか？	はい	いいえ

リスクの高い人のみ

・HIV感染症の検査をしたことがありますか？	はい	いいえ
・梅毒の検査をしたことがありますか？	はい	いいえ

65歳以上のみ（高齢者包括評価：CGA）

ADL	衣服の着脱		IADL	買い物	
	食事の摂取			家事	
	移動			金銭管理	
	排泄			食事の準備	
	保清			交通手段	

認知症	なし・あり → HDS-R　　　/30	問題行動：なし・あり（　　　　　　　　　）

社会的サポート	主介護者		介護者の状態	
	介護認定		ケアマネージャー	
	利用サービス			

転倒状況	なし・あり（　　　　　　　）	Get up & Go test：　　秒（　　　　　　　　　）
家屋状況		生活の危険因子　　　車の運転（有・無），暖房（有・無）

・今後自分が病気になった場合，告知や終末期医療についてはどのようにお考えですか？

(2) 疾患の早期発見：二次予防

	基準	月
□ 市健診	誕生日月	4 5 6 7 8 9 10 11 12 1 2 3
□ サテライト健診	誕生日月の6ヵ月後	4 5 6 7 8 9 10 11 12 1 2 3

(3) 疾患を持つ患者の管理：三次予防

	項目		月
□糖尿病	血糖, HbA1c, 尿	毎月	4 5 6 7 8 9 10 11 12 1 2 3
	尿 Alb	毎月	4 5 6 7 8 9 10 11 12 1 2 3
	眼科受診	毎月	4 5 6 7 8 9 10 11 12 1 2 3
□高脂血症	LDL	毎月	4 5 6 7 8 9 10 11 12 1 2 3
□ワルファリン使用	PT-INR	毎月	4 5 6 7 8 9 10 11 12 1 2 3
□心疾患	体重測定	毎月	4 5 6 7 8 9 10 11 12 1 2 3
(　　　　　)	心エコー	毎月	4 5 6 7 8 9 10 11 12 1 2 3
□呼吸器疾患	ピークフロー	毎月	4 5 6 7 8 9 10 11 12 1 2 3
(　　　　　)	胸部 CT	毎月	4 5 6 7 8 9 10 11 12 1 2 3
□肝機能障害	肝機能, 血小板	毎月	4 5 6 7 8 9 10 11 12 1 2 3
B型肝炎・C型肝炎	腫瘍マーカー	毎月	4 5 6 7 8 9 10 11 12 1 2 3
その他 (　　　　　)	腹部エコー	毎月	4 5 6 7 8 9 10 11 12 1 2 3
	腹部 CT	毎月	4 5 6 7 8 9 10 11 12 1 2 3
□腎機能障害	BUN, Cr	毎月	4 5 6 7 8 9 10 11 12 1 2 3
(　　　　　)	腹部エコー	毎月	4 5 6 7 8 9 10 11 12 1 2 3
□鉄欠乏性貧血	CBC	毎月	4 5 6 7 8 9 10 11 12 1 2 3
□高尿酸血症	尿酸	毎月	4 5 6 7 8 9 10 11 12 1 2 3
□甲状腺異常	TSH, fT4	毎月	4 5 6 7 8 9 10 11 12 1 2 3
□骨粗鬆症	BMD	毎月	4 5 6 7 8 9 10 11 12 1 2 3
□末梢動脈疾患	下肢血流検査	毎月	4 5 6 7 8 9 10 11 12 1 2 3
□		毎月	4 5 6 7 8 9 10 11 12 1 2 3
□		毎月	4 5 6 7 8 9 10 11 12 1 2 3
□		毎月	4 5 6 7 8 9 10 11 12 1 2 3
□		毎月	4 5 6 7 8 9 10 11 12 1 2 3
□		毎月	4 5 6 7 8 9 10 11 12 1 2 3
□		毎月	4 5 6 7 8 9 10 11 12 1 2 3
□		毎月	4 5 6 7 8 9 10 11 12 1 2 3

■採血検査

腎機能 (BUN・Cr)	正常・異常	貧血 (RBC・Hb・Ht)	正常・異常	脂質 (T-Chol・TG・HDL・LDL)	正常・異常
肝機能 (GOT・GPT・γGTP)	正常・異常	血糖 (FBS)	正常・異常	その他	

生活習慣調査票

〈調査日： 　年　　月　　日　調査時間：　　分〉

氏名＿＿＿＿＿＿＿＿＿＿＿＿＿＿　年齢＿＿＿＿＿歳　男性・女性
身長＿＿＿＿＿cm　体重＿＿＿＿＿kg　→　BMI＿＿＿＿＿（看護師が計測します）

まず，一日の生活の流れを簡単に記してみてください．

```
0時      6時      12時      18時      24時
```

☆薬を飲んでいる方にお伺いしますが，処方された通りに毎日きちんと飲めていますか？
　　　はい→（　）　　いいえ→（　）　　どちらでもない→（　）

I. 栄養/食生活について

①自分の病気に関する食事上の注意点を知って，毎日実践していますか？
　　　はい→（　）　　いいえ→（　）　　どちらでもない→（　）

②自分の適正体重を知っていて，体重のコントロールに心掛けていますか？
　　　はい→（　）　　いいえ→（　）　　どちらでもない→（　）

③自分の適正体重を維持できる食事内容/量を知っていますか？
　　　はい→（　）　　いいえ→（　）　　どちらでもない→（　）

④朝食は食べていますか？
　　　はい→（　）　　いいえ→（　）　　どちらでもない→（　）

⑤量・質ともにきちんとした食事を取っていますか？
　　　はい→（　）　　いいえ→（　）　　どちらでもない→（　）

⑥外食や食品購入時に栄養成分表示を参考にしていますか？
　　　はい→（　）　　いいえ→（　）　　どちらでもない→（　）

II. 身体活動・運動について

①日頃から日常生活の中で定期的な運動をしていますか？
　　　はい→（　）　　いいえ→（　）　　どちらでもない→（　）

　1. 運動の種類と時間，そして頻度についてお答えください．
　　　種類＿＿＿＿＿＿＿　時間＿＿＿＿＿分　頻度＿＿＿＿＿

　2. 定期的な運動は，健康の維持/増進が目的ですか？
　　　はい→（　）　　いいえ→（　）　　どちらでもない→（　）

②70歳以上の方にお伺いします

　1. 買い物や散歩を含めた外出について自分から積極的に外出する方ですか？
　　　はい→（　）　　いいえ→（　）　　どちらでもない→（　）

　2. 何らかの地域活動（老人クラブ，趣味の集まりなど）に参加していますか？
　　　はい→（　）　　いいえ→（　）　　どちらでもない→（　）

III. 休養/こころの健康づくり

①最近1か月間にストレスを感じましたか？

　　はい→（　　）　　いいえ→（　　）　　どちらでもない→（　　）

②睡眠によって休養が十分に取れていますか？

　　はい→（　　）　　いいえ→（　　）　　どちらでもない→（　　）

③眠りを助けるために，薬（睡眠剤や安定剤）やアルコールを使うことがありますか？

　　はい→（　　）　　いいえ→（　　）　　どちらでもない→（　　）

IV. たばこ/アルコール

①たばこを吸っていますか？

　　はい→（　　）　　いいえ→（　　）　　どちらでもない→（　　）

　1. 一日の喫煙量と今まで吸ってきた年数をお答えください．

　　　　　　　　　　　　　　　　　　　　　　喫煙量　　　　本/日　　　　　　年

　2. 喫煙によってかかりやすくなる病気を知っている限り挙げてみてください．

　　_____

②定期的にアルコールを飲んでいますか？

　　はい→（　　）　　いいえ→（　　）　　どちらでもない→（　　）

　1. アルコールの種類と飲酒量をお答えください．

　　（ビール・日本酒・焼酎・ワイン・_____）を _____（例：350 ml，2合）

　2. 適切なアルコールの量を知っていますか？

　　はい→（　　）　　いいえ→（　　）　　どちらでもない→（　　）

V. 最後に，生活習慣に対する関心/興味について10段階で評価してみてください．

```
|-----------------|-----------------|
0（興味なし）    5（ある程度興味あり）  10（非常に興味あり）
```

持久力を高める方法

運動の量
1. **徐々に運動時間を増加させていきます.**
   人にもよりますが, まずは, たった5分間から始めましょう.

2. **運動は楽にできる負荷から始めて, 次第に高めていきましょう.**
   しばらく運動していなかった方には特に重要です.

3. 目標は負荷を次第に増して, 運動時に呼吸や心拍数が増大するような中～強度の段階に到達することです.
   これは「ややきつい」と感じる強度です.
   体が感じる運動強度は自分にしかわかりませんから, 運動の強さは人によって違ってきます. このような運動を行えるようになるには, 数か月かかることもあります.

運動の頻度
1. **運動は1回に少なくとも10分間は継続しましょう.**
   運動の継続時間が10分間未満の場合, 心血管系と呼吸器系に望ましい効果が得られません.

2. **1日の合計時間が30分以上**となるようにしましょう.

3. 目標は, **ほぼ毎日または毎日**, 運動を**1日あたり合計で30分間以上**行うことです. 日数が多いほど望ましく, 最も望ましいのは毎日行うことです.

運動を安全に行うには
1. **話ができないほど呼吸が荒くならない負荷に設定しましょう.**
   またはめまいや胸痛が生じないように調節してください.

2. 持久性運動を行う前後には, **準備運動および整理運動**として軽く体を動かすようにしましょう (例:軽く歩く).

3. 持久性運動を行った後, 筋肉が暖かいうちに**ストレッチング**を行いましょう.

4. 体を動かして汗をかくときは, **何か飲み物を必ず摂取するようにしましょう.**

5. 屋外で運動するときには, **重ね着をして, 必要に応じて脱ぎ着する**のがよいでしょう.

6. **けがの防止**に努めましょう (例:しっかりとした靴をはく).

向上してきたら
さらに持久力を向上させるには, まずは運動時間を延長し, 次に運動強度を高めましょう. たとえば, 数日間から数週間 (状況によっては数か月間) かけて歩行距離を延ばし, 運動時間を30分まで次第に延長しましょう. 次に, より急な坂を歩いてのぼったり, より元気よく歩いたりしましょう.

運動の例
中強度
　平均的な人にとって適度な活動・運動の例です．
　長い間運動をしていなかった方は，これらを徐々に行う必要があります．

◎水泳
◎サイクリング
◎室内用の自転車こぎ
◎庭仕事（草刈り，掃き掃除）
◎平らな場所での早足歩き
◎床のモップがけや掃き掃除
◎ゴルフ（カートなし）
◎テニス（ダブルス）
◎バレーボール
◎ボートこぎ
◎ダンス

高強度
　長い間運動をしていなかった方や，健康上の問題がある方は，この強度から運動を始めてはいけません．心配な方は医師とよく相談しましょう．

◎階段や坂のぼり
◎雪かき
◎自転車での坂のぼり
◎テニス（シングル）
◎プールを何往復もする水泳
◎クロスカントリー
◎ダウンヒルスキー
◎ハイキング
◎ジョギング

筋力を高める方法

　筋力づくり運動を行うと，特に筋量がすでに減少している方では，筋力が大きく変化する可能性があります．筋肉の増加が目に見えなくとも，椅子から立ち上がったり階段をのぼったりするような動作能力は向上するでしょう．

　筋肉の細胞は常に活動しており，眠っているときにもカロリーを消費しています．これは体重を抑えるために役に立つでしょう．

筋力づくり運動について

　筋力づくり運動では，おもりを持ち上げたり押し出したり，またそのおもりの重さを次第に増加しつづけることが必要です．おもりにはスポーツ用品店で販売されている手首や足首につけるものや，もしくは水や砂をいっぱいに入れたペットボトルや，豆を靴下に詰めたようなものを使用することができます．

運動の量と頻度

1. 全身の筋力づくり運動を**週2回以上**行いましょう．ただし，同じ筋肉を使用する筋力づくり運動は，2日連続では行わないようにしましょう．
2. 体の状況に応じて，初めは，0.5〜1.0kgのおもりを使用して，あるいはおもり無しで運動するようにしましょう．
3. **運動開始後1週目は最低の重さに設定し**，次第に重さを増やしましょう．
4. 筋力の増加に合わせて，おもりの重さを次第に増加していきましょう．筋肉に負担をかけないと運動の効果が得られないからです．
5. 筋力づくり運動は8〜15回連続して行いましょう．しばらく休んだ後，同じ運動をふたたび8〜15回連続して行いましょう．
6. **おもりは3秒間かけて持ち上げまたは押し出し，所定の位置で1秒間静止させます．その後，さらに3秒間かけておもりを下ろします**．おもりを重力にまかせて落とすのではなく，ゆっくりと下ろすことが大変重要です．
7. 連続して8回おもりを持ち上げたり，押し出したりすることができない場合は重すぎですから，重さを軽くしましょう．15回以上連続しておもりを持ち上げることができる場合は軽すぎですから，重さを増やしましょう．
8. 筋力づくり運動の後，筋肉が暖かいうちにストレッチングを行いましょう．

運動を安全に行うには

1. 筋力づくり運動の最中には息を止めてはいけません．ふだんと同じように呼吸しましょう．
2. おもりを急に動かしたり押し出したりしないようにしましょう．けがをする危険性があります．
3. 腕や脚を伸ばしきった状態で関節を固定しないようにしてください．
4. おもりの持ち上げや押し出しのときには息を吐き，力を抜くときに息を吸いましょう．
5. 運動後は，普通，筋肉の痛みが数日間つづいたり，やや疲労感が残ったりします．ただし，極度の疲労，関節の痛み，不快な筋肉のけいれんがあるときは，運動のしすぎです．
6. どんな運動でも体に痛みが生じることがあってはいけません．無理に腕や脚を動かして痛みが生じることのないように注意しましょう．
7. 股関節を治療，あるいは置換した方は，下肢の運動を行う前に医師に相談してください．

向上してきたら

1. おもりを次第に増やしていくことは，筋力を高める上できわめて重要です．
2. 12〜15回おもりを持ち上げることができれば，次回はおもりを増やしてもよいでしょう．

・筋力づくり運動の例

1. 腕の横上げ（主に三角筋）

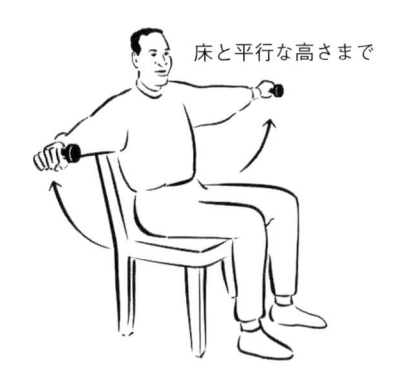

1. 椅子に座る
2. 足を肩幅に開き床にしっかりとつける
3. 手のひらを内側に向け，腕をまっすぐに体の脇に下ろす
4. 両腕を横に肩の高さまで上げる
5. この姿勢を保つ
6. ゆっくりと腕を下ろす

2. 椅子からの立ち上がり（腹直筋，大腿四頭筋）

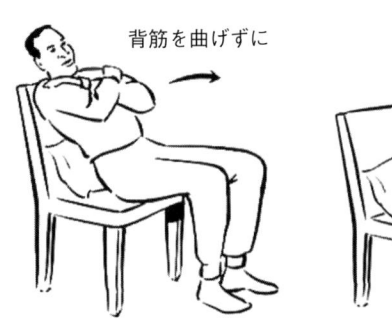

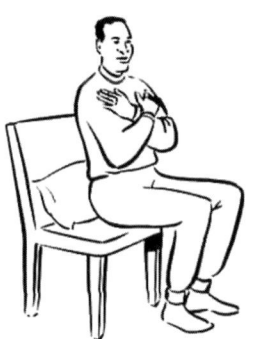

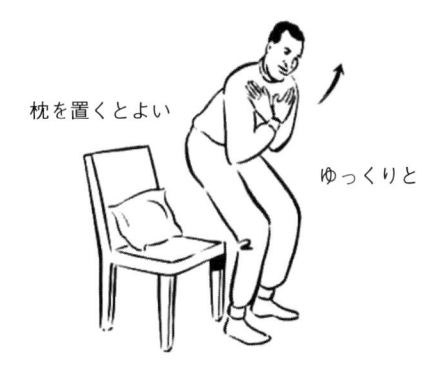

1. 椅子の背もたれに枕を置く
2. 膝を曲げ，両足を床にしっかりとつけ，椅子の真ん中か前よりに座る
3. 背中と肩をまっすぐにして，半分ほど背中を後ろに傾けて枕にもたれかかる
4. できるだけ手を使わずに，上半身を前に起こし，背筋を前に伸ばして座る
5. できるだけ手を使わずにゆっくりと立ち上がる
6. ゆっくりと座ってもとに戻る
7. 運動中は，背中と肩をまっすぐに保つ

3. 肘の屈曲（主に上腕二頭筋）

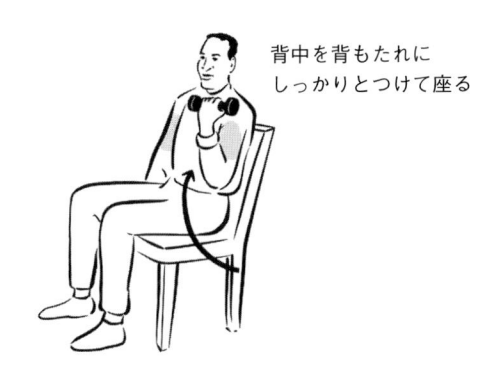

1. 肘掛けのない椅子に，背中を背もたれにしっかりつけて座る
2. 足を肩幅の間隔に開き，しっかりと床につける
3. 腕を伸ばし，手のひらを内側に向けておもりを両手に握る
4. ゆっくりと肘を曲げ，胸の方向へおもりを持ち上げる（このとき，手のひらは肩に向くように回す）
5. この姿勢を保つ
6. 開始位置まで腕をゆっくりと下ろす
7. もう一方の手で同様に行う

4. つま先立ち（下腿三頭筋）

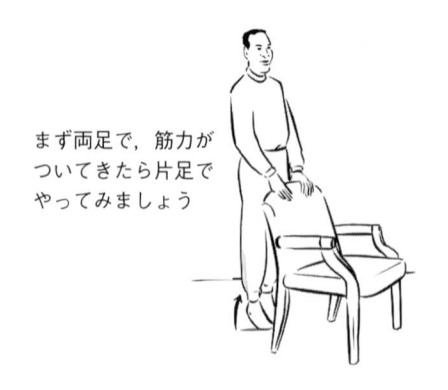

まず両足で，筋力がついてきたら片足でやってみましょう

1. ふらつきを防ぐために，テーブルか椅子の端をつかんで直立する
2. できるだけ体が高くなるように，つま先でゆっくり立つ
3. この姿勢を保つ
4. ゆっくりとかかとをもとに戻す

筋力がついてきたら，この運動を片足だけで左右交互に行う

5. 肘の伸展（上腕三頭筋）

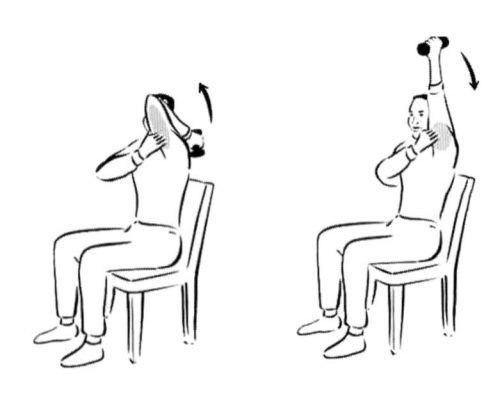

1. 椅子に座る
2. 足を肩幅の間隔に開き，床にしっかりとつける
3. 片方の腕を天井に向けてまっすぐに上げる
4. この腕の肘の下をもう一方の手で押さえる
5. 上げた腕の肘を曲げ，手のおもりを肩の位置にもっていく
6. ふたたび，ゆっくりと腕を真上に伸ばす
7. この姿勢を保つ
8. ふたたび肘を曲げて，肩の位置まで戻す

6. 肩関節に障害がある人のための肘の伸展

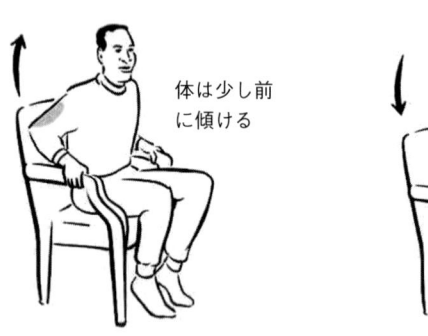

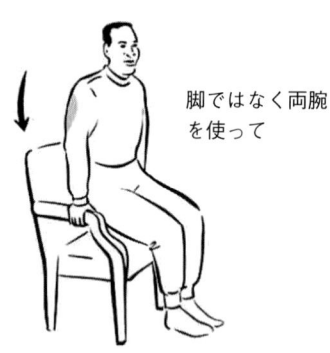

体は少し前に傾ける

脚ではなく両腕を使って

1. 肘掛けのある椅子に座る
2. 背中と肩をまっすぐにして，体を少し前に傾ける
3. 両手で肘掛けを握る
4. つま先に体重がかかるように，足を椅子の下に少し引き入れる
5. 脚は使わずに，両腕で椅子から体をゆっくりと押し上げる
6. ゆっくりもとの姿勢に戻る

7. 膝の屈曲（ハムストリング）

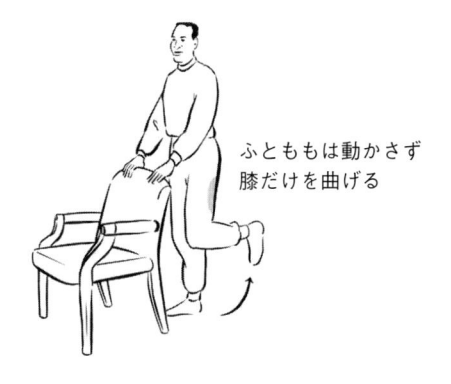

ふとももは動かさず膝だけを曲げる

1. ふらつきを防ぐために，テーブルや椅子をつかむ
2. ゆっくりとできるだけ膝を曲げる
3. この姿勢を保つ
4. ゆっくりともとの位置まで足を下ろす
5. もう一方の脚で繰り返す

8. 股関節の屈曲（主に腸腰筋）

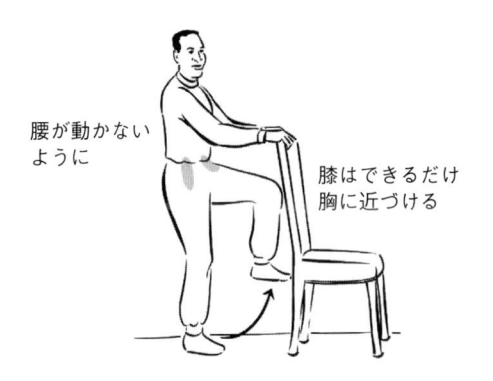

腰が動かないように

膝はできるだけ胸に近づける

1. ふらつきを防ぐために，背の高い安定した物をつかみ，直立する
2. 腰を動かさないようにして，片膝を胸の方向にゆっくりと上げる
3. この姿勢を保つ
4. ゆっくりと脚をもとの位置まで下ろす
5. もう一方の脚で繰り返す

9. 肩関節の屈曲（主に三角筋）

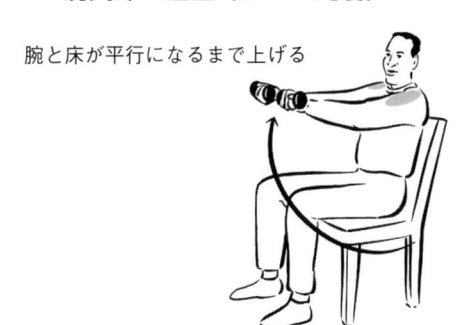

腕と床が平行になるまで上げる

1. 椅子に座る
2. 足を肩幅に開き，床にしっかりとつける
3. 手のひらを内側に向け，両腕を体の脇にまっすぐに下ろす
4. 両腕を前に肩の高さまで上げる（このとき，腕は伸ばしたまま，手のひらが上を向くように回す）
5. この姿勢を保つ
6. ゆっくりと両腕を脇に下ろす

10. 膝の伸展（主に大腿四頭筋）

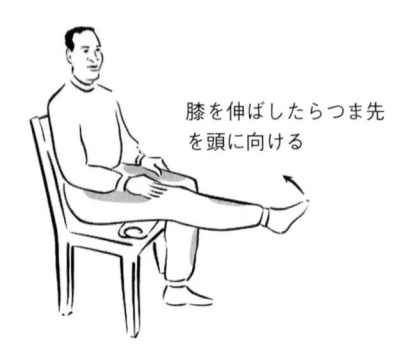

膝を伸ばしたらつま先を頭に向ける

1. 椅子に座り，必要なら膝の下にタオルを巻いて入れる
2. ゆっくりと片方の膝をできるだけまっすぐに伸ばす
3. この姿勢を保ち，つま先が頭を指すように足関節を曲げる
4. ゆっくりと脚をもとの位置まで戻す
5. もう一方の脚で繰り返す

11. 股関節の伸展（主に大殿筋）

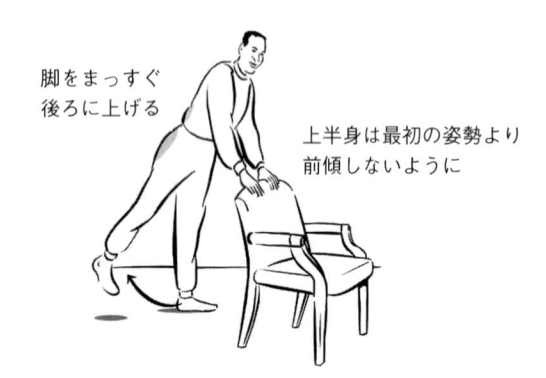

脚をまっすぐ後ろに上げる

上半身は最初の姿勢より前傾しないように

1. 椅子やテーブルから 30〜40 cm 離れて立つ
2. 上半身を股関節から前に曲げ，椅子やテーブルをつかむ
3. ゆっくりと片方の脚をまっすぐ後ろに上げる
4. この姿勢を保つ
5. ゆっくりと脚を下ろす
6. もう一方の脚で繰り返す

12. 脚の横上げ（主に中殿筋）

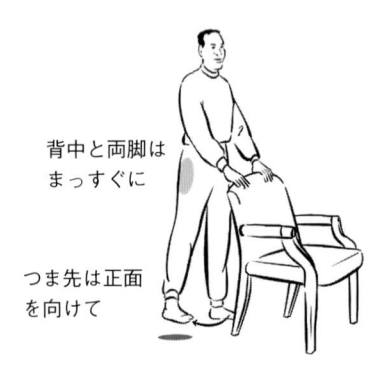

背中と両脚はまっすぐに

つま先は正面を向けて

1. 両足の間隔をわずかにあけ，テーブルや椅子の真後ろに直立する
2. ふらつき防止のために，テーブルや椅子をつかむ
3. ゆっくりと一方の脚を横に 15〜30 cm 上げる
4. この姿勢を保つ
5. ゆっくりと脚を下ろす
6. もう一方の脚で繰り返す
7. 運動中は，背中と両膝はまっすぐに伸ばしておく

・バランス能力を高める方法

　バランス運動は転倒によって生じるかもしれない，しばしば永久に障害を残すようなけがを回避して，自立した生活を送るための助けになります．
　筋力づくり運動とバランス運動は重複する内容が多く，1つの運動で両方の効果がもたらされる場合が多くあります

1. **下肢の筋力づくり運動はいずれも，バランスの能力を向上させる運動でもあります．**
　それらには，つま先立ち，股関節の屈曲，股関節の伸展，膝の屈曲，そして脚の横上げがあります．これらの筋力づくり運動を定期的に行うと，同時にバランス能力も向上します．

2. 次のように，運動に工夫を加えるとバランス能力がより一層向上します．
    1. まず，**片手だけ**にしてみる．
    2. 体が安定してきたら，**指1本で支え**てみましょう．
    3. さらには，**支えなし**で運動をしてみましょう．
    4. 最終的に，**両目を閉じて**やってみましょう．

3. バランス運動は定期的に筋力づくり運動をするときに組み入れる以外は行わないでください．まずは筋力づくり運動を行い，向上してきたら運動の工夫を取り入れていきましょう．

4. **「いつでもどこでも」バランス運動**
　ここで紹介する運動は，ほとんどいつでも，どこでも，そして好きなだけ運動することができます．

・筋力・バランス運動の例

1. つま先立ち（下腿三頭筋）

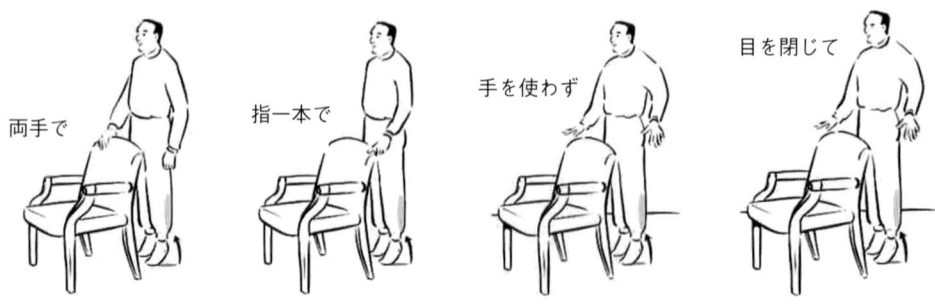

両手で　　指一本で　　手を使わず　　目を閉じて

1. ふらつきを防ぐために，テーブルや椅子の端をつかんで直立する
2. できるだけ体が高くなるように，つま先でゆっくり立つ
3. この姿勢を保つ
4. ゆっくりとかかとを床に下ろす
5. 8〜15回繰り返す
6. 休憩ののち，もう一度8〜15回，運動を繰り返す
7. 向上してきたら，変化（指一本で，手を使わず，目を閉じて）を加える

2. 膝の屈曲（ハムストリング）

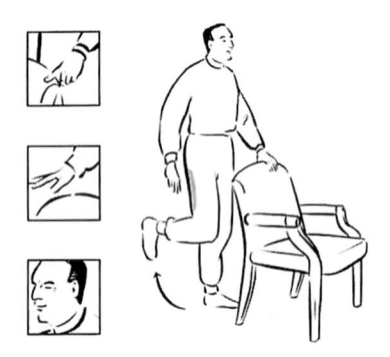

1. ふらつきを防ぐために，テーブルや椅子をつかんで直立する
2. ゆっくりとできるだけ膝を曲げ，脚を後ろに上げる
3. この姿勢を保つ
4. ゆっくりと脚をもとの位置まで下ろす
5. もう一方の脚で繰り返す
6. 向上してきたら変化を加える

3. 股関節の屈曲（主に腸腰筋）

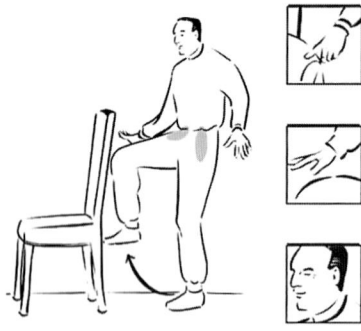

1. ふらつきを防ぐために，テーブルや椅子をつかんで直立する
2. 腰を動かさないようにして，片方の膝を胸の方向にゆっくりと上げる
3. この姿勢を保つ
4. ゆっくりと脚をもとの位置まで下ろす
5. もう一方の脚で繰り返す
6. 向上してきたら変化を加える

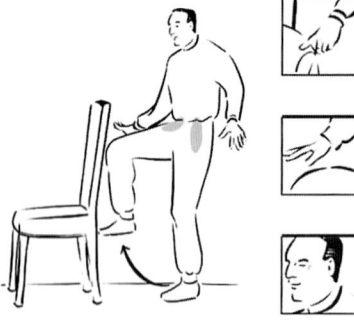

4. 股関節の伸展（主に大殿筋）

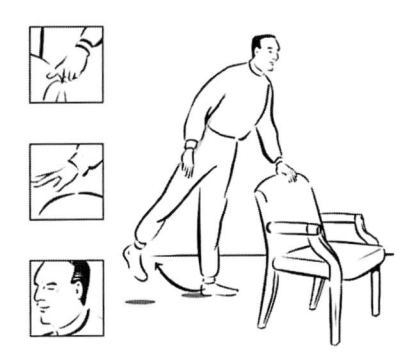

1. テーブルや椅子から30〜45cm離れて立つ
2. 股関節で上半身を曲げ，テーブルや椅子をつかむ
3. ゆっくりと片方の脚をまっすぐ後ろに上げる
4. この姿勢を保つ
5. ゆっくりと脚を下ろす
6. もう一方の脚で繰り返す
7. 運動中は，背中と両膝はまっすぐに伸ばしておく
8. 向上してきたら変化を加える

5. 脚の横上げ（主に中殿筋）

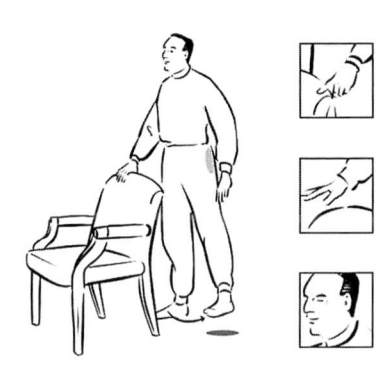

1. 両足をわずかに開いて，テーブルや椅子の後ろに直立する
2. ふらつきを防ぐために，テーブルや椅子をつかむ
3. ゆっくりと一方の脚を横に15〜30cm上げる
4. この姿勢を保つ
5. ゆっくりと脚を下ろす
6. もう一方の脚で繰り返す
7. 運動中は，背中と両膝はまっすぐに伸ばしておく
8. 向上してきたら変化を加える

6. 「いつでもどこでも」バランス運動

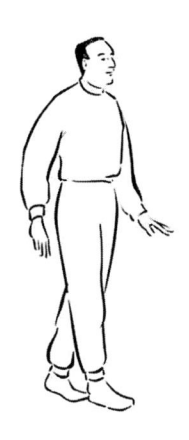

1. 継ぎ足で歩いてみましょう．一歩を踏み出すたびに，かかとを反対側のつま先の直前に置きます．そのとき，かかととつま先ができるだけ離れないようにします
2. 片足で立ちましょう（たとえば，食料品店の会計やバス停で並んで待っている間など）脚を交互に変えます
3. 手を使わずに立ち上がったり座ったりしましょう

柔軟性を高める方法

ストレッチングは，体の動きをより自由にします．ただし，ストレッチングだけでは持久力や筋力は向上しません．

運動の量と頻度
1. 定期的に実施する運動や持久性運動の後にストレッチングを行いましょう．
2. 何らかの理由で，持久性運動や筋力づくり運動が行えず，ストレッチングが唯一実施できる運動であるならば，1週間に3回以上，毎回20分間以上行いましょう．
3. それぞれのストレッチングを3～5回行いましょう．

痛みを感じない限り，適切な位置までゆっくりと伸ばすようにし，**その姿勢を10～30秒間保ちましょう**．そして力を抜きます．これらの動作を繰り返し，さらに伸ばすように試みましょう．

運動を安全に行うには
1. ストレッチングの前にはいつも**体を温めましょう**．
2. ストレッチング中は，特に**関節に痛みが生じないように**注意してください．もし痛みがあれば伸ばしすぎですから加減してください．
3. 軽い不快感や引き伸ばされる感覚がともなうのは一般的な症状です．
4. 股関節の手術をしている方は，下肢の運動を実施する前に医師に相談してください．

・ストレッチングの例

1. ハムストリング（ふとももの後ろの筋肉）

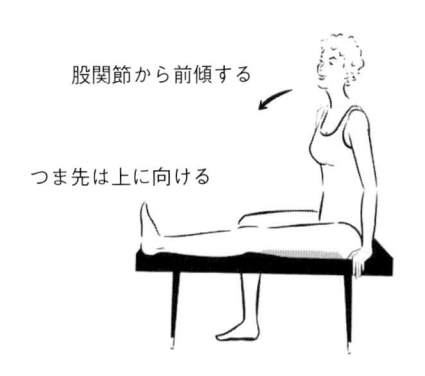

股関節から前傾する
つま先は上に向ける

1. ベンチに横を向いて座る
2. ベンチの上で，片方の脚をまっすぐに伸ばしておく
3. もう一方の脚はベンチから下ろし，足をしっかりと床につける
4. 背中をまっすぐにする
5. 背中と肩をまっすぐにしたまま，ベンチの上で脚が伸ばされている感じがするまで，股関節（腰ではない）からゆっくりと体を前に傾ける．股関節を置換している人は，医師の許可がない場合，この運動は行わない
6. この姿勢を保つ
7. もう一方の脚で繰り返す

2. ハムストリングについての別の方法

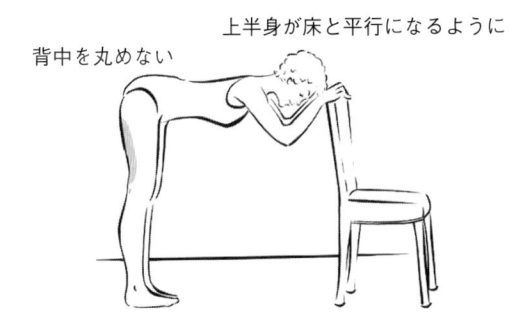

背中を丸めない
上半身が床と平行になるように

1. 椅子の後ろに立ち，両手でその背もたれをつかむ
2. 運動中はずっと背中と肩をまっすぐにしたまま，股関節から上半身を前に曲げる
3. 上半身が床と平行になったら，その姿勢を保つ

3. ふくらはぎ（下腿三頭筋）

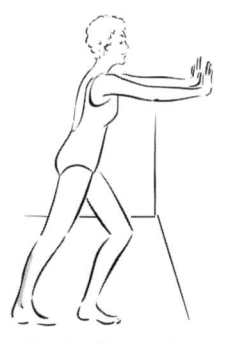

膝を伸ばしたまま　　膝を曲げて

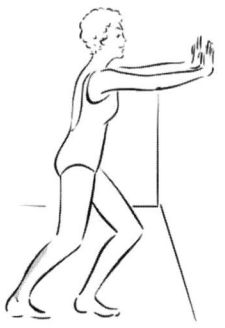

1. 腕を伸ばし両手を壁につけて立つ
2. 片方の脚を 30 〜 60 cm 後ろに引き，足の裏はしっかりと床につける
3. この姿勢を保つ
4. 足の裏をしっかり床につけたまま，後ろに引いた脚の膝を曲げる
5. この姿勢を保つ
6. もう一方の脚で繰り返す

4. 足首（主に前脛骨筋）

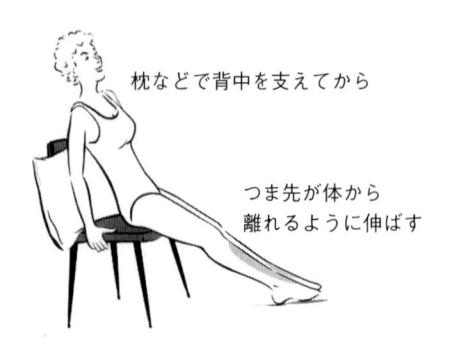

枕などで背中を支えてから

つま先が体から離れるように伸ばす

1. 椅子に座る
2. 体の前で両脚を伸ばす
3. つま先が体から離れるように足首を伸ばす
4. 伸ばされた感じがなければ，かかとを床から少しだけ離して繰り返す

5. 上腕三頭筋の伸張

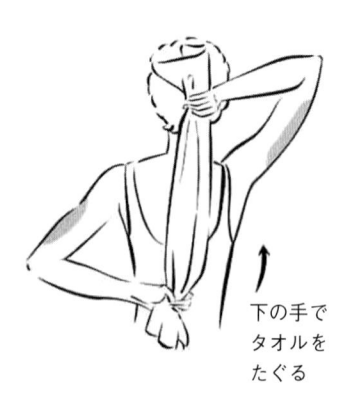

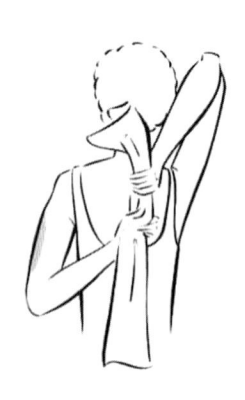

下の手でタオルをたぐる

1. 右手でタオルを持つ
2. 右手を上げてから肘を曲げ，タオルを背中で垂らす
3. 左手でタオルの下の端をつかむ
4. 左手が徐々に高い位置になるようにタオルをたぐる
   このとき，右腕は下に引かれる
5. 左右の手を入れ換える

6. 手首の伸張

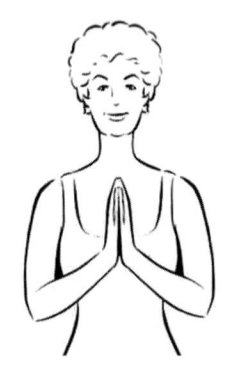

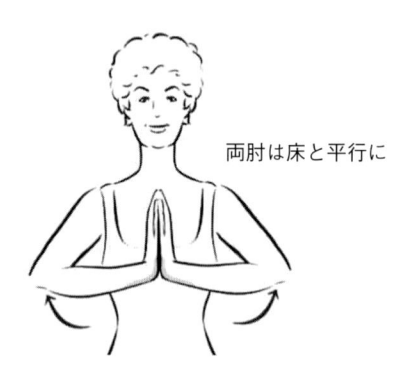

両肘は床と平行に

1. お祈りするように両手を合わせる
2. 両手をぴったりとつけたまま，前腕が床と平行になるまで肘をゆっくりと上げる
3. この姿勢を 10 〜 30 秒保つ
4. これを 3 〜 5 回繰り返す

7. 大腿四頭筋

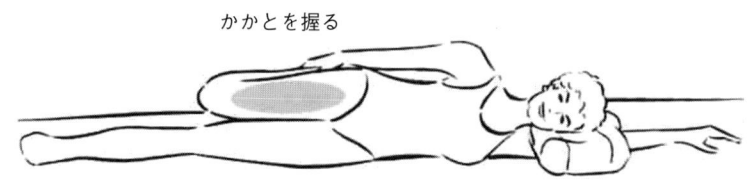

かかとを握る

ゆっくり静かに引っ張る

1. 横向きに寝る
2. 頭を枕か腕の上に置く
3. 上になっているほうの膝を曲げる
4. その脚のかかとを握る
5. ふとももの前面が伸びるまで，その脚を静かに引っ張る
6. この姿勢を保つ
7. 姿勢を逆にして繰り返す

8. 両股関節の回旋

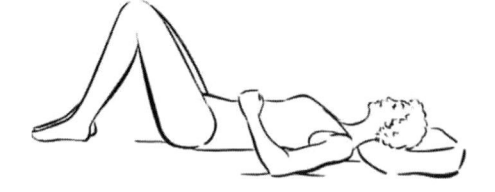

無理せず遠くにゆっくり倒す

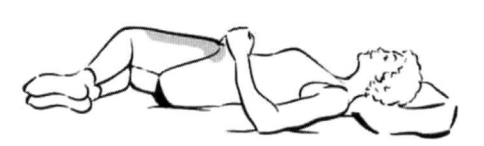

1. 股関節の置換を受けている人は，医師の許可がなければこの運動を行ってはいけません
2. 床に寝て，両膝を立てる
3. 運動中，両肩は常に床につけておく
4. 両脚を横にゆっくりと倒す
5. この姿勢を保つ
6. 両脚をはじめの位置に戻す
7. もう一方の側で繰り返す

9. 片側股関節の回旋

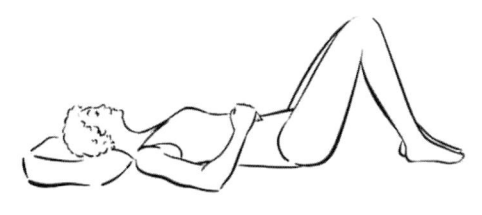

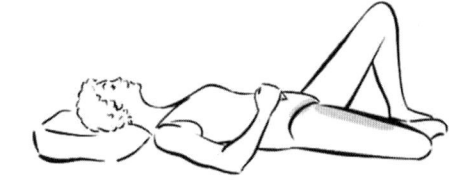

1. 床に寝る
2. 両膝を立てる
3. 片方の膝を横にゆっくりと倒す
4. この姿勢を保つ
5. 膝をはじめの位置に戻す
6. 運動中は，両肩を常に床につけておく
7. もう一方の側で繰り返す

10. 肩の回旋

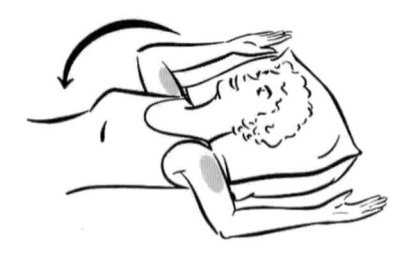

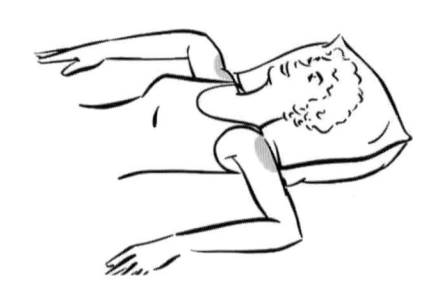

1. 仰向けに寝て，頭の下に枕を入れる
2. 両腕を外側に伸ばす
3. 両肘を直角に曲げ，腕を上に回す（手先が頭をさすように）
4. この姿勢を保つ
5. 両肘を直角に曲げ，腕を下に回す（手先がおしりをさすように）
6. この姿勢を保つ
7. 運動中は肩を床につけたままにしておく

11. 首の回旋

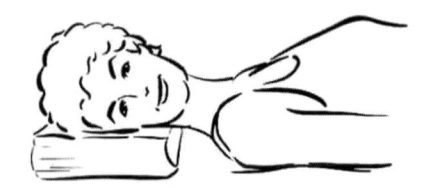

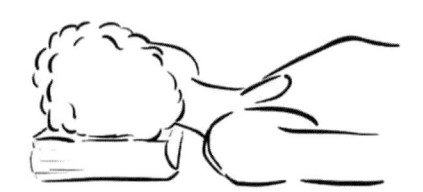

1. 仰向けに寝る
2. 頭を左右に回し，それぞれの伸ばされた位置で保持する

毎日の記録

この表に毎日行う活動や運動の足跡を残しておきましょう．

　　　○：目標通り行えた
　　　△：目標は達成できなかったが，運動を行った

日付	/	/	/	/	/	/	/
持久力							
筋力バランス							
柔軟性							

日付	/	/	/	/	/	/	/
持久力							
筋力バランス							
柔軟性							

日付	/	/	/	/	/	/	/
持久力							
筋力バランス							
柔軟性							

日付	/	/	/	/	/	/	/
持久力							
筋力バランス							
柔軟性							

毎週の計画

行おうと考えている運動や活動を書き込みましょう．
実際にできると思う計画を作りましょう．
体力の向上に従って計画を変えていきましょう．

	持久力	筋力・バランス	柔軟性	備考
日曜				
月曜				
火曜				
水曜				
木曜				
金曜				
土曜				

毎月の向上の記録①

毎月同じ日にこの表に記入しましょう．成績を比べて進歩を確認しましょう．

		1月	2月	3月	4月	5月	6月
腕の横上げ	回数						
	重量 (kg)						
椅子からの立ち上がり	回数						
肘の屈曲	回数						
	重量 (kg)						
つま先立ち	回数						
	重量 (kg)						
肘の伸展	回数						
	重量 (kg)						
肘の伸展（体の押し上げ）	回数						
膝の屈曲	回数						
	重量 (kg)						
股関節の屈曲	回数						
	重量 (kg)						
肩関節の屈曲	回数						
	重量 (kg)						
膝の伸展	回数						
	重量 (kg)						
股関節の伸展	回数						
	重量 (kg)						
脚の横上げ	回数						
	重量 (kg)						

毎月の向上の記録②

毎月同じ日にこの表に記録しましょう．成績を比べて進歩を確認しましょう．

持久力	1月	2月	3月	4月	5月	6月
6分間の歩行距離	7月	8月	9月	10月	11月	12月

下肢のパワー	1月	2月	3月	4月	5月	6月
階段を昇る時間	7月	8月	9月	10月	11月	12月

バランス	1月	2月	3月	4月	5月	6月
片足立ちの時間	7月	8月	9月	10月	11月	12月

歩行速度	1月	2月	3月	4月	5月	6月
	7月	8月	9月	10月	11月	12月

文 献

_____のあるものは巻末の「URL 一覧表」を参照.

1章　common disease 診療の基盤

common disease を診療すること

文献
1) 山田隆司ほか．日常病・日常的健康問題とは―ICPC（プライマリ・ケア国際分類）を用いた診療統計から（第1報）．日本プライマリ・ケア学会誌 2000；23：80-89.
2) Okkes IM, et al. The role of family practice in different health care systems：a comparison of reasons for encounter, diagnoses, and interventions in primary care populations in the Netherlands, Japan, Poland, and the United States. J Fam Pract 2002；51：72-73.
3) Yamada T, et al. A study on the outcomes of health problems（The concept of "Episode of Care"）based on clinical statistics using the international classification of primary care（ICPC）. Jpn J Prim Care 2000；23：213-323.

包括的なケア

文献
1) White KL. The ecology of medical care. N Engl J Med 1961；265：885-892.
2) Green LA, et al. The ecology of medical care revisited. N Engl J Med 2001；344：2021-2025.
3) Fukui T, et al. The ecology of medical care in Japan. JMAJ 2005；48：163-167.
4) McWhinney IR. Textbook of Family Medicine, 3rd ed. Oxford Univ Press；2009, pp.44-45.
5) 山田隆司ほか．日常病・日常的健康問題とは―ICPC（プライマリ・ケア国際分類）を用いた診療統計から（第1報）．日本プライマリ・ケア学会誌 2000；23：80-89.

参考文献
・Saultz JW. Textbook of Family Medicine Companion Handbook. McGraw-Hill Professional；2000, pp.31-134.
・草場鉄周，中川貴史ほか．家庭医療のエッセンス．カイ書林；2012, pp.1-34.
・中川久理子．プライマリ・ケア医が行う地域ケアと連携．レジデント 2015；8：85-90.

2章　様々な症候へのケア

発熱

文献
1) 田中勝巳ほか．プライマリ・ケア診療所における症候および疾患の頻度順位の同定に関する研究．日本プライマリ・ケア学会誌 2007；30：343-351.
2) Bone RC, et al. Definitions for sepsis and organ failure and guidelines for the use of innovative therapies in sepsis. The ACCP/SCCM Consensus Conference Committee. American College of Chest Physicians/Society of Critical Care Medicine. Chest 1992；101：1644-1655.
3) Tokuda Y, et al. The degree of chills for risk of bacteremia in acute febrile illness. Am J Med 2005；118：1417.

4) Bryan C, et al. Does this adult patient with suspected bacteremia require blood cultures？ JAMA 2012；308：502-511.
5) Saint S, et al. Saint-Frances Guide to Inpatient Medicine, 2nd ed. Lippincott Williams & Wilkins；2004.
6) Franson TR, et al. Frequency and characteristics of hyperbilirubinemia associated with bacteremia. Rev Infect Dis 1985；7：1-9.
7) Li JS, et al. Proposed modifications to the Dukecriteria for the diagnosis of infective endocarditis. Clin Infect Dis 2000；30：633-638.
8) Roth AR, et al. Approach to the adult patient with fever of unknown origin. Am Fam Physician 2003；68：2223-2228.
9) UpToDate "Approach to the adult with fever of unknown origin" last updated：Jan 13, 2014.

失神

文献
1) Soteriades ES, et al. Incidence and prognosis of syncope. N Engl J Med 2002；347：878-885.
2) 上田剛士．ジェネラリストのための内科診断リファレンス．医学書院；2014，pp.20-29.
3) 日本循環器学会ほか．失神の診断・治療ガイドライン．2012.

発疹

文献
1) 田中勝巳ほか．プライマリ・ケア診療所における症候および疾患の頻度順位の同定に関する研究．日本プライマリ・ケア学会誌 2007；30：343-351.
2) 日本家庭医療学会（編）．プライマリ・ケア救急．プリメド社；2007，pp.62-65，100-102.
3) 出光俊郎（編）．内科で役立つ一発診断から迫る皮膚疾患の鑑別診断．羊土社；2013.
4) 真鍋 求（編）．プライマリケア医が知っておきたい皮膚病診療のコツ．治療 2004；86：37-41.
5) 平本 力．皮疹．総合臨床増刊号 2006；55：692-696.

頭痛

文献
1) 福井次矢．内科診断学，第2版．医学書院；2008，pp.272-275.
2) UpToDate "Evaluation of headache in adults" last updated：June 02, 2015.
3) 日本頭痛学会．慢性頭痛の診療ガイドライン 2013．医学書院；2013.
4) Attia J, et al. The rational clinical examination. Does this adult patient have acute meningitis？ JAMA 1999；282：175-181.

視力障害・視野障害

文献
1) 山田隆司ほか．日常病・日常的健康問題とは―ICPC（プライマリ・ケア国際分類）を用いた診療統計から（第1報）．日本プライマリ・ケア学会誌 2000；23：80-89.
2) Yamada M, et al. Prevalence of visual impairment in the adult Japanese population by cause and severity and future projections. Ophthalmic Epidemiol 2010；17：50-57.
3) 厚生労働省．平成23年度患者調査．
4) 厚生労働省．平成21年社会医療診療行為別調査．
5) UpToDate "Approach to the adult with acute persistent visual loss" last updated：Mar 11, 2015.
6) Essential Evidence Plus "Visual loss and blindness" last updated：Apr 09, 2015.
7) 加藤浩晃．プライマリ・ケア医&救急医のための眼科診療ガイド．メディカ出版；2015.
8) Essential Evidence Plus "Cataract" last updated：Apr 23, 2015.
9) UpToDate "Cataract in adults" last updated：Jan 1, 2015.

10) 荒井由美子ほか．Zarit 介護負担尺度日本語版の短縮版（J-ZBI_8）の作成―その信頼性と妥当性に関する検討．日本老年医学会雑誌 2003；40：497-503.
11) 熊本圭吾ほか．Zarit 介護負担尺度短縮版（J-ZBI_8）の交差妥当性の検討．日本老年医学会雑誌 2004；41：204-210.
12) UpToDate "Falls in older persons：Risk factors and patient evaluation" last updated：Mar 27, 2015.
13) 障害者福祉研究会．新訂身体障害認定基準及び認定要領（補訂版）解釈と運用．大洋社；2005.
14) Jennifer RE, et al. Depression and anxiety in visually impaired older people. Ophthalmology 2007；114：283-288.
15) Philip DS, et al. Essentials of Family Medicine, 6th ed. Lippincott Williams & Wilkins；2012.
16) 厚生労働省．国際生活機能分類―国際障害分類改訂版―（日本語版）の厚生労働省ホームページ掲載について．
17) Jones R, et al. Oxford Textbook of Primary Medical Care. Oxford University Press；2004.

耳痛・聴覚障害

文献

1) 田中勝巳ほか．プライマリ・ケア診療所における症候および疾患の頻度順位の同定に関する研究．日本プライマリ・ケア学会誌 2007；30：343-351.
2) National Hospital Ambulatory Medical Care Survey：2011 Outpatient Department Summary Tables.
3) 小児急性中耳炎診療ガイドライン 2013 年版．金原出版；2013, p.15.

参考文献

- John WE, et al. Diagnosis of ear pain. Am Fam Physician 2008；77：621-628.
- 小田 恂（編）．耳鼻咽喉科オフィスクリニック：主訴への対応編．医学書院；2002, pp.2-6.
- Clinical Practice Guildeline：Diagnosis and Management of Acute Otitis Media. The American Academy of Family Physicians.
- UpToDate "Acute otitis media in children：Epidemiology, microbiology, clinical manifestations, and complications" last updated：Nov 11, 2014.
- 日本耳鼻科学会ホームページ．「耳の病気」
- UpToDate "Etiology of hearing loss in adults" last updated：Jan 08, 2015.
- UpToDate "Evaluation of hearing loss in adults" last updated：Jan 09, 2015.
- UpToDate "Presbycusis" last updated：Jan 05, 2015.

めまい

文献

1) Labuguen RH. Dizziness. Essential Evidence.（Last update Nov 19, 2014）
2) Hoffman RM, et al. Evaluating dizziness. Am J Med 1999；107：468-478.
3) Bower CM, et al. The spectrum of vertigo in children. Arch Otolaryngol Head Neck Surg 1995；121：911-915.
4) UpToDate "Spontaneous intracerebral hemorrhage：Pathogenesis, clinical features, and diagnosis" last updated：Dec 04, 2013.
5) UpToDate "Evaluation of the patient with vertigo" last updated：Mar 12, 2014.
6) UpToDate "Benign paroxysmal positional vertigo" last updated：Jan 23, 2015.
7) 標準的神経治療：めまい．日本神経治療学会ガイドライン 2011.
8) UpToDate "Approach to the patient with dizziness" last updated：Oct 20, 2014.
9) UpToDate "Vestibular neuritis and labyrinthitis" last updated：Aug 9, 2013.
10) Madlon-Kay DJ. Meniere's disease. Essential Evidence.（Last update 07/15/2015）

咽頭痛

文献
1) 梅野博仁ほか. 成人の急性喉頭蓋炎. MB ENTONI 2004；40：14.
2) 厚生労働省川崎病研究班作成. 川崎病診断の手引き（改訂第5版）. 2002.
3) 梅野博仁.「咽頭痛」を訴える患者の鑑別診断と実際の診療の進め方. 久 育男（編）. のどの異常とプライマリケア. ENT 臨床フロンティア. 中山書店；2013, pp.2-8.
4) 佐久間孝久. Tips ウイルス性と細菌性の咽頭炎を見分けるコツを教えてください. 黒野祐一（編）. 口腔・咽頭疾患 歯牙関連疾患を診る. ENT 臨床フロンティア. 中山書店；2013, p.110.
5) 吉田正己. 伝染性単核症. 玉置邦彦（総編）. ウイルス性疾患, 性感染症. 最新皮膚科学大系, 第15巻. 中山書店；2003, p.43.
6) 田中勝巳ほか. プライマリ・ケア診療所における症候および疾患の頻度順位の同定に関する研究. 日本プライマリ・ケア学会誌 2007；30：343-351.
7) UpToDate "Periodic fever with aphthous stomatitis, pharyngitis and adenitis（PFAPA syndrome）" last updated：Nov 04, 2014.

咳・くしゃみ・鼻水

文献
1) 田坂佳千. 日常診療でのかぜ症候群に対するアプローチ. 治療 2003；85：3107-3113.
2) Monto AS. Studies of the community and family：acute respiratory illness and infection. Epidemiol Rev 1994；16：351-373.
3) 山本舜悟. かぜ診療マニュアル―かぜとかぜにみえる重症疾患の見分け方. 日本医事新報社；2013.
4) Kenealy T, et al. Antibiotics for the common cold and acute purulent rhinitis. Cochrane Database Syst Rev 2013；6：CD000247.
5) Simasek M, et al. Treatment of the common cold. Am Fam Physician 2007；75：515-520.
6) 田中勝巳ほか. プライマリ・ケア診療所における症候および疾患の頻度順位の同定に関する研究. 日本プライマリ・ケア学会誌 2007；30：343-351.
7) Rebordosa C, et al. Acetaminophen use during pregnancy：effects on risk for congenital abnormalities. Am J Obstet Gynecol 2008；198：178. e1-7.
8) 田坂佳千. "かぜ"症候群の病型と鑑別疾患. 今月の治療 2006；13：1217-1221.
9) 藤沼康樹（編）. 新・総合診療医学. 家庭医療学編. 第2版. カイ書林；2015, p.321.
10) 草場鉄周（編）. Generalist Masters⑦. 家庭医療のエッセンス. カイ書林；2012, p.43.
11) Call SA, et al. Does this patient have influenza？ JAMA 2005；293：987-997.
12) Chartrand C, et al. Accuracy of rapid influenza diagnostic tests：a meta-analysis. Ann Intern Med 2012；156：500-511.
13) Jefferson T, et al. Neuraminidase inhibitors for preventing and treating influenza in healthy adults and children. Cochrane Database Syst Rev 2014；4：CD008965.
14) Miyamoto A, et al. Posterior pharyngeal wall follicles as early diagnostic marker for seasonal and novel influenza. General Medicine 2011；12：51-60.
15) Peters PHJr, et al. Long-term use of oseltamivir for the prophylaxis of influenza in a vaccinated frail older population. J Am Geriatr Soc 2001；49：1025-1031.
16) 川名明彦. 厚生労働省平成27年度新型インフルエンザの診療と対策に関する研修（2015年11月1日）資料. 明日から役立つ成人の新型インフルエンザ治療ガイドライン―季節型インフルエンザの治療（抗ウイルス薬）. p.3.

参考文献
・厚生労働省. 平成27年度インフルエンザ Q&A.
・岸田直樹. 誰も教えてくれなかった「風邪」の診かた―重篤な疾患を見極める！ 医学書院；2012.

慢性咳嗽

文献

1) 山田隆司ほか. 日常病・日常的健康問題とは―ICPC（プライマリ・ケア国際分類）を用いた診療統計から（第1報）. プライマリ・ケア学会誌 2000；23；80-89.
2) 厚生労働省. 平成25年結核登録者情報調査年報集計結果（概況）2015.
3) UpToDate "Evaluation of subacute and chronic cough in adults" last updated：Jul 11, 2014.
4) Saruta T, et al. Difference in the incidence of cough induced by angiotensin converting enzyme inhibitors：a comparative study using imidapril hydrochloride and enalapril maleate. Hypertens Res 1999；22：197-202.
5) 日本呼吸器学会咳嗽に関するガイドライン第2版作成委員会（編）. 咳嗽に関するガイドライン第2版. メディカルレビュー社；2012.

参考文献
・亀井三博. 私は咳をこう診てきた. 南山堂；2013.

息切れ・喘鳴

文献

1) UpToDate "Approach to the patient with dyspnea" last updated：Jan 14, 2014.
2) Zoorob RJ, et al. Acute dyspnea in the office. Am Fam Physician 2003；68：1803-1810.
3) Karnani NG, et al. Evaluation of chronic dyspnea. Am Fam Physician 2005；71：1529-1537.
4) Wahls SA, et al. Causes and evaluation of chronic dyspnea. Am Fam Physician 2012；86：173-180.
5) 金城光代ほか，ジェネラリストのための内科外来マニュアル，18 呼吸困難「息苦しい」. 医学書院；2013, pp.244-255.
6) 徳田安春. どう身体所見をとるか？総合診療 2015；25：443-446.
7) GOLD 慢性閉塞性肺疾患の診断，治療，予防に関する グローバルストラテジー 2011年 改訂版.
8) 日本呼吸器学会. COPD（慢性閉塞性肺疾患）診断と治療のためのガイドライン第4版. メディカルレビュー社；2013.
9) 壇原 高ほか. 慢性閉塞性肺疾患. 内科学書，Vol.2. 呼吸器疾患部門. 中山書店；2013，p.353.

胸痛

文献

1) 山畑佳篤. 救急外来初期診療のシミュレーション教育―救急初療 T & A コースについて. JIM 2009；19：139-141.
2) Gencer B, et al. Ruling out coronary heart disease in primary care patients with chest pain：a clinical prediction score. BMC Med 2010；8：9.
3) Panju AA, et al. The rational clinical examination. Is this patient having a myocardial infarction？ JAMA 199；280：1256-1263.
4) Turnipseed SD, et al. Frequency of acute coronary syndrome in patients with normal electrocardiogram performed during presence or absence of chest pain. Acad Emerg Med 2009；16：495-499.
5) Bent S, et al. Saint-Frances Guide：Clinical Clerkship in Outpatient Medicine. Lippincott Williams & Wilkins；2007.
6) Wells PS, et al. Derivation of a simple clinical model to categorize patients probability of pulmonary embolism：increasing the models utility with the SimpliRED D-dimer. Thromb Haemost 2000；83：416-420.
7) Klinkman MS, et al. Episodes of care for chest pain：a preliminary report from MIRNET. J Fam Pract 1994；38：345.
8) Leung AK, et al. Chest pain in children. Can Fam Physician 1996；42：1156-1160, 1163-1164.
9) Woodwell DA. National ambulatory medical care survey：1998 summary. Adv Data 2000；19：1-26.

10) Svavarsdóttir AE, et al. Chest pain in family practice. Diagnosis and long-term outcome in a community setting. Can Fam Physician 1996；42：1122.
11) 村尾　寛ほか．Fitz-Hugh-Curtis 症候群の臨床診断 126 例の検討．日産婦会誌 2002；54：1681-1685.
12) 本村和久．Common Problem への総合診療的アプローチ―前胸部の痛み．週刊日本医事新報 No.4503（2010 年 8 月）．

心窩部痛・胸焼け

文献
1) 跡見　裕ほか．症状からアプローチするプライマリケア．日本医師会雑誌 2011；140：111-116.
2) ローレンス・ティアニーほか（著），山内豊明（監訳）．聞く技術―答えは患者の中にある（上）．日経 BP 社；2006，pp.177-186.
3) 田中勝巳ほか．プライマリ・ケア診療所における症候および疾患の頻度順位の同定に関する研究．日本プライマリ・ケア学会誌 2007；30：343-351.
4) Stone R. Acute abdominal pain. Lippincotts Prim Careb Pract 1998；2：342-357.
5) 高橋信一ほか．*H. pylori* 除菌治療の最近の話題．日消誌 2010；107：1273.
6) 日本消化器病学会．消化性潰瘍ガイドライン 2015，改定第 2 版．南江堂；2015.
7) 日本消化器病学会．患者さんと家族のための胃食道逆流症ガイドブック．南江堂；2010.
8) UpToDate "Medical management of gastroesophageal reflux disease in adults" last updated：Apr 27, 2015.

腹痛

文献
1) 急性腹症診療ガイドライン編集委員会．急性腹症診療ガイドライン 2015．2015.
2) National Hospital Ambulatory Medical Care Survey：2011 Emergency Department Summary Tables.
3) 加藤英治．症状でみる子どものプライマリ・ケア．医学書院；2010.
4) Marx J, et al. Rosen's Emergency Medicine, 8th ed. Saunders；2013, p.2176.
5) Robb A, et al. Intussusception in infants and young children. Surgery（Oxford）2008；26：291-293.
6) Emergency Medicine, Second Edition. pp.327-328.

参考文献
・笠井正志，児玉和彦．HAPPY！こどものみかた．日本医事新報社；2014.
・UpToDate "Evaluation of the adult with abdominal pain in the emergency department." last updated：Aug 26, 2014.
・American Heart Association. Pediatric Advanced Life Support：Provider Manual. 2012.
・Warren DW, et al. Revisions to the Canadian Triage and Acuity Scale Paediatric Guidelines（PaedCTAS）．CJEM 2008；10：224-232.
・Lawrence MT. The Patient History Evidence-based Approach. McGaw-Hill Medical；2012.

嘔気・嘔吐

文献
1) Scorza K, et al. Evaluation of nausea and vomiting. Am Fam Physician 2007；76：76-84.
2) Metz A, et al. Nausea and vomiting in adults. Aust Fam Physician 2007；36：688-692.
3) Britt H, et al. Presentations of nausea and vomiting. Aust Fam Physician 2007；36：673-784.
4) ローレンス・ティアニーほか（著），山内豊明（監訳）．聞く技術―答えは患者の中にある（上）．日経 BP 社；2006，pp.239-246.
5) Anderson WD Ⅲ, et al. Evaluation of nausea and vomiting in adults：a case-based approach. Am Fam Physician 2013；88：371-379.
6) 福井次矢ほか（監訳）．急性感染性下痢症および細菌性食中毒．ハリソン内科学第 4 版．メディカル・サイ

エンス・インターナショナル；2013，pp.947-952.
7) 溶血性尿毒症症候群の診断・治療ガイドライン作成班．溶血性尿毒症症候群の診断・治療ガイドライン；2013.
8) 福井次矢ほか（監訳）．ウイルス性胃腸炎．ハリソン内科学第4版．メディカル・サイエンス・インターナショナル；2013，pp.1388-1392.
9) WHO Drug Information Vol. 16, No. 2, 2002, pp.121-122.
10) MMWR Recommendations and Reports 2003/Vol.52/No.RR-16, pp.1-16.
11) 東京都福祉保健局．社会福祉施設等におけるノロウイルス対応標準マニュアル（第3版）．2013．p.24.

下痢

文献
1) 厚生労働省．平成25年 国民生活基礎調査の概況．統計表第9表．性・年齢階級・症状（複数回答）別にみた有訴者率．平成26年7月25日．
2) UpToDate "Approach to the adult with acute diarrhea in resource-rich countries" last updated：Feb 25, 2015.
3) UpToDate "Approach to the adult with chronic diarrhea in developed countries" last updated：Mar 27, 2015.
4) 青木 眞．レジデントのための感染症診療マニュアル，第2版．医学書院；2008，p.649.
5) Longstreth GF, et al. Functional bowel disorders. Gastroenterology 2006；130：1480.

参考文献
・UpToDate "Etiology and evaluation of chronic constipation in adults" last updated：Dec 04, 2014.
・UpToDate "Management of chronic constipation in adults" last updated：Mar 12, 2015.

便秘

文献
1) 厚生労働省．平成25年 国民生活基礎調査の概況．統計表第9表．性・年齢階級・症状（複数回答）別にみた有訴者率．平成26年7月25日．
2) UpToDate "Etiology and evaluation of chronic constipation in adults" last updated：Dec 04, 2014.
3) UpToDate "Management of chronic constipation in adults" last updated：Mar 12, 2015.
4) Lindberg G, et al. World Gastroenterology Organisation global guideline：Constipation--a global perspective. J Clin Gastroenterol 2011；45：483-487.

下部尿路障害

文献
1) 本間之夫．排尿に関する疫学的研究．日本排尿機能学会誌 2003；14：266-277.

参考文献
・UpToDate "Lower urinary tract symptoms in men" last updated：Jan 06, 2015.
・UpToDate "Treatment of urinary incontinence in women" last updated：May 13, 2015.
・国立長寿医療センター泌尿器科．一般内科医のための高齢者排尿障害マニュアル．
・日本排尿機能学会女性下部尿路症状診療ガイドライン作成委員会（編）．女性下部尿路症状診療ガイドライン．
・日本排尿機能学会過活動膀胱ガイドライン作成委員会（編）．過活動膀胱診療ガイドライン第2版．
・日本排尿機能学会夜間頻尿診療ガイドライン作成委員会（編）．夜間頻尿診療ガイドライン．

睡眠障害

文献
1) 土井由利子. 日本における睡眠障害の頻度と健康影響. 保健医療科学 2012；61：3-10.

参考文献
・日本睡眠学会診断分類委員会(訳). 睡眠障害国際分類第2版. 診断とコードの手引き. 医学書院；2010.
・睡眠障害の診断・治療ガイドライン研究会, 内山 真(編). 睡眠障害の対応と治療ガイドライン第2版. じほう；2012.

抑うつ

文献
1) 三木 治. プライマリ・ケアにおけるうつ病の治療と実態. 心身医学 2002；42：586.
2) Whooley MA, et al. Case-finding instruments for depression. Two questions are as good as many. J Gen Intern Med 1997；12：439-445.
3) Arroll B, et al. Effect of the addition of a "help" question to two screening questions on specificity for diagnosis of depression in general practice：diagnostic validity study. BMJ 2005；331：884.
4) 厚生労働省の患者調査. 日本生物学的精神医学雑誌 2010；21（3）.
5) Robert K ほか（著）, 井出広幸ほか（訳）. ACP内科医のための「こころの診かた」ここから始める！ あなたの心療. 丸善；2009.
6) American Psychiatric Association（編）, 高橋三郎ほか（監訳）. DSM-5 精神疾患の分類と診断の手引. 医学書院；2014.
7) 厚生労働省政策レポート. 自殺・うつ病等対策プロジェクトチームとりまとめについて. 2010.
8) American Psychiatric Association（編）, 高橋三郎ほか（訳）. DSM-IV-TR 精神疾患の分類と診断の手引. 新訂版. 医学書院；2003, pp.387-394.
9) 下山晴彦ほか（監）. 家族のためのよくわかるうつ. 池田書店；2011, p.45.
10) 日本うつ病学会（監）, 気分障害の治療ガイドライン作成委員会（編）. 大うつ病性障害・双極性障害治療ガイドライン. 医学書院；2013.

参考文献
・NHK取材班. NHKスペシャル うつ病治療 常識が変わる. 宝島SUGOI文庫；2013.
・精神医学講座担当者会議(監), 上島国利ほか(編). 気分障害治療ガイドライン. 医学書院；2010.
・本田 明. かかりつけ医のための精神症状対応ハンドブック. 医学書院；2011.
・阿部美津子. うつ病. 藤沼康樹(編). 新・総合診療医学. 家庭医療学編, 第2版. カイ書林；2015.
・日本うつ病学会抗うつ薬の適正使用に関する委員会. SSRI/SNRIを中心とした抗うつ薬適正使用に関する提言. 2009.
・大野 裕. 「うつ」を生かす―うつ病の認知療法. 金原出版；1990.
・森 則夫ほか. 臨床家のためのDSM-5 虎の巻. 日本評論社；2014.

不安

文献
1) 古川壽亮ほか. 精神科診察診断学―エビデンスからナラティブへ. 医学書院；2003.
2) 厚生労働省. 知ることからはじめよう. みんなのメンタルヘルス総合サイト.
3) 葛西龍樹(編著). スタンダード家庭医療マニュアル―理論から実践まで. 永井書店；2005.
4) 藤沼康樹(編著). 新・総合診療医学. 家庭医療学編, 第2版. カイ書林；2015.
5) シーガルZV. マインドフルネス認知療法―うつを予防する新しいアプローチ. 北小路書房；2007.
6) ジョン・カバット・ジン(著), 春木 豊(訳). マインドフルネスストレス低減法. 北小路書房；2007.
7) 大野 裕. こころが晴れるノート―うつと不安の認知療法自習帳. 創元社；2003.

参考文献

- American Psychiatric Association（編），高橋三郎ほか（監訳）．DSM-5 精神疾患の分類と診断の手引．医学書院；2014．
- 厚生労働省．パニック障害の治療ガイドライン．
- 川嶋　朗．冷え外来．医歯薬出版；2010．
- 水島広子．正しく知る不安障害．技術評論社；2010．

腰背部痛

文献

1) Richard AD, et al. Low back pain. N Engl J Med 2001；344：363-370.
2) James C, et al. Management of low back pain. BMJ 2013；347：bmj f3148.
3) Roger C, et al. Diagnosis and treatment of low back pain：A joint clinical practice gudideline from the American College of Physicians and the American Pain Society. Ann Intern Med 2007；147：478-491.
4) Koes BW, et al. Diagnosis and treatment of lowback pain. BMJ 2006；332：1430-1434.
5) Maureen CJ, et al. Magnetic resonance imaging of the lumbar spine in people without back pain. N Engl J Med 1994；331：69-73.
6) 大臣官房統計情報部人口動態・保険社会統計課世帯統計室．平成 25 年 国民生活基礎調査の概況．厚生労働省．2014-07-15．
7) 山田隆司ほか．日常病・日常的健康問題とは―ICPC（プライマリ・ケア国際分類）を用いた診療統計から（第 1 報）．日本プライマリ・ケア学会誌 2000；23：80-89.
8) Dahm KT, et al. Advice to rest in bed versus stay active for acute low back pain and sciatica. Cochrane Database Syst Rev 2010；CD007612.

膝痛

文献

1) 田中勝巳ほか．プライマリ・ケア診療所における症候および疾患の頻度順位の同定に関する研究．日本プライマリ・ケア学会誌 2007；30：344-351.
2) 厚生労働科学研究．膝痛・腰痛・骨折に関する高齢者介護予防のための研究：大規模住民コホート（LOCOMO スタディ）の追跡（主任研究者吉村典子）．2014 年度総括研究報告書．
3) Stiell IG, et al. Derivation of a decision rule for the use of radiography in acute knee injuries. Ann Emerg Med 1995；26：405-413.
4) Bulloch B, et al. Validation of the Ottawa Knee Rule in children：a multicenter study. Ann Emerg Med 2003；42：48-55.

参考文献

- 仲田和正．手・足・腰診療スキルアップ．CBR レジデント・スキルアップシリーズ 4．シービーアール；2004．
- 高田　尚．膝の解剖と診察法，関節穿刺・関節注射．治療 2013；95：353-357．
- 関矢　仁．中・高齢者の膝痛．治療 2013；95：420-434．
- 大庭真俊．膝の診察の基本，診断，治療．治療 2015；97：690-693．
- UpToDate "General evaluation of the adult with knee pain" last updated：Nov 21, 2014.
- UpToDate "Physical examination of the knee" last updated：May 05, 2015.
- 津村　弘．変形性膝関節症．ガイドライン外来診療 2015．日経メディカル開発；2015, pp.218-288．
- 日本整形外科学会．変形性膝関節症の管理に関する OARSI 勧告．OARSI によるエビデンスに基づくエキスパートコンセンサスガイドライン．日本整形外科学会変形性膝関節症診療ガイドライン策定委員会による適合化終了版 2011．
- DynaMed. Degenerative joint disease of the knee. last updated：May 06, 2015.
- Sinusas K. Osteoarthritis：diagnosis and treatment. Am Fam Physician 2012；85：49-56.
- Ringdahl E, et al. Treatment of knee osteoarthritis. Am Fam Physician 2011；83：1287-1292.

3章　一般的な疾患へのケア

肺炎

文献
1) 厚生労働省．平成 25 年人口動態統計月報年計(概数)の概況．
2) Halm EA, et al. Time to clinical stability in patients hospitalized with community-acquired pneumonia：implications for practice guidelines. JAMA 1998；279：1452-1457.

参考文献
・日本呼吸器学会呼吸器感染症に関するガイドライン作成委員会(編)．成人市中肺炎診療ガイドライン．2007.
・日本呼吸器学会呼吸器感染症に関するガイドライン作成委員会(編)．成人院内肺炎診療ガイドライン．2008.
・森脇　孝ほか(監)．診療ガイドライン UP-TO-DATE 2014-2015．メディカルレビュー社；2014.
・青木　眞．レジデントのための感染症診療マニュアル，第2版．医学書院；2007.
・織田錬太郎ほか．Common/Critical な疾患—市中肺炎．レジデントノート 2014；16：22-31.
・岸田直樹．Common/Critical な疾患—誤嚥性肺炎．レジデントノート 2014；16：32-39.
・谷本　安．市中肺炎の診療ガイドライン．岡山医学会雑誌 2014；124：75-77.
・片岡裕貴．「感染症トライアングルモデル」で伝授する！感染症診療のキホン—「肺炎」のトライアングルモデル．レジデントノート 2015；17：32-40.
・鈴木昭広(編)．あてて見るだけ！劇的！救急エコー塾．羊土社；2014.
・鈴木昭広(編)．こんなに役立つ肺エコー—救急 ICU から一般外来・在宅まで．メジカルビュー社；2015.

気管支喘息

文献
1) Fukutomi Y, et al. Nationwide cross-sectional population-based study on the prevalences of asthma and asthma symptoms among Japanese adults. Int Arch Allergy Immunol 2010；153：280-287.

参考文献
・濱崎雄平ほか(監)．小児気管支喘息治療・管理ガイドラインハンドブック 2013．共和企画；2013.
・UpToDate "An overview of asthma management" last updated：Jul 08, 2014.
・慶応義塾大学　医療健康情報サイト．気管支喘息．
・小野薬品工業株式会社 HP．小児ぜんそく．

アレルギー性鼻炎・結膜炎

文献
1) 鼻アレルギー診療ガイドライン作成委員会．鼻アレルギー診療ガイドライン—通年性鼻炎と花粉症—2013 年版．ライフ・サイエンス；2013.
2) 日本眼科アレルギー研究会アレルギー性結膜疾患診療ガイドライン編集委員会．アレルギー性結膜疾患診療ガイドライン．日本眼科学会雑誌 2010；114：829-870.
3) Seidman MD, et al. Clinical practice guideline：Allergic rhinitis. Otolaryngol Head Neck Surg 2015；152（1 Suppl）：S1-S43.

参考文献
・大橋裕一(編)．専門医のための眼科診療クオリファイ 2　結膜炎オールラウンド．中山書店；2010.
・岡本茂樹．結膜炎の鑑別診断．日本眼科学会雑誌 2003；107：8-10.
・加藤浩晃．これだけで眼科がわかる！プライマリ・ケア医＆救急医のための眼科診療ガイド．メディカ出版；2015.

副鼻腔炎

文献
1) American Academy of Pediatrics. Clinical practice guideline for the diagnosis and management of acute bacterial sinusitis in children aged 1 to 18 years. Pediatrics 2013；132：e262-e280.
2) Chow AW, et al. IDSA clinical practice guideline for acute bacterial rhinosinusitis in children and adults. Clin Infect Dis 2012；54：e72-e112.
3) Young J, et al. Antibiotics for adults with clinically diagnosed acute rhinosinusitis：a meta-analysis of individual patient date. Lancet 2008；371：908-914.
4) 日本鼻科学会（編）．急性鼻副鼻腔炎ガイドライン 2010 年版．日鼻会誌 2010；49：143-247.
5) 鈴木賢二ほか．第4回耳鼻咽喉科領域主要検出菌全国サーベイランス結果報告．日耳鼻感染研究誌 2008；26：15-26.
6) 松原茂規．小児副鼻腔炎の病態．耳鼻臨床 2000；93：283-289.
7) Wang YH, et al. Efficacy of nasal irrigation in the treatment of acute sinusitis in children. Int J Pediatr Otorhinolaryngol 2009；73：1696-1701.

心房細動

文献
1) 日本循環器学会．循環器病ガイドシリーズ．心房細動治療（薬物）ガイドライン（2013 年改訂版）．
http://www.j-circ.or.jp/guideline/pdf/JCS2013_inoue_h.pdf（2016 年 1 月閲覧）
2) 小田倉弘典．プライマリ・ケア医のための心房細動入門．日経BP社；2014.
3) Ohsawa M, et al. Rapid increase in estimated number of persons with atrial fibrillation in Japan：an analysis from national surveys on cardiovascular diseases in 1980, 1990 and 2000. J Epidemiol 2005；15：194-196.
4) Granger CB, et al. Apixaban versus warfarin in patients with atrial fibrillation. N Engl J Med 2011；365：981-992.
5) Connolly SJ, et al. Dabigatran versus warfarin in patients with atrial fibrillation. N Engl J Med 2009；361：1139-1151.

参考文献
・Papadakis M, et al. CURRENT Medical Diagnosis & Treatment 2015. McGraw-Hill Medical；2014.

心不全

文献
1) 和泉　徹．Ⅰ．心不全の疫学と病態生理．1．慢性心不全の臨床像と疫学．第122回日本医学会シンポジウム記録集 心不全診療の最前線．2002.
2) 日本循環器学会．循環器病ガイドシリーズ．急性心不全治療ガイドライン（2011 年改訂版）
http://www.j-circ.or.jp/guideline/pdf/JCS2011_izumi_h.pdf（2015 年 12 月閲覧）
3) 日本循環器学会．循環器病ガイドシリーズ．慢性心不全治療ガイドライン（2010 年改訂版）
http://www.j-circ.or.jp/guideline/pdf/JCS2010_matsuzaki_h.pdf（2015 年 12 月閲覧）
4) 葛西龍樹（編著）．スタンダード家庭医療マニュアル—理論から実践まで．永井書店；2005.

高血圧症

文献
1) 日本高血圧学会高血圧治療ガイドライン作成委員会．高血圧治療ガイドライン2014．ライフサイエンス出版；2014.
2) 福井次矢ほか（監訳）．ハリソン内科学．第3版．メディカル・サイエンス・インターナショナル；2003.
3) UpToDate "Overview of hypertension in adults" last updated：May 30, 2015.

4) Anthony JV, et al. Diagnosis of secondary hypertension an age-based approach. Am Fam Physicans 2010；82：1471-1478.

ウイルス性肝炎・肝硬変

文献
1) 日本肝臓学会．慢性肝炎・肝硬変の診療ガイド 2013．文光堂；2013．
2) 国立感染症研究所情報センター．B 型肝炎母子感染防止事業開始後に出生した小児の HBV キャリアー率．
3) UpToDate "Diagnosis of hepatitis B virus infection" last updated：Feb 05, 2015.
4) 肝炎情報センター．急性肝炎．7．経過と予後．
5) UpToDate "Screening for hepatitis C virus infection" last updated：Mar 19, 2015.
6) UpToDate "Acute liver failure in adult：Etiology, clinical manifestations, and diagnosis" last updated：Feb 11, 2015.
7) 日本肝臓学会．肝炎診療ガイドライン作成委員会（編）．B 型肝炎治療ガイドライン 第 2 版．2014 年 6 月．
8) 日本肝臓学会．肝炎診療ガイドライン作成委員会（編）．C 型肝炎治療ガイドライン 第 3.3 版．2015 年 3 月．
9) UpToDate "Prevention of hepatocellular carcinoma and recommendations for surveillance in adults with chronic liver disease" last updated：Oct 23, 2014.
10) UpToDate "Cirrhosis in adult：Etiologies, clinical manifestations, and diagnosis" last updated：Feb 24, 2015.
11) UpToDate "Cirrhosis in adult：Overview of complications, general management, and prognosis" last updated：May 27, 2014.
12) Colli A, et al. Accuracy of ultrasonography, spiral CT, magnetic resonance, and alpha-fetoprotein in diagnosing hepatocellular carcinoma：a systematic review. Am J Gastroenterol 2006；101：513.
13) Hollett MD, et al. Dual-phase helical CT of the liver：value of arterial phase scans in the detection of small （＜or＝1.5 cm） malignant hepatic neoplasms. AJR Am J Roentgenol 1995；164：879.
14) Gupta S, et al. Test characteristics of alpha-fetoprotein for detecting hepatocellular carcinoma in patients with hepatitis C. A systematic review and critical analysis. Ann Intern Med 2003；139：46.
15) Sherman M, et al. Screening for hepatocellular carcinoma in chronic carriers of hepatitis B virus：incidence and prevalence of hepatocellular carcinoma in a North American urban population. Hepatology 1995；22：432.

糖尿病

文献
1) 厚生労働省．2013 年国民健康栄養調査．
2) 日本糖尿病学会（編著）．糖尿病治療ガイド 2014-2015．文光堂；2014．
3) American Diabetes Association. Glycemic targets. Diabetes Care 2015；38（Suppl）：S33-S40.
4) American Diabetes Association. Approaches to glycemic treatment. Diabetes Care 2015；38（Suppl）：S41-S48.
5) 南郷栄秀．何からはじめる？ どう使う？ 経口血糖降下薬の選び方．G ノート 2015；2：194.

脂質異常症

文献
1) 日本動脈硬化学会．動脈硬化性疾患予防ガイドライン 2012 年版．杏林社；2012．
2) UpToDate "Treatment of lipids （including hypercholesterolemia） in primary prevention" last updated：May 02, 2014.
3) UpToDate "Treatment of lipids （including hypercholesterolemia） in secondary prevention" last updated：Jan 13, 2015.
4) 南郷栄秀．なんごろく「脂質異常症」．The SPELL；2014．
5) Stone NJ, et al. 2013 ACC/AHA Guideline on the treatment of blood cholesterol to reduce atherosclerotic,

cardiovascualr risk in adults. Circulation 2014 ; 129 : S1-S45.
6) Lipid modification : cardiovascular risk assessment and the modification of blood lipids for the primary and secondary prevention of caridovascular disease. NICE guideline (CG181) July 2014.
7) 厚生労働省．日本人の食事摂取基準(2015年版)．
8) 厚生労働省．健康日本21（アルコール）基本方針．

痛風

文献
1) 日本痛風・核酸代謝学会ガイドライン改訂委員会（編）．高尿酸血症・痛風の治療ガイドライン，第2版．メディカルビュー社；2010.
2) Wise CM. Crystal-associated arthritis in the elderly. Rheum Dis Clin North Am 2007 ; 33 : 33-55.
3) Janssens HJ, et al. A diagnostic rule for acute gouty arthritis in praimary care without joint fluid analysis. Arch Intern Med 2010 ; 170 : 1120-1126.
4) Goicoechea M, et al. Allopurinol and progression of CKD and cardiovascular events : long-term follow-up of a randomized clinical trial. Am J Kidney Dis 2015 ; 65 : 543-549.
5) Sircar D, et al. Efficacy of Febuxostat for slowing the GFR decline in patients with CKD and asymptomatic hyperuricemia : a 6-month, double-blind, randomized, placebo-controlled trial. Am J Kidney Dis 2015 ; 66 : 945-950.

参考文献
・UpToDate "Treatment of acute gout" last updated : Jun 04, 2015.
・寺井千尋（編）．最新医学別冊診断と治療のABC105，高尿酸血症・痛風．最新医学社；2015.
・谷口俊文．内科診療ストロングエビデンス．医学書院；2013, pp.222-229.
・金城光代ほか．ジェネラリストのための内科外来マニュアル．医学書院；2013, pp.410-419.

骨粗鬆症

文献
1) 骨粗鬆症の予防と治療ガイドライン作成委員会（日本骨粗鬆症学会，日本骨代謝学会，骨粗鬆症財団）．骨粗鬆症の予防と治療ガイドライン2015年版．ライフサイエンス出版；2015.
2) 骨粗鬆症の予防と治療ガイドライン作成委員会（日本骨粗鬆症学会，日本骨代謝学会，骨粗鬆症財団）．骨粗鬆症の予防と治療ガイドライン2011年版．ライフサイエンス出版；2011.
3) 日本骨代謝学会，日本骨粗鬆症学会合同原発性骨粗鬆症診断基準改訂検討委員会．原発性骨粗鬆症の診断基準(2012年度改訂版)．Osteoporosis Japan 2013 ; 21 (1) : 9-21.
4) Lindsay R, et al. Prevention and Treatment of Osteoporosis : A Clinician's Guide. National Osteoporosis Foundation ; 2007.
5) 日本骨粗鬆症学会 骨代謝マーカー検討委員会．骨代謝マーカーの適正使用ガイドライン（2012年版）に準拠した骨代謝マーカー早わかりQ&A．ライフサイエンス出版；2012.
6) 厚生労働省．重篤副作用疾患別対応マニュアル ビスホスホネート系薬剤による顎骨壊死．2009.
7) 日本骨粗鬆症学会 骨代謝マーカー検討委員会．骨粗鬆症診療における骨代謝マーカーの適正使用ガイドライン．Osteoporosis Japan 2012 ; 20 : 33-55.

甲状腺機能亢進症・低下症

文献
1) 上田剛士．内科診断リファレンス．医学書院；2014, pp.315-318.
2) Kasagi K, et al. Thyroid function in Japanese adults as assessed by a general health checkup system in relation with thyroid-related antibodies and other clinical parameters. Thyroid 2009 ; 19 (9) : 937-944.
3) Kaplan MM. Clinical perspectives in the diagnosis of thyroid disease. Clin Chem 1999 ; 45 (8 Pt 2) : 1377-1383.

4) Attia J, et al. Diagnosis of thyroid disease in hospitalized patients：a systematic review. Arch Intern Med 1999；159：658-665.
5) 吉村　弘．甲状腺中毒症．内科 2010；105：1514-1518.
6) 吉村　弘．甲状腺ホルモン異常のアプローチ．日本内科学会雑誌 2014；103：855-861.

参考文献
・日本甲状腺学会．甲状腺疾患診断ガイドライン．
・吉村　弘．甲状腺機能低下症．診断と治療 2012；100：1161-1166.

更年期障害

文献
1) 日本産婦人科学会・日本女性医学学会．ホルモン補充療養ガイドライン 2012 年度版．
2) Gold EB, et al. Longitudinal analysis of the association between vasomotor symptoms and race/ethnicity across the menopausal transition：study of women's health across the nation. Am J Public Health 2006；96：1226-1235.

貧血

文献
1) UpToDate "Schrier SL. Approach to the adult patient with anemia" last updated：2015.
2) UpToDate "Schrier SL. Macrocytosis" last updated：2015.
3) 岡田　定．誰も教えてくれなかった血算の読み方・考え方．医学書院；2011.
4) 葛西龍樹(編著)．スタンダード家庭医療マニュアル—理論から実践まで．永井書店；2005.
5) 石田文宏．貧血．コモンディジーズブック〜日常外来での鑑別と患者への説明のために，第 2 版．一般社団法人日本内科学会；2014.
6) 西村脩平ほか．一般市民ランナーの貧血とその要因．Journal of Life Science Research 2013；11：17-20.
7) 辻岡貴之ほか．我が国における貧血の疫学．日本臨牀 2008；66：429-432.
8) Nardone DA, et al. Usefulness of physical examination in detecting the presence or absence of anemia. Arch Intern Med 1990；150：201-204.
9) Niv E, et al. Iron deficiency anemia in patients without gastrointestinal symptoms：a prospective study. Fam Pract 2005；22：58-61.

慢性腎臓病

文献
1) 日本透析医学会．図説わが国の慢性透析療法の現況．2013 年末の慢性透析患者に関する基礎集計．
2) 日本腎臓学会(編)．CKD 診療ガイド 2012．東京医学社；2012.
3) 日本腎臓学会(編)．エビデンスに基づく CKD 診療ガイドライン 2013．東京医学社；2013.
4) 川口良人ほか．透析導入ガイドラインの作成に関する研究．平成 3 年度厚生科学研究 腎不全医療研究事業報告書(班長：三村信英)．国立佐倉病院；1992，pp.125-132.
5) UpToDate "Overview of the management of chronic kidney disease in adults" last updated：May 16, 2014.
6) UpToDate "Indications for initiation of dialysis in chronic kidney disease" last updated：Apr 15, 2015.

尿路感染症

文献
1) 青木　眞．レジデントのための感染症診療マニュアル．第 3 版．医学書院；2015．pp.581-621.
2) 藤本卓司．感染症レジデントマニュアル．第 2 版．医学書院；2013.
3) 福井次矢ほか(監訳)．ハリソン内科学．第 4 版．メディカル・サイエンス・インターナショナル；2013.

4) UpToDate "Acute complicated cystitis and pyelonephritis in women" last updated：May 2015.
5) DynaMed. Uncomplicated urinary tract infection（UTI）. Update 2015 Jun 18.
6) Meister L, et al. History and physical examination plus laboratory testing for the diagnosis of adult female urinary tract infection. Acad Emerg Med 2013；20：631-645.
7) Bent S, et al. Does this woman have an acute uncomplicated urinary tract infection? JAMA 2002；287：2701.
8) 日本結核病学会治療委員会・社会保険委員会・抗酸菌検査法検討委員会．薬剤耐性結核の医療に関する提言．結核 2011；86：523-528.

真菌感染症（白癬，カンジダ）

文献
1) 清水　宏．あたらしい皮膚科学．中山書店；2005，pp.467-476.
2) Longo DL ほか（著），福井次矢ほか（監訳）．ハリソン内科学，第4版．メディカル・サイエンス・インターナショナル；2013，pp.1445-1448，p.1461.
3) 渡部晋一ほか．皮膚真菌症診断・治療ガイドライン．日本皮膚科学会誌 2009；119：851-562.

参考文献
・岩田健太郎，豊浦麻記子．感染症外来の帰還．医学書院；2010，pp.361-362.

認知症

文献
1) クリスティーン・ボーデン（著），桧垣陽子（訳）．私は誰になっていくの？　かもがわ出版；2003.
2) 総務省統計局．統計からみた我が国の高齢者（65歳以上）．
3) 朝田　隆ほか．都市部における認知症有病率と認知症の生活機能障害への対応．平成23年度～24年度総合研究報告書．厚生労働科学研究費補助金認知症対策総合研究事業，2013．認知症高齢者の日常生活自立度2以上の高齢者数について．2014年8月．
4) Boustani M, et al. Screening for dementia in primary care：a summary of the evidence for the U.S. Preventive Services Task Force. Ann Intern Med 2003；138：927-937.
5) Bond J, et al. Inequalities in dementia care across Europe：key findings of the Facing Dementia Survey. Int J Clin Pract Suppl 2005；（146）：8-14.
6) 東京都高齢者対策推進室．痴呆が疑われたときに―かかりつけ医のための痴呆の手引き．1999.
7) 塩田正喜．外来における予防医療―認知症．Hospitalist 2015；3：471-479.
8) Moyar VA. U.S. Preventive Services Task Force. Screening for cognitive impairment in older adults. Ann Intern Med 2014；160：791-797.
9) 認知症疾患治療ガイドライン作成合同委員会．認知症疾患治療ガイドライン 2010（コンパクト版2012）．
10) 平原佐斗司（編著）．認知症ステージ別アプローチ入門．中央法規；2013.
11) 横林賢一．認知症．藤沼康樹（編）．新・総合診療医学．家庭医療学編，第2版．カイ書林；2015.
12) 日本神経学会．認知症疾患治療ガイドライン 2010，pp.38-43.
13) UpToDate "Larson EB. Evaluation of cognitive impairment and dementia" last updated：Oct 28, 2015.
14) 河野和彦．コウノメソッドでみる認知症診療．日本医事新報社；2012.
15) 平岡栄治．内科疾患の終末期におけるマネジメント：各論．Hospitalist 2014；4：996-999.
16) 日本老年医学会．高齢者の安全な薬物療法ガイドライン 2015.
17) 本田美和子ほか．ユマニチュード入門．医学書院；2014.

不安障害（パニック障害含む）

文献
1) Sadock BJ ほか（著），井上令一ほか（訳）．カプラン臨床精神医学テキスト―DSM-IV-TR 診断基準の臨床への展開，第2版．メディカル・サイエンス・インターナショナル；2004.

2）Robert K ほか（著），井出広幸（訳）．ACP 内科医のための「こころの診かた」―ここから始める！あなたの心療．丸善；2009．

パーキンソン病

文献

1）樽野陽亮ほか．パーキンソン病の疫学と診断．老年精神医学雑誌 2014；25：1199-1208．
2）厚生労働省．平成 27 年 1 月 1 日施行の指定難病（新規），パーキンソン病．概要，診断基準等．
3）日本神経学会．パーキンソン病治療ガイドライン 2011．医学書院；2011．

参考文献

・日本老年医学会．老年医学テキスト，改訂第 3 版．メジカルビュー社；2008．

関節リウマチ

文献

1）日本リウマチ学会（編）．リウマチ病学テキスト．診断と治療社；2010，p.92．
2）岸本暢将（編）．すぐに使えるリウマチ・膠原病診療マニュアル，改訂版．羊土社；2015．
3）日本リウマチ学会（編）．関節リウマチ診療ガイドライン 2014．メディカルレビュー社；2014．
4）日本リウマチ学会．関節リウマチ(RA)に対する TNF 阻害薬使用ガイドライン(2015 年 3 月 12 日改訂版)．
5）日本リウマチ学会．B 型肝炎ウイルス感染リウマチ性疾患患者への免疫抑制療法に関する提言（2011 年 10 月 17 日改訂）．
6）日本呼吸器学会生物学的製剤と呼吸器疾患・診療の手引き作成委員会．生物学的製剤と呼吸器疾患―診療の手引き．2014．
7）日本リウマチ学会 MTX 診療ガイドライン策定小委員会．関節リウマチ治療におけるメトトレキサート（MTX）診療ガイドライン 2011 年版．2011．
8）新潟県立リウマチセンター．関節リウマチの患者さんが利用できる医療・福祉制度．2010 年 12 月作成（ブリストル・マイヤーズ HP）．

肩関節疾患

文献

1）Van der Windt DA, et al. Shoulder disorders in general practice：prognostic indicators of outcome. Br J Gen Pract 1996；46：519-523.
2）Pribicevic M. The epidermiology of shoulder pain：A narrative review of the literature. In：Ghosh S（Ed）. Pain in Perspective. InTech；2012, pp.147-186.
3）UpToDate "Bruce CA. Evaluation of the patient with shoulder complaints" last updated：May 22, 2015.
4）高岡邦夫（編）．肩関節，上腕．整形外科徒手検査法．メジカルビュー社；2003，pp.2-19．

変形性膝関節症

文献

1）厚生労働省．平成 19 年国民生活基礎調査の概況．
2）吉村典子．一般住民における運動器障害の疫学―大規模疫学調査 ROAD より．THE BONE 2010；24：39-42．
3）厚生労働科学研究．膝痛・腰痛・骨折に関する高齢者介護予防のための研究：大規模住民コホート（LOCOMO スタディ）の追跡（主任研究者吉村典子）．2014 年度総括研究報告書．
4）Sinusas K. Osteoarthritis：diagnosis and treatment. Am Fam Physician 2012；85：49-56.

参考文献

・仲田和正．手・足・腰診療スキルアップ．CBR レジデント・スキルアップシリーズ 4．シービーアール；2004．

- 高田　尚. 膝の解剖と診察法，関節穿刺・関節注射. 治療 2013；95：353-357.
- 関矢　仁. 中・高齢者の膝痛. 治療 2013；95：420-434.
- 大庭真俊. 膝の診察の基本，診断，治療. 治療 2015；97：690-693.
- UpToDate "General evaluation of the adult with knee pain" last updated：Nov 21, 2014.
- UpToDate "Physical examination of the knee" last updated：May 05, 2015.
- 津村　弘. 変形性膝関節症. ガイドライン外来診療 2015. 日経メディカル開発；2015，pp.218-288.
- 日本整形外科学会．変形性膝関節症の管理に関する OARSI 勧告．OARSI によるエビデンスに基づくエキスパートコンセンサスガイドライン．日本整形外科学会変形性膝関節症診療ガイドライン策定委員会による適合化終了版 2011.
- DynaMed. Degenerative joint disease of the knee. Update 2015 May 06.
- Ringdahl E, et al. Treatment of knee osteoarthritis. Am Fam Physician 2011；83：1287-1292.

捻挫・筋肉痛・骨折

文献
1) Tiemstra JD. Update on ankle sprain. Am Fam Physician 2012；85：1170-1176.
2) Cauley JA, et al. Long-term risk of incident vertebral fractures. JAMA 2007；298：2761-2767.

参考文献
- Raby N, et al. Accident & Emergency Radiology. A survival Guide, 3rd edition. Elsevier Saunders；2015.
- Eiff MP, et al. Fracture Management for Primary Care, 3rd edition. Elsevier Saunders；2015.
- South-Paul JE ほか(著)，伴信太郎(監訳). 家庭医療の技術. 日経BP社；2011，pp. 398-425.

URL 一覧表

リストに収載のサイトへは中山書店 HP「スーパー総合医特設サイト」よりジャンプできます．

（アクセス最終確認日 2016.2.2）

ページ	項目名	URL
包括的なケア		
10	プライマリ・ケア医だから，できる！！	http://square.umin.ac.jp/masashi/pc.PDF
耳痛・聴覚異常		
239	National Hospital Ambulatory Medical Care Survey：2011 Outpatient Department Summary Tables	http://www.cdc.gov/nchs/ahcd/web_tables.htm#2011
239	小児急性中耳炎診療ガイドライン 2013 年版	http://www.jsiao.umin.jp/pdf/caom-guide.pdf
239	Clinical Practice Guildeline：Diagnosis and Management of Acute Otitis Media. the American Academy of Family Physicians	http://www.aafp.org/patient-care/clinical-recommendations/all/otitis-media.html
239	日本耳鼻科学会 HP「耳の病気」	http://www.jibika.or.jp/citizens/daihyouteki2/mimi_disease.html
めまい		
239	標準的神経治療：めまい	https://www.jsnt.gr.jp/guideline/img/memai.pdf
咽頭痛		
51	川崎病診断の手引き（改訂 5 版）	http://www.jskd.jp/info/pdf/tebiki.pdf
咳・くしゃみ・鼻水		
240	厚生労働省平成 27 年度新型インフルエンザの診療と対策に関する研修（2015 年 11 月 1 日）資料．明日から役立つ成人の新型インフルエンザ治療ガイドライン	http://www.mhlw.go.jp/stf/shingi/2r9852000002n2pk-att/2r9852000002n2r1.pdf
240	厚生労働省．平成 27 年度インフルエンザ Q＆A	http://www.mhlw.go.jp/bunya/kenkou/kekkaku-kansenshou01/qa.html
慢性咳嗽		
241	厚生労働省．平成 25 年結核登録者情報調査年報集計結果（概況）2015	http://www.mhlw.go.jp/bunya/kenkou/kekkaku-kansenshou03/13.html
息切れ・喘鳴		
64	GOLD 日本委員会 COPD 情報サイト	http://www.gold-jac.jp/
腹痛		
242	National Hospital Ambulatory Medical Care Survey：2011 Emergency Department Summary Tables.	http://www.cdc.gov/nchs/data/ahcd/nhamcs_emergency/2011_ed_web_tables.pdf
不安		
244	厚生労働省．知ることからはじめよう．みんなのメンタルヘルス総合サイト	http://www.mhlw.go.jp/kokoro/index.html
245	厚生労働省．パニック障害の治療ガイドライン	http://hikumano.umin.ac.jp/PD_guideline.pdf

肺炎

| 246 | 厚生労働省．平成25年人口動態統計月報年計（概数）の概況 | http://www.mhlw.go.jp/toukei/saikin/hw/jinkou/geppo/nengai13/index.html |

気管支喘息

| 246 | 慶応義塾大学病院医療・健康情報サイト．気管支喘息 | http://kompas.hosp.keio.ac.jp/contents/000041.html |
| 246 | 小野薬品工業株式会社HP．小児ぜんそく | https://www.ono.co.jp/patient/disease/no08.html |

アレルギー性鼻炎・結膜炎

| 246 | アレルギー性結膜疾患診療ガイドライン（第2版） | http://www.nichigan.or.jp/member/guideline/allergy-2.jsp |

心房細動

| 247 | 心房細動治療（薬物）ガイドライン（2013年改訂版） | http://www.j-circ.or.jp/guideline/pdf/JCS2013_inoue_h.pdf |

心不全

| 247 | 急性心不全治療ガイドライン（2011年改訂版） | http://www.j-circ.or.jp/guideline/pdf/JCS2011_izumi_h.pdf |
| 247 | 慢性心不全治療ガイドライン（2010年改訂版） | http://www.j-circ.or.jp/guideline/pdf/JCS2010_matsuzaki_h.pdf |

ウイルス性肝炎・肝硬変

248	B型肝炎母子感染防止事業開始後に出生した小児のHBVキャリアー率	http://idsc.nih.go.jp/iasr/21/242/dj2422.html
248	肝炎情報センター．急性肝炎．7．経過と予後	http://www.kanen.ncgm.go.jp/forpatient_ah.html#ah07
248	B型肝炎治療ガイドライン 第2版	http://www.jsh.or.jp/doc/guidelines/HBV_GL_ver2.201406.pdf
248	C型肝炎治療ガイドライン 第3.3版	https://www.jsh.or.jp/files/uploads/HCV_GL_ver3%203_Mar28_final.pdf

糖尿病

138	厚生労働省．医療制度改革に関する情報 特定健康診査・特定保健指導に関するもの	http://www.mhlw.go.jp/bunya/shakaihosho/iryouseido01/info02a.html
141	糖尿病ネットワーク	http://www.dm-net.co.jp/
141	テルモ．一般のお客様向け情報．糖尿病	http://www.terumo.co.jp/consumer/guide/symptom/diabetes/index.html

脂質異常症

145	QRISK®2	http://www.qrisk.org/
145	Pooled Cohort Equations	http://my.americanheart.org/cvriskcalculator
145	European SCORE charts	http://www.escardio.org/static_file/Escardio/Subspecialty/EACPR/Documents/risk-assessment-score-card.pdf
146	心血管疾患リスク評価：NIPPON DATA 80 チャート（一次予防）	http://www.m-junkanki.com/kennsinn/kennsinn_ND80_CV.html
146	脂質異常症治療のエッセンス	http://dl.med.or.jp/dl-med/jma/region/dyslipi/ess_dyslipi2014.pdf
146	南郷栄秀．なんごろく「脂質異常症」．	http://spell.umin.jp/nangoroku/nangoroku_dyslipidemia.html
146	吹田スコア	http://www.ncvc.go.jp/pr/release/006484.html
147	日本動脈硬化学会．コレステロール摂取量に関する声明	http://www.j-athero.org/outline/cholesterol_150501.html
248	厚生労働省．日本人の食事摂取基準（2015年版）	http://www.mhlw.go.jp/bunya/kenkou/syokuji_kijyun.html

249	厚生労働省. 健康日本21（アルコール）基本方針	http://www1.mhlw.go.jp/topics/kenko21_11/b5.html#A52
骨粗鬆症		
155	FRAX® WHO 骨折リスク評価ツール	https://www.shef.ac.uk/FRAX/tool.jsp?lang=jp
249	骨粗鬆症の予防と治療ガイドライン 2015 年版	http://www.josteo.com/ja/guideline/doc/15_1.pdf#search=
249	骨粗鬆症の予防と治療ガイドライン 2011 年版	http://www.josteo.com/ja/guideline/doc/11_2.pdf
249	原発性骨粗鬆症の診断基準（2012 年度改訂版）	http://jsbmr.umin.jp/guide/pdf/g-guideline.pdf
249	重篤副作用疾患別対応マニュアル．ビスホスホネート系薬剤による顎骨壊死．	http://www.mhlw.go.jp/topics/2006/11/dl/tp1122-1l01.pdf
認知症		
251	総務省統計局．統計からみた我が国の高齢者(65 歳以上)	http://www.stat.go.jp/data/topics/topi900.htm
パーキンソン病		
252	厚生労働省．平成 27 年 1 月 1 日施行の指定難病(新規), パーキンソン病. 概要, 診断基準等	http://www.mhlw.go.jp/file/06-Seisakujouhou-10900000-Kenkoukyoku/0000089954.pdf
関節リウマチ		
252	関節リウマチ(RA)に対する TNF 阻害薬使用ガイドライン(2015 年 3 月 12 日改訂版)	http://www.ryumachi-jp.com/info/guideline_tnf.pdf
252	日本リウマチ学会．B 型肝炎ウイルス感染リウマチ性疾患患者への免疫抑制療法に関する提言(2011 年 10 月 17 日改訂)	https://www.ryumachi-jp.com/info/news110906_new.pdf
252	日本呼吸器学会．生物学的製剤と呼吸器疾患－診療の手引き	http://fa.jrs.or.jp/guidelines/guidance_respiratory-disease.pdf
252	ブリストル・マイヤーズ HP．関節リウマチの患者さんが利用できる医療・福祉制度	https://www.bms.co.jp/patient/pdf/ORsasshi1101.pdf
変形性膝関節症		
206	人工関節の広場．筋力トレーニング	http://www.hiroba-j.jp/kansetsu/training/
252	厚生労働省．平成 19 年国民生活基礎調査の概況	http://www.mhlw.go.jp/toukei/list/20-19-1.html

索　引

太字のページは詳述箇所を示す

和文索引

あ

亜急性甲状腺炎　160
悪性外耳炎　43
足白癬　183
アセトアミノフェン　55, 206
アップストリーム治療　126
アトピー咳嗽　60
アナフィラキシー　30
　──の診断基準　62
アピキサバン　127
アプリヘンジョンテスト　203
アモキサピン　166
アルツハイマー型認知症　185
アレルギー性結膜炎　**116**
アレルギー性鼻炎　**116**
アロプリノール　153
安静時振戦　192

い

医学における不確実性　5
息切れ　**62**
胃食道逆流症　72
一過性意識消失　26
易疲労感　165
飲酒習慣　147
インスリン製剤　142
インスリン導入レジメン　142
咽頭痛　**50**, 55
院内肺炎　110
インフルエンザ　**56**
　──鑑別疾患　57
　──迅速検査　56
インフルエンザ濾胞　56

う

ウイルス性胃腸炎　81
ウイルス性肝炎　**134**
ウェールズスコア　63
うつ病　94, 185
　──視力障害を持つ高齢者　40

うつ病患者　92
運動療法　147
　糖尿病の──　140

え

壊死性筋膜炎　33
エスシタロプラムシュウ酸塩　166
エストロゲン欠落症状　166
エドキサバン　127
エプリー法　49
塩酸セルトラリン　166

お

嘔気・嘔吐　**78**
　急性の──　79
オセルタミビル　57
オタワ膝関節ルール　103

か

概日リズム睡眠障害　90
外傷後ストレス障害　188
咳嗽　58
回転性めまい　46
過活動膀胱　89
過活動膀胱スコア　89
顎骨壊死　156
喀痰　59
喀痰グラム染色　109
かぜ症候群　54
家族性高コレステロール血症　145
家族負担尺度　41
肩関節疾患　**200**
肩こり　165
家庭血圧　130
カテーテル関連尿路感染症　181
過敏性腸症候群　83
下部尿路障害　**86**, 88
花粉対策　118
仮面高血圧　130
加齢性難聴　44
加齢に伴うもの忘れ　184

川崎病　51
感音性難聴　44
環境調整　167
肝硬変　**134**, 136
肝細胞がん　137
カンジダ　182
関節液の性状　103
関節穿刺　208
関節内注射　207
関節リウマチ　**196**
乾癬　33
感染後咳嗽症候群　60
感染性血栓性頚静脈炎　50
感染性食中毒　79
感染性心内膜炎　23
浣腸　74
冠動脈疾患スコア　66
肝脾腫　53
漢方薬　167

き

気管支喘息　61, **112**
気管短縮　64
器質性便秘　85
機能性頭痛　34
機能性便秘　84
気分障害　93, 188
逆流性食道炎　61, 72
急性胃腸炎　80
急性咳嗽　58
急性肝炎　134
急性冠症候群　66, 67
急性喉頭蓋炎　50
急性呼吸窮迫症候群　109
急性心不全　128
急性膵炎　70
急性大動脈解離　67
急性中耳炎　43
急性鼻副鼻腔炎　120
急性副鼻腔炎　122
急性膀胱炎　178

き

境界型　139
境界型人格障害　164
狭心症　66
共存症　189
協調性　11
胸痛　**66**
　　筋骨格系の――　69
強迫観念　188
強迫行為　188
強迫性障害　99, 188
胸部 X 線写真　58
恐怖症　188
巨赤芽球性貧血　172
起立性低血圧　29, 195
禁煙　147
緊急性の低い胸痛　68
筋強剛　192
筋骨格系の胸痛　69
近接性　10
緊張型頭痛　35, 37
緊張性気胸　67
筋肉痛　**208**

く

クオンティフェロン検査　59
くしゃみ　**54**
グラム染色　181
クロキサゾラム　166
群発頭痛　35, 37

け

経口血糖降下薬　142
経口補液　80
軽症のうつ病　95
継続性　11
頸椎症性神経根症　200
頸動脈洞症候群　29
頸部 X 線撮影　50
痙攣性便秘　84
結核　109
　　排菌状態の――　59
血管迷走神経性失神　29
結節間溝　203
血中 LDL-C　147
血糖コントロール　140
下痢　**82**
限局性恐怖症　99
肩甲上神経絞扼障害　200
腱断裂　211
原発性骨粗鬆症　154
肩峰下滑液包への注射　203

こ

高 LDL-C 血症　144, 148
降圧目標の設定　132
降圧薬治療　133
抗アレルギー薬　119
後咽頭濾胞　56
抗インフルエンザ薬　57
　　――の予防投薬　56
抗うつ薬　95, 166
抗凝固薬　127
高血圧症　**130**
抗血栓療法　127
抗酸菌塗抹検査　59
甲状腺機能亢進症　158
甲状腺機能低下症　158, **162**
甲状腺クリーゼ　161
甲状腺中毒症　158, **160**
抗真菌薬　183
喉頭蓋炎　51
高尿酸血症　152
更年期障害　**164**
抗パーキンソン病薬　195
抗ヒスタミン薬　119
後鼻漏　60
抗不安薬　166
誤嚥性肺炎　110
呼吸困難　62, 112
呼吸補助筋の発達　64
国際生活機能分類　41
国際前立腺症状スコアと QOL スコア　87
骨髄異形成症候群　172
骨折　**208**
骨折リスク評価　155
骨粗鬆症　**154**
骨代謝マーカー　156
骨密度　154
固定の原則（四肢）　211
股部白癬　183
コレステロール摂取量　147
コントロール状態の評価　114

さ

細菌性胃腸炎　81
細菌性肺炎　111
ザナミビル　57
サラセミア　171
残尿量測定　89

し

視覚障害の障害程度等級表　41
弛緩性便秘　84
自殺念慮　95
脂質異常症　**144**
脂質管理目標値　147
脂質検査　144
ジスキネジア　195
ジストニア　195
姿勢性の前失神　46
姿勢反射障害　192
市中肺炎　111
耳痛　**42**
失神　**26**
（弱）オピオイド治療　207
社交不安　97
視野障害　**38**
重症薬疹　30
受診状況の研究　12
出血性潰瘍　72
生涯学習　6
上気道咳症候群　60
小球性貧血　170
状況失神　29
症候性頭痛　34
小児気管支喘息　114
小児バイタルサイン　74
小脳出血　47
症例カンファレンス　7
除菌薬　73
食事療法　147
　　糖尿病の――　140
食中毒　79
視力 0.1 以下の測定　38
視力障害　**38**
心因性失神　28
腎盂腎炎　178, 180
新型うつ　94
心窩部痛　**70**
新規経口抗凝固薬　127
真菌感染症　**182**
心筋梗塞　66
　　肩の痛みと――　200
　　――での消化器症状　71
神経調節性失神　29
心血管リスク層別化　132
心原性失神　29
人工栄養療法　187
診察室血圧　130
滲出性中耳炎　45

身体障害者認定　41
心的外傷後ストレス障害　99
心不全　109, **128**
心房細動　**124**
蕁麻疹　30

す

水痘　30
髄膜炎　36
睡眠関連運動障害群　91
睡眠関連呼吸障害群　90
睡眠時随伴症群　90
睡眠障害　**90**, 195
スクリーニング対象者　144
スタチン　**148**
頭痛　**34**
ステロイド薬　119
スルピリド　166

せ

生活機能モデル　40
生活習慣の修正　133
正球性貧血　170
脆弱性骨折　154
青少年の危険行動　15
生物学的製剤　198
生物心理社会モデル　17
世界家庭医機構　3
咳　**54**
咳喘息　61
責任性　11
咳反射　58
赤血球　168
絶対リスク評価　145
全身性炎症反応症候群　21
喘息粘膜　112
喘息の紹介適応　113
喘息発作　115
前兆のない片頭痛　36
前頭側頭型認知症　185
全般性不安障害　99, 188
喘鳴　**62**, 112
　小児の――　63
せん妄　185
前立腺炎　178
前立腺肥大症　87

そ

臓器特異的な感染症　22
双極性障害　94, 164
装具療法　206

総合医　2
　――の役割　55
続発性骨粗鬆症　154

た

大球性貧血　172
大腿四頭筋のトレーニング　206
体部白癬　183
大量吐血　78
ダニ対策　118
ダビガトラン　127
胆管炎　70
丹毒　31

ち

チアゾリジン　143
蓄尿症状　86
中耳炎　45
虫垂炎
　――の触診による所見　71
　――のスコアリング　75
中毒性表皮壊死症　30
肘内障　211
聴覚障害　**42**
腸管出血性大腸菌感染症　81
腸重積
　――の便の性状　75
腸腰筋兆候　71
聴力低下　42
直腸性便秘　84

つ

痛風　**150**
爪白癬　183

て

適正体重　147
鉄芽球性貧血　171
鉄欠乏性貧血　171
伝染性単核症　53
転倒　40
　――のリスク評価　40
点鼻ステロイド　122
癜風　182

と

頭位性めまい　46
動機付け面接法　146
統合失調症　94, 164
透析開始基準　177
糖代謝異常の判定区分と判定基準　139

糖尿病　**138**
糖尿病性ケトアシドーシス　75
糖尿病長期合併症マネジメント　143
頭部白癬　183
特定健康診査・特定保健指導　138
特発性食道破裂　67
突発性難聴　45
トピロキソスタット　153
吐物の処理方法　81
トランスセオレティカルモデル　146
ドロップアームテスト　203

な

長く続く不安　99
夏風邪　52

に

ニーアテスト　203
二次性高血圧　133
二次性貧血　171
二次性便秘　85
日常生活圏域　9
乳房外 Paget 病　33
尿酸ナトリウム結晶　150
尿失禁　88
尿道炎　178
尿路感染症　**178**
尿路障害　86, 88
妊娠　78
認知機能障害　192
認知行動療法　99, 191
認知症　93, **184**
　白内障と――　39
　――の行動と心理症状　187
認知のゆがみ　98
認知療法　98
妊婦　55

ね

捻挫　**208**

の

ノイラミニダーゼ阻害薬　57
膿胸　109
脳血管性認知症　185
能動的起立試験　28

は

肺炎　**108**
肺がん　109
肺結核　59

敗血症　54
敗血症性塞栓　109
肺尖部腫瘍
　　肩の痛みと――　200
肺塞栓症　63, 67
バイタルサイン　58, 66
　　小児の――　74
排尿後症状　86
排尿障害　195
排尿症状　86
パーキンソン病　**192**
白衣高血圧　130
白癬　182
白内障　39
橋本病　162
発熱　**20**, 56
鼻水　**54**
パニック障害　96, 97, 188
パニック発作　97, 188
パロキセチン塩酸塩水和物　166

ひ

非感染性食中毒　79
非巨赤芽球性貧血　172
ビグアナイド　143
膝関節　104
膝痛　**102**
非耳性耳痛　42
皮疹　32
　　発熱と――　23
ビスホスホネート　156
鼻洗浄　122
ビタミン B_{12} 欠乏症　172
非定型肺炎　111
非特異的上気道炎　54
ヒトパルボウイルス B19 感染症　197
百日咳　61
広場恐怖症　97
貧血　**168**

ふ

不安　**96**
　　長く続く――　99
不安障害　**96, 188**
フェブキソスタット　153
不確実性　4
複雑病　124
腹痛　**74**
副鼻腔炎　**120**
副鼻腔気管支症候群　60
普通感冒　54

浮動性めまい　46
不眠症　91
不明熱　25
プライマリ・ケア医　9
プライマリ・ケア国際分類　13
プライマリ・ケアの定義　10
プロベネシド　153

へ

閉経　165
ペラミビル　57
ヘルパンギーナ　52
変形性膝関節症　**204**
片頭痛　35, 37
ベンゾジアゼピン系薬剤　98, 191
便秘　**84**, 195

ほ

蜂窩織炎　33
包括性　11, **12**
包括的なケア　**8**
放散痛のない腰背部痛　101
ホーキンステスト　203
歩行補助器具　206
補助療法　122
発作強度の判断　113
発疹　**30**
ホットフラッシュ　165
ほてり　164
ホルモン補充療法　166

ま

マインドフルネス認知行動療法　99
慢性嘔吐　78
慢性咳嗽　**58**
慢性下痢　82
慢性甲状腺炎　162
慢性腎臓病　**174**
慢性副鼻腔炎　123
慢性閉塞性肺疾患　62

み

右季肋部痛　69

む

無気肺　109
無症候性高尿酸血症　153
無症候性細菌尿　178, 180
無痛性甲状腺炎　160
無動・寡動　192
胸焼け　**70**

め

メタボリックシンドローム　138
メトトレキサート投与禁忌　198
メニエール病　49
めまい　**46**

も

網赤血球産生指数　169
もの忘れ　184

や

夜間頻尿　86
薬剤過敏症症候群　30
薬剤起因性下痢　82
薬剤性咳嗽　60
薬剤性失神　29
薬剤性パーキンソニズム　192
薬疹　53
薬物乱用頭痛　37

よ

溶血性尿毒症症候群　81
溶血性貧血　171
葉酸欠乏症　172
腰背部痛　**100**
溶連菌感染　53
　　――の欠席期間　53
溶連菌感染性咽頭炎　53
溶連菌迅速検査キット　53
溶連菌扁桃腺炎　53
抑うつ　40, **92**, 192
4 徴　192

ら

ライフスキル　15
ラニナミビル　57

り

リウマチ合併症　197
リスク区分別管理目標値　146
リスクの階層化　27
リスクの層別化　132
リズムコントロール　126
リバーロキサバン　127
良性発作性頭位めまい　48
旅行者下痢症　80

れ

レートコントロール　126
レビー小体型認知症　185

レボフロキサシン　181

ろ

老年期うつ病　93

肋骨脊椎角叩打痛　70
ロフラゼプ酸エチル　166

わ

ワルファリン　127

欧文索引

A

A-DROPシステム　111
A群溶連菌の迅速検査　52
ABCD　74
abdominal pain　74
ACCCA　9
ACCCC　9
Accessibility　10
Accountability　11
ACE阻害薬　58
ACR（American College of Rheumatology）クライテリア　204
ACR/EULAR関節リウマチ分類基準2010　197
ACS　66
AFP（alpha-fetoprotein）　137
allergic conjunctivitis　116
allergic rhinitis　116
anemia　168
anxiety　96
anxiety disorder　188
asthma　112
atrial fibrillation　124

B

B型肝炎ウイルス　134
Basedow病　158
Bezold-Jarisch reflex　71
Blumberg徴候　71
BNP　128
BPSモデル　17
BPSD（behavioral and psychological symptoms of dementia）　187

C

C型肝炎ウイルス　134
Candida属　182
Centor Criteria　53
CHADS2 score　124
chest pain　66
chronic cough　58
chronic kidney disease　174

CKD重症度　174
climacteric disturbance　164
Clostridium difficile腸炎　83
common disease　2
Comprehensiveness　11
constipation　84
Continuity　11
Coordination　11
COPD　62
cough　54
CVA叩打痛　70

D

dementia　184
depression　92
diabetes mellitus　138
diarrhea　82
Dix-Hallpike test　48
dizziness　46
DKA　75
DMARDs製剤　199
DXA（dual-energy X-ray absorptiometry）　154
dyslipidemia　144
dyspnea　62

E

ear pain　42
EBウイルス　53
epigastric pain　70
eruption　30

F

fever　20
FH　145
Fitz-Hugh-Curtis症候群　69
5 killer chest pain　67
Forrester分類　129
fracture　208
FRAX®（Fracture Risk Assessment Tool）　155

G

GAD-7　189
GERD　72
gout　150

H

H. pyloriの除菌　73
HbA1c　140
HBV　134
　　——感染症　136
HCV　134
　　——感染症　137
headache　34
hearing loss　42
heart burn　70
heart failure　128
Heat to toe approach　21
Hoehn & Yahrの重症度　193
HPV-B19　197
HRT　166
hypertension　130
hyperthyroidism　158
hypothyroidism　158

I

ICF（international classification of functioning, disability and health）　41
ICPC（International Classification of Primary Care）　3, 12
IE（infections endocarditis）　23
IPSSとQOLスコア　87

K

killer chest pain　67
killer sore throat　50
Killip分類　129
knee pain　102

L

Lanz圧痛点　71
LDL-C　144, 148

Lemierre 症候群　50
liver cirrhosis　134
low back pain　100
lower urinary tract symptom　86
LVFX　181

M

McBurney 圧痛点　71
MCV　168, 172
mechanical dysfunction　100
MTX 投与禁忌　198
Murphy 徴候　69
muscle pain　208
mycosis　182

N

nausea　78
NOAC　127
NSAIDs　206
NT-proBNP　128
NYHA（New York Heart Association）分類　129

O

OABSS　89
OMI　74
on-off　195
OPQRST　67
　——の症状聴取　77
oral rehydration therapy　80
osteoarthritis of the knee　204
osteoporosis　154
Ottawa 足関節ルール　209
Ottawa 膝ルール　209
overactive bladder　89

P

parkinson disease　192
PAT（pediatric assessment triangle）　74
PFAPA 症候群　51
PMS　208
pneumonia　108
psoas 徴候　71

R

red flags
　——頭痛　35
　——副鼻腔炎　120
　——腰背部痛　100
rheumatoid arthritis　196
rhinorrhea　54
RICE　210
Rinne test　44
Rome Ⅲ　83
Rosenstein 徴候　71
Rovsing 徴候　71
RPI　169

S

SAMPLE の聴取　76
Schellong テスト　28
SGLT2 阻害薬　143
shaking chill　21
shoulder disorder　200
sinusitis　120
SIRS（systemic inflammatory response syndrome）　20, 21
SJS 進展型 TEN　30
sleep disorder　90

SMARTTT　23
sneezing　54
sore throat　50
sprain　208
Steinbrocker の機能分類　199
Steinbrocker の病期分類　199
Stepped-Care アプローチ　207
Steven-Johnson 症候群　30
SU 薬　143
sugar tong splint　210
syncope　26

T

toxic appearance　35

U

U-shape splint　210
urinary tract infection　178

V

vertigo　46
viral hepatitis　134
visual disorder　38
visual field defect　38
vomiting　78

W

wearing off　195
Weber test　44
wheezing　62

Z

Zarit 介護負担尺度日本語版　41

スーパー総合医

コモンディジーズ診療指針

2016年3月10日　初版第1刷発行 ©
〔検印省略〕

シリーズ総編集───長尾　和宏
専門編集─────草場　鉄周
発行者──────平田　　直
発行所──────株式会社　中山書店
　　　　　　　　〒112-0006 東京都文京区小日向 4-2-6
　　　　　　　　TEL 03-3813-1100（代表）
　　　　　　　　振替 00130-5-196565
　　　　　　　　http://www.nakayamashoten.co.jp/

装丁──────花本浩一（麒麟三隻館）

印刷・製本　　株式会社 真興社

Published by Nakayama Shoten Co.,Ltd.
ISBN 978-4-521-73905-2　　　　　　　　　　　　　　Printed in Japan
落丁・乱丁の場合はお取り替え致します．

・本書の複製権・上映権・譲渡権・公衆送信権（送信可能化権を含む）は株式会社中山書店が保有します．

JCOPY〈（社）出版者著作権管理機構 委託出版物〉
本書の無断複写は著作権法上での例外を除き禁じられています．複写される場合は，そのつど事前に，（社）出版者著作権管理機構（電話 03-3513-6969，FAX 03-3513-6979，e-mail:info@jcopy.or.jp）の許諾を得てください．

本書をスキャン・デジタルデータ化するなどの複製を無許諾で行う行為は，著作権法上での限られた例外（「私的使用のための複製」など）を除き著作権法違反となります．なお，大学・病院・企業などにおいて，内部的に業務上使用する目的で上記の行為を行うことは，私的使用には該当せず違法です．また私的使用のためであっても，代行業者等の第三者に依頼して使用する本人以外の者が上記の行為を行うことは違法です．

総合診療専門医シリーズ

GENERAL PRACTITIONER

編集主幹●草場鉄周（北海道家庭医療学センター理事長）　B5判／並製／2色刷

■ シリーズの構成と専門編集

〈1〉**総合診療専門医のカルテ**──プロブレムリストに基づく診療の実際　専門編集●横林賢一　定価（本体5,800円＋税）

〈2〉**総合診療専門医 腕の見せどころ症例**──最上のポートフォリオに向けて　専門編集●一瀬直日　定価（本体6,000円＋税）

〈3〉**総合診療専門医のためのワークブック**──専門医試験へ向けて　専門編集●金井伸行

〈4〉**総合診療専門研修における手引き**　専門編集●草場鉄周

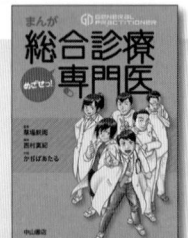

※配本順、タイトルなど諸事情により変更する場合がございます。※価格表示がないものは近刊．

まんが めざせっ！ 総合診療専門医

監修●草場鉄周（北海道家庭医療学センター理事長）
編集●西村真紀（あさお診療所）

A5判／160頁／1色刷／定価（本体1,500円＋税）ISBN978-4-521-74187-1

よくわかる！
絶対興味が湧く！
きっとなりたくなる！

Super General Doctors シリーズ 全10冊 スーパー総合医

超高齢社会を支える地域の開業医のための
まったく新しいシリーズ！

●監修
垂井清一郎（大阪大学名誉教授）
●総編集
長尾　和宏（長尾クリニック）
●編集委員
太田　秀樹（おやま城北クリニック）
名郷　直樹（武蔵国分寺公園クリニック）
和田　忠志（いらはら診療所）

●全10冊の構成
● B5判, 上製, オールカラー, 各巻250～350ページ
● 各本体予価9,500円

■ 在宅医療のすべて　定価（本体9,500円＋税）
■ 認知症医療　定価（本体9,500円＋税）
■ 高齢者外来診療　定価（本体9,500円＋税）
■ 地域医療連携・多職種連携　定価（本体9,500円＋税）
■ 大規模災害時医療　定価（本体9,500円＋税）
■ コモンディジーズ診療指針　定価（本体9,500円＋税）
■ 地域包括ケアシステムと在宅医療マネジメント
■ 予防医学
■ 緩和医療・終末期ケア
■ スーパー総合医の果たす役割

※配本順、タイトルなど諸事情により変更する場合がございます。※■は既刊．

お得なセット価格のご案内

全10冊予価合計
~~95,000円＋税~~
↓
セット価格
90,000円＋税

5,000円
おトク!!

※お支払は前金制です．
※送料サービスです．
※お申し込みはお出入りの書店
　または直接中山書店までお願
　いします．

中山書店　〒112-0006 東京都文京区小日向4-2-6　TEL 03-3813-1100　FAX 03-3816-1015
http://www.nakayamashoten.co.jp/